国家卫生和计划生育委员会"十三五"规划教材

全国高等学校教材

供康复治疗学专业用

功能解剖学

FUNCTIONAL ANATOMY

第3版

主 编 汪华侨

副主编 臧卫东 倪秀芹

编 者（以姓氏笔画为序）

丁自海（南方医科大学） 　 庞 刚（安徽医科大学）

马坚妹（大连医科大学） 　 赵小贞（福建医科大学）

王 军（深圳大学医学部） 　 赵学纲（山东中医药大学）

乔海兵（山西医科大学汾阳学院） 　 侯燕红（长治医学院）

孙 俊（昆明医科大学） 　 宣爱国（广州医科大学）

麦全安（广州体育学院） 　 倪秀芹（哈尔滨医科大学大庆校区）

李艳君（佳木斯大学医学院） 　 郭开华（中山大学中山医学院）

汪华侨（中山大学中山医学院） 　 黄绍明（广西医科大学）

初国良（中山大学中山医学院） 　 董卫国（福建中医药大学）

周学兰（海南师范大学） 　 翟丽东（天津医科大学）

张宇新（华北理工大学基础医学院） 　 臧卫东（郑州大学基础医学院）

秘 书 郭开华（兼）

绘 图 林汉忠（中山大学中山医学院）

人民卫生出版社

图书在版编目（CIP）数据

功能解剖学 / 汪华侨主编. —3 版. —北京：人民卫生出版社，
2018

全国高等学校康复治疗专业第三轮规划教材

ISBN 978-7-117-26799-1

Ⅰ. ①功… Ⅱ. ①汪… Ⅲ. ①功能解剖学－高等学校－教
材 Ⅳ. ①R324

中国版本图书馆 CIP 数据核字（2018）第 115505 号

人卫智网 www.ipmph.com	医学教育、学术、考试、健康，购书智慧智能综合服务平台
人卫官网 www.pmph.com	人卫官方资讯发布平台

功能解剖学
第 3 版

主　　编：汪华侨
出版发行：人民卫生出版社（中继线 010-59780011）
地　　址：北京市朝阳区潘家园南里 19 号
邮　　编：100021
E - mail：pmph @ pmph.com
购书热线：010-59787592　010-59787584　010-65264830
印　　刷：河北新华第一印刷有限责任公司
经　　销：新华书店
开　　本：850×1168　1/16　印张：27
字　　数：760 千字
版　　次：2008 年 3 月第 1 版　　2018 年 3 月第 3 版
　　　　　2024 年 10 月第 3 版第 15 次印刷（总第 28 次印刷）
标准书号：ISBN 978-7-117-26799-1
定　　价：95.00 元
打击盗版举报电话：010-59787491　E-mail：WQ @ pmph.com
（凡属印装质量问题请与本社市场营销中心联系退换）

全国高等学校康复治疗学专业第三轮规划教材修订说明

全国高等学校康复治疗学专业第二轮规划教材于2013年出版，共17个品种，通过全国院校的广泛使用，在促进学科发展、规范专业教学及保证人才培养质量等方面，都起到了重要作用。

为深入贯彻教育部《国家中长期教育改革和发展规划纲要（2010—2020年）》和国家卫生和计划生育委员会《国家医药卫生中长期人才发展规划（2011—2020年）》文件精神，适应我国高等学校康复治疗学专业教育、教学改革与发展的需求，通过对康复治疗学专业第二轮规划教材使用情况和反馈意见的收集整理，经人民卫生出版社与全国高等学校康复治疗学专业第三届教材评审委员会研究决定，于2017年启动康复治疗学专业第三轮规划教材的修订工作。

经调研和论证，本轮教材新增《儿童康复学》和《老年康复学》。

康复治疗学专业第三轮规划教材的修订原则如下：

1. **坚持科学、统一的编写原则**　根据教育部培养目标、卫生计生部门行业要求、社会用人需求，在全国进行科学调研的基础上，充分论证本专业人才素质要求、学科体系构成、课程体系设计和教材体系规划后，制定科学、统一的编写原则。

2. **坚持必需、够用的原则**　根据专业培养目标，始终强调本科教材"三基""五性""三特定"的编写要求，进一步调整结构、精炼内容，满足培养康复治疗师的最基本需要。

3. **坚持紧密联系临床的原则**　强调康复理论体系和临床康复技能的培养，使学生毕业后能独立、正确处理与专业相关的康复常见实际问题。

4. **坚持教材创新发展的原则**　本轮教材采用了"融合教材"的编写模式，将纸质教材内容与数字资源内容相结合，教材使用者可以通过移动设备扫描纸质教材中的"二维码"获取更多的教材相关富媒体资源，包括教学课件、自测题、教学案例等。

5. **坚持教材立体化建设的原则**　从第二轮修订开始，尝试编写了服务于教学和考核的配套教材，本轮19种理论教材全部编写了配套《学习指导及习题集》，其中13种同时编写了配套《实训指导》，供教师授课、学生学习和复习参考。

第三轮康复治疗学专业规划教材适用于本科康复治疗学专业使用，理论教材共19种，计划于2018年秋季出版发行，全部数字资源内容也将同步上线。

希望全国广大院校在使用过程中提供宝贵意见，为完善教材体系、提高教材质量及第四轮规划教材的修订工作建言献策。

11. 临床疾病概要（第 3 版）

  主编 周 蕾 副主编 许军英 范慧敏 王 嵘

12. 肌肉骨骼康复学（第 3 版）

  主编 岳寿伟 副主编 周谋望 马 超

13. 神经康复学（第 3 版）

  主编 倪朝民 副主编 胡昔权 梁庆成

14. 内外科疾病康复学（第 3 版）

  主编 何成奇 吴 毅 副主编 吴建贤 刘忠良 张锦明

15. 社区康复学（第 2 版）

  主编 王 刚 副主编 陈文华 黄国志 巩尊科

16. 临床康复工程学（第 2 版）

  主编 舒 彬

17. 康复心理学（第 2 版）

  主编 李 静 宋为群

18. 儿童康复学

  主编 李晓捷 副主编 唐久来 杜 青

19. 老年康复学

  主编 郑洁皎 副主编 桑德春 孙强三

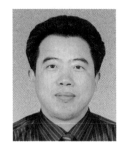

汪华侨

　　医学博士，教授，博士生导师，现任中山大学中山医学院人体解剖学教研室负责人、《解剖学研究》杂志常务副主编。社会兼职：广东省政协常委、民盟广东省委会副主委。学术兼职：中国解剖学会理事、广东省解剖学会理事长、广东省医学会医学科普分会主委、广东省科普作家协会副理事长兼秘书长等；《解剖学报》《神经解剖学杂志》《解剖科学进展》《解剖与临床》《中山大学学报·医学科学版》等杂志编委；广东省科学道德和学风建设宣讲团专家等。

　　从事人体解剖学教学三十余年，是"人体解剖学"国家级精品课程负责人。积极开展教学改革，主持国家、省部级和学校20多项教学改革课题，在如何培养学生创新性思维与创新能力方面进行了思考与尝试，发表教学论文50余篇，主编"十一五"至"十三五"规划教材《基础医学概论》《功能解剖学》（第1～3版）等，参编多部全国规划教材。受聘担任全国科学技术名词定审员会解剖学名词审定委员会委员，参加编写《人体解剖学名词》（第2版）。获校级优秀教学成果一等奖6项（第1完成人3项）、二等奖3项（第1、2完成人），广东省优秀教学成果一等奖4项（第1完成人3项）、二等奖1项（第1完成人），国家精品教材奖1项。主要研究方向中枢神经退行性疾病的分子发病机制和临床应用解剖学。主持国家高技术研究发展计划课题（863）子课题、国家重点基础研究发展计划（973计划）分课题、国家自然科学基金、教育部博士点课题和广东省自然科学基金等省部级以上科研项目20余项。发表论文180余篇（其中SCI论文80余篇），主编《骨科临床解剖学》等专著5部，获教育部高校自然科学奖二等奖1项，广东省科技进步二等奖、三等奖各1项；获中国发明专利3项等。荣获广东省南粤教坛新秀、中山大学教学名师、第四届广东省教学名师、广东省优秀硕士学位论文指导教师、中山大学卓越人才资助计划教授、中山大学首届卓越教学名师和全国宝钢教育优秀教师奖等。

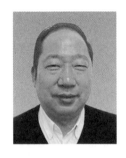

臧卫东

教授，博士生导师。郑州大学基础医学院人体解剖学学科负责人，郑州大学医院院长，河南省第十二届政协常委，中国解剖学会理事，河南省解剖学会理事长，河南省学术技术带头人，河南省疼痛学会常务委员，中华医学会医学科学研究管理学分会委员，河南省医学伦理专家委员会委员。

从事人体解剖学教学工作三十年，主持省级教改项目 3 项，获河南省教育教学成果一等奖 2 项，郑州大学教学成果特等奖 2 项。主要从事慢性疼痛的神经机制研究，主持国家自然科学基金面上项目 5 项，河南省科技攻关及基础研究项目 6 项。发表学术论文 80 余篇，其中 SCI 收录 26 篇，主编、参编学术著作和教材 20 部。获河南省科技进步二等奖 1 项、三等奖 1 项，河南省医药卫生科技成果一等奖 2 项，河南省教育厅科技成果一等奖 2 项。

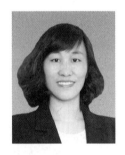

倪秀芹

教授，硕士生导师。现任哈尔滨医科大学大庆校区人体解剖学教研室主任，中国解剖学会护理解剖学分会委员，《解剖科学进展》《美国解剖前沿》杂志编委。

从事人体解剖学教学工作 19 年，发表教学研究论文 10 篇。主要研究方向为呼吸系统炎症及免疫性疾病的基础研究。主持国家自然科学基金、中国博士后基金、黑龙江省自然科学基金等科研项目 8 项；获黑龙江省卫生计生委科技成果二等奖、黑龙江省自然科学技术成果二等奖等 8 项。发表学术论文 23 篇（其中 SCI 收录论文 10 篇）。主持及参与黑龙江省教育厅规划课题、黑龙江省高教学会教研课题等 6 项；获哈尔滨医科大学教学成果一等奖、黑龙江省高教学会二等奖等 6 项；参与编写各级各类教材 16 部。

康复治疗包括物理治疗、作业治疗、言语治疗、认知治疗、传统康复治疗、康复工程和心理治疗等，是康复医学的重要内容，是使病、伤、残者康复的重要手段，也是病、伤残综合治疗的组成部分，常与药物治疗、手术疗法等临床治疗综合进行。我国政府提出全国每个需要康复的残疾人"人人享有康复服务"，确定了社区医疗卫生机构应当全面地执行"保健、预防、治疗、康复、健康教育、计划生育技术服务"六大任务。顺应这样的形势，我国的社区康复正在加速发展。而提高社区医疗卫生服务质量，专业人才的培养是关键。

2007年，第二次全国残疾人抽样调查残疾人达8296万，占总人口6.3%，有康复需求的达5000万人，而2011年全球残疾报告残疾人约占总人口15%，中国的残疾人口大约8500万。此外，同样需要康复治疗的、有着各种功能障碍的老年病患者和其他慢性病患者近2亿。另外，我国已经进入老年化社会，60岁以上人口约1.67亿，有康复需求者约7000万。但我国急缺康复治疗专业人员，有学者估算康复治疗师缺口超过30万人。

近十多年来，各医学院校相继开设了康复医学、保健医学专科、本科，现发展到100多所，有康复治疗专业本科高校超过50所。根据原国家卫生和计划生育委员会《综合医院康复医学科建设与管理指南》和《综合医院分级管理标准》中关于二、三级医院设置康复医学科的要求，二级以上（含二级）综合医院应当按照《综合医院康复医学科基本标准》独立设置科室，开展康复医疗服务，极大推动我国康复医学的发展。现在，有关康复、保健医学的教育和科学研究发展迅速，现代康复、保健医学新技术、新方法不断涌现，康复医学、保健医学已与预防医学、临床医学和基础医学共同组成全面医学。对康复治疗专业人员来说，功能解剖学是其学习必修课程之一。2007年，人民卫生出版社组织全国近20所医学院校编写了第1版《功能解剖学》，并与其他14部教材构成了康复治疗学专业基础、专业技能和临床应用课程的本科全套系列教材，改变了我国康复治疗学专业学生教学中"三无"（无专业教师、专门教材、专业教学大纲）、"三不统一"（课程设置、授课内容、学时不统一）和教学质量难以评估的现状，取得了很好的教学效果，促进了康复治疗学专业教育的有序发展。

2012年，我们在第1版教材的基础上进行了修订，在每章的结尾设置了作为体现解剖学知识与康复治疗应用结合的窗口——"想一想"栏目，增加了配套教材《功能解剖学实训指导》，使用5年来教师和学生及读者反映较好。

2017年，在广州召开了本科康复治疗学专业国家卫生和计划生育委员会"十三五"规划教材主编人会议，又进一步丰富、完善和创新了我国的本科康复治疗学专业教材，形成了课程门类齐全、学科系统优化、内容衔接合理、结构体系科学的立体化教材，为我国康复治疗学专业学生的培养和成才提供了根本保障。根据主编人会议和本轮教材修订原则，我们组织了一批有丰富教学和临床经验、有高度责任感和敬业精神的中青年专家学者教授参与了本版教材的修订工作。根据教育部本科康复治疗学专业培养目标、高等教育医学教育改革的需要和国家卫生和计划生育委员会行业要求、社会用人需求，在全国进行科学调研的基础上，借鉴国内外医学人才培养模式和教材建设经验，充分研究论证本专业人才素质需求、学科体系构成、课程体系设计和教材体系规划后科学进行。在修订工作中，借鉴国内外医学教育教学的经验和成果，创新编写思路和编写模式、完善表现形式和内容，以提升编写水平和质量，以使本版教材更加成熟、完善和科学，打造学科的精品教材。本版教材有以下几个特征：

第一，总结和汲取了前两版教材的编写经验和成果，坚持以专业需求为导向。继续坚持前两版教材的编写理念，既让学生学习人体基本知识，又体现本书专业的特殊性。体现康复治疗学专业整套教材的整体优化，减少《功能解剖学》与其他教材内容的不必要重复，对一些不足之处进行了修改和完善，并在充分体现科学性、权威性的基础上，考虑其全国范围的代表性和适应性。

第二，是落实"早临床、多临床、反复临床"的医学教育改革思路，力求体现解剖学知识在康复治疗学中的应用。帮助学生用具体解剖学知识去思考和解决康复中的实际问题，设计了有几大知识模块：康复治疗的运动学基础、康复治疗的神经解剖学基础、颈肩腰腿痛的解剖学基础、表面解剖及各部的主要穴位名称等。对学生、读者日后从业和医师资格考试所要求的必要知识点单列了专栏予以介绍，提高学生的临床实践能力。

第三，与时俱进，充分利用现代数字信息技术。配合本书纸质内容，建立融合教材数字资源的教学资料，包括全书各章的PPT课件和各章节的同步练习等，便于学生自主学习及备考。

第四，根据每章内容提供新进展和《功能解剖学实训指导》提供的创新探索问题，作为读者了解相关内容的新进展的窗口，以及拓展知识视野，激发学生研究兴趣的重要补充，以适应现代社会疾病谱的变化和满足高素质研究型医生的培养需要，在每章的结尾设置了"想一想"栏目，体现基础与临床的结合，内容包括康复治疗应用要点及与其关系密切的一些临床常见疾病，旨在让同学们思考并了解这些常见病病机、症状与体征及康复治疗尤其运动治疗的解剖学基础，它涉及本章相应章节或更多章节解剖学知识的综合运用，期望同学们尽可能多地尝试利用提供的学习材料与教学资源，组成学习小组，运用学习工具，检索、查阅资料，并带着疑惑和好奇的心理去开始你的学习旅程。

参与前两版教材的二十余位编者，由于种种原因未能继续这次修订任务，他们辛勤的付出为这次修订打下坚实的基础；各位本版编委在繁忙的教学与研究工作之余，抽出时间完成书稿；中山大学人体解剖学教研室部分老师也为此书稿件整理付出了大量的时间和精力，在此我们一并表示由衷的感谢。

尽管本版各位编者认真修订，字斟句酌，字词凝练，力求做到准确无误，但囿于水平、人力和时间，教材中难免会有欠妥或疏漏之处，恳请使用本书的教师、学生以及同道、专家和广大读者在使用过程中提供宝贵意见，反馈使用信息，以期再版时予以修正、完善，努力使《功能解剖学》成为医学精品教材。

汪华侨

2018年1月

目录

上篇　基础解剖学

01
第一章
运动系统

02
第二章
消化系统

下篇　应用解剖学

10

第十章
头部和颈部

14
第十四章
脊柱区

15
第十五章
上肢

绪论

一、功能解剖学在康复医学专业教学中的定位

康复医学(Rehabilitation medicine)成为医学门类中的一门独立学科历史并不长,但发展迅速,在医学中占有重要地位,现已与保健医学、预防医学、临床医学和基础医学共同组成全面医学。1981年世界卫生组织(WHO)医疗康复专家委员会给康复定义为:康复是指应用各种有用的措施以减轻残疾的影响和使残疾人重返社会。现代康复医学是为了达到全面康复目的,侧重应用医学科学技术(医疗康复)和康复工程等手段,并且和社会康复、职业康复、教育康复相互配合,针对病、伤、残者的心理和功能障碍,改善其心理和生理的整体功能,为提高生活质量和回归社会创造条件的一门学科。

康复治疗(Rehabilitation treatment)是一门实用的技术,是康复医学的重要内容,它以身心功能障碍者为对象,以多种功能康复的疗法为手段,也是病、伤残综合治疗的一个组成部分,常与药物疗法、手术疗法等临床治疗综合进行。其目的是通过物理治疗(PT)、作业治疗(OT)、言语治疗(ST)、心理辅导与治疗、文体治疗、中国传统治疗、康复工程、康复护理、社会服务等使病、伤、残者得到最大限度的恢复,使身体残留的功能得到最充分的发挥,以恢复伤患者和残疾人的日常生活自理、学习、工作和社会生活的能力为目标,帮助他们改善身体素质、提高生活质量、重返社会生活。

康复医学以人为对象,康复治疗学专业学生在学习过程中,就先要认识、理解和掌握人体器官系统的正常形态结构、位置及与生理功能的相互关系,才有可能了解人体功能的异常和病理变化,然后进一步学习对疾病的预防、治疗和康复的方法。

人体每一个器官都有其特定的功能,器官的形态结构是功能的物质基础,功能的变化影响器官的形态结构的改变,形态结构的变化也必将导致功能的改变,研究正常人体结构与功能的关系便是**功能解剖学**(Function anatomy)。功能解剖学主要介绍人体器官结构和功能、人体结构配布规律(包括表面标志的摸认、结构器官投影的度量、层次结构的特点、各部肌的力学分析、脏器毗邻的观察、血管神经的配布等)及其在康复医学中的应用,是康复医学专业基础课程的重要组成部分,为学习康复医学专业技能和临床应用课程及康复实践服务。功能解剖学是在认识解剖学结构基础上进行功能分析,是一门新兴交叉学科。

按叙述方式和研究方法的不同,功能解剖学划分为将人体器官按若干功能系统研究的基础解剖学和按局部来研究人体各部的结构形态与相互关系的应用解剖学。随着医学的发展,根据研究角度、方法和目的各不相同,解剖学不断衍生分化出新的分支,如与影像技术相关的断层影像解剖学;运用X线技术研究人体结构的X线解剖学;通过观察和扪触体表进行活体研究的表面解剖学;在出生前后研究生长、发育和正常结构及功能变化的发育解剖学;用数字化技术研究人体结构的数字解剖学;用3D打印技术研究人体结构的3D解剖学等。康复专业的学生有针对性地了解这些新兴分支学科的基本知识,对后续课程的学习和以后的临床工作是有益的。

二、 人体解剖学发展简史

人体解剖学（human anatomy）是一门主要研究正常人体器官位置、形态和结构及功能的科学，以阐明人体结构的各种形态、成因、相互关系及其发展规律为目的，是医学教育中重要的基础课程。

历史是自然界和社会事物发展的进程，回顾历史可以总结成功经验，汲取失败教训和瞻望未来发展的前景。解剖学既是一门古老、神秘却又是充满活力的学科，可以追溯到古代的中国、埃及、希腊和印度的一些著作中。在解剖学重大发展时期，有多位著名医学家和他们的伟大发现、发明，贯穿在本节之中有若干代表性的人物，我们应该熟悉、了解，并从中得到一些启示。

早期的解剖学主要只涉及那些能够通过剖割证实的部分结构形态和功能。著名的希腊医生和解剖学家 Aristotle（亚里斯多德，公元前 384—前 322 年，图绪论 -1）被认为是最先使用"解剖"一词的人，解剖一词希腊语的意思是"切开"或"剖割"，因此，他是解剖学的创始人。医学之父、古希腊名医 Hippocrates（希波克拉底，公元前 460—前 377 年，图绪论 -2）开始正确的描述头骨，在其《希波克拉底文集》中已较详细地记述了心、肺、颅骨等器官的结构。古罗马名医和解剖学家 Claudis Galen（盖伦，公元 130—200 年，图绪论 -3）著有较完整的论著《医经》，记载了血液、心脏、脑神经等结构，指出了血管内流动的是血液，而非以前所说的空气；初步描述了神经分布的特点，但因其资料主要以动物解剖为基础，所以错误较多。

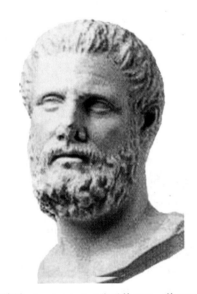

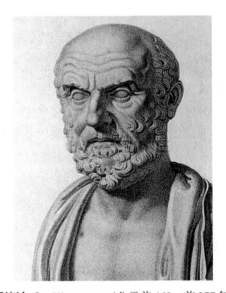

图绪论 -1　Aristotle（公元前 384—前 322 年）　　　　图绪论 -2　Hippocrates（公元前 460—前 377 年）

在我国古代，春秋战国时期的公元前 300—前 200 年，中医典籍《黄帝内经》中就有关于人体结构"其尸可剖而视之"的记载。我国东汉名医华佗（公元 145—200 年）已能用"麻沸散"麻醉患者，并为患者施行手术，可见华佗比较熟悉人体的结构。

15~16 世纪，欧洲文艺复兴时期，宗教的传统被打破，科学文艺有了长足的进步。人体解剖学的创始人，比利时解剖学家 Andreas Vesalius（维萨里，公元 1514—1564，图绪论 -4）在大量人体解剖的基础上，于 1543 年写出了划时代的人体解剖学巨著《人体构造》七卷，奠定了近代解剖学的基础。

17 世纪，英国的物理学家 Robert Hooke 于 1665 年用自己设计并制造的简单显微镜观察栎树软木塞切片时发现其中有许多小室，状如蜂窝，他将其称之为"cella"，这是人类第一次发现细胞。由此进入组织学时代，生物学家就用"cell"一词来描述生物体的基本结构，对人体结构的研究，开始由宏观深入到微观。

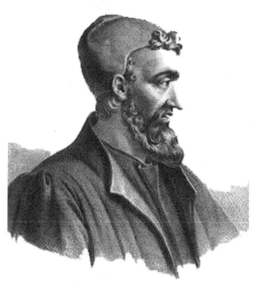 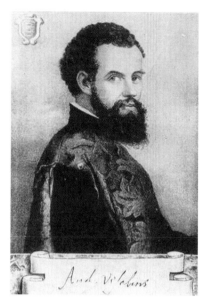

图绪论-3　Claudis Galen（公元130—200年）　　　　　图绪论-4　Andreas Vesalius（公元1514—1564年）

18～19世纪，清朝王清任在解剖30具尸体的基础上，著述了《医林改错》，修正了许多解剖学内容，认为"著书不明脏腑，岂不是痴人说梦；治病不明脏腑，何异于盲子夜行"。19世纪瑞士医学家Kölliker（1841年）把细胞理论应用到胚胎学方面，促进了胚胎学的进一步发展。1867年，我国近代第一代西医黄宽在南华医学校承担解剖学、生理学教学期间，第一次在中国使用尸体进行解剖学教学。1893年，北洋医学堂开设了《人体解剖学》课程，至此，解剖学在中国才成为一门独立的学科。

进入20世纪，随着科学技术的发展和应用，对人体结构的观察不仅十越来越细微，而且借助各种仪器和方法，使观察活体的人体内部结构成为现实。20世纪30年代，德国的Knoll和Ruska制成了第一台透射电子显微镜（1932年），使认识人体超微结构得以不断地深入，使形态科学研究进入到分子生物学水平。1972年，Hounsfield等发明了X线电子计算机断层摄影术（computed tomography，CT），从而开创了研究活体人体内部结构的局面。1994年，运用计算机技术将人体断层标本图像进行数字重建，美国Colorado大学建立了世界第一个"数字虚拟人"。20世纪末，我国著名解剖学家钟世镇也开展了"数字虚拟人"的研究。

在发展现代解剖学的过程中，我国有一批优秀的学者做出了令世人瞩目的成就，其中以钟世镇院士为代表的现代临床解剖学研究成果，对临床医学产生了较大的影响。

综上所述，解剖学随着研究手段和方法的不断革新而发展，经历了大体解剖学、显微解剖学、超微结构解剖学等阶段。今后，数字技术和3D打印技术必将对解剖学起到更大的推动作用，解剖学这门学科将不断得到补充、完善和发展。

三、人体的组成、器官和系统划分

人体结构和功能最基本的单位是**细胞**（cells）。功能相同或近似的细胞和细胞间质组合在一起构成的细胞群体称**组织**（tissue），人体有上皮组织、结缔组织、肌组织和神经组织等4种基本组织。几种不同的组织组成具有一定形态并完成一定的生理功能的**器官**（organ）。许多器官一起，共同完成一系列相似生理功能的**系统**（system），包括运动、消化、呼吸、泌尿、生殖、脉管、感觉器、内分泌和神经系统等。全部系统和被覆于体表的皮肤及其附属结构组合成完整的**人体**（human body）（图绪论-5）。

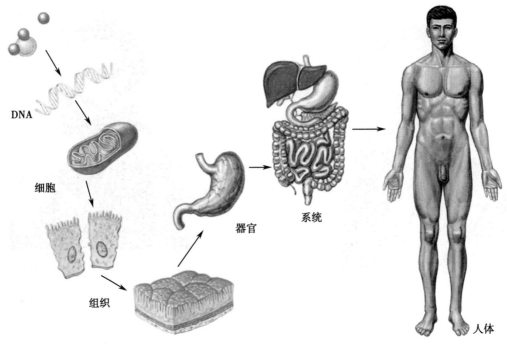

DNA

细胞

组织

器官

系统

人体

图绪论-5 人体的组成

四、 解剖学的专有名词和术语

解剖学是医学语言的基础。为正确描述人体器官的形态结构和位置关系,必须运用解剖学名词。国际上统一的人体位置、方向和平面的名词,临床医师也在使用,在病史记载和医学杂志文章中描述身体的部位也要求使用标准姿势和描述用语。因此,每位医学生在专业生涯起步之初,学好并正确使用规范名词是重要的。

(一)解剖学姿势

解剖学姿势(anatomical position)是人体直立、两眼向前平视,上肢下垂、下肢并拢,手掌和足尖向前(图绪论-6)。解剖学姿势是描述人体结构的基础,无论被观察的对象(尸体、标本、模型或患者)是俯卧、仰卧、侧卧、横位或倒立,或只是身体的一部分,必须依照解剖学姿势进行描述,否则在描述上若混淆不清将导致严重后果。

(二)人体的轴

按照解剖学姿势,人体具有3个相互垂直的轴(图绪论-7),常用来描述关节的运动形式。

1. 垂直轴(vertical axis) 为上下方向垂直于水平面,与人体长轴平行的轴。

2. 矢状轴(sagittal axis) 为前后方向与人体长轴相垂直的轴。

3. 冠状轴(coronal axis) 为左右方向与上述二轴相垂直的轴。

(三)人体的平面

人体或任一局部的许多描述均可在解剖学姿势下通过设想的平面进行的(图绪论-7)。

1. 矢状面(sagittal plane) 按前后方向将人体分为左、右两部的纵切面。通过人体正中线的矢状面为正中面(median plane),它将人体分为左、右对称的两半。

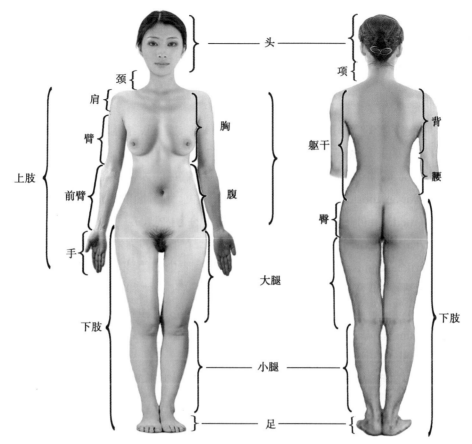

图绪论 -6 解剖学姿势及人体的分部

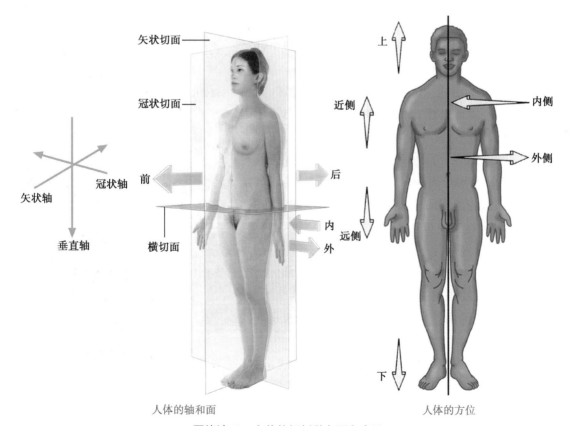

人体的轴和面   人体的方位

图绪论 -7 人体的解剖学名词和术语

2. **冠状面**（coronal plane）　按左右方向将人体纵切为前、后两部。

3. **水平面**（horizontal plane）　按与身体长轴垂直的平面，将人体横切为上、下两部，有时称之为横断面。

（四）常用方位术语

解剖学是一门描述科学，依解剖学姿势，为描述人体结构之间、结构与整体之间的解剖位置关系，必须使用含义明确无疑的关系名词，常用的有（图绪论-7）：

1. **上和下**（superior and inferior）　近头的为上或颅侧，近足的为下或尾侧。

2. **前和后**（anterior and posterior）　近腹面的为前或腹侧，近背面的为后或者背侧。

3. **内侧和外侧**（medial and lateral）　靠近正中矢状面的为内侧，反之为外侧。

4. **内和外**（internal and external）　凡属空腔器官，近或在腔内的为内，远离内腔的为外。

5. **浅和深**（superficial and deep）　接近身体表面或器官表面者为浅，远离者为深。

描述四肢各部的结构时，常用下列用语代替上、下、前、后、内侧和外侧。

1. **近侧和远侧**（proximal and distal）　接近躯干的为近侧，远离的为远侧。

2. **尺侧和桡侧**（ulnar and radial）　即前臂的内侧和外侧。

3. **胫侧和腓侧**（tibial and fibular）　即小腿的内侧和外侧。

4. **掌侧、足底侧和背侧**（palmar, plantar and dorsal）　掌侧为手的前面，足底侧为足的下面，二者的反面为背侧。

（五）人体的分部、分区和体腔

人体通常分为 5 部：即头部（head）、颈部（neck）、躯干部（trunk）、上肢（upper limb）和下肢（lower limb）（图绪论-6）。各部又分为若干小部分：如头部的颅和面；躯干的背、胸、腹、盆和会阴；上肢的肩、臂、肘、前臂和手；下肢的臀、股、膝、小腿和足。各小部又再分为几个区。

1. 胸、腹部的标志线　位于胸、腹腔内的各器官，其位置是相对固定的，除因体型、体位、性别、功能状态等原因可引起一定范围的正常变化外，各种病理因素也可使器官的位置发生改变。因此，了解和掌握各器官的正常位置，对于临床检查、诊断及治疗均具有重要的实际意义，为了确定并正确描述胸、腹腔器官的位置及其体表投影，通常在胸、腹部体表确定若干标志线和分区（图绪论-8）。

（1）前正中线：经胸骨正中所作的垂直线。

（2）胸骨线：经胸骨外侧缘最宽处所作的垂直线。

（3）锁骨中线：经锁骨中点所作的垂直线。

（4）胸骨旁线：经胸骨线与锁骨中线之间的中点所作的垂直线。

（5）腋前、后线：分别经腋前、后襞所作的垂直线。

（6）腋中线：经腋前、后线之间中点所作的垂直线。

（7）肩胛线：两臂下垂时，经肩胛骨下角所作的垂直线。

（8）脊柱旁线：沿所有椎骨横突外侧端所作的连线，通常成为一稍凸向内侧的弧形线。

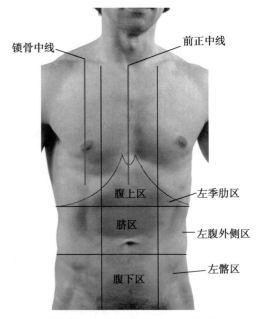

图绪论-8　胸腹部标志线和分区

（9）后正中线：经身体后面正中所作的垂直线，此线相当于各棘突尖的连线。

2. 腹部的分区 通常用两条水平线和两条垂直线将腹部分为九个区。上水平线为经过两侧肋弓下缘最低点（第 10 肋最底点）的连线，下水平线为经过两侧髂结节的连线，由此将腹部分为上、中、下三部。两条垂直线分别经过左、右两侧腹股沟韧带中点所作的垂线，与以上两条水平线垂直相交。以此将腹上部再分为中间的腹上区和两侧的左、右季肋区；将腹中部分为中间的脐区和两侧的左、右腹外侧区（左、右腰区）；将腹下部分为中间的耻区（腹下区）和两侧的左、右髂区（左、右腹股沟区）（图绪论 -8）。在临床上有时采用"四分法"，即用通过脐的垂直线和水平线将腹部分为左、右上腹和左、右下腹。

3. 人体的体腔 人体的许多重要脏器都位于体腔内，体腔是由骨骼围成的。体腔分背侧和腹侧组，前者有容纳脑的颅腔和脊髓的椎骨；后者有胸腔、腹腔、盆腔，胸腔包括包绕肺的胸膜腔和心脏的心包腔，腹腔、盆腔内有包绕脏器的腹膜腔（图绪论 -9）。

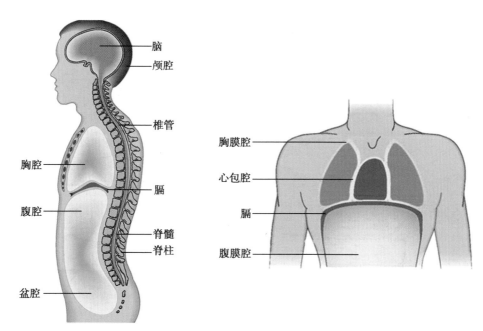

图绪论 -9　人体的体腔

五、　人体的经穴

穴位医疗指于经穴位置施以种种刺激（指压、针灸等）来治疗病证，即中医学所称的经穴疗法，它是康复医学治疗中的一项重要技术，可用于一些常见病的治疗，因此，要熟悉人体的常见穴位。

中医认为，经络是人体全身气血运行的通路，经络与体表交会之处即是经穴所在。内脏若有疾病，在身体表面上的相关部位就会有所表现，呈现出异状。经穴或称穴道，位于经络 - 能量的通路上。在人体五脏六腑 12 条"正经""任脉""督脉"经络上排列的人体穴道，称为"正穴"，全部共有 365 处。经络以外的穴道及后来陆续发现的"新穴"，人体穴道的总数超过 1000 个，但并非所有经穴均须加以灸治。

经穴位置因人而异，人体经穴图中所显示的经穴位置，只是供参考而已（图绪论 -10）。以图示的基本经穴为中心，仔细查看周围皮肤及皮下组织的状态，才能真正找出患者的经穴。人体功能异常，就会反应到有关经穴上，因此，经穴疗法效果较好。

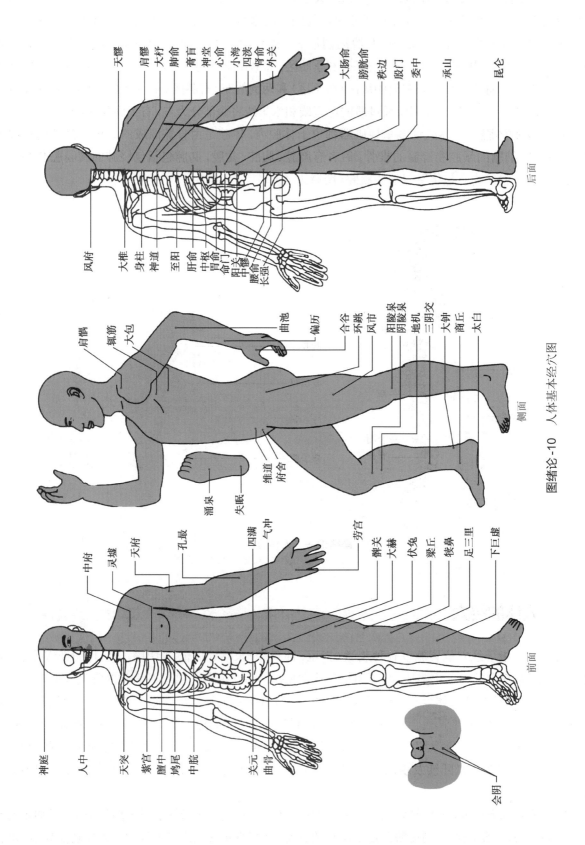

图绪论-10 人体基本经穴图

六、 人体器官的正常与异常的概念

人体结构虽然基本相同，但由于受遗传、环境、社会、营养、职业和体育锻炼等因素的影响，每个人的身体大小、高矮、脏器的宽窄和位置高低等可能有差别，这些差别可综合为不同的体型。体型的差异一般都属于正常情况而不作为病态。

解剖学上，常可见到某一器官的大小、位置、形态和构造或者某一血管和神经的分支、分布和行程等可有多种形式，若其在统计学上占优势者（一般超过 50%）可认为是**正常**（normal）；若离开了统计学所描述的正常范围，但差别尚不显著，也未造成功能障碍或外观障碍，称**变异**（variation），如血管的变异等；如果与正常形态有显著性差异，并影响其功能和外观，称**畸形**（malformation），如多指（趾）（图绪论 -11）、兔唇等。变异和畸形属异常（abnormal）。

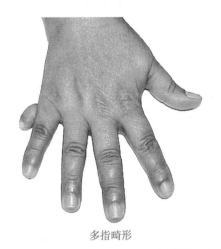

多指畸形　　　　　　　　　　　　多趾畸形

图绪论 -11　多指（趾）畸形

七、 学习功能解剖学的基本观点和方法

功能解剖学主要还是一门以形态为主的科学，在准确地认识人体形态结构基础上理解其功能，就必须掌握科学的思维和学习方法。

（一）形态与功能相依存

结构是功能的基础，而功能是结构的表现。形态结构的变化必然影响器官功能的改变，反过来，功能的变化也必将导致器官形态结构的改变。因此，在学习的过程中将形态与功能相互联系起来，有利于更好地理解和记忆解剖学知识。

（二）理论与实际相结合

学习的目的是为了应用，学习解剖学是为了更好地认识人体，从而为医学理论和实践服务。功能解剖学是一门实践性很强的学科，在学习中，必须把听课、实验和复习结合起来，把教材中的叙述、图谱和标本的观察结合起来，要认真进行解剖操作和勤于观察标本，从标本联想到活体，比较分析它们的共性和个性。要适当和康复临床联系起来，只有这样才能学到有关人体结构的比较完整的知识。

（三）局部与整体相统一

人体是一个整体，它由许多器官或局部有机地构成。两者既相互联系，又相互影响。局部的改变或损伤不仅影响到相邻的局部，而且影响到整体。因此在观察和学习中既要善于从局部联想到整体，从表面透视到内部，同时，也要注意从整体的角度来理解个别器官和局部，借以更深刻地把握整体与局部的关系。

（四）进化与发展

人类是物种进化的产物。达尔文的进化论表明，人体的形态是经过亿万年、由低级到高级的长期的种系发生和演变而来的。现代人仍在不断的发展变化之中。人出生以后也在不断地发展，不同年龄、不同社会生活、不同劳动条件等，均可影响人体形态结构的发展；不同性别、不同地区、不同种族的人，以至于每一个体，均可有差异，这些都是正常现象。用进化与发展的观点研究人体形态结构，可以更好地认识人体。

（五）理解和记忆并重

理解有助于记忆，记忆又促进理解。功能解剖学描述多、名词多，解剖学名词约占医学名词的1/3，大量名词的记忆是解剖学学习的一大特点。这一特点决定了初学者必须花一定的时间去背诵和记忆，因此，适度的强化记忆来记住解剖学名词及相对应的结构是学习者必须经过的第一关，别无捷径可走。当然，在学习中我们还是可以利用一些记忆技巧，如建立起逼真的立体形态、联系实际记忆及编记忆歌诀和顺口溜等，也可把一些内容综合在一起集中记忆，如胸骨角平面有哪些重要结构？整个消化道能防止食物反流的结构有哪些？

（六）开展无语体师医学人文教育

医学生的医学人文素质将直接影响未来社会医疗服务水平和医患关系。无语体师医学人文教育为集医学人文、感恩、生死教育为一体的全新模式，是为适应我国现代医学教育模式转变而逐步建立起来的。解剖学是医学人文教育的基地，也是一门专业与人文相互渗透、感恩教育和生死教育的课程。开展无语体师医学人文教育对促进医学生提高自主学习能力、奉献感恩社会、培育职业道德素养等会产生积极而深远的影响。

（七）现代教育技术与解剖学传统学习相结合

现在是信息时代，基于网络包括校园网、Internet等平台构建的学习资源，如课件、网络课程、MOOC课和素材库等，提供了大量的学习资源。应用信息技术，掌握获取信息的能力，学会自我提高，也是现代学习的重要方法。

（八）充分合理利用配套教材和数字资源以提高学习效率和知识的运用能力

在学习功能解剖学时，一定要充分利用配套的《功能解剖学实训指导》《功能解剖学习题集》、富媒体资源等学习资源和网络增值服务，认真完成实训指导中的学习活动、案例思考和探索创新，加强研究性学习和应用知识能力的培养，提高学习效果。

（汪华侨）

第一章
运动系统

运动系统（locomotor system）由骨、骨连结和骨骼肌 3 部分组成，约占人体体重的 60%。在神经系统的调节和其他系统的密切配合下，骨骼肌以关节为枢纽进行收缩和舒张，牵引骨改变位置和角度，从而产生运动，并且对人体起着支持、保护、造血和矿物质与脂肪的储备等作用。在运动中，骨起杠杆作用，关节是运动的枢纽，骨骼肌则是运动的动力。也就是说，骨骼肌是运动的主动部分，而骨和关节则是运动的被动部分。

第一节　骨学总论

一、骨

人体的**骨**（bone）是有生命的，是人体重要的器官，具有一定的形态和功能，并不断改变自身结构，这种改变反映了骨的功能变化。例如，骨的特殊标志——压迹、嵴、髁和其他特征结构——均为骨受到了不同力的作用而形成的，作用于骨的力包括重力压迫和韧带及肌腱的牵拉。成人有 206 块骨，分为颅骨、躯干骨和四肢骨（图 1-1）。

（一）骨的形态

不同部位的骨形态各异，一般可分为长骨、短骨、扁骨和不规则骨（图 1-2）。

1. 长骨（long bone）　呈中空的长管状，多分部于四肢，如肱骨、股骨、尺骨等。长骨一般分为一体两端，体又称骨干或骨体，位于中部，内有骨髓腔，容纳骨髓。长骨的表面有血管出入的孔，称滋养孔。长骨的两端膨大称为骺，其光滑的表面为关节面，与相邻关节面构成关节。骨干与骺相邻的部分称干骺端（图 1-3）。

2. 短骨（short bone）　一般形似立方形，多成群分布于连接牢固且有一定灵活性的部位，如腕骨和跗骨。

3. 扁骨（flat bone）　宽扁，呈板状，主要构成容纳重要器官的腔壁，如颅腔、胸腔和盆腔的壁，起保护作用，其宽阔的面积也有利于肌肉的附着。如顶骨和肩胛骨等。

4. 不规则骨（irregular bone） 形状不规则，如椎骨和部分颅骨等。在鼻腔周围的不规则骨内，具有含气的腔洞，如上颌骨、额骨等，发声时起共鸣作用，并减轻骨的重量，此类骨又称含气骨。

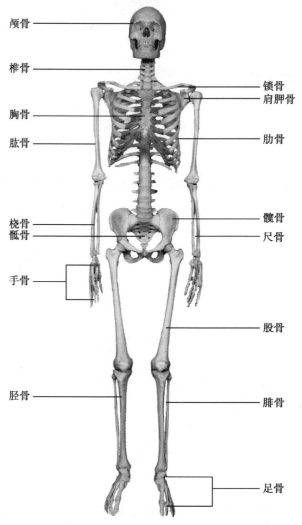

颅骨
椎骨
胸骨
肱骨
桡骨
骶骨
手骨
胫骨

锁骨
肩胛骨
肋骨
髋骨
尺骨
股骨
腓骨
足骨

图 1-1 全身骨骼

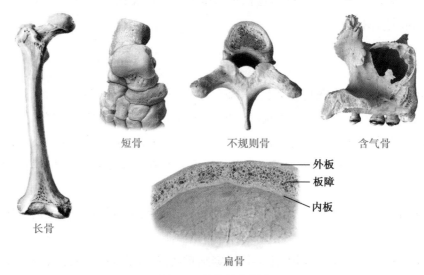

短骨   不规则骨   含气骨

外板
板障
内板

长骨   扁骨

图 1-2 骨的基本形态

此外，还有位于部分肌腱或韧带内、呈卵圆形结节状的小骨，称**籽骨**（sesamoid bone），使肌腱较灵活地滑动于骨面，从而减少摩擦，并改变骨骼肌牵引方向起到省力的作用，如髌骨和第一跖骨头下的籽骨等。除髌骨外，其他籽骨的出现因人而异，而且不包括在206块骨之内。

（二）骨的构造

骨是一个器官，新鲜骨的构造包括骨膜、骨质和骨髓以及血管、淋巴管和神经等部分（图1-3）。

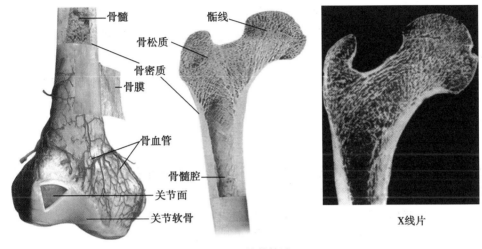

图1-3　骨的构造

1. 骨膜（periosteum）　由纤维结缔组织构成，富含血管、神经、淋巴管和成骨细胞等，对骨的营养、再生和感觉有重要作用。新鲜骨的骨膜包括骨外膜及骨内膜。**骨外膜**分布于除了关节面之外的骨表面，内有丰富的血管及神经；其可分为内、外两层：内层疏松，有成骨细胞，具有产生新骨质的功能；外层致密，有许多胶原纤维束穿入骨质，使之固定于骨面。**骨内膜**指分布于骨髓腔内表及骨松质表面的结缔组织膜，含有破骨细胞，起到破坏原骨质的作用。成骨和破骨的对立统一即是骨的主要生长过程。幼年期成骨细胞和破骨细胞都很活跃，参与骨的生长，使骨不断增粗；成年期处于相对静止状态，骨的增粗也就停止了。一旦发生骨损伤，如骨折时，骨膜又重新启动成骨细胞，成骨细胞又重新分裂繁殖，形成骨痂，促进骨折的修复愈合。因此，骨折修复时，一定要注意保护骨膜。

2. 骨质（substantia ossea）　是骨的主要部分，由骨组织构成，分骨密质和骨松质两种。骨密质质地坚硬、致密，耐压性较强，由紧密排列成层的骨板构成，分布于骨的表面和长骨的骨干。骨松质呈海绵状，弹性较大，由相互交织的骨小梁构成，位于骨的内部。**骨小梁**按照骨所承受的压力和张力的方向排列，形成压力曲线和张力曲线。扁骨的内、外两面各有一层密质，分别称内板和外板。外板厚而坚韧，富有弹性，内板薄而松脆，因此，颅骨骨折多见于内板。内、外板两层之间夹有一薄层松质，颅顶骨的松质称**板障**（diploë），内有板障静脉通过（图1-2）。

3. 骨髓（bone marrow）　是富含血液的柔软组织，充填于骨髓腔和骨松质间隙内（图1-3）。可分为红骨髓和黄骨髓两种。**红骨髓**有造血功能。胎儿和幼儿的骨髓都是红骨髓，内含有不同发育阶段的红细胞和某些白细胞，呈红色。五、六岁以后，长骨骨干内的红骨髓逐渐被脂肪组织代替，成为**黄骨髓**，缺乏造血功能。但是，在慢性失血过多或重度贫血时，黄骨髓在体内激素的作用下又可以逆转为红骨髓恢复造血功能。在长骨的骺、短骨和扁骨的骨松质内，终生都是红骨髓，如椎骨、髂骨、肋骨和胸骨等。临床上常在髂骨的髂嵴和胸骨等处进行骨髓穿刺，抽出骨髓进行检查，诊断血液疾病。

（三）骨的功能

骨的功能主要有：

1. 支持和保护 骨和骨之间由骨连结连接，构成人体骨架，对人体起支持作用。骨形成体腔的框架，如颅腔、胸腔和盆腔等，容纳和保护脑、心和肺、盆腔重要器官等。

2. 运动 骨的外面都有肌附着，肌牵拉骨产生运动时，骨在其中起一个杠杆作用。

3. 造血 骨含有红骨髓，红骨髓有造血功能。血细胞的生产过程称为造血。

4. 矿物质和脂肪的储备 骨是钙和磷的储备仓库，骨内矿物质的储备使骨具有刚性。钙、磷酸盐等矿物质像骨中的"水泥"，形成的晶体在胶原纤维附近沉积。这些矿物质不仅赋予骨硬度，而且能够从骨中释放，并作为极其重要的化学元素对人体起作用。钙离子与肌肉的收缩有关，在血中要保持一定的浓度，血中钙与骨中钙不断地进行交换。磷是神经组织的重要成分，同时与ATP的形成有关。

5. 感觉 骨膜内有丰富的神经，有重要的感觉作用。

（四）骨的化学成分和物理特性

骨主要由有机质和无机质构成。**有机质**主要是骨的胶原纤维束和黏多糖蛋白，构成骨的支架，赋予骨以韧性和弹性。**无机质**主要是碱性磷酸钙、碳酸钙和氯化钙等，使骨具有硬度和脆性。两者结合则使骨十分坚韧，能承受很大的压力。据实验证实，每平方厘米的股骨能承受1700～2200牛顿的压力（轴向），超过花岗岩。脱钙骨（去掉无机质）仍具原骨形状，但柔软有弹性，可以打结；煅烧骨（去掉有机质）虽形状不变，但脆而易碎。

骨的化学成分和物理特性随人的成长不断地发展和变化（图1-4）。幼儿的骨弹性较大，硬度小，不易发生骨折，但易弯曲变形；成年人的骨有一定的弹性和很大的硬度，较坚韧；老年人的骨不仅无机质占很大比例，而且因激素水平下降，影响钙磷的吸收和沉积，骨质出现多孔性，骨组织的总量减少，表现为骨质疏松症，此时骨的脆性较大，易发生骨折。

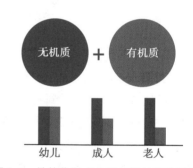

图1-4 骨的化学成分随年龄的变化示意图

（五）骨的发生和生长

1. 骨的发生 骨来源于胚胎时期的间充质。骨的发生有两种方式，即膜内成骨和软骨内成骨。虽然发生方式不同，但骨组织发生的过程相似，都包括了骨组织形成和骨组织吸收两个方面。

（1）膜内成骨：是指在原始的结缔组织内直接成骨。如额骨、顶骨、枕骨、颞骨等扁骨和不规则骨都是以这种方式进行。

（2）软骨内成骨：是指在预先形成的软骨雏形的基础上，将软骨逐步替换成骨。人体的大多数骨，如四肢、躯干骨和部分颅底骨等，都以此种方式发生。

2. 骨的生长 骨的生长是在膜内成骨和软骨内成骨的基础上进行的，使骨由小到大逐渐长成。

以长骨为例，长骨的生长包括长粗和长长两个过程。长粗是以膜内成骨的方式进行的，骨外膜内的成骨细胞不断产生有机质，同时有骨盐沉积，使骨干不断增粗；而骨内膜中的破骨细胞则使骨髓腔扩大，使骨体保持一定的厚度。长骨的长长则依靠软骨内成骨来实现，在未成年期，长骨的骨干与骨骺之间有一层软骨板，称骺软骨，又称骺板或生长板。骺软骨不断产生，又不断骨化，就使骨体不断地增长，当骺软骨完全骨化后，长长也就停止了。

3. **骨龄** 骨龄（skeletal age）是指骺及小骨骨化中心出现的年龄和骺与骨干愈合的年龄，也是一种生物年龄。在软骨内成骨的过程中，骨化中心的出现和骺软骨的完全骨化具有一定的年龄规律，即不同的骨在不同的年龄出现和融合，医学上把这种年龄规律称为骨龄。骨龄不仅能够说明骨骼的发育成熟水平，而且还能反映全身从出生到完全成熟过程中各年龄阶段的发育成熟水平。因此，骨龄是反映个体发育成熟程度比较精确的指标，可作为判定青少年的实际年龄的参考。测定骨龄需拍X线片。

4. **骨的变化与可塑性** 骨的形态不仅在年龄上有差异，在不同个体和性别之间也有差异。一些内、外因素也可引起骨的变化，如老年性骨质增生或训练引起骨的粗壮等，即骨的可塑性。**骨的可塑性**是指骨在环境变化或受伤时，骨组织具有在结构和功能上的相应变化能力，它为骨损伤后的恢复提供了基本保证（图1-5）。

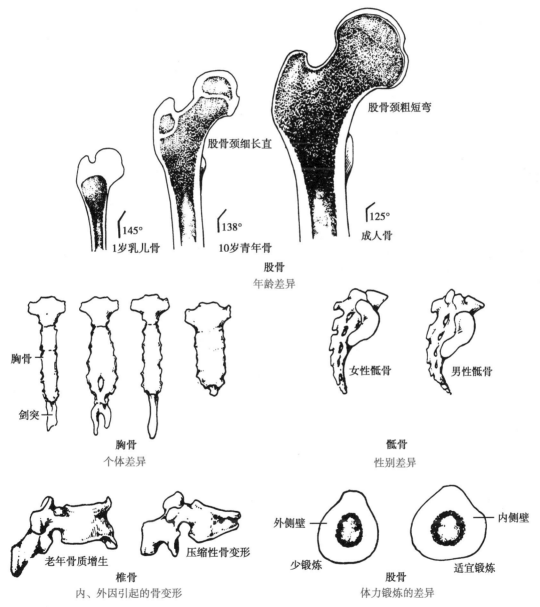

图1-5 骨的变化与可塑性示意图（举例说明）

（六）骨的生物力学特征

骨生物力学是新兴的交叉学科。骨的生物力学是根据已确立的力学原理研究生物体内力学问题的学科分支之一。它是以骨骼为对象,研究其机械运动规律或特征,是力学与生物学、生理学、解剖学和临床医学等有关学科结合而形成的一门交叉学科。骨生物力学不仅在骨科应用上有广泛的需要,而且还是康复治疗的运动学基础。通过对骨的力学与其功能之间关系的研究,可以更好地理解和治疗肌肉骨骼系统的疾病;通过生物力学的研究分析,能够为康复训练提供指导。

1. 骨的力学结构　　骨骼系统随人体活动而受到各种复杂的力。力也称为**负荷**(load),作用于骨可引起骨的轻微变形。力和变形之间的关系,反映了完整骨的结构行为,在中等量的负荷下,承受负荷的骨会出现变形,当负荷解除时,骨的原有形状和几何结构便恢复。如果创伤期超过了其所能承受的负荷,则会引起严重变形,并可能发生骨断裂。决定骨断裂抵抗力和变形特征的主要因素是骨所承受力的大小、方向、面积和几何结构以及组成骨组织的材料特性等。骨所承受的力越大,引起骨的变形就越严重。不同物质特性的骨组织在抵抗断裂和变形时有显著区别。同时,骨的几何结构对抵抗特殊结构方向的力具有一定的特殊性。

2. 运动对骨的影响

(1)肌肉收缩对骨应力分布的影响:骨骼在体内受载时,附着于骨骼的肌肉收缩可改变骨骼的应力分布,肌肉收缩所产生的压应力,与部分或全部拉应力相抵,从而降低或消除加于骨骼上的拉应力。

(2)适宜运动对骨的影响:长期进行适宜的训练,可使骨密质增厚,骨变粗,骨面肌肉附着处突起更加明显(图1-5);可使骨小梁的排列根据张力和压力的方向更加整齐有规律。

(3)不适运动对骨的影响:运动对骨骼产生载荷,载荷过大或载荷重复次数过多(超过骨的生理范围)均可引起骨折。超过骨骼强度的单一载荷引起的骨损伤称为骨折;重复骨骼强度内的载荷引起的骨损伤称为疲劳骨折。

(4)运动与骨的重塑:通常认为人体骨骼是致密、静态的结构,实际上它是动态和变化的,随着施加外力,骨不断地重塑。**骨的重塑**是骨骼通过改变大小、形状和结构以适应力学需要的功能。这种适应性是按 **Wolff 定律**进行的,即骨形成于有压力的部位,无压力部位发生骨的重吸收。骨像肌一样,在一生中由于使用状态的改变而不断地重塑:在需要处多生长,而在不需要处被吸收,骨的重建与运动关系密切。

运动对骨组织产生一种机械应力,而机械应力与骨组织之间存在着一种生理平衡,在平衡状态,骨组织的成骨细胞和破骨细胞的活性是相同的。当应力增大时成骨细胞活跃,引起骨质增生,承载面增大,使应力下降,达到新的平衡。如运动减少,应力下降,破骨细胞再吸收加强,骨组织疏松,承载面减小,使应力增加,达到新的平衡。

骨骼能承受骨组织的机械应变,并具有适应这些功能需要的能力,骨骼结构受应力的影响,负荷增加骨增粗,负荷减少骨变细,这一现象称之为 Wolff 定律。

二、骨连结

骨和骨之间借纤维结缔组织、软骨或骨组织相连,构成骨连结。

(一)骨连结的形式

按照人体各部骨连结的构造、功能以及连结方式的不同,可分为直接连结和间接连结。直接连结的骨和骨之间借纤维结缔组织或软骨连结,较牢固,不活动或有少许活动;多位于颅骨、躯干骨之间,以保护脑和支持体重;根据骨间连结组织的不同,分为纤维连结、软骨连结和骨性结合。间接连结又称关节,是骨连结的最高分化形式(图1-6)。

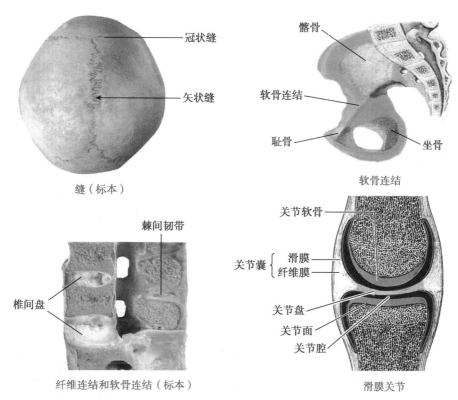

图 1-6　骨的连结形式

（二）关节

1. 关节的基本结构　包括关节面、关节囊、关节腔（图 1-6）。

（1）**关节面**（articular surface）：是指组成关节的各骨的接触面。每一关节至少包括两个关节面，多为一凸一凹，凸者称为关节头，凹者称为关节窝。表面有一层较薄的关节面软骨，多由透明软骨构成，少数为纤维软骨，终生不骨化。而且不同关节或同一关节的不同年龄，关节面软骨的厚薄也不一样，一般为 2~7mm。关节面软骨可以减少运动时关节面之间的摩擦，减缓冲击和震荡。

（2）**关节囊**（articular capsule）：是由结缔组织构成的膜性囊，附着于关节面周围及附近的骨面上，密闭关节腔，并与骨膜融合连续。在结构上分为内、外两层。

内层为滑膜层，薄而光滑柔软，由疏松结缔组织构成，紧贴于纤维膜的内面，并附着于关节软骨周缘。滑膜富含血管，能分泌滑液。滑液是一种无色透明富含电解质、糖、蛋白质的液体，可以增加润滑，减少摩擦和关节的损伤，并为关节提供营养，而且也是关节面软骨和半月板等新陈代谢的重要媒介。

外层为纤维膜，厚而坚韧，由致密结缔组织构成，富含血管和神经。纤维膜在某些部位增厚形成韧带，以加强骨和骨之间的连结，并限制关节的过度运动。关节囊的厚薄和韧带的强弱通常与关节的运动和负重大小有关，如下肢关节的负重较大，相对稳定，其关节囊的纤维膜则坚韧而紧张；而上肢关节运动灵活，则纤维膜薄而松弛。

（3）**关节腔**（articular cavity）：是关节囊的滑膜层与关节面之间围成的一个密闭腔隙。关节腔内有少量滑液，腔内呈负压状态，使两关节面密切接触，有利于维持关节的稳固性。

2. 关节的辅助结构　除上述基本结构外，有些关节还有一些辅助结构。

（1）**关节唇**（articular labrum）：是附着于关节窝周缘的纤维软骨环，有加大加深关节窝的作用，使关节更加稳固。如肩关节和髋关节都有关节唇。

（2）**关节内软骨**：是存在于关节腔内的软骨，由纤维软骨构成。主要形式有两种：一种为圆盘形称关节盘,中间稍薄,周缘稍厚;另一种为月牙形称半月板。它们可加深关节窝、使两个关节面互相适应,同时还有减轻冲撞和吸收震荡的作用,并可进一步增加关节运动的形式和范围。

(3) **韧带**:大部分韧带是关节囊纤维层局部增厚的部分,连于相邻两骨之间。位于关节囊内和囊外的分别称为囊内、外韧带,可以增加关节的稳固性和限制关节过度活动。

(4) **滑膜囊**:是关节囊的滑膜层从关节囊纤维膜的薄弱或缺如处向关节囊外突出的部分,呈囊状。滑膜囊垫在肌腱与骨之间,减少肌活动时与骨面之间的摩擦,有保护肌腱的作用。

(5) **滑膜襞**:有些关节囊的滑膜层表面积大于纤维膜,使得滑膜层重叠卷折并卷入关节腔形成滑膜襞,扩大滑膜的面积,有利于滑液的分泌和吸收。也具有填充关节腔过大空隙,使关节面互相适应、关节更加稳固的作用。

3. 关节的分类与运动

(1) **关节的分类**:按关节运动轴的数目可分为单轴关节、双轴关节和多轴关节(图1-7)。

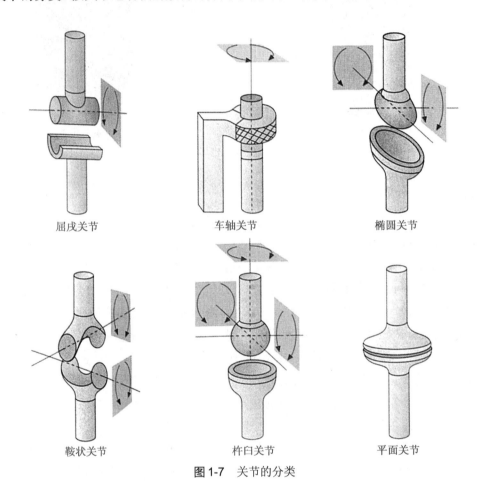

屈戌关节　　　　　车轴关节　　　　　椭圆关节

鞍状关节　　　　　杵臼关节　　　　　平面关节

图1-7　关节的分类

1) 单轴关节:有1个运动轴,包括屈戌关节(滑车关节)和车轴关节(圆柱关节)。前者关节头呈滑车状,如指间关节;后者关节头呈圆柱状,如桡尺近侧关节。

2) 双轴关节:有2个运动轴,包括椭圆关节和鞍状关节。前者关节头和关节窝都呈椭圆形,如桡腕关节;后者两关节面均呈马鞍形,成十字交叉结合,如拇指腕掌关节。

3) 多轴关节:有3个或3个以上的运动轴,包括有球窝关节(杵臼关节)和平面关节。前者关节头是球的一部分,呈半球状,如肩关节;后者关节面较平,无关节头和关节窝之分,关节活动性很小,又称微动关节,如肩锁关节。

此外，还可按构成关节的骨数分为单关节和复合关节；也可按关节的运动方式分为单动关节和联动关节。

（2）**关节的运动**：关节的运动主要表现为人体中的运动环节绕某一关节的运动轴所产生的各种运动（图1-8），包括生理运动和辅助运动。运动环节是指人体中能够围绕关节轴进行运动的某一部分。运动环节有大有小，如大的有头、躯干、上肢和下肢等；小的有臂、前臂和手等。

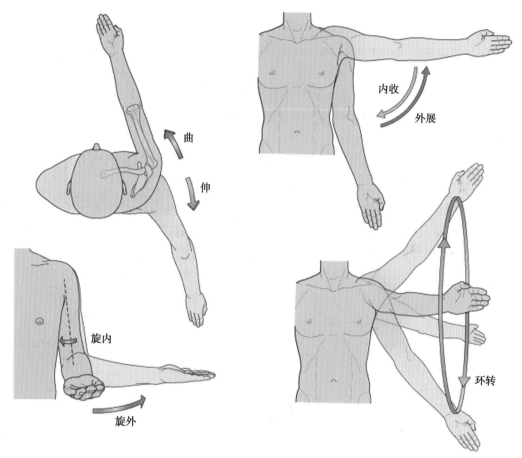

图1-8　关节的各种运动形式（以肩关节为例）

1）屈与伸：运动环节在矢状面内，绕冠状轴运动。向前运动为**屈**（flexion）；向后运动为**伸**（extension）。但膝关节以下的运动环节则相反。

2）内收与外展：运动环节在冠状面内，绕矢状轴运动。靠近正中面为**内收**（adduction）；远离正中面为**外展**（abduction）。

3）水平屈伸：臂（或下肢）先在肩关节（或髋关节）处外展90°，向前运动为**水平屈**（horizontal flexion），向后运动为**水平伸**（horizontal extension）。

4）环转：环节的远端作圆周运动称**环转**（circumduction）。凡能绕冠状轴和矢状轴运动的关节，均可作环转运动。

上述这些大幅度运动称为**生理运动**。相反，**辅助运动**描述的是组成关节的各关节面间的相互运动。全程生理运动依赖于健全的辅助运动，进而又取决于包绕关节的关节囊和关节韧带，它们"授予"的多少决定了生理运动的广度和范围。滚动、滑动和旋转等术语描述了生理运动中关节面之间发生的事件。生理运动中的每一个辅助运动有助于维持关节的最佳位置，并防止关节面间的挤压和接触面积的减少。

滚动：发生于一关节面上的系列点与对应的另一关节面上系列点的连续接触时的运动，如股骨髁在凹陷的胫骨平台的滚动，促使了膝关节的屈和伸。

滑动：发生在关节面上的一个点与另一关节面上系列点的连续接触时的运动。有时滑动就是指平移。滑动和滚动常在一起发生，从而维持关节的最佳位置。

旋转：即为一关节面绕着固定的纵轴顺时针或逆时针转动。由前向内的旋转称**旋内**（medial rotation）（或称旋前）；由前向外旋转称**旋外**（lateral rotation）（或称旋后）（图1-8）。

4. 关节活动范围测定

（1）**概念**：关节活动范围（range of motion，ROM）是指关节活动时可达到的运动最大弧度（角度），亦称关节活动度。一般来说，活动范围较大的关节稳固性较小，而稳固性较大的关节则活动范围较小。因此，关节的灵活性和稳固性是对立统一的。关节活动有主动与被动之分，ROM分为主动活动和被动活动范围。前者指作用于关节的肌随意收缩使关节运动时所通过的运动弧；后者指由外力使关节运动时所通过的运动弧。

人体各关节ROM有一正常值，如肘关节：先置于中立位（前臂伸直，掌心朝向内侧），其ROM为：屈曲140°，过伸0°～10°，旋前80°～90°，旋后80°～90°。

（2）**影响关节活动范围的因素**：主要有：①构成关节的两关节面面积大小的差别。差别愈大，活动范围愈大。②关节囊的厚薄、松紧度及韧带的多少、强弱。关节囊薄而松弛，韧带少而弱，关节活动范围就大；反之，则运动幅度小。③关节周围的肌肉状况。关节周围肌肉的伸展性和弹性好，则关节活动范围大；反之，则活动范围小。④关节周围的骨突起。关节周围的骨突起小，关节活动范围大；反之，则妨碍关节的活动范围。⑤年龄。儿童、少年的关节囊、韧带和肌肉中的水分较多，伸展性较好，关节面软骨较厚，弹性也好。骨质中有机物较多，可塑性较大，有利于关节活动范围的增大。⑥性别。关节活动范围与身体柔软素质有着密切关系，女性的关节囊、韧带、肌肉伸展性较好，椎间盘较厚，因此女性的关节活动范围通常比男性大。

（3）**测量方法**：测量人体各关节ROM是一项常规的临床检查项目，用于诊断患者是否有关节活动异常的状况。关节活动范围检查可在活体或照片上进行。先在活体或照片上点出关节中心，然后连接相邻两关节点作一条直线。用关节量角器测量动作开始和结束时的角度，求其差数，即得该关节活动范围。与正常度数或与健侧进行对比，如小于正常或健侧，则属关节功能异常。若影响功能，则应视为关节功能障碍。这一方法适用于肢体外展内收和屈伸的活动范围的测量。回旋角度需要特制的量角器来测量，用X线照片测量效果最好。

关节、软组织、骨骼病损所致的疼痛，肌肉痉挛、肌力不平衡及慢性不良姿势等所致的软组织缩短与挛缩，关节结构异常，各种病损所致肌肉瘫痪或无力、运动控制障碍等均是导致关节活动范围异常的常见原因。测定关节活动范围可发现关节活动障碍的程度，有助于分析其可能原因，为选择治疗方法提供参考，同时也可作为治疗过程中评定效果的手段。

康复训练对关节的影响　系统的康复训练会使关节的形态结构和关节周围的结构产生许多适应性的变化：①可使关节面软骨和骨密质增厚，骨小梁变粗，因而可提高关节的负荷量；②可使关节囊和韧带增厚，关节周围的肌肉发达，从而加大了关节的牢固性；③可使关节囊、韧带和关节周围肌肉的伸展性增大，因而也增大了关节的灵活性。

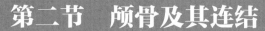

第二节　颅骨及其连结

一、颅骨

颅（skull）由 23 块颅骨组成（3 对听小骨除外），颅腔内容纳脑。颅骨多为扁骨或不规则骨，对头部的器官起着支持和保护的作用（图 1-9）。颅以眶上缘和外耳门上缘的连线为界分为后上的脑颅和前下的面颅。脑颅由脑颅骨构成，面颅由面颅骨构成。

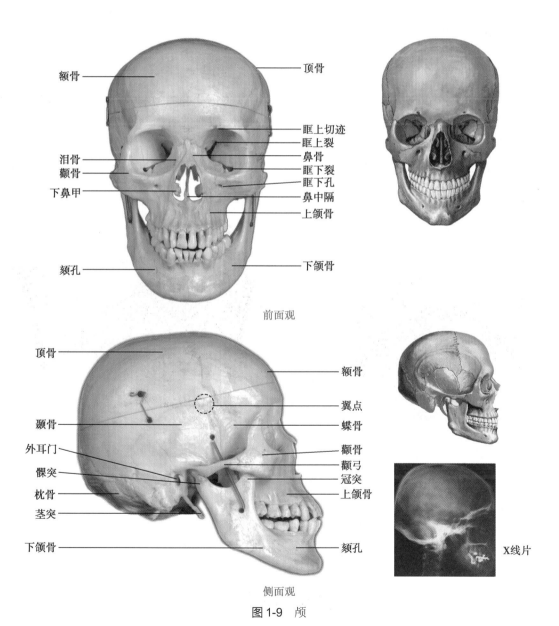

前面观

侧面观

图 1-9　颅

（一）脑颅骨

脑颅骨共有 8 块，有成对和不成对之分。其中不成对的从前向后有**额骨**（frontal）、**筛骨**（ethmoid）、**蝶骨**（sphenoid bone）和**枕骨**（occipital bone），均位于颅的中间部；成对的位于两侧，有**颞骨**（temporal bone）和**顶骨**（parietal bone）。它们共同构成颅腔。颅腔的顶是穹窿形的**颅盖**（calvaria），由额骨、顶骨和枕骨构成。颅腔的底由中部的蝶骨、后方的枕骨、两侧的颞骨、前方的额骨和筛骨构成。筛骨只有其上面的小部分构成颅前窝底的中央部分，其余部分参与构成面颅。

额骨左、右各有一空腔，称额窦；枕骨前下方有枕骨大孔；筛骨分为筛板、垂直板和筛骨迷路：筛板上有许多筛孔，有嗅神经根丝通过，垂直板构成骨性鼻中隔的上部，筛骨迷路由菲薄的骨板围成许多小腔，称筛窦，迷路内侧壁有上、下两个向下卷曲的薄骨片，分别称为上鼻甲和中鼻甲。蝶骨体内有含气空腔，称为蝶窦。

颞骨形状不规则，参与构成颅底和颅腔的侧壁，它以外耳门为中心分为鳞部、鼓部和岩部，岩部又称锥体，内藏位听器，其后面中央有内耳门，通入内耳道；锥体的底部向下伸出乳突。

（二）面颅骨

面颅骨共 15 块。不成对的有：位于面颅下方，长有牙齿的**下颌骨**（mandible），鼻腔正中有一**犁骨**（vomer），位于颈部上方游离的**舌骨**（hyoid bone）（图 1-10）；成对的有：下颌骨上方有牙齿的一对称**上颌骨**（maxilla），紧靠上颌骨后方各有一**腭骨**（palatine bone），两上颌骨之间有形成鼻根的一对**鼻骨**（nasal bone），上颌骨外上方有向外上突出的**颧骨**（zygomatic bone），两眶内侧壁前部各有一个小的**泪骨**（lacrimal

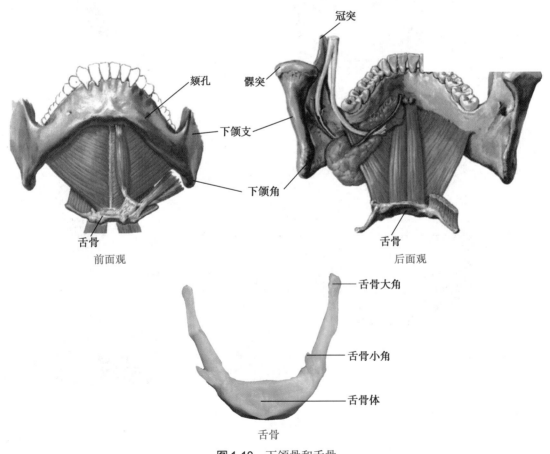

图 1-10　下颌骨和舌骨

bone)，鼻腔外侧壁下部有**下鼻甲**（inferior nasal concha）。

上颌骨内的空腔称上颌窦。下颌骨呈马蹄铁形，分为一体和两支，下颌支是由体的两侧向上后伸出的方形骨板，下颌支后缘与下颌体下缘相交处形成的角，称下颌角。支的上端有两个向上的突起，前方的称冠突，后方的称髁突。髁突上端膨大为下颌头，与颞骨下颌窝相关节。下颌支内面中部有下颌孔，经下颌体内的下颌管通颏孔，内有下牙槽血管和神经。

舌骨居下颌骨的下后方，呈蹄铁形，中间部为体，有大角和小角，舌骨体和大角都可在体表扪及。

二、颅骨的连结

各颅骨之间，多数借助纤维连结，在颅底的个别部分具有软骨连结，只有下颌骨和颞骨之间构成颞下颌关节。舌骨和颅底之间，借韧带相连结。

（一）颅骨之间的纤维连结和软骨连结

各颅骨之间借缝、软骨和骨相连，连结比较紧密、牢固，活动少。颅盖各骨是在膜的基础上骨化的，骨和骨之间留有薄层结缔组织膜，这些膜处构成了缝，如冠状缝、矢状缝、人字缝和蝶顶缝等（图1-11）。骨性结合就是在以上连结的基础上骨化而成的。

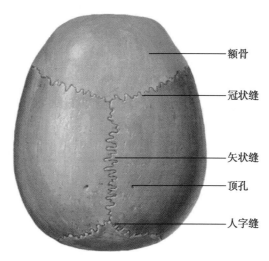

图1-11　颅顶骨之间的连结

颅底的各骨之间连结是软骨性的，随着年龄增长，蝶骨和枕骨之间的蝶枕软骨结合、蝶岩结合和岩枕软骨结合等，都先后骨化成为骨性结合。

（二）颞下颌关节

颞下颌关节（temporomandibular joint）又称下颌关节，由下颌骨的下颌头、颞骨的下颌窝和关节结节构成（图1-12）。其关节面上覆盖有关节软骨。关节囊的前部松弛，后部较厚。关节腔内有纤维软骨构成的关节盘，呈椭圆形，上面如鞍状，前凹后凸，与关节结节和下颌窝相适应。关节盘的周缘与关节囊相连，将关节腔分为上、下两部分。下颌关节易向前下脱位。

颞下颌关节属于联动关节，两侧必须同时运动。颞下颌关节的运动与咀嚼、语言和表情等功能有关，能做上提、下降、前进、后退和侧方运动。张口时下颌体下降并有下颌头和关节盘向前的运动，故对于个别关节囊前壁特别松弛的人，如张口过大，下颌头可以滑至关节结节的前下方，造成下颌关节脱位，口不能闭合。手法复位时，必须先将下颌骨拉向下，当低于其后方的关节结节时，再将下颌骨向后推，才能将下颌头回纳至下颌窝内。闭口则是下颌骨上提并伴有下颌头和关节盘一起滑回关节窝的运动。

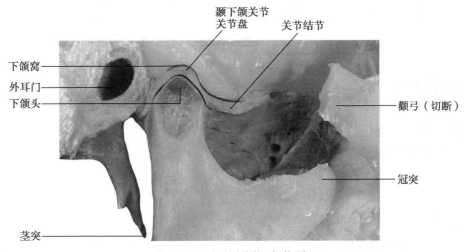

图1-12　颞下颌关节（矢状面）

三、颅的整体观

颅的诸骨中，除了下颌骨和舌骨可活动外，其他各骨借膜、软骨和骨牢固结合成一个整体，不可活动。这种结合方式有利于充分保护脑，对临床应用极为重要。

（一）颅的顶面观

颅顶由顶骨、额骨及枕骨的一部分构成。顶骨中央最隆突处，称顶结节。额骨与两侧顶骨连结构处成近于横位的冠状缝；左、右两顶骨之间有矢状缝；枕骨与左、右顶骨之间构成人字缝（图1-11）。矢状缝后部两侧常常各有一小孔，称顶孔。

颅顶诸骨均为扁骨，其外板比较坚厚，对外力的抵抗力较大，内板较薄弱，受外力打击后，有时可发生颅骨内板骨折，而外板完整。

（二）颅的后面观

可见人字缝和枕鳞。枕鳞中央有一隆起称**枕外隆凸**，隆凸向两侧的弓形骨棘称**上项线**，其下方有下项线与之平行。

（三）颅的侧面观

颅的侧面主要由额骨、蝶骨、顶骨、颞骨和枕骨构成（图1-9）。中部有外耳门，外耳门后方有乳突，颞骨的颧突和颧骨的颞突组成**颧弓**，乳突、颧弓在体表均可摸到，是重要的标志。颧弓上方为颞窝，下方为颞下窝。在颞下窝内侧壁的上颌骨与蝶骨之间有一裂隙，称**翼腭窝**，是许多神经血管经过的重要通道。颧弓下缘近中点处的隆起，**称关节结节**，其后方有**下颌窝**，接下颌头，形成下颌关节。额、顶、颞、蝶四骨邻接处常构成"H"形缝，称**翼点**（pterion），此处骨壁薄弱，内面有脑膜中动脉前支通过，受外力打击时易损伤而导致颅内出血。

（四）颅的前面观

分为4部，即额区、眶、骨性鼻腔和骨性口腔（图1-9）。

1. **额区**　是额骨的鳞部，位于眶的上方，表面光滑而隆突。两侧可见隆起的额结节，结节下方有弓形隆起称眉弓，与眶上缘平行。左、右眉弓之间的部分平坦，称眉间。眉弓和眉间都是重要的体表标志。

2. **眶**　容纳眼球及其附属结构，呈四边锥体形。有眶底、眶尖和上、下、内侧与外侧壁。

3. **骨性鼻腔**　位于面部中央，上至颅底，下达硬腭，两侧上部邻筛小房和眶，下部邻上颌窦。由犁骨和筛骨垂直板构成的骨性鼻中隔将其分为左、右鼻腔（图1-13）。

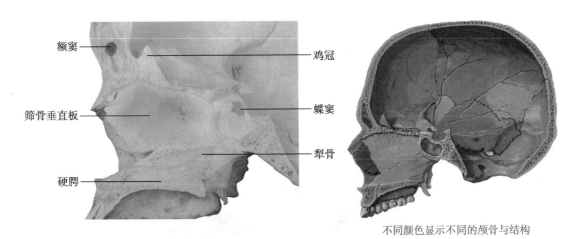

不同颜色显示不同的颅骨与结构

图 1-13　骨性鼻中隔

4. **骨性鼻旁窦**　位于鼻腔周围的额骨、上颌骨、筛骨和蝶骨内含空气的腔，称为**鼻旁窦**（paranasal sinus）（骨性），均开口于鼻腔（图1-13、图1-14，表1-1）。鼻旁窦对减轻颅骨重量和发声共鸣起一定的作用。

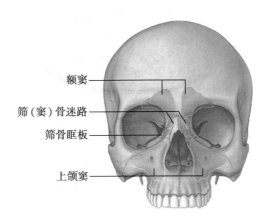

图 1-14　鼻旁窦的位置示意图

上颌窦为最大的鼻旁窦，窦口高于窦底，感染后于直立状态下不利于引流。

5. **骨性口腔**　由上颌骨、腭骨及下颌骨构成，有顶前壁和两个侧壁，下壁缺如。顶是硬腭，前端在腭中缝处有一切牙孔，此孔向上通鼻腔。硬腭的后外侧有腭大孔，它向上经翼腭管通翼腭窝。前壁和两侧壁由上、下颌骨的牙槽突及牙齿围成。

表 1-1 鼻旁窦的位置与开口

名称	位置	开口
额窦	眉弓深面	中鼻道前部
筛窦	筛骨迷路	前群：中鼻道
		中群：中鼻道
		后群：上鼻道
蝶窦	蝶骨体	蝶筛隐窝
上颌窦	上颌骨体	中鼻道

（五）颅底内面观

颅底承托脑，凹凸不平，与脑底面的结构相适应，形成了阶梯形的前、中、后3个颅窝。窝中有很多的孔、裂，这些孔裂大多与颅底外面相通，是许多颅内外神经血管经过的重要通道（图1-15）。

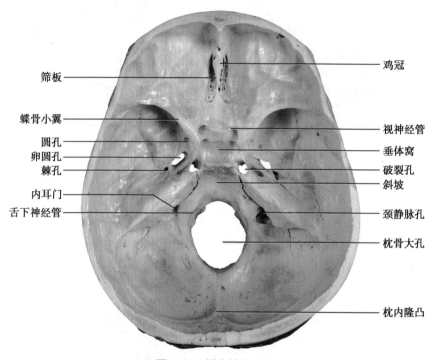

图 1-15 颅底的内面观

1. 颅前窝 由额骨、筛骨和蝶骨构成。正中有一向上的突起称**鸡冠**，其两侧的水平骨板称**筛板**，筛板上的许多小孔称**筛孔**，通鼻腔。筛板较薄，颅前窝骨折多发生于此，可有血液甚至脑脊液鼻漏或眼部出现溢血斑。

2. 颅中窝 主要由蝶骨和颞骨岩部构成。蝶骨体位于颅中窝中央，此处狭窄且高起，形如马鞍，称为**蝶鞍**。蝶鞍中央凹陷，容纳垂体，故称**垂体窝**。垂体窝前方两侧有**视神经管**，是视神经由眶入颅腔的通道。管外侧有突向后方的前床突。垂体窝后方横位的骨隆起，称鞍背。鞍背两侧角向上突起为后床突。蝶鞍两侧紧靠垂体窝处，左、右各有矢状位的浅沟，称**颈动脉沟**，沟的前外侧有**眶上裂**；沟后端有**破裂孔**和位于颞骨岩部尖的**颈动脉管内口**。

在颈动脉沟外侧，由前向后依次为**圆孔、卵圆孔和棘孔**。前两对孔分别是三叉神经的分支上颌和下颌神经通过处，棘孔是脑膜中动脉入颅的孔道。在颞骨岩部前面近尖端处有一浅窝，称**三叉神经压迹**，是三叉神经节所在部位。

3. 颅后窝　主要由枕骨和颞骨岩部后面构成。窝的中央有**枕骨大孔**。孔的两侧缘前部有**舌下神经管内口**；后缘向后上有一骨性隆突，称**枕内隆凸**。由此向上的浅沟为**上矢状窦沟**。向两侧续于横窦沟，再转向前下内改名为乙状窦沟，后者终于**颈静脉孔**。颞骨后面中央有**内耳门**，向外通入内耳道，有面神经和前庭蜗神经通过。

（六）颅底外面观

颅底外面高低不平，神经血管通过的孔裂甚多，颅底外面的前部为面颅遮盖，后部由颞骨、蝶骨及枕骨构成（图 1-16）。

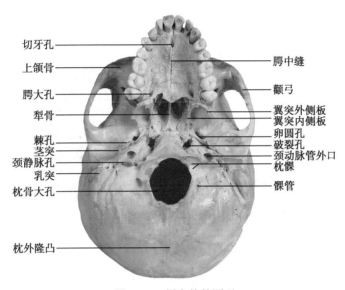

图 1-16　颅底的外面观

（图中标注：切牙孔、上颌骨、腭大孔、犁骨、棘孔、茎突、颈静脉孔、乳突、枕骨大孔、枕外隆凸、腭中缝、颧弓、翼突外侧板、翼突内侧板、卵圆孔、破裂孔、颈动脉管外口、枕髁、髁管）

四、　新生儿颅的特征及其生后的变化

胎儿时期由于脑及感觉器官发育早，而咀嚼和呼吸器官，尤其是鼻旁窦不发达，所以，脑颅比面颅要大得多。新生儿脑颅与面颅的比例为 8:1，到成年时期，颅的各骨发育完善，使面颅迅速扩大，脑颅和面颅的比例约为 4:1。同时，新生儿颅骨的长度与身长相比，也相对较大，约占 1/4，而成人只占 1/8。

新生儿颅骨没有完全发育，骨与骨之间的间隙较大，其颅顶各骨之间的间隙为结缔组织膜所填充，称颅囟（图 1-17）。最大的囟在矢状缝的前端，呈菱形，称**前囟**（anterior fontanelle）。在矢状缝和人字缝会合处，有三角形的**后囟**（posterior fontanelle）。另外，还有顶骨前下角的蝶囟和顶骨后下角的乳突囟。前囟在 1～2 岁时闭合，后囟和其余各囟均在出生后不久即闭合。临床上颅囟常作为婴儿发育和颅内压变化的检查部位之一。

新生儿的上、下颌骨不发达，没有牙和牙槽，并较平直。老年人因骨质被吸收而变薄、变轻、变脆，牙磨损和脱落，牙槽亦变平，下颌骨角度增大，面颅骨再次变小，有些近似小儿。

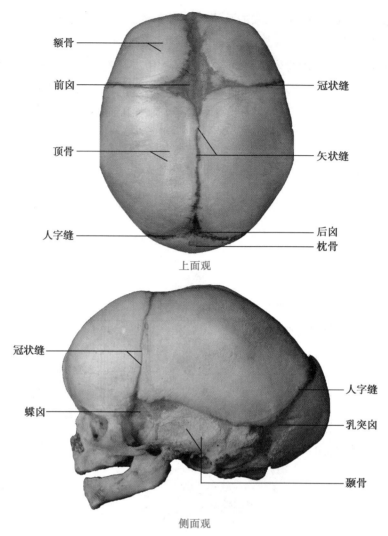

额骨
前囟
顶骨
人字缝

冠状缝
矢状缝
后囟
枕骨

上面观

冠状缝
蝶囟

人字缝
乳突囟
颞骨

侧面观

图1-17 新生儿颅骨

五、 **颅顶骨及颅底的结构特点和临床意义**

　　人类在长期进化过程中，由于直立行走，进而使用石制工具，取火养火，开始熟食等，大大改善了原来的生活习性，这给颅带来了一系列变化。

　　首先，由于身体的直立和手的使用，促使脑不断发育，于是颅不断发展，前额隆起，顶骨高耸，颅窝增大，脑容量达1200～1500ml。同时，颅骨逐渐变薄，变轻。颅在脊柱之上，枕骨大孔由早先的斜向后下，转向朝向前下。

　　其次，工具及熟食的使用，无需再用嘴或锋利的牙作为摄食、攻击及预防的武器，因此，面颅退居较小的比例，上、下颌骨出现相应的变化。咀嚼功能减弱，使上、下颌骨的牙槽突后缩。牙不仅体积减小，而且结构也简单了，牙根、牙冠变小，尖牙不再突出于牙列之外，磨牙变得宽短，其牙根平行或靠拢，致使上、下颌骨明显后退，而颏突出，出现了"下巴"。咀嚼肌附着的肌线减弱。颅骨表现的凹凸不平渐趋平坦。

　　年龄、性别完全相同者，其颅骨的大小形状仍会有所区别，但这些差别并不超越一定限度，称个体差异。不可否认，不同地区、不同种族人的颅各有特征，这是由于外界生活环境、地理条件、生活习惯以及遗传等因素不同所造成的。但是必须说明，所有现代人都源于人类的共同祖先，并处于发展的同一阶段，只是由于长期以来环境因素不同，才逐渐形成种族的区别，这是对人类特征的正确理解。因此，如将人颅形态的种族差异强加上进化"高""低"之分，是毫无事实依据的。

颅顶诸骨均为板状扁骨，其外板比较坚厚，对外力的抵抗力较大，内板较薄弱，受外力打击后，有时可发生颅骨内板骨折，而外板完整。

颅底内面凹凸不平，分颅前、中、后窝，不同的部位承受脑组织的不同部分。特别是在颅后窝的中部有枕骨大孔与脊柱相连，因此，当颅内有中枢神经系统病变，如颅脑损伤、颅内肿瘤、颅内感染、脑血管疾病、脑寄生虫病、颅脑先天性疾病、良性颅内压增高、脑缺氧等病变时引起颅内压增高，使脑组织从枕骨大孔处突出，形成脑疝。

颅底骨折：颅底结构复杂，有许多孔、裂，其中都有重要的血管、神经经过，故颅底骨折时常伴有神经损伤。由于颅底与硬脑膜愈着紧密，颅底骨折时常伴有硬脑膜撕裂。

（一）颅前窝骨折

包括筛板及眶顶骨折，可导致嗅神经损伤，还可出现眼周、球结膜下出血和脑脊液鼻漏。

（二）鞍部骨折

包括蝶鞍、鞍旁及颞鳞下部骨折，可出现与第Ⅱ～Ⅵ等5对脑神经损伤有关的症状，口、鼻出血及脑脊液漏。

（三）岩部骨折

可出现耳出血及脑脊液耳漏，鼻咽部尚可出现血性脑脊液溢出，可导致第Ⅶ、Ⅷ对脑神经损伤。

（四）枕底骨折

颅后窝的骨折常于伤后逐渐在乳突、枕下及颈部出现血斑。如骨折在岩枕裂处，则可能导致第Ⅸ～Ⅻ等4对脑神经损伤。

第三节　躯干骨及其连结

躯干骨包括椎骨、胸骨和肋，共51块。它们参与脊柱、骨性胸廓和骨盆的构成。

一、躯干骨

（一）椎骨

幼年时椎骨一般为32～34块，分为颈椎7块、胸椎12块、腰椎5块、骶椎5块及尾椎3～5块。成年后，骶、尾椎分别融合成骶骨和尾骨，椎骨计26块。

1. 椎骨的一般形态　椎骨（vertebrae）是由前面短圆柱形的椎体和后面板状的椎弓组成（图1-18）。

（1）椎体：其表面的骨密质较薄，内部充满骨松质，上、下面皆粗糙，是椎骨负重的主要部分。椎体的后面略凹陷，与椎弓围成**椎孔**（vertebral foramen）。椎骨的椎孔互相连接形成**椎管**（vertebral canal），容纳脊髓。

（2）椎弓：为弓形骨板，椎体向后与椎弓连接的缩窄部分，称**椎弓根**，其上、下缘各有切迹，分别称**椎上、下切迹**。相邻椎骨的椎上、下切迹合成一孔，称**椎间孔**（intervertebral foramina），其内有脊神经及血管通过。但第1、2颈椎间椎间孔特殊，孔较大，位于两颈椎的椎弓之间，关节突关节的后方。两侧椎弓根向后内扩展变宽的部分，称**椎弓板**，两侧椎弓板在中线上会合。自椎弓发出成对的横突，上、下关节突和单个的棘突等7个突起。

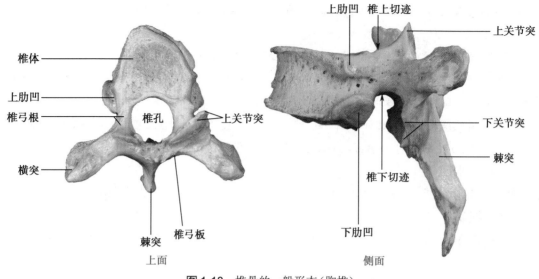

图 1-18　椎骨的一般形态（胸椎）

2. 各部椎骨的特点（图 1-19）

（1）**颈椎**（cervical vertebrae）：椎体较小，棘突短而分叉（第 7 颈椎除外），横突上有横突孔。横突末端前后各有一个结节，分别称为前结节和后结节。第 6 颈椎的前结节较大，颈总动脉经其前面上行，当头部受伤严重出血时，可在此压迫颈总动脉暂时止血，该结节又称**颈动脉结节**。

骨质增生　骨质增生是人体正常生理性防御反应，若无疼痛症状，可无须治疗。但引起疼痛、麻木、身体不适症状时就应治疗，治疗不是消除骨质增生，因为增生是一种人体内的正常生理现象，它只是引起关节软骨损伤、韧带软化、滑膜一些部位的损伤及无菌性炎症表现，只要及时治疗，是可以康复的。治疗原则是控制骨质增生发展、软化正在形成的钙化组织、消除炎症；促进损伤组织愈合，消除疼痛，达到临床治愈；坚持康复保健训练，可有效控制病情复发。

第 1 颈椎又称**寰椎**（atlas），无椎体、棘突和关节突，由前弓、后弓和两个**侧块**构成。前弓较短，后面有一小的关节凹，称齿突凹。侧块的上、下面分别有上、下关节凹。

第 2 颈椎又称**枢椎**（axis），椎体较小，上有**齿突**。

第 7 颈椎又称**隆椎**（prominent vertebra），棘突最长，末端不分叉，当头前屈时特别隆出，易于触及，是临床辨认椎骨数目和针灸取穴的标志。

（2）**胸椎**（thoracic vertebrae）：椎体两侧的上、下缘近椎弓处有半圆形浅窝，分别称上、下肋凹，与肋骨连结；棘突较长，呈叠瓦状排列；横突末端前面有横突肋凹；关节突的关节面几乎呈冠状位，上关节突的关节面朝向后，下关节突的关节面则朝向前（图 1-18）。

（3）**腰椎**（lumbar vertebrae）：椎体高大粗壮；椎弓发达，上、下关节突粗大，关节面几乎呈矢状位；棘突宽而短，呈板状，水平伸向后方。

（4）**骶骨**（sacrum sacral bone）：由 5 块骶椎融合而成，呈三角形，略带弯曲，有底、尖、前面、后面及侧部（图 1-20）。底在上，与第 5 腰椎相连接，前缘突向前，称**骶骨岬**，女性骶骨岬是产科骨盆测量的一个重要标志；侧部上宽下窄，上有耳状关节面和骶粗隆；前面（盆面）光滑凹陷，有 4 对骶前孔；后面（背面）粗糙隆突，正中线上有由骶椎棘突结合成的骶正中嵴，嵴的外侧有 4 对骶后孔。

骶前、后孔均与骶管相通，分别有骶神经的前、后支通过。骶管由骶椎的椎孔融合而成，上通椎管，下端的孔称**骶管裂孔**，在临床上进行某些会阴部手术时，可经此孔作骶管麻醉。骶管裂孔的两侧有向下的突出，称**骶角**，是骶管裂孔定位的标志。

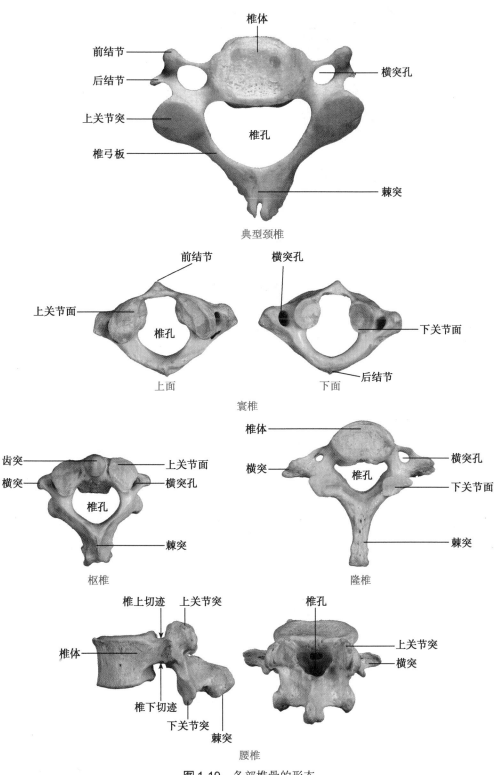

图 1-19 各部椎骨的形态

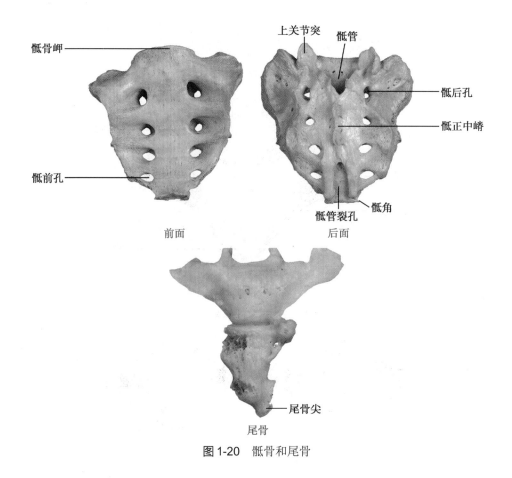

前面　　　　　　　　　　　后面

尾骨

图 1-20　骶骨和尾骨

（5）**尾骨**（coccyx）：一般由 4 块退化的尾椎融合而成，上接骶骨，下端游离为尾骨尖（图 1-20）。

（二）胸骨

　　胸骨（sternum）位于胸前部正中皮下，由上而下分为胸骨柄、胸骨体和剑突 3 部分（图 1-21）。胸骨柄上缘中部有颈静脉切迹，两侧有**锁切迹**。胸骨柄和体相接处，形成一个稍向前凸的钝角，称**胸骨角**（sternal angle），两侧连接第 2 对肋软骨。

　　胸骨体两侧缘有第 2～7 肋切迹，分别与第 2～7 肋相连接，形成胸肋关节。

　　剑突扁薄而狭窄，形状变化较大，末端游离。

（三）肋

　　肋（rib）包括肋骨和肋软骨两部分，共 12 对。

　　1. 肋骨（costal bone）　为扁骨，共 12 对。肋骨分体和前、后两端。肋骨的前端借肋软骨与胸骨形成胸肋关节。后端膨大，称肋头，其外侧的狭细部分称肋颈，肋颈外侧的粗糙结节突起，称**肋结节**。肋体内面近下缘处有肋沟，肋间血管和神经从此沟走行。肋体在肋结节外侧弯曲更加明显，此处称**肋角**，是肋骨骨折的多发处（图 1-22）。

　　第 1～7 对肋骨各自借肋软骨与胸骨相连，称**真肋**。第 8～10 对肋前端借肋软骨与上位肋软骨相连，形成**肋弓**（costal arch），称**假肋**。第 11～12 对肋前端游离于腹壁肌层，称**浮肋**。

　　2. 肋软骨（costal cartilage）　为透明软骨，位于各肋骨的前端，一端与肋骨相连，另一端与胸骨相连。肋软骨增加了胸廓的弹性，且终生不骨化。

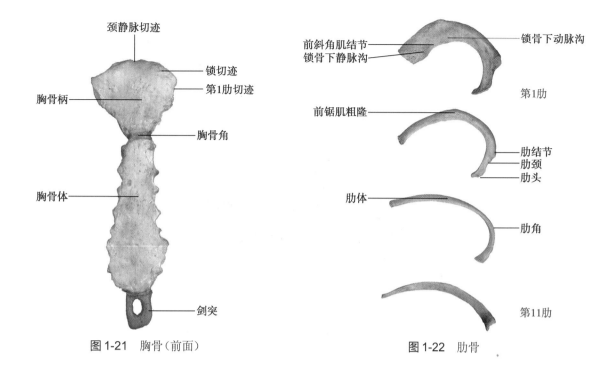

图 1-21　胸骨（前面）

图 1-22　肋骨

图中标注（图1-21 胸骨）：颈静脉切迹、锁切迹、第1肋切迹、胸骨柄、胸骨角、胸骨体、剑突

图中标注（图1-22 肋骨）：前斜角肌结节、锁骨下静脉沟、锁骨下动脉沟、第1肋、前锯肌粗隆、肋结节、肋颈、肋头、肋体、肋角、第11肋

二、躯干骨间的连结

（一）椎骨间的连结

24 块椎骨、1 块骶骨和 1 块尾骨借骨连结形成脊柱，构成人体的中轴，上承托颅，下接下肢带骨。各椎骨之间，由椎间盘、韧带和关节相连。包括椎体间的连结和椎弓间连结。

1. 椎体间的连结　相邻各椎体之间借椎间盘、前纵韧带和后纵韧带相连（图 1-23）。

（1）**椎间盘**（intervertebral disc）：成年人有 23 个，除第 1、2 颈椎之间和骶、尾骨之间外，其余椎体之间都由椎间盘相连。

椎间盘是相邻两椎体之间的纤维软骨盘，周围部为纤维环，由无数同心圆样排列的纤维软骨环构成，坚韧而富有弹性；中央部为髓核，由白色柔软的胶冻样物质构成，富有水分和弹性。

椎间盘坚韧而富有弹性，可承受压力，吸收震荡，减缓冲击以保护脑，牢固连结各椎体上、下面，保护髓核并限制髓核向周围膨出。椎间盘承受压力时被压缩，除去压力后又复原，具有"弹性垫"样的缓冲作用（图 1-23）。此外，椎间盘还有利于脊柱的运动。

脊柱各部运动幅度的大小，与椎间盘的厚度有关。椎间盘厚的部分运动幅度大，可随脊柱运动而改变形状。当脊柱向一侧弯曲时，被挤压一侧变薄，伸直时又恢复原状。脊柱每次做屈伸或侧屈时，髓核都可有轻微的移动。过度劳损、体位骤变、暴力撞击、猛烈弯腰或做一些激烈活动时，可引起纤维环破裂，使髓核向纤维环外突出，突入椎管或椎间孔，压迫脊髓和脊神经，临床上称为椎间盘突出症（图 1-24），是成人常见的腰腿痛病因之一。

（2）**前纵韧带**（anterior longitudinal ligament）：是人体最长的韧带，紧贴椎体和椎间盘的前面。上起枕骨大孔的前缘，下达第 1 或第 2 骶椎体，有防止脊柱过度后伸和椎间盘向前突出的作用（图 1-23）。

（3）**后纵韧带**（posterior longitudinal ligament）：位于椎体和椎间盘的后面，上起枢椎并与覆盖枢椎体的覆膜相续，向下达骶管前壁，与椎间盘纤维环及椎体上下缘紧密连结，而与椎体连结较为疏松，可以防止脊柱过度前屈和椎间盘向后突出（见图1-23）。

第3~7颈椎体上面侧缘向上突起称椎体钩。椎体钩与上位椎体下面的两侧唇缘相接，形成**钩椎关节**，又称 **Luschka 关节**（Luschka joint）（图1-25）。如椎体钩过度增生肥大时，可使椎间孔狭窄，压迫脊神经，产生颈椎病的症状和体征。

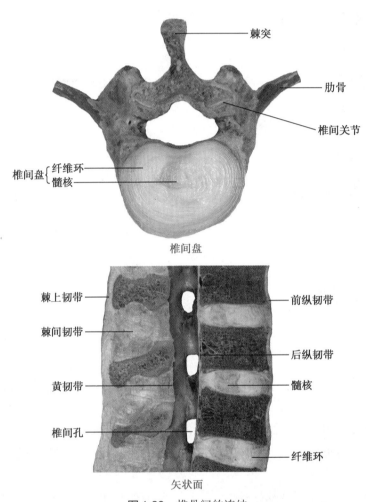

椎间盘

矢状面

图1-23 椎骨间的连结

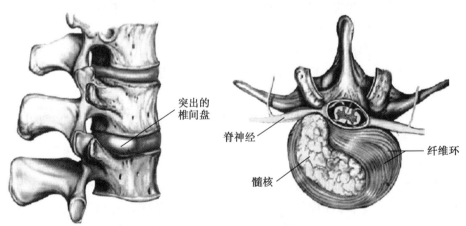

脊柱运动时，椎间盘产生楔形变形，髓核的位置也发生变动

图1-24 椎间盘突出示意图

2. 椎弓之间的连结 包括椎弓板之间和各突起之间的连结（见图1-23）。

（1）**黄韧带**（ligamenta flava）：由黄色的弹力纤维构成，又称弓间韧带，连结于相邻椎弓板之间，坚韧而富有弹性。协助围成椎管并有限制脊柱过度前屈的作用，同时有牵拉脊柱从前屈位恢复到直立姿势的功能，因此对椎间盘有保护作用。

（2）**棘间韧带**（interspinal ligaments）：连于相邻棘突之间。有限制脊柱前屈的作用。

（3）**棘上韧带**（supraspinal ligaments）：起自第7颈椎棘突，向上移行为**项韧带**（ligamentum nuchae），向下分别连于胸、腰、骶、尾椎各棘突尖之间，前与棘间韧带融合，有限制脊柱前屈的作用。项韧带呈三角形板状，起肌间隔作用，供肌肉附着，向上附于枕外隆凸，向下达第7颈椎棘突并续于棘上韧带。

（4）椎间关节：由相邻椎骨的上、下关节突构成。多为平面关节，可作微小的滑动，属微动关节（图1-23、图1-26）。

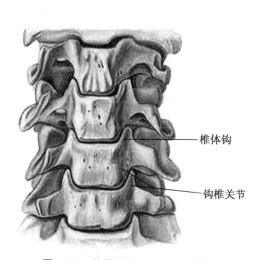

图1-25 钩椎关节（Luschka关节）

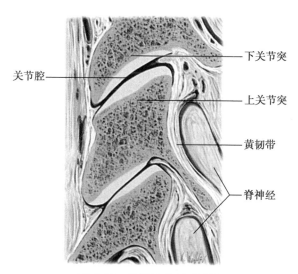

图1-26 椎间关节（矢状面）

此外，在相邻两椎骨横突之间有横突间韧带。

3. 腰骶连结与骶尾连结 第5腰椎与骶骨间的连结与椎骨间连结基本相似。骶骨与尾骨间由软骨连结。

4. 脊柱的整体观及其运动

（1）脊柱的整体观：脊柱参与胸腔、腹腔及盆腔后壁的构成。脊柱内有椎管，容纳脊髓。脊柱侧面有椎间孔，为脊神经与血管出入椎管的通路。成人的脊柱长约70cm，女性略短。若长时间静卧，其脊柱长度比站立时可增加2～3cm，这是由于站立时椎间盘被压缩所致。椎间盘的总厚度约占脊柱全长的1/4，老年人因椎间盘变薄，骨质萎缩，脊柱可变短。

（2）脊柱前面观：椎体自上而下逐渐增宽，至第2骶椎为最宽，这与承受的重力不断增加有关（图1-27）。下位椎体负重较多，椎体也较大。但自骶骨耳状面高度以下，因重力经髋骨传向下肢后，已无负重意义，故从第3骶椎向下，椎骨迅速缩小变窄，直至尾骨尖。正常人的脊柱有轻度侧屈，惯用右手的人，脊柱上部略凸向右侧，下部则代偿性略凸向左侧。

（3）脊柱后面观：所有椎骨棘突连贯形成纵嵴，位于背部正中线上，其两侧各有一脊柱沟，容纳背部深层肌肉。颈椎棘突多短而呈水平位，末端分叉，第7颈椎棘突却长而突出；胸椎棘突细长，斜向后下方，呈叠瓦状，棘突间隙窄；腰椎棘突呈宽板状，且水平伸向后方，棘突间隙宽，临床上常在此做腰椎穿刺术。

（4）脊柱侧面观：从侧面观察脊柱，可见脊柱有颈、胸、腰、骶4个生理性弯曲（图1-27）。其中，颈曲和腰曲凸向前，为出生后代偿性弯曲。胸曲和骶曲凸向后，在胚胎时已形成。

（5）脊柱的运动：相邻两椎骨之间的活动度较小，但就整个脊柱而言，运动幅度很大，而且能做各种方向的运动。可绕冠状轴作前屈后伸运动，绕矢状轴可作侧屈动作，绕垂直轴可作回旋运动，还可作环转运动。脊柱各部运动性质和范围的不同，主要取决于关节突关节面的方向和形状、椎体的形态和宽窄、椎间盘的厚薄等因素，也与年龄、性别与训练等有关系。屈伸运动以腰段最大，颈段次之。侧屈幅度以颈段为最大，胸段次之。回旋运动也是以颈段为最大，胸段次之。故损伤和疾病多见于颈段和腰段。

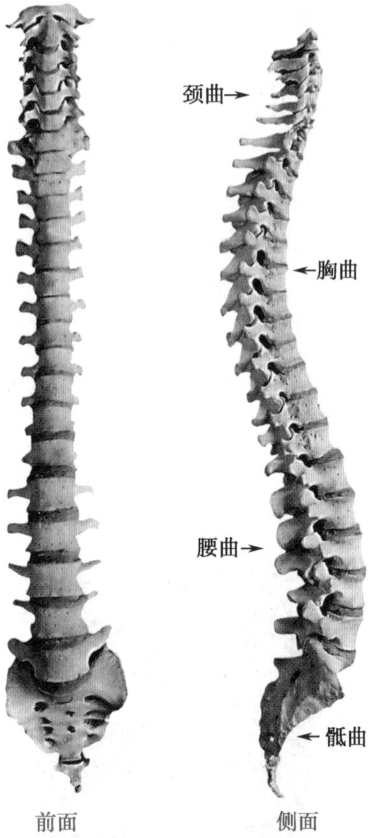

（二）脊柱与颅骨的连结

脊柱与颅骨之间的连结有**寰枕关节**（atlantooccipital joint），其与**寰枢关节**（atlantoaxial joint）一起与头部运动有关（图1-28）。头部在寰枕关节可作屈伸运动和侧屈运动，在寰枢关节可作回旋运动。

（三）胸廓

图1-27 脊柱的整体观

前面　　　　侧面

胸廓（thorax）由12个胸椎、12对肋、1块胸骨及关节、韧带和椎间盘组成。

1. 肋骨与椎骨的连结　包括肋头关节和肋横突关节，前者由肋头的关节面与相应的椎体肋凹构成；后者由肋结节关节面与相应的横突肋凹构成（图1-29）。

2. 肋软骨与胸骨的连结　除第1肋与胸骨柄的切迹是软骨结合外，第2～7肋软骨与胸骨相应的肋切迹构成**胸肋关节**（sternocostal joint）。第8～10肋软骨的前端不直接与胸骨相连，而是依次与上位肋软骨相连形成软骨间关节，构成肋弓。第11和第12肋的前端游离于腹壁肌层中（图1-30）。

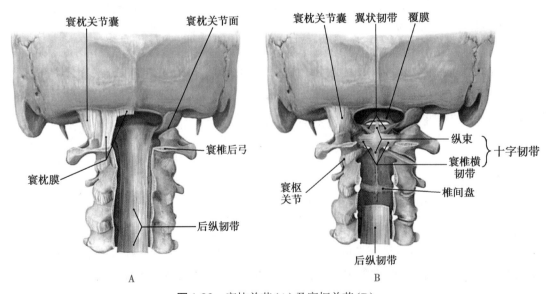

图1-28 寰枕关节（A）及寰枢关节（B）

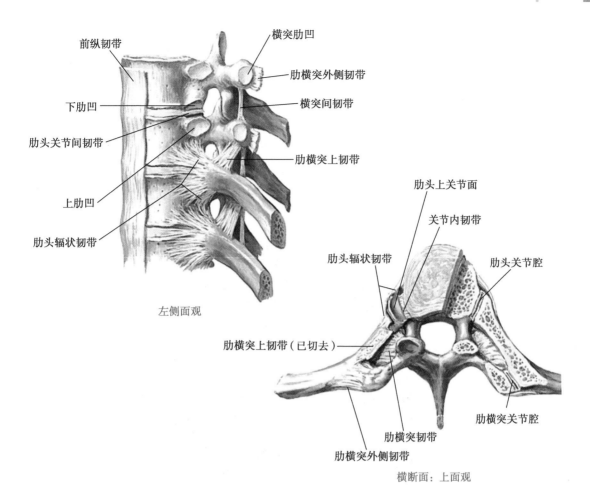

前纵韧带

横突肋凹

肋横突外侧韧带

下肋凹

横突间韧带

肋头关节间韧带

肋横突上韧带

上肋凹

肋头辐状韧带

左侧面观

肋头上关节面

关节内韧带

肋头辐状韧带

肋头关节腔

肋横突上韧带（已切去）

肋横突韧带

肋横突关节腔

肋横突外侧韧带

横断面：上面观

图 1-29　肋骨与椎骨的连结

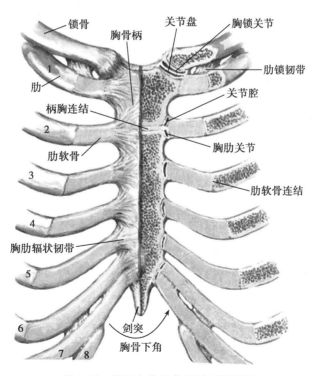

锁骨

胸骨柄

关节盘

胸锁关节

1

肋

肋锁韧带

柄胸连结

关节腔

2

胸肋关节

肋软骨

3

肋软骨连结

4

胸肋辐状韧带

5

6

剑突

7　8

胸骨下角

图 1-30　肋骨与胸骨的连结（前面观）

3. 胸廓的整体观及其运动

（1）胸廓的形态结构特征：胸廓有上、下两口和前、后及左、右外侧壁（图1-31）。**胸廓上口**较小，上口的平面与第1肋的方向一致，自后上向前下倾斜，故胸骨柄上缘约平对第2胸椎体下缘；其由胸骨柄上缘、第1肋和第1胸椎体构成，是颈部与胸部之间的通道。**胸廓下口**宽而不整齐，由第12胸椎、第12与11肋前端、肋弓和剑突围成。两侧肋弓在中线相接，构成向下开放的胸骨下角。角的尖部有剑突，剑突约平对第10胸椎下缘。下口周围有膈附着。胸廓的前壁最短，由胸骨、肋软骨和肋骨前端构成；后壁较长，由胸椎和肋角内侧的部分肋骨构成；外侧壁最长，由肋骨体构成。相邻两肋之间的间隙称**肋间隙**。胸廓的内腔为胸腔，容纳心、肺、大血管等重要脏器。

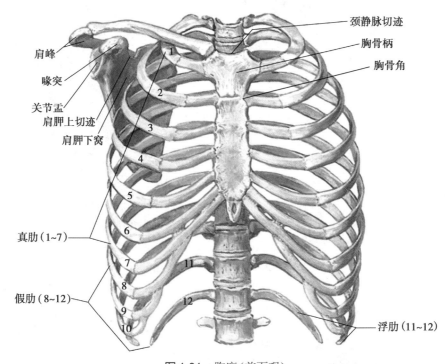

图1-31 胸廓（前面观）

（2）胸廓的功能与运动：胸廓构成了胸腔的骨性框架，具有保护和支持心、肺和大血管等器官的功能；胸廓参与呼吸运动。呼吸运动时，肋产生上举和下降运动，同时伴随有胸骨的前上和后下移动，由此改变胸腔容积，促成肺呼吸，因此，胸式呼吸运动主要发生在肋椎和胸肋关节。

（3）不同人群的胸廓特征：胸廓的形状和大小与年龄、性别、体形以及健康状况有密切关系。新生儿的胸廓呈圆桶状，横径与矢状径略同，肋平举。青春期以后，开始出现性别差异，男性的胸廓各径都较大，横径尤其突出，且上窄下宽，近似圆锥形；女性的短而圆钝，各径都较男性小；老年人的胸廓因弹性减退，运动减弱，使胸骨下塌，故变长变扁。肌肉发育不很健全的人，胸廓变得扁长，前后径较短，胸前壁几乎平直。软骨病患者由于骨组织中缺少钙盐，变得疏松，容易变形，胸骨向前突出，形成"鸡胸"。哮喘及肺气肿患者胸廓则成桶状。

第四节 上肢骨及其连结

一、 上肢骨

上肢骨由上肢带骨和自由上肢骨组成，共64块。

（一）上肢带骨

上肢带骨包括锁骨和肩胛骨。

1. 锁骨（clavicle） 呈"∽"形，全长可在体表摸到，是重要的骨性标志。内侧端与胸骨柄相连，称胸骨端；外侧端与肩胛骨的肩峰相关节，称肩峰端（图1-32）。

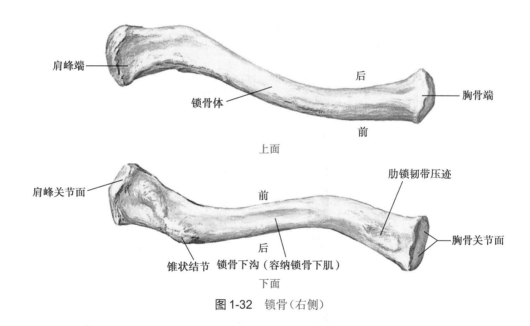

图1-32 锁骨（右侧）

锁骨骨折：锁骨中、外1/3交界处较细，骨折多发生在此处。骨折后，近折段因受胸锁乳突肌牵引而向后上方移位，远折段因受上肢重力和肌肉牵引而向前下内方移位。锁骨深面的大血管和臂丛神经，因有锁骨下肌的保护，一般不致受损。

2. 肩胛骨（scapula） 为贴附于胸廓后外侧，介于第2到第7肋骨之间的三角形扁骨，有2面、3缘和3角（图1-33）。

肩胛骨的腹侧面有**肩胛下窝**。背侧面的横行骨嵴称**肩胛冈**。肩胛冈的外侧端是肩部的最高点，称肩峰。肩胛冈上、下的浅窝分别称**冈上窝和冈下窝**。内侧缘（脊柱缘）较长，薄而锐利。外侧缘（腋缘）短而肥厚。上缘最短而且薄，其外侧有一切迹，称**肩胛切迹**。最外侧的指状突起称**喙突**。

上角在内上方，为上缘与脊柱缘的汇合，平对第2肋；下角为脊柱缘与腋缘的汇合处，平对第7肋或第7肋间隙，易于摸到，是确定肋骨序数的体表标志；外侧角为腋缘与上缘汇合处，朝向外侧方的梨形浅窝，称**关节盂**，其上、下方各有一粗糙隆起，分别称盂上结节和盂下结节。

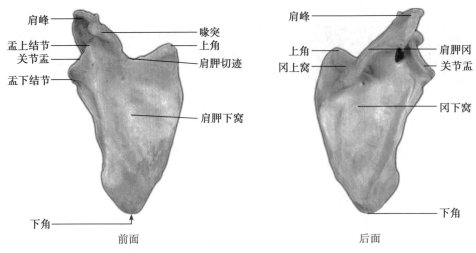

图 1-33　肩胛骨

（二）自由上肢骨

自由上肢骨由臂骨、前臂骨和手骨组成。

1. 肱骨（humerus）　位于臂，是上肢最长的管状骨，为典型的长骨。可分一体及上、下两端（图 1-34）。

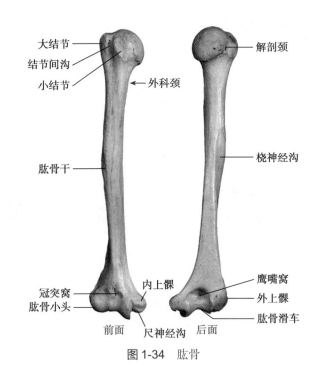

图 1-34　肱骨

上端有朝向后内方的半球形肱骨头，头周围的环形浅沟称**解剖颈**。上端向外侧的突起称**大结节**，向前的突起称**小结节**，两结节向下延伸的骨嵴分别称大结节嵴和小结节嵴，两结节之间的纵沟称**结节间沟**。上端与肱骨体交界处稍细，称外科颈，此处较易发生骨折。

肱骨体上段呈圆柱形，下段呈三棱柱形。两部移行处的外侧面有一粗糙隆起，称三角肌粗隆。肱骨体的后面中部有一从内上向外下斜行的浅沟，称**桡神经沟**，桡神经由此通过，因此肱骨中段骨折易伤及桡神经及其伴行的血管。

下端有两个关节面，内侧的形如滑车，称**肱骨滑车**；外侧的呈半球形，称**肱骨小头**。下端内侧的明显突出称**内上髁**，有尺神经沟紧贴后面下降。肱骨滑车前面有一窝，称**冠突窝**，后面上方有一窝，称**鹰嘴窝**，伸肘时容纳尺骨鹰嘴。外侧的较小突起称**外上髁**。

2. **尺骨和桡骨**　前臂有尺骨和桡骨。在解剖学位置时，尺骨、桡骨平行排列，尺骨在内侧、桡骨在外侧（图 1-35）。

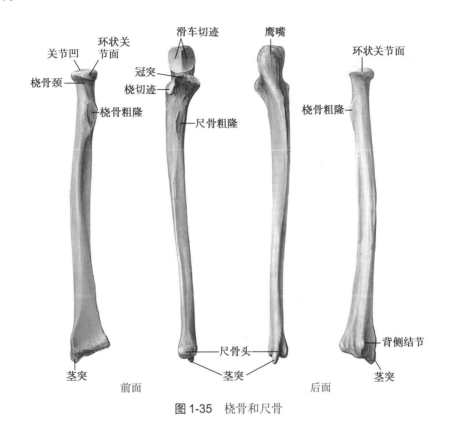

图 1-35　桡骨和尺骨

（1）**尺骨**（ulna）：上端粗大，下端细小，中部为尺骨体。上端前面有一个半月形的深窝，称**滑车切迹**。滑车切迹上、下方有两个朝前的明显突起，上方的称**鹰嘴**，是肘后最大的骨性突起；下方的称**冠突**，冠突外侧面有微凹的桡切迹；在冠突的稍下方有一不明显的粗糙隆起，称**尺骨粗隆**。尺骨体外缘锐利，为骨间缘。下端为环行的尺骨头，其前、外、后有环状关节面，头的后内侧有向下的锥状突起，称**尺骨茎突**。

（2）**桡骨**（radius）：上端细小，下端粗大，中部为桡骨体。上端有膨大的**桡骨头**，头上面有关节凹；头的周围为环状关节面。头下方稍细的部分为**桡骨颈**，颈下有向前内侧突出的**桡骨粗隆**。桡骨体呈三棱柱形，内侧缘锐利。下端下面有腕关节面，下端外侧向下突出的部分称**茎突**，下端内侧面有凹形关节面称**尺切迹**。在腕背面中点外侧可触及向后凸出的结节为桡骨背侧结节。

3. **手骨**　有 8 块腕骨、5 块掌骨和 14 块指骨，还有数量不定的籽骨构成（图 1-36）。

（1）**腕骨**（carpal bones）：有 8 块，均属短骨，排成近、远侧两列，每列有 4 块。近侧列由桡侧向尺侧排列，依次为**手舟骨、月骨、三角骨和豌豆骨**；远侧列依次为**大多角骨、小多角骨、头状骨和钩骨**。8 块腕骨并列，背侧面凸隆，掌侧面凹陷形成腕骨沟。

（2）**掌骨**（metacarpal bones）：有 5 块，由外桡侧向尺侧依次排列为第 1～5 掌骨，均属于长骨。各掌骨的上端（近侧）为掌骨底、中部为掌骨体、下端为掌骨头，头接指骨。第 1 掌骨粗而短，第 2 掌骨最长。

（3）**指骨**（phalanges of fingers）：属于长骨，除拇指两节外，其他 4 指均为 3 节，共 14 块。由近侧向远侧依次称近节、中节、远节指骨。除近节指骨底为球窝形关节面外，其余各关节面均为滑车形关节面。每节指骨分为指骨底、指骨体和指骨滑车（远节指骨远侧端为远节指骨粗隆）。

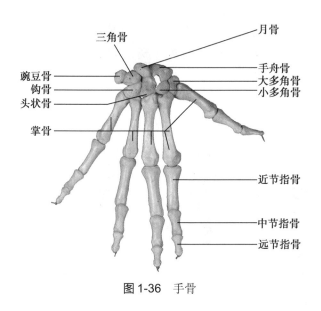

图 1-36　手骨

二、上肢骨连结

上肢骨连结包括上肢带骨的连结和自由上肢骨的连结。

（一）上肢带骨的连结

1. **胸锁关节**（sternoclavicular joint）　是上肢与躯干连结的唯一关节，由锁骨的胸骨端和胸骨的锁切迹构成（图 1-37）。

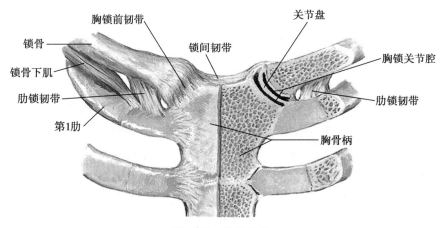

图 1-37　胸锁关节

胸锁关节的关节面形似鞍状，关节囊坚韧，周围有韧带加固，关节腔内有一关节盘。关节盘的存在将其改变为多轴关节。此关节易发生脱位。

2. **肩锁关节**（acromioclavicular joint）　由锁骨的肩峰端与肩胛骨的肩峰关节面构成。属于平面关节。关节囊上下面都有韧带加固。肩锁关节活动范围很小，属微动关节。

3. **上肢带骨的运动**　肩胛骨与锁骨在肩锁关节处连接紧密，可将肩胛骨与锁骨视为一个整体，共同以胸锁关节为支点运动。

（1）上提与下降：是肩胛骨在冠状面内上下的移动。向上移动称上提（如耸肩动作）；向下移动称下降（如降肩动作）。

（2）前伸与后缩：是肩胛骨沿肋骨所作的前后移动。肩胛骨沿肋骨向前移动，内侧缘远离脊柱称前伸，又称外展（如前冲拳动作）；肩胛骨沿肋骨向后移动，内侧缘靠近脊柱称后缩，又称内收（如扩胸运动）。

（3）上回旋与下回旋：是肩胛骨绕矢状轴在冠状面内的旋转运动。肩胛骨关节盂向上方转动称上回旋（如两臂侧上举）；肩胛骨关节盂向下方转动称下回旋（如两臂从侧上举位放回体侧）。

上肢带骨的各种运动对增大自由上肢骨的运动幅度和灵活性有着重要作用。

（二）自由上肢骨的连结

1. 肩关节（shoulder joint） 是由肱骨的肱骨头和肩胛骨的关节盂组成（图1-38）。其关节囊较松弛，关节腔较大，是全身最灵活的关节。

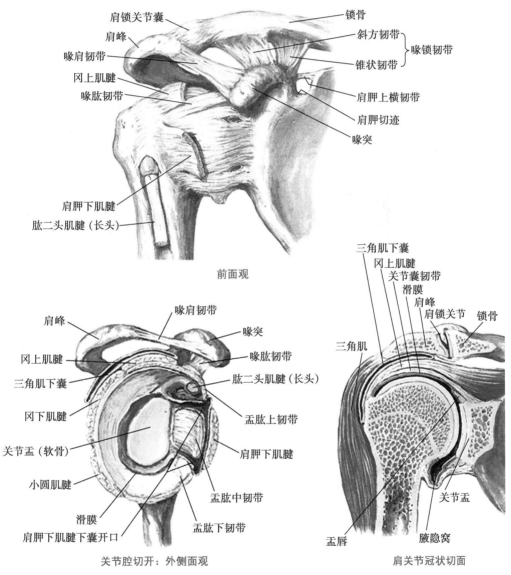

图 1-38 肩关节（右侧）

加固肩关节的辅助结构主要有关节唇、韧带和肌腱。关节唇有加深加大关节盂的作用；**喙肱韧带**自肩胛骨喙突至肱骨大结节，从前上方加固关节；**喙肩韧带**是横架在肩峰和喙突之间的韧带，与喙突、肩峰共同形成**喙肩弓**，能防止肱骨头向上脱位，但也限制了臂外展的幅度；肱二头肌长头腱通过关节囊内，起自盂上结节，从肱骨头上方绕过，经肱骨结节间沟穿出关节囊。因此，肱二头肌长头腱也有从上方加固关节的作用。

肩关节是一个典型的球窝形关节，能绕三个轴运动。绕冠状轴可作屈伸运动；绕矢状轴可作内收、外展运动；绕垂直轴可作内旋、外旋运动和水平屈伸运动。此外，还可作环转运动。由于肩关节囊薄弱松弛，尤其是囊的前下方更为薄弱，因此，肩关节脱位时，肱骨头多向前下方脱出。

肩关节 ROM：先置于中立位（上臂自然下垂紧靠胸壁，屈肘 90°且前臂指向前），其活动度为：前屈 90°，后伸 45°，外展 90°，内收 40°，内旋 80°，外旋 30°。

2. 肘关节（elbow joint）　由肱尺关节、肱桡关节和桡尺近侧关节共同包在一个关节囊内所构成（图 1-39）。肱尺关节由肱骨滑车与尺骨滑车切迹构成，属滑车关节；肱桡关节由肱骨小头与桡骨头关节凹构成，属球窝关节；桡尺近侧关节由桡骨环状关节面与尺骨的桡切迹构成，为圆柱关节。

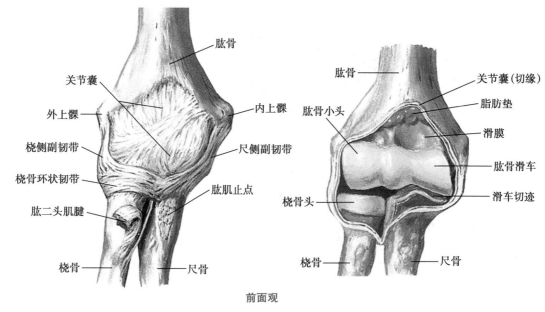

前面观

图 1-39　肘关节

加固肘关节的韧带有 3 条：①**桡侧副韧带**位于关节囊的外侧，起自肱骨外上髁，分成两束，从前后包绕桡骨头，止于尺骨的桡切迹前后缘；②**尺侧副韧带**位于关节囊的内侧，起自肱骨内上髁，止于尺骨滑车切迹内侧缘；③**桡骨环状韧带**呈环形，韧带的两端附着于尺骨，包绕桡骨头，可防止桡骨头脱位。

4 岁前的幼儿，桡骨头尚在发育中，环状韧带松弛，因此，在肘关节伸直位猛力牵拉前臂时，桡骨头被环状韧带卡住，有时部分环状韧带可夹在肱桡关节之间，发生桡骨小头半脱位。所有韧带都不与桡骨相连，这样就不妨碍桡骨的旋前、旋后运动。

肘关节的主要运动形式是屈伸运动，其次是旋内、旋外运动。

肘关节 ROM：先置于中立位（前臂伸直，掌心朝向内侧），其活动度为：屈曲 140°，过伸 0°～10°，旋前 80°～90°，旋后 80°～90°。

由于肱骨滑车的关节面斜向下外，因此，在屈前臂时，手将抵达胸前而不与臂重叠；当伸前臂时，前臂与臂延长线间出现一个约 15°的外偏角，称**提携角**（carrying angle）。肱骨内、外上髁和尺骨鹰嘴都易在体表扪到，当肘关节伸直时，此三点位于一条直线上；当肘关节屈曲时，此三点的连线形成一尖端朝下的等腰三角形。肘关节发生后脱位时，三点位置关系发生改变。

3. 前臂骨的连结　包括桡尺近侧关节（见前述）、桡尺远侧关节和前臂骨间膜。

桡尺远侧关节由尺骨头的环状关节面与桡骨的尺切迹构成，关节囊松弛。它和桡尺近侧关节是联合关节，使前臂作旋转运动。运动时，桡骨头在原位旋转，而桡骨下端则连同手围绕尺骨头旋转。当桡骨下端旋过尺骨的前方，并与之交叉，而手掌向后时，称为旋前。与此相反的运动，即桡骨转回至尺骨外侧，而手掌向前时，称为旋后。

前臂骨间膜是强韧的纤维膜，连接桡、尺骨的相对缘。其纤维主要由桡骨斜往下内至尺骨，利于将桡骨下端接受的冲击力经骨间膜与尺骨传至肱骨。

由于前臂骨之间的连结是一个联合关节，临床要求做前臂骨折外固定或手术时，一定要将骨折端对接整齐，否则易影响日后的旋转运动。

4. 手关节 包括桡腕关节、腕骨间关节、腕掌关节、掌指关节和指间关节（图 1-40）。

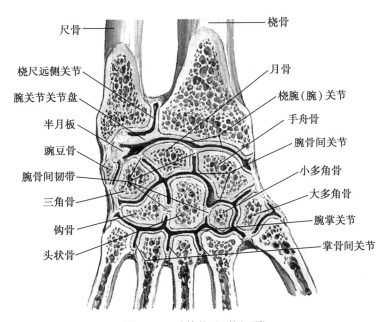

图 1-40　手关节（冠状切面）

（1）**桡腕关节**（radiocarpal joint）：其关节窝由桡骨的腕关节面和尺骨下端的三角形关节盘组成，关节头由近侧列腕骨的手舟骨、月骨和三角骨组成。桡腕关节的关节囊前后较松弛，关节腔较宽大。在关节的内、外两侧分别有腕尺侧副韧带和腕桡侧副韧带加固；在关节的前、后方分别有桡腕掌侧韧带和桡腕背侧韧带加固。桡腕关节属典型的椭圆关节，绕冠状轴可作屈伸运动，绕矢状轴可作内收和外展运动，还可以作环转运动。

桡腕关节 ROM：腕关节先置于中立位（手与前臂呈直线，掌心向下）。其活动度为：背伸 35°～60°，掌屈 50°～60°，桡偏 25°～30°，尺偏 30°～40°。

（2）**腕骨间关节**（intercarpal joint）：由近侧列腕骨（豌豆骨除外）与远侧列腕骨构成。在功能上与桡腕关节组成联合关节，增大了手的运动幅度。腕骨间还有韧带连结。

（3）**腕掌关节**（carpometacarpal joint）：由远侧列腕骨和 5 个掌骨底构成。除拇指腕掌关节是典型的鞍状关节外，其余 4 个腕掌关节都是平面关节。

拇指腕掌关节：由大多角骨与第一掌骨底构成。关节囊松弛，能作屈、伸、收、展、环转以及对掌运动。由于第一掌骨与其余掌骨不处在同一平面，而是位于它们的前方，并且向掌侧旋转近 90°，致使拇指的掌面朝内侧，背面向外侧，外侧缘朝前，内侧缘向后。因此，第一掌骨向内侧的运动为屈，向外侧为伸，向前为外展，向后为内收。拇指远节的掌面与其他四指远节的掌面接触，即为**对掌运动**。对掌运动是人类进行握持、操作工具和完成精细动作所不可缺少的重要运动，拇指运动障碍将严重影响手的正常功能。

拇指关节 ROM：先置于中立位（拇指沿示指方向伸直），其活动度为：掌侧外展 70°；对掌，注意拇指横越手掌的程度；屈曲，掌拇关节 20°～50°，指间关节 90°；内收，伸直位与示指桡侧并拢。

（4）**掌指关节**（metacarpophalangeal joint）：由掌骨头与近节指骨底构成，共有 5 个。为球窝形关节，可作屈、伸运动和收、展运动。由于没有回旋肌，以及两侧韧带的限制，所以不能作回旋运动。

掌指关节 ROM：先置于中立位，其活动度为：掌指关节屈曲 60°～90°，伸直为 0°。

（5）**指间关节**（interphalangeal joint）：除拇指指间关节外，内侧四指均有近侧和远侧指间关节，共 9 个，都是滑车关节，只能作屈伸运动。关节囊背侧松弛，掌侧很紧而坚韧。因此，指间关节屈的幅度大于伸的幅度。近节指间关节屈曲 90°，伸直 0°；远节指间关节屈曲 60°～90°，伸直 0°。

第五节　下肢骨及其连结

一、下肢骨

下肢骨包括下肢带骨和自由下肢骨两部分，共 62 块。

（一）下肢带骨

髋骨（hip bone）为不规则骨，由髂骨、耻骨和坐骨构成（图 1-41）。一般在 15 岁前，3 骨之间为软骨结合（图 1-42），15 岁后软骨在髋臼处相互融合为一体。髋臼为一髋骨中部外面的大而深的窝，由髂骨、坐骨和耻骨三骨体构成。其下缘有缺口，称**髋臼切迹**。髋臼内有半月形的关节面称月状面，窝的中央未形成关节面的部分，称**髋臼窝**。

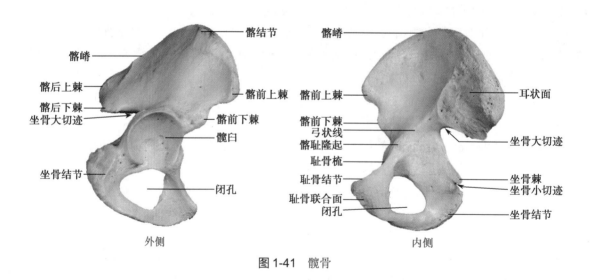

图 1-41　髋骨

1. **髂骨**（ilium）　位于髋骨的后上部，分体和翼两部分。

髂骨体肥厚而不规则，构成髋臼的上份，对承受上半身体重起重要作用。

髂骨翼为髂骨最宽广的部分，位于髋骨的上部。肥厚弓形的上缘称**髂嵴**，髂嵴的前、中 1/3 交界处

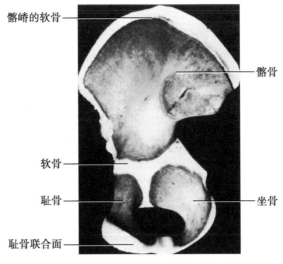

髂嵴的软骨

髂骨

软骨

耻骨

坐骨

耻骨联合面

图 1-42　幼儿（6岁）髋骨（X线片）

向外侧的突出称**髂结节**，是髂嵴最高点，两侧髂结节的连线约平第 4 腰椎棘突，可作为腰椎穿刺的定位标志。髂嵴的前、后各有一突起，分别称**髂前、后上棘**。它们下方各有一突起，分别为**髂前、后下棘**。髂骨翼内面有浅窝称**髂窝**，髂窝下界有圆钝的骨嵴，称**弓状线**。髂骨翼后下方的粗糙面为**耳状面**。髂骨翼外面称臀面。

2. **耻骨**（pubis）　位于髋骨前下部，分体和上、下两支。

耻骨体构成髋臼的前下部，与髂骨的连接处有粗糙隆起，称**髂耻隆起**。

耻骨上支是耻骨体向前内下延伸的部分，其上面有一锐嵴，称**耻骨梳**，向后移行于弓状线，向前终于**耻骨结节**。耻骨结节到耻骨联合面上端的粗钝上缘为**耻骨嵴**。

耻骨下支与耻骨上支相互移行处内侧的椭圆形粗糙面，称**耻骨联合面**。耻骨下支伸向后下外，与坐骨支结合共同围成**闭孔**。

3. **坐骨**（ischium）　位于髋骨后下方，略呈勺状，分为体和支。

坐骨体为坐骨的上部，构成髋臼的后下部。体的后上部有深陷的**坐骨大切迹**，下方小而浅为**坐骨小切迹**，两者之间尖锐的三角形隆起称**坐骨棘**。

坐骨支是坐骨体下后部向前、上、内的延续，其后下为粗大的**坐骨结节**。

（二）自由下肢骨

1. **股骨**（femur）　是人体最粗大的长骨，约占身长的 1/4，分 1 体 2 端（图 1-43）。

上端有朝向内上方呈球状的**股骨头**（femoral head），头中央稍下方有粗糙的小凹陷称股骨头凹。头下外侧的狭细部称**股骨颈**。颈体交界处外侧的粗糙方形隆起称**大转子**；内下方的隆起称**小转子**，两转子之间，前面以转子间线相连，后面以**转子间嵴**相连。

股骨体粗壮，呈圆柱形的骨管，略凸向前。股骨体的表面光滑，在后方有纵行的骨嵴，称粗线。此线上端分叉，向上外延续于粗糙的**臀肌粗隆**，向上内侧延续为**耻骨肌线**。粗线下端也分为内、外两线，两线间的骨面为**腘面**。

下端有两个向后的膨大形成的**内侧髁**和**外侧髁**，两髁之间为**髁间窝**，两髁侧面上方有突出的**内上髁**和**外上髁**。内上髁上方的小突起，称**收肌结节**。

2. **髌骨**（patella）　是人体最大的籽骨。位于膝关节前面，为三角形，其上缘宽阔称**髌底**，尖向下方称**髌尖**，前面粗糙，后面有关节面（图 1-44）。髌骨位置表浅，外伤可导致骨折。

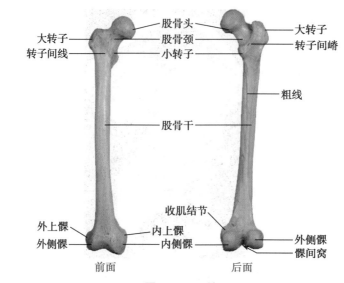

图 1-43 股骨

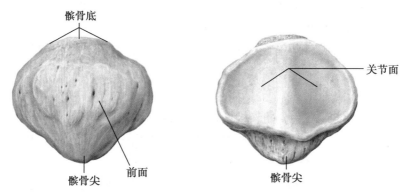

图 1-44 髌骨

3. 胫骨和腓骨

（1）**胫骨**（tibia）：位于小腿内侧，为三棱柱状粗大的长骨，对支持体重起重要作用。分 1 体、2 端（图 1-45）。

胫骨的上端粗大，向内侧和外侧突出的部分称**内、外侧髁**，两髁的上面各有一微凹的关节面。两髁之间的向上隆起称**髁间隆起**。上端的前面有一 V 形隆起，称**胫骨粗隆**。外侧髁的后外面有一小关节面称**腓关节面**。

胫骨体的上 2/3 呈三棱柱状，下 1/3 呈圆柱状，两处交接处较细。胫骨体的前缘和内侧缘较锐，均可在体表触摸到。外侧缘称**骨间缘**。

胫骨的下端呈方形膨大，下面有下关节面，外侧有三角形凹陷称腓骨切迹，内侧有向下的突起称**内踝**。

（2）**腓骨**（fibula）：细长，位于胫骨的外侧稍后方，分 1 体、2 端。腓骨的上端稍膨大，称**腓骨头**。头的下方缩细，称**腓骨颈**。腓骨体内侧缘尖锐称骨间缘。腓骨的下端膨大，有呈三角形的**外踝**，其内侧面有底朝上的三角形关节面（图 1-45）。腓骨头、内踝和外踝均可在体表触摸到。

4. 足骨　足骨包括跗骨、距骨和趾骨（图 1-46）。

（1）**跗骨**（tarsal bones）：共 7 块，属于短骨。其主要功能是支持体重，传递弹跳力量。分前、中、后 3 列。前列为内侧楔骨、中间楔骨、外侧楔骨和骰骨；中间列为位于距骨前方的**足舟骨**；后列包括上方的**距骨**和下方的**跟骨**。

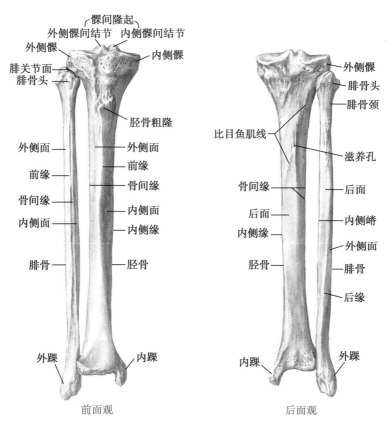

图 1-45　胫骨和腓骨（右侧）

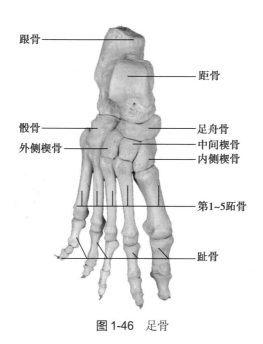

图 1-46　足骨

（2）**跖骨**（metatarsal bones）：共 5 块，均属于长骨。由内侧向外侧依次为第 1～5 跖骨，每一跖骨近端为底，中间为体，远端为头。第 5 跖骨底特别粗大，称**第 5 跖骨粗隆**。力的传导主要到第 1 跖骨和第 5 跖骨，着力点均在骨的头部。

（3）**趾骨**（phalanges of toes）：共 14 块，均属于长骨。姆趾 2 块，其余均为 3 块。形态与命名与指骨相同，由近侧到远侧为近节、中节和远节趾骨。

二、 下肢骨的连结

（一）下肢带骨的连结

1. 耻骨联合（public symphysis） 由两侧耻骨的耻骨联合面借耻骨间盘相连，耻骨间盘中央有矢状位的裂隙，在妊娠晚期可以适度分离，有利于胎儿下降（图1-47）。

2. 髋骨与骶骨的连结 由骶髂关节和韧带连结（图1-48）。

（1）**骶髂关节**（sacroiliac joint）：由骶骨和髂骨的耳状面连结而成。由于重力要经此关节传到髋关节，故该关节的稳固性十分重要。骶髂关节面在成年后高低不平，互相交错，关节囊紧贴关节面，并有坚强韧带牢固连结，活动范围十分微小。中年后部分关节面融合甚至骨化。关节的特殊结构限制了关节的运动度，在一般情况下，关节通过位于骶骨岬前下5～

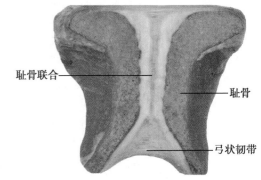

图1-47 耻骨联合（冠状切面）

10cm处的横轴，进行轻微的前后转动。妊娠妇女的活动度可增大。在跳跃或自高处落下着地时，骶髂关节起到缓冲冲击力及吸收震荡的作用。

（2）加固骨盆的韧带：有骶髂前、后韧带，能防止骶骨因受压力的作用向前方滑动；还有髂腰韧带、骶棘韧带和骶结节韧带等（图1-48）。

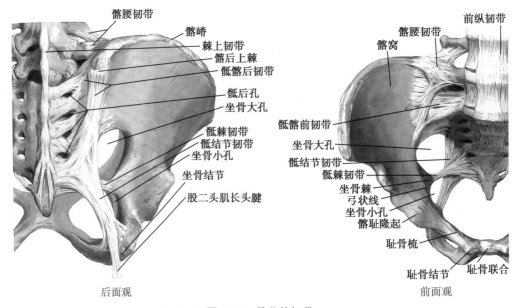

后面观   前面观

图1-48 骨盆的韧带

3. 骨盆整体结构

（1）骨盆的结构和形态：**骨盆**（pelvis）是由骶骨、尾骨和两侧的髋骨以及连结它们的关节、韧带构成。骨盆分为大骨盆和小骨盆，其**界线**由骶岬、弓状线、耻骨梳、耻骨嵴和耻骨联合上缘围成（图1-49）。

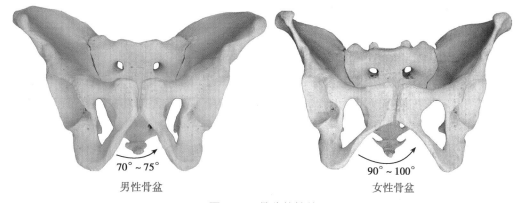

70°～75°
男性骨盆

90°～100°
女性骨盆

图1-49　骨盆的性差

1) **大骨盆**（great pelvis）：位于界线的前上方，较宽大，由第5腰椎和两侧的髂骨翼构成，向前开放。前壁不完整由腹前壁软组织所补充。大骨盆向下移行为小骨盆。

2) **小骨盆**（lesser pelvis）：位于界线的后下方，又分为骨盆上口、下口及骨盆腔3部分。**骨盆上口**即骨盆入口，由界线构成。**骨盆下口**即骨盆出口，由尾骨、骶结节韧带、坐骨结节和耻骨弓围成。下口的前份在耻骨联合下方由左、右耻骨下支夹成**耻骨角**，男性角度较小，为70°～75°，女性的较大，名耻骨弓，为90°～100°。

人体直立时，骨盆呈前倾位，小骨盆上口平面与水平面呈60°夹角。

（2）骨盆的运动：骨盆绕冠状轴向前转动称前倾；骨盆绕冠状轴向后转动称后倾；骨盆绕矢状轴向左或向右侧转动称侧倾；骨盆绕垂直轴向左或向右转动称回旋；骨盆还可作环转运动。

（3）骨盆的功能：骨盆具有支持体重、传递压力、保护腹腔和盆腔内的器官及缓冲震动的功能。还可协调躯干与下肢的运动，并可增大下肢运动的幅度。

（4）男、女性骨盆的差异：如图1-49、表1-2。

表1-2　男、女性骨盆的差异

	女性	男性
骨盆全形	矮而宽阔	高而狭窄
髂骨翼	较外翻	较垂直
骨盆上口	较大、呈圆形	较小、呈杏形
小骨盆腔	低而阔、呈圆柱形	高而窄、呈漏斗形
骨盆下口	较大	较小
骶骨	向前弯曲度小	向前弯曲度大
坐骨结节	结节间距离长	结节间距离短
耻骨角	钝角（90°～100°）	锐角（70°～75°）
耻骨联合	宽而短	窄而长

骨盆腔是胎儿娩出的通道　了解和测量骨盆大小，是产前检查的一项重要内容。产科将其分为3个平面，根据每个平面特定径线的长度来判断其形态和大小。①骨盆入口平面：即骨盆上口。此平面的关键径线是入口前后径，即自骶骨岬中点至耻骨联合上缘中点之间的连线，约为11.6cm。其大小与分娩的关系密切。②骨盆腔中部平面：此平面的关键径线是坐骨棘间径，约为9cm，是胎先露部通过中骨盆的重要径线。③骨盆出口平面：即骨盆下口。此平面的关键径线是出口横径和后矢状径，出口横径即坐骨结节间径，约为9cm；后矢状径是指坐骨结节间径中点至尾骨尖的距离。

（二）自由下肢骨的连结

1. 髋关节（hip joint） 由髋臼与股骨头构成（图 1-50）。其构造特点有：①髋关节股骨头较小，髋臼较深；②髋臼周缘有纤维软骨构成的髋臼唇，加深髋臼的深度，因而髋臼可容纳股骨头的 2/3，以增加关节的稳固性；③关节囊厚而坚韧：其上缘附着于髋臼的边缘，下缘前面附着在股骨转子间线，后面仅包围股骨颈的内侧 2/3，故股骨颈骨折有囊内、囊外之分；④关节囊周围有许多强健的韧带加强，包括有髂股韧带、耻股韧带和坐股韧带，其中最强健的是前方的髂股韧带，上端附着于髂前下棘，向下外呈人字形分成两束，附着于转子间线。该韧带能加强关节，限制大腿过伸，对维持人体直立姿势有重要作用；⑤关节囊内有股骨头韧带，连于股骨头凹与髋臼窝之间，内含营养股骨头的血管。

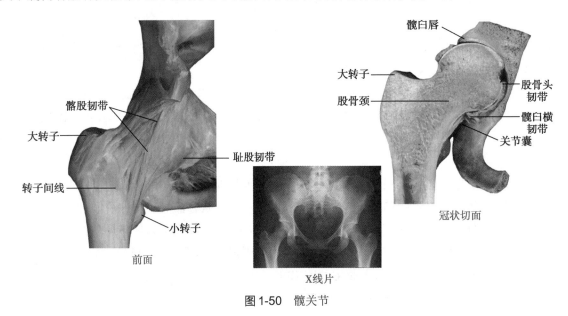

图 1-50 髋关节

髋关节是典型的球窝关节。可作屈伸、收展、回旋、环转及水平屈伸运动。其运动幅度比肩关节小，但其稳固性较大。髋关节囊后下壁较薄弱，髋关节脱位时，股骨头多向后下方脱出。

髋关节 ROM：先置于中立位（髋膝伸直，髌骨向上），其关节活动度为：屈曲 145°，后伸 40°，外展 30°～45°，内收 20°～30°，内旋 40°～50°，外旋 40°～50°。

2. 膝关节（knee joint） 由股骨下端内、外侧髁，胫骨上端内、外侧髁和髌骨构成（图 1-51）。其构造特点有：①人体最大、结构最复杂的关节；②关节囊较宽大松弛，周围有韧带加强：前壁有**髌韧带**，是股四头肌肌腱包绕髌骨后向下延续的部分，由髌骨到胫骨粗隆，是全身最强大的韧带之一。临床上检查膝跳反射，即叩击此韧带。外侧有圆束状的**腓侧副韧带**，内侧有呈扁三角形的**胫侧副韧带**，后壁有**腘斜韧带**；③关节囊内还有**前、后交叉韧带**，可防止胫骨沿着股骨髁过度向前后移位，其中前交叉韧带在伸膝时紧张，可防止胫骨上端过度前移；后交叉韧带在屈膝时紧张，可防止胫骨上端过度后移；④关节囊内有内、外侧半月板。**内侧半月板**（medial meniscus）较大，呈 C 形，周缘中份与胫侧副韧带紧密相连；**外侧半月板**（lateral meniscus）较小，近似 O 形，周缘与腓侧副韧带不连结。半月板一方面可加深关节窝的深度，使两骨关节面更相适应，加强了膝关节的稳定性；另一方面还可同股骨内、外侧髁一起对胫骨内、外侧髁作旋转运动，因而也加大了膝关节的灵活性。同时还有弹性缓冲和减少摩擦的作用。但是，由于半月板并不是固定的，可随着膝关节的运动而移动。因此，当急骤地伸小腿并有强力的旋转时（如踢足球），半月板退让不及，可发生半月板挤伤，甚至破裂，以内侧半月板损伤多见；⑤膝关节周围有许多滑膜囊，最大的是膝关节囊的滑膜层突出关节腔外形成的**髌上囊**，位于髌骨的上方，股四头肌肌腱与股骨之间,有减少摩擦的作用;⑥在髌骨下方中线两侧的**翼状襞**起充填关节腔内空隙、垫稳关节的作用。

　　膝关节是滑车关节,主要作屈、伸运动。当膝在半屈位时,小腿还可作小幅度回旋运动。

　　膝关节 ROM:先置于中立位(膝关节伸直),其活动度为:屈曲 145°,伸直 0°,当膝关节屈曲时内旋约 10°,外旋 20°。

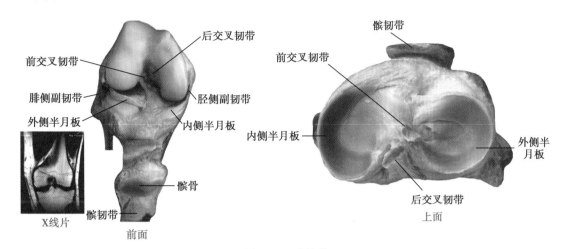

图 1-51　膝关节

　　3. **小腿骨的连结**　胫骨与腓骨连结得很牢固,活动性极小。其上端由腓骨头关节面和胫骨的腓骨关节面构成**胫腓关节**;两骨体之间有**骨间膜**相连;下端由腓骨外踝与胫骨的腓切迹形成了**胫腓韧带联合**。

　　4. **足关节**　包括踝关节、跗骨间关节、跗跖关节、距骨间关节、跖趾关节、趾骨间关节(图 1-52)。

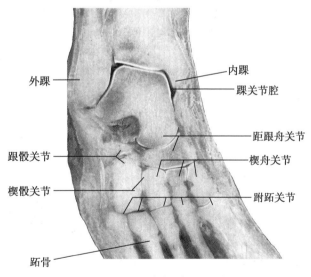

图 1-52　足关节(水平切面)

　　(1)**踝关节**(ankle joint):是小腿骨与足骨的连结,又名距小腿关节或距上关节。由胫骨的下关节面和内、外踝关节面共同形成一个叉状关节窝;由距骨滑车及其两侧的关节面形成关节头。关节窝比关节头明显的宽大,关节囊较松弛,关节腔宽大。

　　距腓前韧带由外踝到距骨前面;**距腓后韧带**由外踝到距骨后面;**跟腓韧带**由外踝到跟骨外侧。以上 3 条韧带均位于关节的外侧,细小而分散,易于损伤,有防止小腿位移和限制足过度内翻的功能。内侧韧带又称**三角韧带**,起于内踝,呈扇形向下,止于舟骨、距骨和跟骨,有限制足过度外翻的功能。

踝关节属于滑车关节。可绕冠状轴做屈（又称跖屈）、伸（又称背屈）运动。当足跖屈时可做内收（又称内翻）、外展（又称外翻）运动，内收幅度大于外展。

踝、足部ROM：踝关节先置于中立位（小腿与足外缘垂直90°，即不伸屈，不内外翻，足底平面不向任何方向偏斜），其活动度为：背伸20°～30°，跖屈40°～50°；跟距关节内翻30°，外翻30°～35°；跖趾关节背伸约45°，跖屈30°～40°。

（2）**跗骨间关节**（intcrtarsal joints）：包括距跟关节、距跟舟关节和跟骰关节等。前两关节与踝关节同时活动，能做内翻和外翻运动。距跟舟关节和跟骰关节构成**跗横关节**，又称**Chopart关节**，横过跗骨的中份，它的关节线呈横置的S形，临床上常沿此线施行截足手术。

（3）**跗跖关节**（tarsometatarsal joints）：又称Lisfranc关节，由3块楔骨、1块骰骨与5块跖骨底构成，属于微动关节。

（4）**跖骨间关节**（intermetatarsal joints）：由第2～5跖骨底的毗邻面构成，属平面关节，连结紧密，活动甚少。

（5）**跖趾关节**（metatarsophalangeal joint）：由跖骨头和近节趾骨底构成，可做轻微的屈、伸、收、展运动。

（6）**趾骨间关节**（interphalangeal joint）：由各趾相邻的两节趾骨的底与滑车构成，可做屈、伸运动。

5. 足弓　跗骨和跖骨借韧带和肌肉的牵拉，形成一个凸向上的弓形结构，称**足弓**（arches of foot）（图1-53）。加固足弓的韧带很多，其中较长的有跖长韧带和跟舟足底韧带（弹簧韧带）。

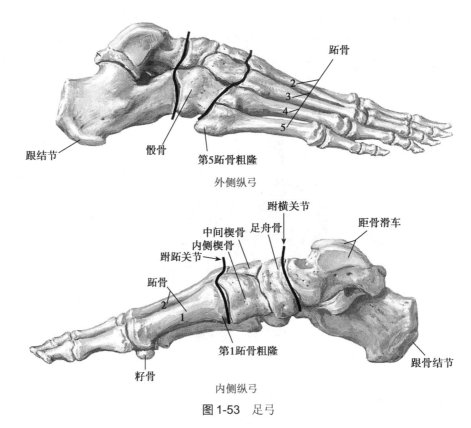

图1-53　足弓

足弓分为内侧足弓、外侧足弓和横弓三部分。内侧足弓由跟骨、距骨、足舟骨、3块楔骨和第1、2、3跖骨构成，此弓较高，有较大的弹性，称为**弹性足弓**。外侧足弓由跟骨、骰骨和第4、5跖骨构成，此弓较矮，有维持直立的作用，称为**支撑足弓**。**横弓**由骰骨和3块楔骨构成。当站立时足骨仅以跟结节和第1、第5跖骨头三点着地，使重量从距小腿关节经距骨向前后分散到跟骨和第1、第5跖骨头。从而保证直立时稳固，跳跃时有弹性，行走时缓冲震荡，同时还有保护足底血管神经免受压迫的作用。

足弓的维持，除上述骨连结和韧带外，小腿肌和足底肌都有加强足弓的作用。如果维持足弓的组织过度劳损、先天发育不良或骨折损伤等，均可导致足弓塌陷，形成扁平足。因此，要主动训练足部肌肉，加强肌力并发挥足弓的良好性能。

测定足弓最简便的方法是印迹法，而X线照片法则较为准确。

（赵学纲　郭开华）

第六节　肌学总论

人体的肌组织（muscle tissue）由肌细胞（或称肌纤维）组成。根据其存在部位、结构和功能不同可分为骨骼肌（或称横纹肌）、心肌和平滑肌3类。平滑肌主要分布于内脏的中空性器官及血管壁，收缩缓慢而持久；心肌为心所特有，构成心壁的主要部分，收缩有节律性；运动系统的肌均为骨骼肌，收缩快速有力，但易疲劳，属横纹肌。心肌与平滑肌受内脏神经支配，不受意识的直接控制，属于不随意肌；而骨骼肌因其收缩受意识控制，故亦称随意肌或简称为肌。本节所叙述的肌均为骨骼肌。

人体共有骨骼肌600余块（因统计方法不同数目有差异），每块肌均为一个器官，有一定的形态结构和辅助装置，有丰富的血管、淋巴管分布和神经支配，并执行一定的功能。掌握肌的功能解剖，无论对于肌的功能康复，还是对于运动疗法的实现，均有重要意义。

一、肌的形态和构造

（一）肌的形态

肌的形态各异。按外形可分为长肌、短肌、扁肌和轮匝肌4种（图1-54）。

1. **长肌**　主要分布于四肢，收缩时可引起肢体较大幅度的运动；某些长肌的起端有两个或两个以上的头，则可称为二头肌、三头肌或四头肌；而某些肌有两个或多个肌腹，可称为二腹肌或多腹肌。

2. **短肌**　多分布于躯干深层，收缩引起的运动幅度小，但可较长时间收缩不疲劳，以维持姿势。

3. **扁肌**　扁薄宽大呈片状，多分布于躯干浅层，构成体腔的壁，收缩时除运动躯干外，还有保护和支持体腔器官等作用。扁肌也称**阔肌**。

4. **轮匝肌**　呈环形，分布于孔、裂的周围，收缩时可关闭孔裂。

（二）肌的构造

肌以肌纤维为基础，连同其他结缔组织、辅助装置以及血管、神经等共同构成。

1. **肌的基本结构**　由肌腹和肌腱两部分构成。肌细胞的形状细长，呈纤维状，故肌细胞通常称为肌纤维（图1-55）。

（1）**肌腹**（muscle belly）：多位于肌的中间，色红而柔软，由肌纤维构成，具有收缩和舒张的功能，为肌的主要部分。根据收缩机能的不同，肌纤维可分为慢缩纤维和快缩纤维2种：慢缩纤维收缩力相对较弱，爆发力差，但不易疲劳，可持久收缩；快缩纤维收缩力强，爆发力好，但容易疲劳。不同的肌，这

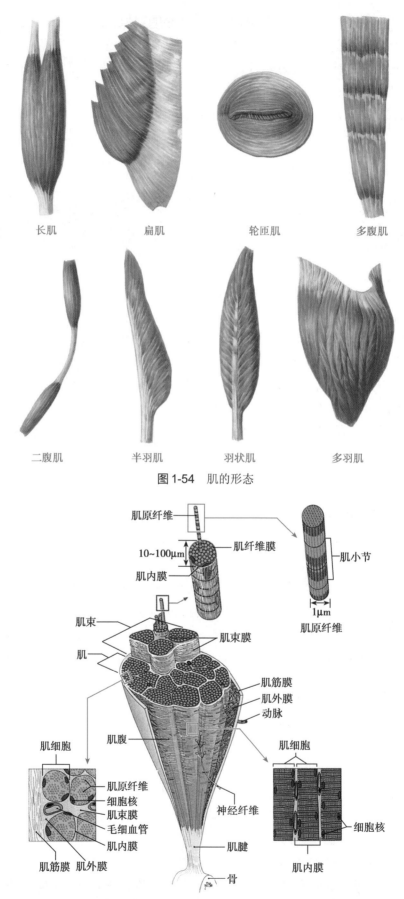

长肌　　　　　扁肌　　　　　轮匝肌　　　　多腹肌

二腹肌　　　　半羽肌　　　　羽状肌　　　　多羽肌

图 1-54　肌的形态

图 1-55　骨骼肌的构造示意图

2种肌纤维百分比是不同的，即使是同一块肌在不同的个体之间它们的比例也存在差异。

肌纤维由肌原纤维构成，组成肌腹的一些肌纤维集合起来组成肌束，许多肌束合并成整块肌。在每条肌纤维、每个肌束和整块肌的表面都有疏松结缔组织薄膜包裹着，分别为肌内膜、肌束膜和肌外膜。各结缔组织膜在肌腹两端连于肌腱。这种疏松结缔组织薄膜不仅使肌维持一定的形状，对肌起着支持和保护作用，而且也是肌收缩和再生时不可缺少的重要结构。

（2）**肌腱**（tendon）：一般位于肌两端，由紧密排列的粗大的胶原纤维构成，一端连于肌腹；另一端附着于骨。肌腱无收缩能力，但抗拉性极强，能抵抗较大的张力。肌腱呈圆索状，扁肌的肌腱呈扁平状，也称腱膜。

2. 肌的辅助装置 肌周围协助和保护肌的结构，称为肌的辅助装置，包括筋膜、滑膜囊、籽骨和腱鞘等（图1-56）。这些辅助装置对肌的正常功能具有重要意义，而它们的病变又可影响肌的功能。

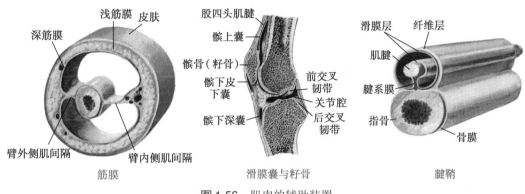

图 1-56 肌肉的辅助装置

（1）**筋膜**（fascia）：为包在肌表面的结缔组织膜，分为浅筋膜和深筋膜。

浅筋膜位于皮肤深面，也称皮下筋膜，由含脂肪组织、浅动脉、浅静脉、皮神经、淋巴管的疏松结缔组织构成，对肌肉有保护作用，并有助于维持体温。

深筋膜又称固有筋膜，位于浅筋膜的深面，由致密结缔组织构成，遍布全身并相互连续，似一层紧身衣，与肌肉关系更为密切。深筋膜包裹肌或肌群，形成各块肌或各层肌的肌鞘，约束肌的牵引方向，并可以成为肌的附加支撑点，利于增强肌收缩时的力量。在四肢，深筋膜插入肌群之间并附于骨，形成**肌间隔**，并与骨膜构成骨筋膜鞘，分隔肌群；而在腕、踝部，深筋膜增厚形成**支持带**，支持约束深部的肌腱；另外，深筋膜包绕血管和神经形成**血管神经鞘**。深筋膜形成的各鞘管，在病理情况下，可限制炎症的扩散。

（2）**滑膜囊**（synovial bursa）：由结缔组织形成的扁薄的小囊性结构，内含少许滑液，位于肌腱与骨之间，可减少两者之间的摩擦，在关节附近滑膜囊可与关节腔相通，炎症时又可致局部疼痛和功能障碍。

（3）**籽骨**（sesamoid bone）：由肌腱部分骨化而来，位于肌腱附着处的肌腱与骨之间，可改变肌腱抵止角度，即改变了肌拉力角，利于发挥肌的工作效率。籽骨多位于手和足，如髌骨。

（4）**腱鞘**（tendinous sheath）：为包围在长肌腱表面的双层结缔组织鞘。存在于活动度较大的部位，如腕、踝、手指和足趾等处，起固定和约束长肌腱、减少肌腱相互之间以及肌腱与骨面之间摩擦的作用。腱鞘外层为纤维层，称**腱纤维鞘**，由深筋膜增厚形成；内层为滑膜层，称**腱滑膜鞘**，由滑膜构成。后者又分脏、壁两层，脏层紧包肌腱表面，壁层贴附于腱纤维鞘的内面和骨面，壁、脏两层之间有少许滑液，使肌腱能自由滑动。壁、脏两层相互移行处称为**腱系膜**，内有血管和神经通过。由于肌腱经常运动，腱系膜大部分消失，仅留有血管神经出入处，称为腱钮。如果肌腱过度或不适当地活动，可导致腱鞘损伤或炎症。

3. 肌的血管分布 肌的代谢旺盛,血供丰富,每块肌血管分布极为丰富,均有多源性血供(两组以上的血管)。肌的动、静脉伴行,一般自肌的隐蔽处出入,称**肌门**。动脉反复分支,在肌内膜形成包绕肌纤维的毛细血管网,再逐步汇合成为微静脉、小静脉渐离开肌。肌腱的血供相对较少。

肌在安静状态下,只有一小部分毛细血管开放(即充满血液)而大部分关闭。随着肌活动的加强,毛细血管开放增多,血流量增加,血管管径增粗,以适应肌工作时能量消耗的需要。

4. 肌的神经支配 每块肌都有神经支配,一般含有3种:

(1)**躯体运动神经**:其末梢与肌纤维形成运动终板,支配肌的收缩。一个躯体运动神经元与其支配的全部肌纤维共称为一个**运动单位**(motor unit),其所含的肌纤维数目越多,对该运动单位而言,收缩时产生的力量就越大。一块肌中所含的运动单位越多,该肌的工作越精确。

(2)**躯体感觉神经**:可传导肌的痛觉、温度觉等,肌梭和腱梭的神经纤维还可将肌张力的变化状况传递至中枢。

(3)**自主神经**:支配肌的血管,调节肌的血供和代谢。

肌紧张收缩、放松舒张的刺激通过感觉神经传到脑和脊髓。脑和脊髓发出命令通过运动神经支配肌腹的肌纤维,使之收缩或舒张,产生各种各样的动作。

二、肌的命名原则

肌的名称往往与其起止点、位置、形态、结构或功能等特征相联系,如长肌、短肌、扁肌和轮匝肌是按肌的外形综合命名;斜方肌、三角肌等是按其形状命名;冈上肌、冈下肌等是按其位置命名;肱二头肌、肱三头肌、小腿三头肌等主要是按肌的起点头数命名;胸大肌、臀大肌等是按其位置、大小综合命名;梭形肌、羽状肌是按肌束排列的方向与肌的长轴关系命名;胸锁乳突肌、甲状舌骨肌等是按其起止点命名;旋前圆肌、大收肌等以功能命名。了解肌命名的规律,有助于对肌的认识、记忆以及对肌功能的理解。

三、肌的工作术语

(一)肌的起点和止点

除部分肌附着于皮,称为皮肌外,大部分的肌以两端的肌腱附于不同的骨。人们习惯把肌靠近身体正中面或在肢体近端的附着处称为起点;而将肌远离正中面或在肢体远端的附着处称为止点。肌的起点和止点是人为确定的、固定不变的。

(二)肌的工作条件

1. 定点和动点 肌收缩时,通常一骨的位置相对固定,另一骨的位置相对移动,从而产生动作。肌肉在固定骨上的附着点称**定点**,在移动骨上的附着点称**动点**(图1-57)。由于运动中固定骨和移动骨在一定条件下可相互转换,所以肌的定、动点也是可以转换的。

2. 近固定和远固定 在分析四肢肌工作时,如果肌以其近侧端附着处为定点,以其远侧端附着处为动点,亦即以起点为定点,以止点为动点,该肌的工作条件为**近固定**,如屈肘时肱肌的工作条件为近固定;反之,如果肌以其远侧端附着处为定点,以其近侧端附着处为动点,亦即以止点为定点,以起点为动点,则该肌的工作条件为**远固定**,如引体向上时肱肌的工作条件为远固定(图1-57)。

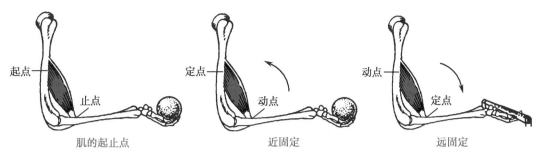

起点 / 止点 / 肌的起止点 / 定点 / 动点 / 近固定 / 动点 / 定点 / 远固定

图 1-57 肌肉的起止点、定动点与工作条件

3. 上固定和下固定 在分析头颈肌和躯干肌工作时，如果肌以其上端附着处为定点，以其下端附着处为动点，该肌的工作条件为**上固定**，如仰卧举腿收腹时，腹直肌的工作条件为上固定；反之，如果肌以其下端附着处为定点，以其上端附着处为动点，该肌的工作条件为**下固定**，如仰卧起坐时，腹直肌的工作条件为下固定。

4. 无固定 肌工作时，如果其两端均有明显的运动，无相对不动点，此时该肌肉的工作条件为**无固定**。如俯卧两头起时，竖脊肌的工作条件为无固定。人体在腾空状态下的许多动作均为无固定的工作条件。

由于肌的起点和止点是固定不变的，而定点和动点是可以转换的，因而肌工作时会出现不同的固定方式。肌的工作条件不同，功能可出现不同。

四、肌的工作

运动系统中的肌是人体运动的动力源，肌的工作，即在神经系统支配下收缩、牵拉骨绕关节运动轴转动，或使人体局部或整体保持某种姿势。肌工作的一些基本原理在运动康复领域中具有重要的理论价值和应用价值。

（一）肌的分工与协作

即使是最简单的人体动作，也是许多肌在神经系统的支配下，共同活动的结果，这些肌肉各自承担不同的作用，即分工，同时又必须互相配合，即为协作。根据肌在同一活动中所起的作用不同，可将其分为原动肌、拮抗肌、固定肌和协同肌等几种。

1. 原动肌（agonist） 指以主动收缩直接完成动作的肌肉。按原动肌在完成动作中效率的不同，又分为两类：在原动肌中起主要作用的为主动肌，起次要辅助作用的为副动肌。例如：屈肘的原动肌有肱二头肌、肱肌、肱桡肌和旋前圆肌4块，其中前2块为主动肌，后2块为副动肌。

2. 拮抗肌（antagonist） 在某一动作中，与原动肌作用相反的肌为拮抗肌，例如屈肘时的肱三头肌。拮抗肌与原动肌作用相反，却相互配合，可使动作准确，这正是肌肉的协作关系的表现。

3. 固定肌（fixator） 将原动肌定点骨加以固定的肌即为固定肌，例如屈肘时固定肱骨的三角肌、胸大肌、背阔肌等。

4. 协同肌（synergist） 当原动肌具有多种功能时，为充分发挥某动作所需要的主要功能，需抵消其他功能，而抵消原动肌其他功能的肌肉即为协同肌。例如屈肘的原动肌肱二头肌既有屈肘的功能，又有"多余"的使肘关节旋后的功能（对屈肘而言是多余的），此时旋前圆肌和旋前方肌可抵消该功能，为屈肘时的协同肌。

在康复医学领域,副动肌、固定肌和协同肌通常统称为协调肌。在不同的运动中,某块肌肉的分工和协作关系不是固定不变的,随着动作的改变,这些关系会随之变化,可担当原动肌、拮抗肌、固定肌或协同肌等不同的角色。在康复实践中,应掌握和利用这些关系,以求最大限度地达成康复目的。

(二)肌的生物力学

在神经系统的支配下,肌能够产生收缩以完成运动或保持肢体姿势,因而,收缩性是肌最主要的生物学特性。肌的活动以肌收缩力和肌张力来表现其力学特性。肌收缩的力量在临床上简称**肌力**(muscle strength),是人体的某一部分肌收缩时克服内外阻力的能力。**肌张力**(muscular tension)则是指静息状态下的肌紧张度。

1. **肌工作的杠杆原理** 从力学的角度看,肌肉的工作完全遵循杠杆原理。

(1)**肌力矩和阻力矩**:人体骨杠杆具有3个点:支点、肌力点和阻力点。支点(O)为运动的关节中心,肌力点(F)是肌肉在骨上的附着点,肢体与负重物的总重心作用点为阻力点(G),是骨杠杆上的阻力,与运动方向相反。由支点至肌拉力作用线的垂直距离为肌力臂(OF'),由支点至阻力作用线的垂直距离为阻力臂(OG)。肌拉力与肌力臂的乘积为肌力矩,重力(阻力)与阻力臂的乘积为阻力矩(图1-58)。

(2)**人体杠杆的分类**:按照支点、肌力点和阻力点在杠杆上位置的不同,可将人体杠杆分为3类(图1-59)。

1)**平衡杠杆**:支点在肌力点和阻力点之间,肌力臂与阻力臂大致相等,以与阻力大致相当的肌拉力可使两力矩相等,使杠杆平衡。该类杠杆在人体内较少,主要作用为传递动力、保持平衡和维持姿势。如肱三头肌作用于鹰嘴产生伸肘动作,由于肌肉附着点接近肘关节,故手部有很大的运动弧,然而手部较小的阻力即可阻止肱三头肌的运动。

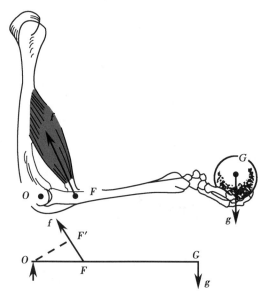

图1-58 人体的力学杠杆原理
O 为支点 F 为肌力点 G 为阻力点 f 为肌拉力
g 为阻力 OF' 为肌力臂 OG 为阻力臂
$f \cdot OF'$ 为肌力矩 $g \cdot OG$ 为阻力矩

2)**省力杠杆**:阻力点在支点和肌力点之间,肌力臂总是大于阻力臂,克服阻力只需较小的肌拉力。此类杠杆省力,利于承重和保持身体姿势。如足承重时跖屈使身体升高。

3)**费力杠杆**:肌力点在支点和阻力点之间,阻力臂总是大于肌力臂,克服阻力需较大的肌拉力。此类杠杆虽然在力上有损失,但肌只需收缩较小幅度,动点骨的远端即会有较大幅度位移(转动),亦即在速度上获益,故也称速度杠杆。在人体的三类杠杆中,费力杠杆占多数。如肱二头肌引起屈肘动作,运动范围大,但作用力较小。

在康复实践中,特别是应用运动疗法时,应有意识地应用肌工作的杠杆原理,以达到省力、增速或提高肌力的目的。

2. **肌的力学特性**

(1)**伸展性和弹性**:骨骼肌酷似有弹性的橡皮带,当肌肉放松,在外力的作用下,其长度增加,这种特性表现为伸展性;当去除引起形变的外力后,肌又能逐渐恢复到原来长度,这种特性表现为弹性。肌的伸展性及弹性在发展力量和柔韧性方面有重要意义。

(2)**黏滞性**:肌收缩时,肌纤维之间、肌纤维内部胶体物质分子之间的摩擦产生的阻力表现为黏滞

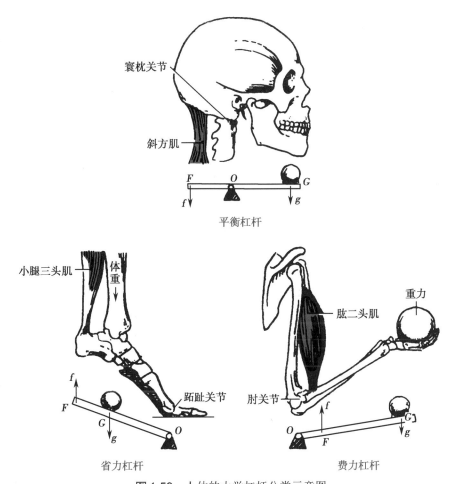

图 1-59 人体的力学杠杆分类示意图

性；肌的黏滞性阻碍肌的快速缩短和拉长。气候寒冷时，肌的黏滞增大，所以要做好准备活动，使体温升高，减少肌的黏滞阻力，提高肌的工作能力和防止肌拉伤。

（3）**杠杆效率**：肌收缩时产生的实际力矩输出受运动节段杠杆效率的影响。如髌骨切除后，股四头肌力臂缩短，伸膝力矩将减少 30% 左右。

3. 肌的收缩形式　骨骼肌在运动神经支配下，产生肌的收缩或肌张力增加，在骨关节和韧带的配合下完成躯体的各种运动。根据肌用力方式和效果不同，可将肌的收缩方式分为等张收缩和等长收缩两种类型。

（1）**等张收缩**：指肌收缩时只有长度发生变化而肌张力大致恒定，可产生关节的运动，也称动力性收缩。此类收缩肌力矩不等于阻力矩，骨杠杆位置发生改变，人体的整体或局部有位置改变。此类肌收缩根据肌纤维的长度变化的方向不同，可分为两种类型：

等张向心收缩：是肌在收缩时肌纤维缩短，特点是肌力矩大于阻力矩，肢体运动方向与肌拉力方向一致。如负重屈肘时，肱二头肌、肱肌所做的收缩。

等张离心收缩：是肌在收缩时肌纤维拉长，特点是肌力矩小于阻力矩，肢体运动方向与肌拉力方向相反，此时肌的收缩是为了控制运动速度。如负重屈肘后缓慢放下时，肱二头肌、肱肌所做的收缩。

（2）**等长收缩**：是指肌收缩时只有张力的增加而长度基本不变，所做功表现为肌张力增高，不产生关节运动，由于关节固定，肌长度保持不变，也称静力性收缩。此类收缩肌力矩等于阻力矩，骨杠杆位置不发生改变，人体的整体或局部位置不变，保持某种姿势。

（3）**等速收缩**：肌收缩时产生的张力可变，但关节运动速度不变。等速收缩也可分为向心性和离心性收缩，等速收缩产生的运动称为等速运动。

人体四肢特别是上肢的运动主要是等张收缩。一般来说，人体骨骼肌的收缩大多是混合式收缩，既有张力的增加又有长度发生变化，但张力增加在前，其超过一定负荷时才出现长度变化。肌功能的康复训练，应既有动力性练习，又有静力性练习，可将几种肌收缩形式结合应用于肌力训练。

（三）影响肌力的因素

肌力大小受很多因素的影响，主要有：

1. 肌的生理横断面积　一块肌的肌力取决于该肌全部肌纤维收缩力量的总和，因此，一块肌内含肌纤维越多，其肌力就越大。评定肌内所含肌纤维的多少，通常用生理横断面积作为指标，即一块肌所有肌纤维垂直横切面面积之和。肌的生理横断面积越大，则肌力越大。

2. 肌的初长度　即肌收缩前的长度。肌作为弹性物质，收缩前在生理限度内被牵拉至适宜的长度则收缩时的肌力较大。例如投掷项目中器械出手前的引臂动作、踢球之前下肢的预摆动作、拳击运动中出拳前的屈肘动作等，均为加大肌的初长度，以获得更大肌力的实例。

3. 肌的募集　同时投入收缩的运动单位的数量越多，肌力就越大，称为肌的募集。肌的募集受中枢神经系统的功能状态的影响，当运动神经发出的冲动强度大时，动员的运动单位就多，而运动神经冲动的频率高，激活的运动单位也多。

此外，肌纤维走向与肌腱长轴的关系、骨关节的杠杆效率，以及某些肌内部功能状态的改变也直接影响肌力。

（四）肌力检查

肌力检查是运动系统功能检查的基本内容之一，用以评价神经肌肉系统功能损害的范围及程度，并作为选择肌力练习方法、负荷量以及评价训练效果的基础。

临床常用的肌力检查方法有两种，即手法检查（manual muscle test，MMT）和器械检查。MMT是一种简便易行而又常用的检查方法。此法使受试肌在一定的姿势体位下做标准的测试动作，观察其完成动作的能力。手法检查时必须熟悉受检肌的起止点，肌与所运动的关节之间位置关系，了解正常肌收缩时所产生的肢体运动方向。除此以外，还需了解在产生某一运动时原动肌、拮抗剂和协同肌的关系，特别要了解协同肌可能产生的替代作用，并加以避免。被检者也应了解正确的动作，加以配合，以避免产生不准确的结果。

临床常用的肌力手法检查和分级

肌力指肌肉主动运动时的力量、幅度和速度，检查时令患者作肢体伸缩动作，检查者从相反方向给予阻力，测试患者对阻力的克服力量，并注意两侧比较。肌力通常采用由Lovett制定的6级分级法，分为以下0～5级。

0级：全瘫。肌完全无收缩力。

1级：极重度瘫。肌有主动收缩力，但不能带动关节活动。

2级：重度瘫，肌力差。在不对抗肢体重力情况下，肌收缩可使关节全范围运动。

3级：中度瘫，肌力尚可。肌收缩时能对抗肢体重力做主动关节运动，但不能对抗阻力。

4级：轻度瘫，肌力良好。肌收缩能对抗较大的阻力关节全范围运动，但比正常者弱。

5级：正常肌力。肌收缩能充分对抗阻力使关节全范围运动。

在肌力超过3级时，为了进一步作细致的定量评定，需用专门器械作肌力测试。根据不同的肌收缩方式有不同的测试方式，包括等长肌力检查、等张肌力检查及等速肌力检查。

肌张力检查　在患者肌肉松弛时,医生的双手握住患者肢体,用不同的速度和幅度,反复作被动的伸屈和旋转运动,感到的轻度阻力就是这一肢体有关肌肉的张力。以同样方法进行各个肢体及关节的被动运动,并作两侧比较。其次用手触摸肌肉,从其硬度中亦可测知其肌张力。正常情况是没有出现肌强直和肌松软的现象。

异常情况:

(1)肌张力增高,肌坚硬,被动运动阻力增大,关节运动范围缩小。可表现为痉挛性或强直性:①痉挛性肌张力增高,在被动运动开始时阻力较大,终末时突感减弱,称为折刀(clasp knife)现象,见于锥体束损害;②强直性肌张力增高,指一组拮抗肌群的张力均增加,作被动运动时,伸肌与屈肌的肌张力同等增强,如同弯曲铅管,故称铅管样强直,见于锥体外系损害。如在强直性肌张力增强的基础上又伴有震颤,当做被动运动时可出现齿轮顿挫样感觉,称齿轮强直(cogwheel rigidity)。

(2)肌张力减弱,肌肉弛缓松软,被动运动时阻力减退或消失,关节运动范围扩大,有时呈过度屈伸现象。见于周围神经、脊髓前角灰质及小脑病变等。

(五)康复力量训练的一般原则与方法

康复力量训练可以帮助患者有效防止肌萎缩,促进肌力恢复,调整肌力平衡。其力量训练的一般原则和方法如下:

1. 训练原则

(1)**专门化训练原则**:是指训练要根据康复目的安排训练。尤其是有些仅仅是某一功能障碍的问题,治疗师或医生需要针对患者的功能障碍,结合患者的实际情况,制订相应的康复计划,以期改善患者的功能障碍。

(2)**循序渐进原则**:是指针对患者的康复训练要逐渐地增加负荷,训练的强度和总体训练量必须逐渐增加。如果忽然的大幅度提高患者的训练强度,患者很容易因为不适应,而产生过度训练综合征,不仅得不到较好的训练效果,反而会延缓患者的康复进程。

(3)**周期性原则**:是指通过系统安排使康复训练更客观,并预估身体机能状态达到最佳时间,同时得到超量恢复的结果。

(4)**超负荷原则**:人体对力量训练具有适应性,康复训练要想产生新的适应效果,就必须采取超过机体现有适应能力的训练措施,这就是超负荷训练原则。

(5)**区别对待原则**:对于不同的患者要制订不同的康复训练计划。由于每一位患者的原发病、基础病、并发症、性别、年龄等都不一样,在制订患者的力量训练计划时,要充分考虑不同患者的个体差异。

(6)**肌的平衡发展原则**:就是患者必须全面发展关节周围所有的肌,某一侧肌力过度发展,使肌力发展不平衡,会造成潜在的关节不稳。

(7)**练习顺序原则**:康复力量训练应围绕功能恢复而采取针对性强、有计划、有科学练习顺序的方法进行康复力量训练。

(8)**可逆性原则**:康复力量训练获得的效果是可逆的,一些患者不能严格执行康复训练计划,最终导致力量逐渐衰退,功能慢慢丧失,要想维持康复训练的效果和残存的功能,必须持续训练。

2. 训练方法

(1)**主动运动练习法**:指患者主动以肌收缩形式完成的运动。运动时既不需要助力,亦不用克服外来助力。主要适用于肌力达3级以上的患者。

(2)**辅助主动运动练习法**:指在外力辅助下,通过患者主动肌收缩完成运动或动作,辅助力量由治疗师、患者的健肢提供，亦可利用器械、引力或水的浮力帮助完成。主要适用于肌力较弱尚不能独自主动完成运动的患者。

（3）**等长运动练习法**：肌收缩没有可见的缩短或关节运动，虽然没有做功，但产生了相当大的张力，促进了肌力的增长。主要适用于肌力2～5级的患者。

（4）**抗阻力主动运动练习法**：指在肌收缩过程中，需克服外来阻力才能完成的运动。主要适用于肌力达到4～5级，能克服重力和外来阻力完成关节活动范围的患者。

康复训练对肌的影响：经常性、科学性的康复训练可使骨骼肌形态结构发生良好变化。①使肌体积增大：肌体积增大的原因是肌纤维增粗的结果。肌纤维增粗，肌纤维中线粒体增多增大，线粒体是肌细胞的供能中心，能量物质的增加，满足了机体耗能的需要；②使肌内化学成分发生变化：长期坚持体育训练及运动训练，可使肌中肌糖原、肌球蛋白、肌红蛋白和水分含量增加，肌中能量贮备和贮氧能力增加，从而提高了肌的工作效率；③使肌内和肌之间结缔组织增厚：力量性训练可使结缔组织增厚。由于肌收缩形成的反复牵拉，使肌内膜、肌束膜和肌外膜的结缔组织增厚，肌腱、韧带中的胶原纤维增生而变得坚实粗大；④使肌内毛细血管数量增多：长期从事体力活动，肌肉中毛细血管增多、增粗，毛细血管大量开放，血管口径也有所扩张，使流过肌组织的血液量增加，改善了肌的营养状况，从而提高了肌的工作效率。

五、 肌的发生

骨骼肌由胚胎头部的鳃弓和躯干两侧的肌节演化而来。鳃弓演化为头颈部的大部分肌和斜方肌，肌节演化为躯干肌、四肢肌及小部分的头部肌（眼外肌和舌肌）。

鳃弓共5对，其中第1对鳃弓演化为咀嚼肌和部分颈肌，由三叉神经支配；第2对鳃弓演化为表情肌和部分颈肌，由面神经支配；第3～5对鳃弓演化来的咽喉肌由舌咽神经和迷走神经支配、胸锁乳突肌和斜方肌由副神经支配。

肌节共40对，分为背侧部和腹侧部。背侧部演化为背侧固有肌，腹侧部演化为躯干前外侧壁的肌、四肢肌以及颈深部肌。肌节的演化有多种方式，既可由肌节融合成肌，如腹直肌；也可由肌节分裂成肌，如肋间内、外肌；还可既有融合又有分裂，如腹前外侧壁的三层扁肌。

从种系发生上看，有的肌发生较晚，有进一步分化的趋势，如第三腓骨肌；有的肌则几乎退化消失，如耳周围肌；在个体上，已经退化消失的肌重新出现，为返祖现象。

六、 全身肌的分布概况

（一）全身肌的分布概况

肌按部位的分布概况如表1-3、图1-60、图1-61所示，具体内容见下篇应用解剖学各章。

（二）肌的分布特点

1. 拮抗性　即关节某一运动轴的两侧分布功能相反的肌。如冠状轴的前方有屈肌，其后方就有伸肌；矢状轴的内侧有收肌，外侧就有展肌；垂直轴的前内有旋内（前）肌，后外就有旋外（后）肌。

2. 对称性　即以人体正中矢状面为界，肌的分布左、右对称。临床上检查肌的萎缩或其他形变等，可进行左、右比较。

3. 适应性 即在人体各局部、各关节周围，不同形态的肌总是与其所在部位的主要功能相适应。如上肢肌的分布特点是：肌的数目多，力量相对弱，细长而灵活，与上肢从事精细活动相适应；而下肢肌的分布特点是：肌的数目相对少，但力量强大，与下肢负责承重、行走、跑跳等功能相适应。

表 1-3 全身的肌

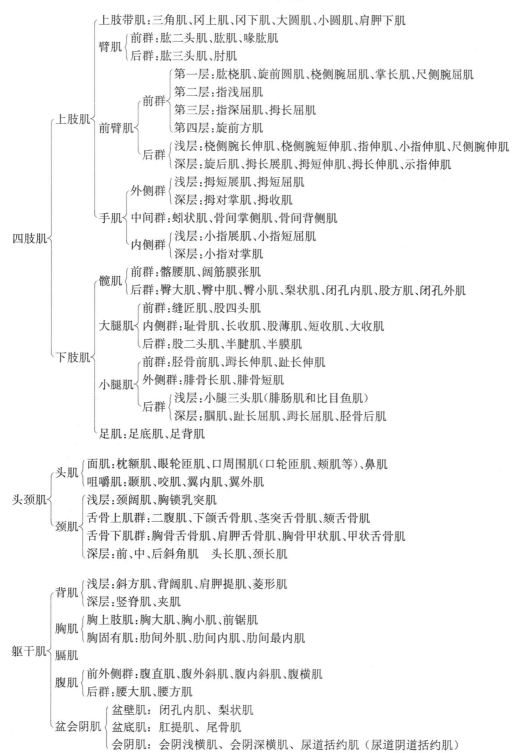

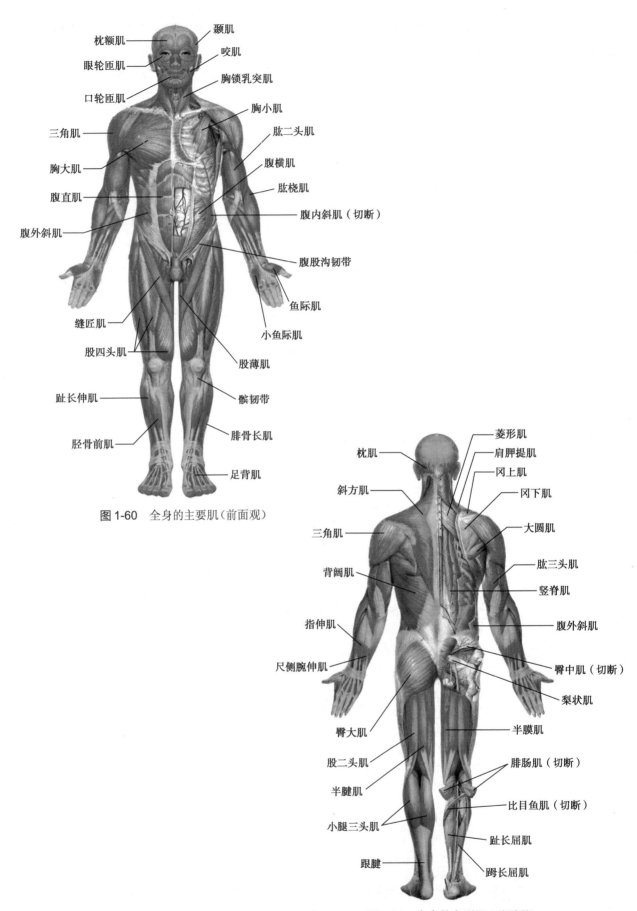

枕额肌
颞肌
眼轮匝肌
咬肌
口轮匝肌
胸锁乳突肌
胸小肌
三角肌
肱二头肌
胸大肌
腹横肌
腹直肌
肱桡肌
腹外斜肌
腹内斜肌（切断）
腹股沟韧带
缝匠肌
鱼际肌
股四头肌
小鱼际肌
股薄肌
趾长伸肌
髌韧带
胫骨前肌
腓骨长肌
足背肌

图 1-60　全身的主要肌（前面观）

菱形肌
肩胛提肌
枕肌
冈上肌
斜方肌
冈下肌
三角肌
大圆肌
背阔肌
肱三头肌
竖脊肌
指伸肌
腹外斜肌
尺侧腕伸肌
臀中肌（切断）
梨状肌
臀大肌
半膜肌
股二头肌
腓肠肌（切断）
半腱肌
比目鱼肌（切断）
小腿三头肌
趾长屈肌
跟腱
踇长屈肌

图 1-61　全身的主要肌（后面观）

第七节 全身重要的骨性和肌性标志

骨性和肌性标志是临床上止血、针灸取穴、骨髓穿刺和手法检查等的重要依据，也是人体测量点标志。因此，骨性标志和肌性标志在临床上有重要的意义，它是康复医学专业学生必须掌握的知识。现将有关知识简介如下。

一、全身重要的骨性标志

（一）中轴骨的骨性标志

在头部侧方位于耳垂下方，有明显的下颌角。位于耳后下方有骨质隆起，即颞骨乳头，是胸锁乳突肌附着之处。位于第 6 颈椎横突末端前面较大的结节是第 6 颈椎的颈动脉结节，颈总动脉经其前面上行，当头部大出血时，可在此压迫颈总动脉暂时进行止血。胸背部后正中线上，与项部交界处有明显突起，低头时尤为明显，是第 7 颈椎的棘突。第 7 颈椎的棘突在颈椎内最长，而且末端不分叉，当头前屈时特别隆起，皮下易于触及，是临床辨认椎骨数目和针灸取穴的标志。自此向下是第 1 胸椎棘突，依此顺序向下直达第 5 腰椎棘突。再向下方是骶骨和尾骨。这是人体测量或损伤时定位用的标志。有时第 1 胸椎棘突也很长，应注意鉴别。腰椎棘突是椎体内最宽且走行水平的突起，因此棘突间隙最大，是临床进行腰椎穿刺的部位。骶部皮下组织不多，可触及骶后孔及其周围突起，是治疗运动损伤及腰腿疼的重要穴位。骶骨角在身体前屈时可以摸到，其上方是骶管裂孔，因此，其是临床上会阴部手术进行骶管麻醉的定位标志。胸骨角两侧连接第 2 对肋软骨，向后平对第 4 胸骨体下缘，是临床上摸认肋骨数目的重要骨性标志。而且，胸骨角也是左、右主支气管和上、下纵隔的分界处。另外在紧邻锁骨下方，一般是第 1 肋间，向下越过一肋骨即为第 2 肋间，也是计算肋间和肋骨序数的标志。剑突是胸骨的组成部分，其上 2 横指或 3～4cm 处是临床进行胸外按压的部位。沿肋软骨向外侧可触及其肋骨交界处，在体育运动或日常生活中，因冲撞或意外对胸廓的挤压，有时会使肋受到损伤，而肋的软骨部与骨部交界处，是损伤的多发部位。另外在左侧第 5 肋间，距前正中线约 9cm 处，可见到或触及心尖的搏动。肋弓是第 8～10 对肋前端借肋软骨与上位肋软骨相连形成的弓形结构，是临床用手法检查肝脏病变的部位。

（二）上肢骨的骨性标志

在胸廓前面的上方，可触摸到锁骨的胸骨端、锁骨体和肩峰端的轮廓，这是临床上确定锁骨中线的标志。在胸廓背后的外上方可见到肩胛骨的轮廓，可触摸到肩胛冈、肩峰、内侧缘、外侧缘和下角等。肩峰是测量肩宽和上肢长度的标志，下角约与第 7 肋同高，是临床摸认肋骨或肋间隙的重要标志。在耸肩和臂做外展动作时，可见到肩胛骨的运动。臂极度外展时可见肩胛骨的旋转，并见下角明显外展。将手从背后去触摸对侧或同侧肩胛骨时，可见肩胛骨下角向后方翘起。在肩峰外缘的外下方，可摸到肱骨大结节，这是确定肩关节中心点的体表投影点之一。在肩部肌放松时，于肩关节前方可触摸到结节间沟中的肱二头肌长头腱，在肱二头肌肌腱腱鞘炎时，沿肱二头肌长头肌腱投影线有明显压痛。沿肩关节前面向内侧可触及小结节。在上肢肌放松时，将大拇指与其余 4 指分别置于臂内、外侧，向深部触摸，可触及肱骨体，在肘关节的内侧和外侧可触及明显的骨突起，即肱骨内上髁和外上髁。肘关节后面正中可触摸到有骨突起即为鹰嘴。于肱骨外上髁的下方,可触摸到肘关节肱桡部的关节缝。前臂下半部向外侧可触摸到桡骨体下部,沿此向下,可触摸到桡骨茎突,桡骨茎突是触摸桡动脉搏动的部位。前臂后面自鹰嘴向下可以摸到尺骨后缘的全长,向下直达尺骨头,以及头内侧、偏后的尺骨茎突。这两个茎突之间的连线会通过桡腕关节中心点,是估计关节中心点的标志,也是测桡腕关节宽的标志。这条连线与近侧腕横纹基本一致,测手长时直接用近侧腕横纹代替茎突间连线。在腕部掌侧两茎突远侧,可触及腕尺侧隆起和腕桡侧隆起。手掌背侧可触摸到掌骨的轮廓。每块指骨都可摸到。

(三)下肢骨的骨性标志

在腰部下方两侧,可触摸到一横向的骨隆起髂嵴,两侧髂嵴的最外侧是测量骨盆宽度的标志。沿髂嵴向后方可触摸到髂后上棘,向前方可触摸到髂前上棘,髂前上棘是测量下肢长度的骨标志。髂前上棘后方 5~7cm 处为髂结节,是临床进行骨髓穿刺检查血象的常用部位。于腹部前下方可触摸到耻骨联合上缘,是测量耻骨联合上缘高及骨盆矢状径的骨性标志。在骨盆后方臀中缝两侧,可触及坐骨结节。臀部左、右两侧各有一较大的骨隆起,是股骨的大转子,转子间径在此测量。沿大腿两侧向下,可触及股骨内上髁和外上髁及髌骨全部轮廓。在内、外上髁之间可测得髁间径。在内、外上髁下方,仔细触摸时可触及膝关节缝,其下方为胫骨内侧髁和外侧髁。这些是膝部有损伤时,要了解侧副韧带和半月板情况时,需用的骨性标志。髌骨下方有明确的骨突起,是胫骨粗隆,沿此向下,可触及胫骨前嵴的全长。在前嵴的内侧,可触及整个胫骨内侧面,向下直达内踝,是胫骨骨膜炎的易发部位。自膝关节内侧缝至内踝的距离,是小腿的长度;自内踝至足底支撑面的距离,是足高。在股骨外上髁的下方有骨隆起,是腓骨头。沿此向下可触及腓骨体下部及外踝。足的后方可触及跟骨后端,由此至足尖的距离为足长。踝关节前方、足背内侧可触及舟骨上面,于此处的足内缘下方,可触及舟骨结节。通常以舟骨上面至支撑面的垂直距离为内侧足纵弓的高度。应用 X 线照片测足弓时,有的用足舟骨下缘至距骨结节和第一跖骨头间的连线夹角。

此外,在足背较易触及楔骨、骰骨、距骨及趾骨。

二、 全身重要的肌性标志

(一)头面部的肌性标志

咬肌位于颊部之后、下颌支表面。闭口咬牙时可观察或触摸到。临床意义:①腮腺管横过咬肌表面至其前缘,相应操作时应辨认和保护腮腺管;②咬肌前缘下端与下颌骨体相交处,可摸到面动脉的搏动。

(二)颈部的肌性标志

1. 胸锁乳突肌 位于颈部两侧皮下。头用力偏向一侧,用手反向推挡,该肌即清晰可见。该肌是颈部重要的体表标志。临床意义:①胸锁乳突肌是颈部分区和划分相应三角的分界线;②胸锁乳突肌后缘为临床显露胸导管和副神经等结构的切口部位;③胸锁乳突肌后缘中点为颈丛神经阻滞麻醉部位;④胸锁乳突肌前缘为临床显露颈总动脉、颈内动脉、颈外动脉和颈内静脉等结构的切口部位。该肌前缘中点,平环状软骨高度可触及颈总动脉的搏动,动脉后方为第 6 颈椎横突前结节(颈动脉结节)处,是压迫颈总动脉临时止血处;⑤一侧胸锁乳突肌痉挛或瘫痪,可致斜颈。

2. 斜方肌前缘 耸肩动作时,可观察或触摸到该肌前缘自上项线至锁骨外侧段。于斜方肌前缘中下 1/3 交点为副神经穿入该肌处。

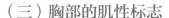

（三）胸部的肌性标志

1. 胸大肌　为覆盖胸廓前上部的肌性隆起，宽厚呈扇形。临床意义：胸大肌外下缘构成腋前襞，经腋前襞的垂线为腋前线。

2. 前锯肌　位于胸壁侧面，胸大肌下方，肌发达者可见其起点处的肌齿。临床意义：前锯肌麻痹，肩胛骨脊柱缘翘起，为"翼状肩"。

（四）腹部的肌性标志

1. 腹直肌　位于腹前壁正中线两侧。临床意义：①腹直肌外侧缘是腹股沟三角的内侧界；②腹直肌外侧缘与肋弓夹角处为胆囊底的体表投影点，在临床上作为胆囊的压痛点；③腹直肌切口为沿腹直肌纵轴的切口，该切口可较好暴露胆囊、脾等脏器。

2. 腹股沟韧带　架于髂前上棘与耻骨结节之间。临床意义：①腹股沟韧带是腹部与股内侧区的体表分界线；②与腹股沟管关系密切，并构成腹股沟管的下壁。

（五）上肢的肌性标志

1. 三角肌　从前、外、后包绕肩关节，臂抗阻外展，可看到并摸到其全部轮廓，尤以其前缘、后缘最为显著。临床意义：①三角肌构成肩部丰满圆隆的外形，如该肌瘫痪萎缩，肩部正常丰满圆隆的轮廓消失，为"方肩"；②三角肌与胸大肌交界处呈一凹沟，称为三角胸肌沟，有头静脉经此穿入深方，另有胸肩峰动脉及1～2个淋巴结；③三角肌区为临床常用的肌注射部位，该肌长度的上1/3区域为安全区，在此进行注射操作，可避免损伤肌深方的腋神经和桡神经。

2. 肱二头肌　位于臂前部，用力屈肘时明显隆起。肱二头肌的两侧各有一凹沟，分别称为肱二头肌内侧沟和肱二头肌外侧沟，为臂部重要的肌性标志。临床意义：①肱二头肌内侧沟的深面有肱动、静脉及正中神经走行其全程；尺神经自上而下行于内侧沟的上半部；贵要静脉自下而上行于内侧沟的下半部。故肱二头肌内侧沟是手术时显露这些结构的良好部位。②肱二头肌外侧沟的深处有头静脉自下而上走行，而后沿三角肌前缘（三角胸肌沟）向深部注入腋静脉或锁骨下静脉；桡神经于三角肌止点下方约2.5cm处从桡神经沟穿出进入肱二头肌外侧沟，继而下行至肱骨外上髁前方分为浅、深两支。

3. 腋前襞与腋后襞　腋前襞由胸大肌下缘形成，腋后襞由背阔肌和大圆肌下缘形成。临床意义：沿腋前、后襞所作的垂线为腋前线和腋后线，是胸部常用的标志线。

4. 腕掌侧肌腱　肱桡肌腱位于桡动脉搏动点的外侧。桡侧腕屈肌腱位于桡动脉搏动点的内侧。掌长肌腱位于腕掌部正中，它与桡侧腕屈肌腱之间有正中神经通过。指浅屈肌腱位于掌长肌腱的内侧，位置较深，在用力屈腕、屈指时可触及。尺侧腕屈肌腱位于腕掌侧的最内侧，它与指浅屈肌腱之间有尺神经和尺动、静脉通过，此处可摸到尺动脉的搏动。

5. 腕背侧肌腱　用力伸腕、伸指时，自桡侧向尺侧有拇长展肌腱和拇短伸肌腱，两肌腱共同构成鼻烟窝的外侧界。

6. 指伸肌腱　伸腕、伸指时，手背部皮下可清楚看到4条并行的腱隆起，分别行向第2～5指近节指骨底。

7. 鱼际与小鱼际　分别为手掌外侧和内侧的肌性隆起。临床意义：①鱼际因鱼际肌瘫痪萎缩而变平坦，多为正中神经或正中神经返支损伤所致，合并其他表现即为"猿手"；②小鱼际因小鱼际肌瘫痪萎缩而变平坦，多为尺神经损伤所致，合并其他表现即为"爪形手"。

（六）下肢的肌性标志

1. 臀大肌 几乎占据整个臀部皮下，与臀部皮下脂肪组织共同形成臀部膨隆的外形。其下缘与大腿之间有臀沟。临床意义：臀大肌区为临床最常用的肌内注射部位，其外上象限为注射安全区，在此进行注射操作可避免损伤肌肉深面的坐骨神经。

2. 缝匠肌 自外上至内下斜越大腿前面。临床意义：①缝匠肌上端内侧缘为股三角的外侧界，下部为收肌管的顶；②缝匠肌起始处的外侧及髂前上棘外侧，于体表可观察到三角形的凹陷，髋关节前部的暴露手术多由此进入。

3. 长收肌 大腿抗阻内收时，该肌明显隆起，内侧缘尤为明显，为股三角的内侧界。

4. 髂胫束 在大腿外侧可观察到的凹陷即是。临床意义：①髂胫束可作为体壁薄弱或缺损的修补材料；②髂胫束挛缩可致骨盆倾斜和代偿性脊柱侧弯。

5. 髌韧带 位于膝关节前部，为股四头肌腱的延续。临床意义：①髌韧带为膝跳反射的叩击部位；②髌韧带与髌骨交界处两侧纵行的浅沟为髌旁沟，是膝关节穿刺的进针处。

6. 股二头肌和半腱肌、半膜肌 前者位于大腿后部的外侧，后两者位于内侧，其肌腱分别构成腘窝的上外侧界和上内侧界。

7. 小腿三头肌 位于小腿后上部的肌性隆起，构成"小腿肚"的膨隆外形。临床意义：①腓肠肌的内、外侧头构成腘窝的下内、外侧界；②腓肠肌的内、外侧头之间有小隐静脉穿行至腘窝。

8. 跟腱 小腿后部下端的粗大肌腱。临床意义：①跟腱反射的叩击部位；②跟腱断裂在运动员中时有发生；③跟腱前方有一脂肪垫，胫后血管埋于其中。

（七）背部的肌性标志及临床意义

竖脊肌：在背部正中纵沟两侧形成纵行隆起。临床意义：竖脊肌的外侧缘与第十二肋的夹角处为肾区，深方有肾门与之相对，是临床肾叩诊和肾囊封闭进针部位。

其他肌性标志与局部结构记载，如锁骨下窝、听诊三角、腰上三角、腰下三角、腋窝、肘窝、股三角、收肌管、腘窝、踝管等详见后述。

想一想

1. 骨、关节受伤后及时有效的手术治疗，常能恢复患者的肢体健康，成功的骨关节手术是功能恢复的基础，但要想达到预期的手术目的，必须配合康复治疗。只有手术与康复相结合，才能达到事半功倍的治疗效果。因此，临床上在骨关节损伤术后康复治疗重点是要防止关节挛缩，恢复关节活动范围；防止肌萎缩，增强肌力。功能训练在方式、方法上的选择和运动量与强度的安排上都要因人而异，被动活动、主动辅助活动、主动活动、抗阻活动和牵引活动要科学合理的运用，一般来说：主动活动是训练的根本，被动活动则是它的准备和补充。早期康复阶段以被动活动为主，中晚期康复治疗以主动活动和抗阻活动为主，被动活动为辅。

2. 正常随意运动的完成，除了通过上运动神经元与下运动神经元实现外，还需要正常的肌和神经-肌传导。上运动神经元起源于大脑中央前回和旁中央小叶，其轴突组成皮质延髓束与皮质脊髓束，上运动神经元与纤维束临床称为上运动神经单位，其终止于脑干的脑神经运动核与各节段脊髓前角运动神经元。下运动神经元位于脑神经运动核与脊髓前角细胞，其轴突经脑神经运动根或脊髓前根、周围神经而到达所支配的肌肉，下运动神经元和神经临床上称为下运动神经单位。而瘫痪是运动系统常见的运动障碍症状，凡上或下运动神经元病变均可导致肌的瘫痪，但瘫痪的特点不同。

瘫痪的康复是以神经系统作为治疗的重点对象，按照神经生理学特性，通过对外周（躯干和肢体）的良性刺激，抑制异常的病理反射和病理运动模式，引出并促进正常的反射和建立正常的运动模式，按照神经发育学顺序，遵行头→尾、近端→远端的顺序治疗，将治疗变成学习和控制动作的过程。在治疗中强调先作等长练习（如保持静态姿势），后作等张练习（如在某一姿势上作运动）；先练习离心性控制（如离开正常姿势的运动），再练习向心性控制（如向着姿势的运动）；先掌握对称性的运动模式，后掌握不对称性的运动模式。在治疗中应用多种感觉刺激，包括躯体、语言、视觉等，并认为重复强化训练对动作的掌握、运动的控制及协调具有十分重要的作用。把治疗与功能活动特别是日常生活活动结合起来，在治疗环境中学习动作，在实际环境中使用已经掌握的动作并进一步发展技巧性动作。

3. 肩关节周围炎 俗称凝肩，又称粘连性肩关节炎、冻结肩、五十肩、漏肩风。肩关节周围的软组织炎性病变，均可引起本病，如喙突炎、冈上肌腱炎、肱二头肌长头腱鞘炎，肩峰下囊及三角肌下囊等肩周滑膜囊的慢性炎症，以及肩关节囊的任何原因所引起的炎症等。随炎症的进一步发展会形成肩关节内外粘连，阻碍肩关节的活动。其临床基本特征是肩部疼痛及肩关节活动受限。40岁以上即可能发病，女性发病高于男性。

病因不甚清楚，一般认为有：①结构退行性改变；②外伤；③慢性损伤或劳损；④全身性疾患；⑤风寒、疲劳或精神性刺激等因素。肩部骨折、脱位、软组织扭挫伤后易诱发并加速退变过程，或肩部较长时间处于某一体位，如打字、举臂在黑板上书写均为危险因素。

其症状有：①肩关节周围疼痛：单侧多发，少数患者双侧同时或先后发生，初起时为肩部不适、疼痛，部位轻深，按压时减轻。随病情发展疼痛加重，有时疼痛可放射至肘部、肩胛部，甚至手部。一般夜间疼痛较重；②肩关节活动受限或僵硬：影响一些日常活动动作，如穿衣、洗脸、梳头及摸后背等。

体征有：①由于病程长，可见三角肌、肩胛肌及冈上肌、冈下肌萎缩；②压痛点多位于结节间沟、肩峰下、三角肌肌止点等；③肩关节活动范围（ROM）：早期内、外旋受限明显，晚期外展和内、外旋均受影响，尤以外展和内旋受限更明显。肩关节造影可有关节囊收缩、关节囊下部皱襞消失等改变。

康复治疗措施有：下垂摆动练习（Codman练习），躯体前屈患臂自然下垂，做前后、内外绕臂摆动练习，幅度可渐增大，也可患臂适当负重做同样的练习；体操棒练习；肩梯、肋木、肩关节活动器练习，进行肩关节的屈伸、内收外展、内外旋练习。关节松动技术也是治疗肩关节周围炎疼痛及活动受限的一种有效实用的手法治疗。

4. 腰椎椎管狭窄症 腰椎椎管狭窄症是指腰椎椎管一处或多处管腔狭窄，压迫马尾神经或神经根引起一系列症状者。有骨性腰椎管狭窄（先天性、退行性和创伤性）与非骨性腰椎管狭窄。本病常见于老年人，患病率<5%。病因有：先天性因素有椎管发育不全，椎管矢状径狭窄；后天性因素如脊椎退变，有骨赘形成，韧带及关节囊增厚，腰椎不稳或手术等因素造成腰椎椎管受压，内径小于正常。此外，肿瘤（原发或转移）也可造成腰椎管管腔变窄压迫神经。

症状与体征：①间歇性跛行：行走时出现下肢疼痛麻木，被迫坐下（弯腰或蹲下休息，等症状缓解后，才能继续步行（因在直立位行走，腰椎管管径更窄，神经压迫症状更明显，而向前弯腰时，腰椎椎管管径变宽而减轻压迫）。②腰臀部痛（以臀部痛为主，似坐骨神经痛）：坐位疼痛加剧；起立改变姿势可减轻。③腰段脊柱向后伸时，会加重腰部疼痛及下肢麻木不适感。④脊神经根症状（分布区痛、麻木不适感）。

X线平片可见本症患者常有腰椎退行性改变，椎体后缘骨质增生，小关节肥大，关节间距缩小。CT扫描会显示椎管断面形态及大小，清楚了解椎管狭窄的病理状态。

该症的运动治疗重点做腰椎前屈和腹肌练习，以训练腹肌，并有利于扩大椎体及其有效容积。①仰卧位（屈腿，足板不离开床面），抬起头和肩胛部；②仰卧位，两腿屈起模仿踏自行车动作；③仰卧位（屈腿，足板不离开床面），半仰卧起坐；④仰卧位（直腿），抱膝屈腿（左，右交替或两腿同时做）；⑤仰卧位（直腿），仰卧起坐，完全坐起（必要时可加扶助）。

对合并有腰椎间盘病变的患者做骨盆牵引：患者仰卧于牵引床上，胸部和骨盆分别固定于牵引床的头部和尾部，施加一定牵引力后，使腰椎受到牵伸，以达到治疗的目的。

5. 痛风性关节炎 痛风是嘌呤代谢紊乱和（或）尿酸排泄减少所引起的一组疾病。其临床特点为高尿酸血症、特征性急性关节炎反复发作、痛风石沉积、痛风石性慢性关节炎，并可累及肾脏。本病可分为原发性和继发性两大类。原发性痛风的病因大多数尚未阐明。继发性者由肾脏病、血液病及药物等原因引起。患病率全球呈上升趋势，我国初步调查结果为 0.15%～0.3%，沿海高于内地、南方高于北方。

危险因素较多：阳性家族史、中年以后男性、绝经期后女性、肥胖、糖尿病、高血压病、高尿酸血症、高脂血症（尤其是高甘油三酯血症）、酗酒（以啤酒危险性最大，烈酒次之）。

症状有：①疼痛难忍，伴关节周围红、肿、热。一般 3～7 天内可以自然缓解；②最多见于跖趾关节，趾跖、踝、指、腕、肘及膝关节也可累及；③未系统治疗关节炎反复发作进入慢性期，尿酸沉积可形成痛风石，引起骨质侵蚀及周围组织纤维化，使关节发生僵直畸形，容易磨损破溃形成瘘管，有白色糊状物排出，可查出尿酸盐结晶。尿酸盐在肾脏沉积可引起肾脏病变；④长期痛风患者约 1/3 发生肾脏病变，包括痛风性肾病、尿路结石、急性梗阻性肾病；⑤痛风还常并有高血压病、高脂血症、动脉硬化、冠心病及 2 型糖尿病等。

该症主要是健康教育：①使患者了解本病的发生发展过程，以及治疗与预后的关系，懂得合理的饮食、健康的生活方式是治疗和预防本病、争取良好预后的关键前提。如控制体重、调整饮食结构、戒酒，适当运动，如散步、游泳；②本病治疗越早越好，如有预感痛风发作，服秋水仙碱能有效预防痛风发作；③急性期应卧床休息，抬高患肢，疼痛缓解 72 小时后方可恢复活动；④急性发作期睡眠时可做一个保护框架，以免被褥压在受累关节引起疼痛。

6. 原发性骨质疏松症 本病是一种低骨量和骨组织微结构破坏导致骨骼脆性增加和易发生骨折的全身性骨骼疾病，是老年人常见病之一。临床分为 I 型：绝经后骨质疏松症（高转换型），年龄多在 51～65 岁；II 型：老年性骨质疏松症，多见于 65 岁以上。与增龄、雌激素缺乏、降钙素减少、甲状旁腺激素增多和营养缺乏等有关。

症状及体征：①早期多无症状，后期有腰背、膝关节、肩背、指关节等慢性钝痛。②身高缩短、驼背。③骨折：椎骨、髋骨、桡骨等处，局部肿痛，骨折引起的放射性剧痛。

骨影像学表现：骨量减少 >30%，骨密度减低，骨小梁减少、间隙增宽，横行小梁消失，骨结构模糊，椎体双凹变形，或有椎体前缘塌陷呈楔形。可用双能 X 线吸收测量检测骨密度（BMD）改变。

对退行性骨质疏松症患者，应积极进行抑制骨吸收，促进骨形成药物治疗，加强防摔倒、防碰撞、防绊脚、防颠簸等措施。

7. 压疮 又名褥疮，是指因身体局部持续受压缺血而在皮下组织形成红斑、溃疡和坏死，坏死组织可发展为感染、周围组织炎症甚至毒血症。一般医院住院患者为 3%～19%，颈髓损伤患者 40%～60%，截瘫患者 30%～50%。病因：长期卧床身体移动困难的患者，当其营养已有失调的皮肤在骨突起部分长时间受压，当压强超过正常毛细血管压时，会造成皮肤局部细胞代谢障碍而产生坏死。骶骨、坐骨结节、足跟、肩胛、足、大转子等处皮肤易发。病变分两型：①溃疡型：较多见；②滑囊炎型：主要发生在坐骨结节滑囊部位。

定时翻身（每 2 小时 1 次），轮椅患者定时（每 30 分钟 1 次）撑起身体很重要。对 3、4 度难治性压疮经长期保守治疗不愈，应考虑手术治疗，切除全部压疮，用皮瓣或肌皮瓣覆盖创面。

（麦全安　郭开华）

第二章
消化系统

人消化食物、吸收营养和排出食物残渣由**消化系统**（alimentary system）完成。它由消化管和消化腺组成（图2-1）。

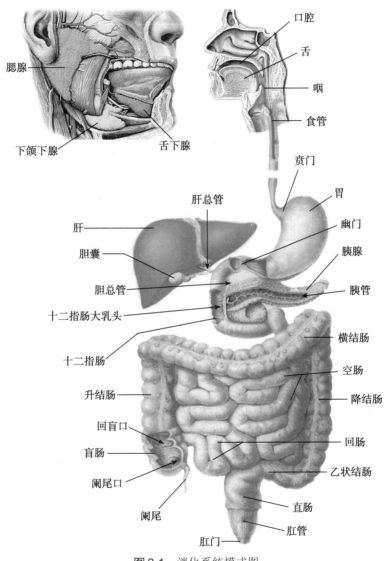

图2-1　消化系统模式图

消化管是指从口腔到肛门的管道，依次为口腔、咽、食管、胃、小肠（十二指肠、空肠和回肠）及大肠（盲肠、阑尾、结肠、直肠和肛管）。临床上通常将口腔至十二指肠的一段称上消化道，空肠以下的部分称下消化道。**消化腺**依其体积大小和位置不同，分为大消化腺和小消化腺。前者位于消化管壁外，为单个或成对存在的独立器官，所分泌的消化液经导管流入消化管腔内，如大唾液腺、肝和胰；后者分布于消化管壁内的黏膜层或黏膜下层，如唇腺、舌腺、胃腺和肠腺等。

近年发现消化系统的一些器官还具有内分泌功能,其作用已远远超出了消化系统本身的范围。

第一节 消 化 管

一、 口腔

口腔(oral cavity)是消化管的起始部,其前壁为上、下唇,上壁为腭,下壁为口腔底。口腔向前以口裂通向外界,向后经咽峡与咽相通(图2-2)。

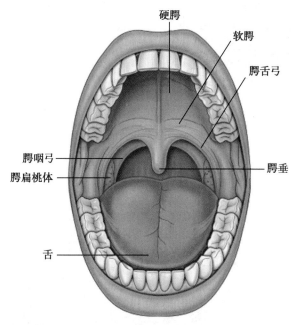

图 2-2 口腔与咽峡模式图

口腔借上、下颌骨的牙槽突、牙弓和牙龈分为前外侧部的口腔前庭和后内侧部的固有口腔。前者是上、下唇和颊与上、下牙弓和牙龈之间的蹄铁形狭窄空隙;后者是上、下牙弓和牙龈所围成的空间。当上、下颌牙咬合时,两者之间借第三磨牙后方的空隙相交通。

(一)口唇

口唇(oral lips)分为上、下唇,二者在两端的结合处称口角,其位置约平对第一前磨牙。上唇的两侧与颊部交界处,各有呈弧形的浅沟称鼻唇沟。上唇外面的中线上有一纵行浅沟称人中(philtrum),为人类所特有。口唇的外面为皮肤,中间为口轮匝肌,内面为黏膜,口唇的游离缘是皮肤与黏膜的移行部,内含丰富的毛细血管。当缺氧时则呈绛紫色,临床称之为发绀。

(二)颊

颊(cheek)构成口腔的两侧壁,由黏膜、颊肌和皮肤构成。在上颌第二磨牙牙冠相对的颊黏膜上有腮腺管乳头,为腮腺管的开口部位。

（三）腭

腭（palate）为口腔顶，分隔鼻腔与口腔，由硬腭和软腭构成（见图2-2）。硬腭位于腭的前2/3，主要由骨腭（上颌骨的腭突和腭骨的水平板组成）表面覆以厚而致密的黏膜构成。

软腭位于腭的后1/3，其基础为腭部诸肌，表面也覆以黏膜。软腭后部斜向后下，称**腭帆**，腭帆后缘游离，正中部有垂向下方的突起，称**腭垂**（或悬雍垂）。自腭帆两侧各向下方有两条黏膜皱襞，前方一对称**腭舌弓**，延续于舌根的外侧；后方一对称**腭咽弓**，向下移行于咽侧壁。两弓间的三角形隐窝称扁桃体窝，腭扁桃体位于其中。腭垂、腭帆游离缘、两侧腭舌弓及舌根共同围成**咽峡**（isthmus of fauces），为口腔与咽的分界。

软腭在静止状态时垂向下方，但正常时的说话、吞咽、吸吮和用力吹气等动作时，均需用软腭封闭鼻咽，软腭上提并与咽后壁相贴，可短暂地将鼻咽与口咽隔开，一过性地阻断气道，防止部分食物颗粒误入鼻咽和鼻腔。腭瘫痪或腭缺损（唇腭裂）时，将会妨碍正常的发声，吞咽发生困难，而且在喝水和进食时，液体与食物可能从鼻孔呛咳反流出来。

（四）牙

牙（teeth）嵌于上、下颌骨的牙槽内，呈弓形排列，分别称上、下牙弓。牙是人体内最坚硬的器官，有咀嚼和辅助发声等重要作用。

1. 牙的种类和排列 人的一生先后萌出两组牙。第1组为**乳牙**，一般在出生后6个月开始萌出，至3岁左右出齐，上、下颌各10个；第2组为**恒牙**，6岁左右乳牙开始逐渐脱落，第1磨牙首先长出，大部分恒牙约在14岁出齐。唯有第三磨牙萌出最迟，称**迟牙**或智牙，该牙终生不萌出者约占30%。恒牙全部出齐共32个，上、下颌各16个。

根据牙的形态和功能，人类的牙可分为切牙、尖牙和磨牙3种，而恒牙又有磨牙和前磨牙之分（图2-3）。**切牙**主要用以切断和衔咬食物，**尖牙**用以撕裂食物，**磨牙**和**前磨牙**则有研磨和粉碎食物的功能。

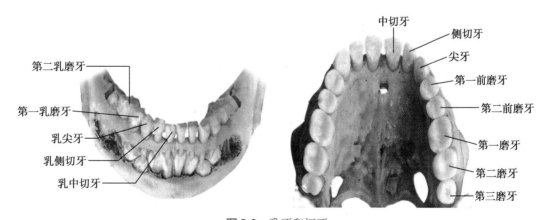

图2-3 乳牙和恒牙

标记牙位置的方式称**牙式**。常以被检查者的方位为准，用"十"号的4个象限，来代表上、下颌的左半、右半的4个区，以罗马数字Ⅰ～Ⅴ表示乳牙；以阿拉伯数字1～8表示恒牙；序号顺序由内向外计数。如"Ⅴ"表示左下颌第二乳磨牙；"3|"表示右上颌第3恒牙（即恒尖牙）。

2. 牙的形态 牙的形状和大小虽各不相同，但基本可分为牙冠、牙根和牙颈3部分（图2-4）。**牙冠**暴露于口腔内，色白而有光泽。牙冠的形态与各牙的功能相适应。切牙的牙冠扁平，呈凿状；尖牙的牙冠呈锥形；前磨牙的牙冠呈方圆形；磨牙的牙冠最大，呈方形。

牙根是嵌入牙槽内的部分。切牙和尖牙只有 1 个牙根，前磨牙和磨牙分别可有 2～3 个牙根。**牙颈**是牙冠与牙根之间的部分，通常被牙龈包绕。各牙内的空腔称牙腔或髓腔，其内容纳牙髓。牙根内的牙腔呈细管状，称**牙根管**，此管开口于牙根尖端的根尖孔，牙的血管和神经通过该孔进入牙腔。

3. **牙组织** 由牙质、釉质、牙骨质和牙髓组成，前三者均为高度钙化的坚硬组织。**牙质**构成牙的大部分。**釉质**覆于牙冠部的牙质外面，是人体内最坚硬的组织，呈半透明状。**牙骨质**覆于牙根及牙颈的牙质外面，其结构与骨组织类似。**牙髓**位于牙腔内，由结缔组织、神经和血管共同组成（图 2-4）。

4. **牙周组织** 牙周组织对牙有保护、固定和支持作用，包括牙周膜、牙槽骨和牙龈 3 部分（图 2-4）。

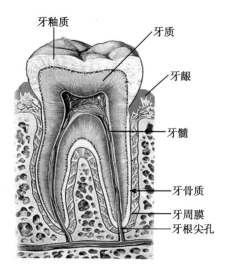

图 2-4 牙的构造模式图

（五）舌

舌（tongue）邻近口腔底，其基本结构是不同方向排列的骨骼肌和表面所覆盖的黏膜。舌有协助咀嚼和吞咽食物、感受味觉和辅助发声等功能。

1. **舌的形态** 舌分为舌体和舌根，二者之间在舌背以向前开放的"V"形浅沟——界沟为界（图 2-5）。舌体占舌的前 2/3，为舌可活动的游离部分，其前端为舌尖。舌根占舌后 1/3，以舌肌固定于舌骨和下颌骨，其两侧与咽峡侧壁（腭舌弓、腭咽弓及腭扁桃体）相连，舌根的背面向后朝向咽部，延续至会厌的腹侧面。

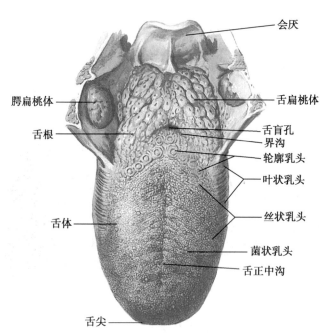

图 2-5 舌背及舌后部

2. **舌黏膜** 被覆于舌的表面。舌背的黏膜呈淡红色，表面有许多小突起，统称舌乳头。依舌乳头形态及功能的不同，将其分为丝状乳头、菌状乳头、叶状乳头、轮廓乳头（图 2-5）。**丝状乳头**数目最多，体积最小，呈白色；**轮廓乳头**体积最大，有 7～11 个，列于界沟的前方。轮廓乳头、菌状乳头、叶状乳头及软腭、会厌等处的黏膜上皮中含味觉感受器，即**味蕾**（taste bud），有感受酸、甜、苦、咸等味觉功能。

而丝状乳头中无味蕾,故无味觉功能,只有一般感觉。在舌根背部的黏膜内,有许多由淋巴组织组成的大小不等的突起,称舌扁桃体。

舌下面黏膜薄而光滑,自舌正中线形成一黏膜皱襞连于口底前部,称**舌系带**。舌系带根部两侧的一对小圆形隆起,称**舌下阜**,下颌下腺管及舌下腺大管开口于此。由舌下阜向口底后外侧延续的带状黏膜皱襞称**舌下襞**(图2-6)。

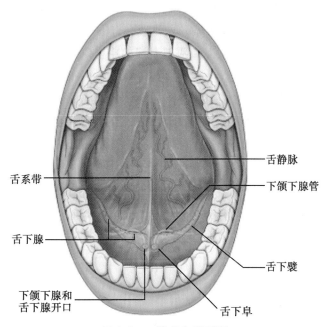

图2-6 口腔底和舌下面

3. **舌肌** 为骨骼肌,分舌内肌和舌外肌两种。舌内肌指舌本身的肌,构成舌的主体,肌的起、止点均在舌内,按肌纤维排列方向,有舌纵肌、舌横肌和舌垂直肌等。各舌内肌收缩时,分别使舌缩短、变窄或变薄,从而改变舌的形态。舌外肌起自舌外,止于舌内,包括颏舌肌、舌骨舌肌和茎突舌肌等。其中最主要的一对舌外肌是**颏舌肌**(genioglossus)(图2-7)。该肌起自下颌体后面的颏棘,肌纤维呈扇形向后上方分散,止于舌中线两侧。两侧颏舌肌同时收缩使舌前伸。单侧收缩使舌尖伸向对侧。若一侧颏舌肌瘫痪则伸舌时舌尖偏向瘫痪侧。

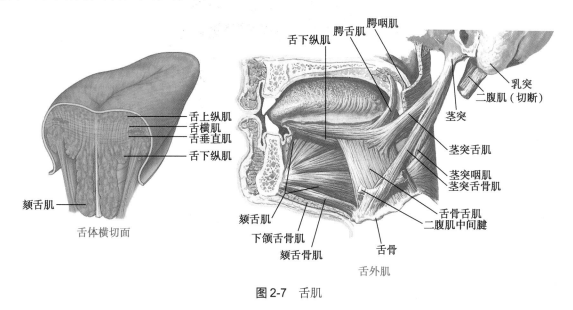

图2-7 舌肌

　　如果意识丧失或深度麻痹的患者仰卧时，其舌后部可以坠向后方而导致喉的阻塞。这种情况可以用以下两种方法来预防：一种是患者侧卧低头，舌因重力作用垂向前方；另一种是压两侧下颌角，使下颌骨伸向前，由于颏舌肌附于下颌骨，当下颌向前移时，它可将舌拉向前方。

（六）唾液腺

　　唾液腺（salivary gland）分泌唾液，依腺的大小和位置分大、小唾液腺。小唾液腺属黏液腺，位于口腔各部的黏膜内，如唇腺、腭腺、颊腺和舌腺等。大唾液腺有下列3对（图2-1、图2-6）。

　　1. 腮腺（parotid gland）　最大，可分浅、深两部。浅部略呈三角形，上达颧弓，下抵下颌角，前至咬肌后1/3的浅面，后续腮腺的深部。深部伸入下颌支与胸锁乳突肌之间的下颌后窝内，其顶端可深达咽侧壁。腮腺管自腮腺浅部的前缘发出，在颧弓下一横指处向前，横过咬肌浅面，至咬肌前缘处弯向内侧，斜穿颊肌，开口于平对上颌第二磨牙牙冠处的颊黏膜上的腮腺管乳头。

　　2. 下颌下腺（submandibular gland）　位于下颌骨下缘与二腹肌前、后腹所围成的下颌下三角内，其导管自腺的内侧面发出，沿口腔底黏膜深面前行，开口于舌下阜。

　　3. 舌下腺（sublingual gland）　位于口腔底舌下襞的深面。其导管有大、小两种，大管仅1条，与下颌下腺管共同开口于舌下阜；小管约10条，直接开口于舌下襞表面。

二、咽

　　咽（pharynx）位于第1～6颈椎前方，为上宽下窄、前后略扁的漏斗形肌性管道，长约12cm，其内腔称咽腔（图2-8）。咽上方固定于颅底，向下于第6颈椎体下缘平面连于食管。咽有前、后及侧壁。其前壁不完整，自上向下可分别通入鼻腔、口腔和喉腔。根据咽前方的毗邻，以腭帆游离缘和会厌上缘平面为界，将咽分为鼻咽、口咽、喉咽3部，其中后两部是消化管和呼吸道的共同通道。

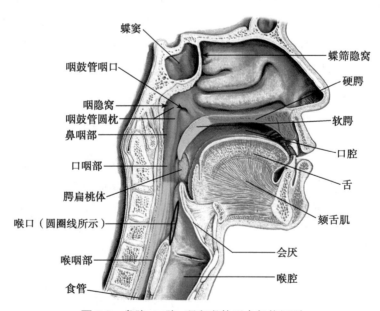

图2-8　鼻腔、口腔、咽和喉的正中矢状切面

（一）鼻咽

　　鼻咽（nasopharynx）是咽的上部，位于鼻腔后方，上达颅底，下至腭帆游离缘平面续于口咽部，向前经

鼻后孔通鼻腔。鼻咽部的顶壁和后壁相互移行，呈倾斜的圆拱形，此壁的黏膜内有丰富的淋巴组织称**咽扁桃体**（pharyngeal tonsil），在婴幼儿较为发达，6～7岁后开始逐渐萎缩。

鼻咽的两侧壁距下鼻甲后端约1cm处，有呈三角形或镰状的**咽鼓管咽口**，咽腔经此口通过咽鼓管与中耳鼓室相通（图2-8）。当吞咽或用力张口（如打呵欠）时，空气通过咽鼓管咽口进入鼓室，以维持鼓膜两侧的气压平衡。咽部感染时，细菌可经咽鼓管波及到鼓室，引起中耳炎。由于小儿的咽鼓管较短而宽，且略呈水平位，故儿童患急性中耳炎远较成人多。咽鼓管咽口的前、上、后方有明显的弧形隆起称咽鼓管圆枕，它是寻找咽鼓管咽口的标志。咽鼓管圆枕后方与咽后壁之间的纵行凹陷称**咽隐窝**（pharyngeal recess），是鼻咽癌的好发部位，其上方距颅底破裂孔约1cm，癌细胞可经破裂孔转移至颅内。位于咽鼓管咽口附近黏膜内的淋巴组织称咽鼓管扁桃体。

（二）口咽

口咽（oropharynx）位于软腭与会厌上缘之间，向前经咽峡与口腔相通。口咽外侧壁的扁桃体窝容纳腭扁桃体。腭扁桃体是扁卵圆形的淋巴器官，表面被覆黏膜，黏膜内陷形成多个小凹，称扁桃体小窝，腭扁桃体发炎时常有脓液停留。腭扁桃体外侧面及前、后面被一薄层结缔组织构成的扁桃体囊包绕，囊的外侧面借疏松的结缔组织连于咽的内侧壁，易与咽壁分离。

咽后上方的咽扁桃体，两侧的咽鼓管扁桃体、腭扁桃体和前下方的舌扁桃体，共同构成**咽淋巴环**，对消化道和呼吸道具有防御和保护作用。

（三）喉咽

喉咽（laryngopharynx）为咽的最下部，介于会厌上缘平面与第6颈椎体下缘平面之间，其向下与食管相续，向前经喉口与喉腔相通。在喉口的两侧与甲状软骨内面之间，各有一深窝称**梨状隐窝**（piriform recess）（图2-9），为异物易停留处。

咽肌是构成咽壁的主要结构，为骨骼肌。由咽缩肌和咽提肌组成。咽缩肌主要由斜行的咽上、中、下缩肌三对构成，各咽缩肌自上而下依次呈叠瓦状，肌纤维环行包绕咽侧壁和后壁，止于后壁中线处的咽缝，咽提肌插入咽上、中缩肌之间。咽提肌包括腭咽肌、茎突咽肌和咽鼓管咽肌，位于咽缩肌的深部，肌纤维纵行。当吞咽时，各咽缩肌由上而下依次收缩，将食团推入食管（图2-10）。咽提肌收缩，上提咽、喉，迫使舌根后压，会厌下盖，封闭喉口，保护性地防止食物颗粒等误入喉和气管；同时梨状隐窝开放，食团安然越过会厌后，经喉咽进入食管。

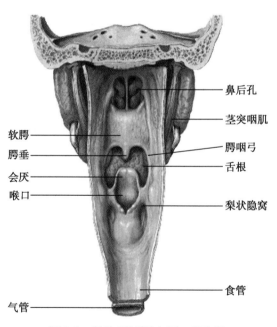

图2-9 咽壁（咽后壁切开，后面观）

鼻后孔
茎突咽肌
软腭
腭垂
会厌
喉口
腭咽弓
舌根
梨状隐窝
气管
食管

吞咽的机制：吞咽时，舌上举顶住硬腭，食物糜团被推向后，食团刺激了软腭的感受器，引起肌肉的反射性收缩，使软腭上举，咽后壁向前突出，封闭鼻咽通路；同时声带内收，喉头升高并向前紧贴会厌，封闭喉口，呼吸暂时停止，防止食物进入喉内。当食团通过这里时，会厌是直立的，将食物导向两侧，沿梨状陷窝下行，避开了喉口，由于喉头前移，食管上口张开，食团就从咽被挤入食管。正常情况下，根据食团在吞咽时所经过的解剖部位，将吞咽过程分为3期（附图2-1）。

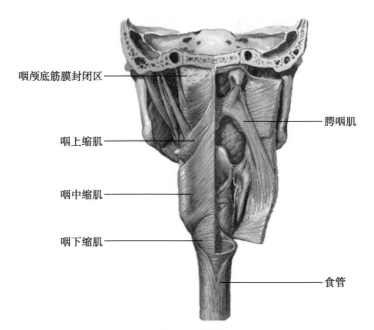

咽颅底筋膜封闭区

腭咽肌

咽上缩肌

咽中缩肌

咽下缩肌

食管

图 2-10　咽肌

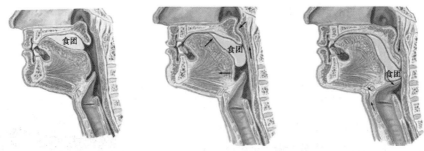

A. 第1期 (随意期或口期): 食团从口腔进入咽部

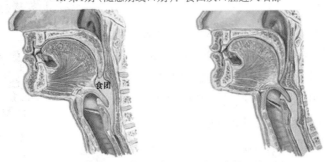

B. 第2期 (咽期): 食团从咽进入食管上端

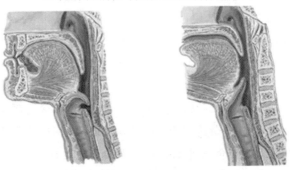

C. 第3期 (食管期): 食团由食管下行至胃

附图 2-1　吞咽过程

三、 食管

（一）位置和分部

食管（esophagus）是消化管中最狭窄的部分，为一前后扁平的肌性器官。食管上端与咽相续，下端与胃的贲门相连接，全长约 25cm。根据食管的行径可分为颈部、胸部和腹部 3 部（图 2-1、图 2-11）。胸部最长，介于胸骨颈静脉切迹平面到膈的食管裂孔之间；腹部最短，仅 1～2cm，自食管裂孔至贲门。

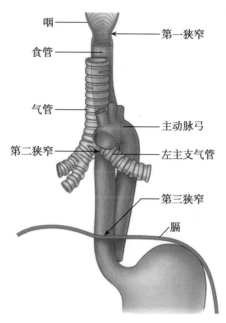

图 2-11 食管主要毗邻及其生理性狭窄

（二）食管狭窄部

食管全长除随脊柱的颈、胸曲相应形成前后方向上的弯曲外，在左右方向上亦有轻度弯曲，但无论从形态学上还是临床应用角度，食管最重要的特点是有 3 个生理性狭窄（图 2-11）。第一狭窄位于食管的起始处，相当于第 6 颈椎体下缘水平，距中切牙约 15cm；第二狭窄位于食管与其前方的左主支气管交叉处，距中切牙约 25cm；第三狭窄为食管通过膈的食管裂孔处，距中切牙约 40cm。各狭窄处常是食管内异物易滞留及食管癌的好发部位。

（三）食管壁的结构

食管具有消化管典型的 4 层结构，壁较厚。食管空虚时，前后壁贴近。食管黏膜形成纵行纵襞凸向管腔，故食管横断面常呈略扁的星形裂隙。食管的黏膜下层中含有血管、神经、淋巴管及大量的黏液腺；肌层由内环外纵两层构成，在上 1/3 段为骨骼肌，下 1/3 段是平滑肌，中 1/3 段则由骨骼肌和平滑肌混合组成。

四、 胃

胃（stomach）是消化管最膨大的部分，上连食管，下续十二指肠。胃除有分泌胃液、容纳和消化食物的作用外，还具有内分泌功能。

（一）形态与分部

胃的形态依胃的充盈程度、体位、体形、年龄等因素而不同。胃在完全空虚时呈管状,而高度充盈时可呈球囊形。

胃分前、后两壁,大、小两弯及出、入两口(图 2-12)。胃前壁朝向前上方,后壁朝向后下方。胃小弯最低点的明显转折处,称角切迹。胃的入口为与食管连接处,称**贲门**(cardia);胃的出口称**幽门**(pylorus),接续十二指肠。

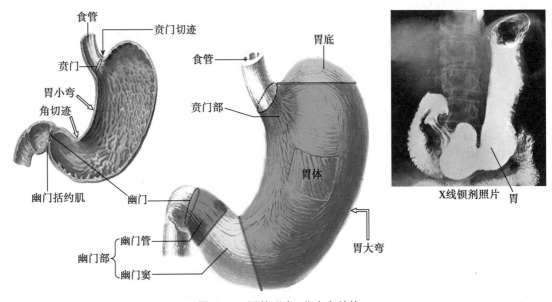

图 2-12 胃的形态、分布和结构

胃通常分为贲门部、胃底、胃体和幽门部 4 部。贲门部指贲门周围的部分,其界域不明显。胃底是贲门切迹平面以上,向左上方膨出的部分,临床上亦称胃穹窿。胃底内常含吞咽时进入的空气,X 线摄片上可见此泡,放射学中称胃泡。胃体为自胃底向下至角切迹处的中间大部分,在大弯侧无明显界标。幽门部为胃体下界与幽门之间的部分。幽门部的大弯侧有一不甚明显的浅沟——中间沟,将幽门部分为右侧的幽门管和左侧的幽门窦。幽门窦较为宽大,通常位于胃的最低部。临床所称的"胃窦"为幽门窦,或是包括幽门窦在内的幽门部(图 2-12)。胃溃疡和胃癌多发生于胃幽门窦近胃小弯处。

（二）位置

胃在中等程度充盈时,大部分位于左季肋区,小部分位于腹上区。胃的中间部分位于剑突下方,直接与腹前壁相贴,为临床上胃的触诊部位。胃的后壁与胰、横结肠、左肾和左肾上腺相邻,胃底与脾和膈邻接。

胃贲门和幽门的位置比较固定。胃大弯的位置较低,其最低点通常在脐平面。胃高度充盈并站立时,胃大弯可至脐以下,甚至达髂嵴平面。胃的位置因体型、性别及年龄而有较大变化,矮胖体型者胃的位置较高,胃多呈牛角形,略近横位。而瘦长者或体型瘦弱的女性,胃的位置较低,胃体垂直呈水袋样。

插胃管术是将胃管由口腔或鼻腔入路,经咽、食管插入胃内,主要用于洗胃、鼻饲、抽取胃液或胃组织活检(附图 2-2)。成人一般插入胃管 45～50cm,不宜超过 60cm,婴幼儿为 14～18cm。食管全长有 3 个狭窄,插管时应予注意。从食管起始部至贲门处细而直,导管不易弯曲,可快速通过。

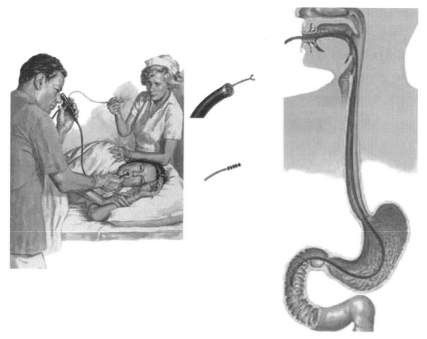

附图2-2 胃十二指肠内镜检查

五、 小肠

小肠（small intestine）是消化管中最长的部分，成人长5～7m。小肠上起幽门，下接盲肠，可分十二指肠、空肠和回肠3部。小肠是进行消化和吸收的重要器官，另外还有某些内分泌功能。

（一）十二指肠

十二指肠（duodenum）介于胃与空肠之间。十二指肠大部分紧贴腹后壁，是小肠中长度最短、管径最大、位置最深且最为固定的部分。由于它既接受胃液，又接受胰液和胆汁，所以具有十分重要的消化功能。十二指肠整体呈"C"形包绕胰头（图2-13），可分上部、降部、水平部和升部4部。

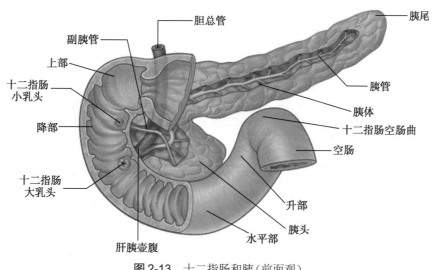

图2-13 十二指肠和胰（前面观）

1. **上部**　起自胃幽门,水平行向右后方,急转向下,移行为降部;转折处形成的弯曲称十二指肠上曲。十二指肠上部近幽门的一段肠管,其肠壁薄,管径大,黏膜面光滑,无环状襞,临床称此段为十二指肠球,是十二指肠溃疡的好发部位。

2. **降部**　自十二指肠上曲,沿第1～3腰椎和胰头的右侧垂直下行,在第3腰椎水平,弯向左行,移行为水平部,转折处的弯曲称十二指肠下曲。降部的黏膜有许多环状襞,在其中部后内侧壁上有一纵行皱襞称**十二指肠纵襞**,其下端的圆形隆起称**十二指肠大乳头**(major duodenal papilla),为胆总管和胰管的共同开口处。在大乳头稍上方有时可见十二指肠小乳头,为副胰管的开口处。

3. **水平部**　又称下部,自十二指肠下曲始,向左横过下腔静脉和第3腰椎体的前方,移行于升部。肠系膜上动脉、静脉紧贴此部前面下行,在某些情况下,可压迫该部引起十二指肠梗阻。

4. **升部**　自水平部末端始,斜向左上方,达第2腰椎体左侧急转向前下,移行为空肠。转折处的弯曲形成**十二指肠空肠曲**。十二指肠空肠曲的后上壁借十二指肠悬肌固定于右膈脚上,该肌及包绕其下段表面的腹膜皱襞共同构成**十二指肠悬韧带**(suspensory ligament of duodenum),亦称 Treitz 韧带,是手术时确定空肠起始的重要标志。

(二)空肠和回肠

空肠(jejunum)始于十二指肠空肠曲,占空、回肠全长的近侧2/5。**回肠**(ileum)在右髂窝接续盲肠,占空回肠全长的远侧3/5。二者均由肠系膜悬系于腹后壁,有较大的活动度。

尽管空肠和回肠的形态结构不尽相同,但变化是逐渐发生的,故二者间无明确界限。就位置而言,空肠多位于左腰区和脐区;回肠常位于脐区、右腹股沟区和盆腔内,见图2-1。从外观上看,空肠管径较粗,管壁较厚。从组织结构上观察,空、回肠的黏膜形成许多环状襞,其表面还有密集的绒毛,从而极大地增加了肠黏膜的表面面积,有利于营养物质的吸收;在黏膜固有层和黏膜下组织内含有淋巴滤泡,分孤立淋巴滤泡和集合淋巴滤泡两种,前者分散于空、回肠的黏膜内,后者多见于回肠下部,呈长椭圆形,其长轴与肠管一致(图2-14)。肠伤寒病变多发生于集合淋巴滤泡,可并发肠穿孔或肠出血。

约有2%的成人个体在回肠末端距回盲瓣0.3～1.0m范围内的回肠壁上,可见一囊袋状突出的回肠憩室,又称 Meckel 憩室,为胚胎时期卵黄蒂未消失而形成的。此憩室可发炎或合并溃疡穿孔,因其位置靠近阑尾,故症状与阑尾炎相似,易误诊为阑尾炎。

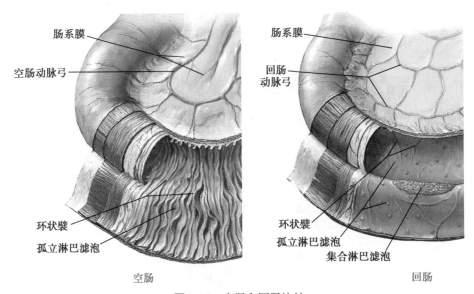

图2-14　空肠和回肠比较

六、 大肠

大肠（large intestine）是消化管的下段，围绕在空、回肠周围，全长约 1.5m，依其位置和特点，可分为盲肠、阑尾、结肠、直肠和肛管，见图 2-1。大肠的主要功能是吸收水分、无机盐和维生素，将食物残渣形成粪便排出体外。

除阑尾、直肠和肛管外，盲肠和结肠具有 3 种特征性结构：结肠带、结肠袋和肠脂垂（图 2-15）。结肠带为肠壁的纵行肌增厚而成，有 3 条，沿肠的纵轴平行排列，它们在盲肠底部汇集于阑尾根部。结肠袋为横向隔开向外膨出的囊袋状突起，是由于结肠带较肠管短，使后者皱缩而成。结肠袋具有特征性的 X 线影像，即当被钡剂充盈时，结肠的阴影呈现边缘整齐的串珠状。肠脂垂为沿结肠带两侧分布的众多小突起，由浆膜及其所包含的脂肪组织构成。

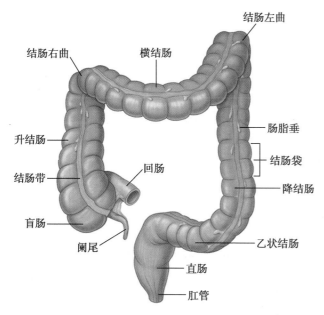
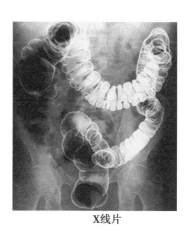

X线片

图 2-15　大肠

（一）盲肠

盲肠（cecum）是大肠的起始部，其下端为盲端，上续升结肠，左侧与回肠末端相连接。盲肠一般位于右髂窝，因无系膜位置较固定。极少数情况下盲肠可高至髂嵴以上，甚至达肝右叶下方，亦可低至骨盆腔内。

回肠末端突向盲肠的开口称回盲口。此处肠壁内的环行肌增厚，并覆以黏膜，形成上、下两片半月形的皱襞称回盲瓣。此瓣不但作为盲肠与升结肠及回肠分界的标志，还具有阻止小肠内容物过快地流入大肠和防止盲肠内容物逆流回小肠的重要作用。在回盲口下方约 2cm 处，有阑尾的开口（图 2-16）。

（二）阑尾

阑尾（vermiform appendix）是自盲肠下端向外延伸的一条细管状器官，形似蚯蚓，又称蚓突。其根部较固定，连于盲肠后内侧壁，并经阑尾口通盲肠腔；尖端为游离的盲端。阑尾的长度因人而异，长者可达 30cm，短者仅为一痕迹，一般长 6～8cm。阑尾的管腔狭小，因而排空欠佳。阑尾系膜呈三角形，较阑尾短，内含血管、淋巴管和神经，致使阑尾缩曲成袢状或半圆弧形，见图 2-16。

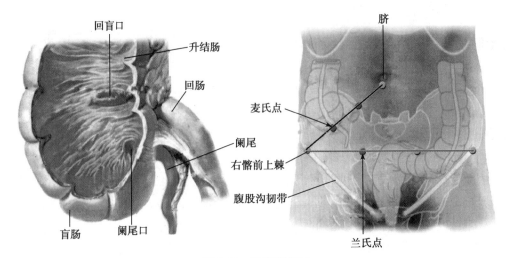

图 2-16　盲肠和阑尾

阑尾通常与盲肠一起位于右髂窝内,其位置变化,因人而异,可随盲肠位置的变动高达肝下,或低至骨盆腔内,或越过中线至左侧。阑尾本身也有多种位置变化,可在回肠末端的前面或后面,盲肠后方或下方及向内下至骨盆腔入口处等。据国人体质调查资料,阑尾以回肠前位(28%)、盆位(26%)和盲肠后位(24%)多见,其次是回肠后位(8%)和盲肠下位(6%),尚有极少数可达肝位或左下腹位等。多变的阑尾位置及毗邻关系的各异,增加了阑尾炎的诊断与治疗的复杂性。若手术中寻找阑尾有困难,可沿结肠带向下追踪,至3条结肠带集中处即为阑尾的根部。

阑尾根部的体表投影,通常以脐与右髂前上棘连线的中、外 1/3 交点处为标志,此点在临床上称为**麦氏点**(McBurney 点),阑尾炎症时,此处常有明显压痛。有时也以左、右髂前上棘连线的中、右 1/3 交点——**兰氏点**(Lanz 点)来表示(见图 2-16)。

阑尾易于发炎的解剖学因素:①在阑尾壁内含有大量淋巴组织;②阑尾肠腔狭窄,在发炎过程中更容易狭窄;③阑尾腔内容易形成粪石并阻塞肠腔;④阑尾游离端可活动,在肠道运动失调时,可能发生变位、弯曲,影响管腔通畅。

(三)结肠

结肠(colon)为介于盲肠与直肠之间的大肠,整体呈 M 形,包绕于空、回肠周围。按其所处位置和形态,可分为升结肠、横结肠、降结肠和乙状结肠4部分(图 2-1、图 2-15)。

1. **升结肠**(ascending colon)　长 15～17cm,在右髂窝内由盲肠延续而成,沿腰方肌和右肾前面上升至肝右叶下方,转折向左前下方移行于横结肠,此处的弯曲称结肠右曲或肝曲。升结肠无系膜,借结缔组织附于腹后壁,故活动度甚小。

2. **横结肠**(transverse colon)　长约 50cm,起自结肠右曲,先行向左前下方,再稍转向左后上方,形成一略向下垂的弓形弯曲。在左季肋区,至脾的脏面下份,转折向下续于降结肠,此处的弯曲称结肠左曲或脾曲。横结肠由横结肠系膜连于腹后壁,故活动度较大。

3. **降结肠**(descending colon)　长约 20cm,自结肠左曲起,沿左肾外侧缘和腰方肌前面下降,到左髂嵴水平面续于乙状结肠。降结肠亦无系膜,借结缔组织附于腹后壁,故活动度很小。

4. **乙状结肠**(sigmoid colon)　长约 45cm,自左髂嵴水平起自降结肠,沿左髂窝转入盆腔内,全长呈"乙"字形弯曲,至第3骶椎平面续于直肠。乙状结肠借乙状结肠系膜连于左髂窝和小骨盆后壁,故活动度较大。乙状结肠是肿瘤、憩室等疾病的多发部位。

（四）直肠

直肠（rectum）位于小骨盆腔下份的后部，在第3骶椎前方起于乙状结肠，沿骶、尾骨前面下行，穿盆膈移行于肛管（图2-17）。直肠并不直，在矢状面上有骶曲和会阴曲，会阴曲距肛门3～5cm；在冠状面上也有3个不甚恒定的侧屈，中间凸向左侧，而上、下两个凸向右侧。临床行直肠镜或乙状结肠镜检查时，应注意上述弯曲，以免伤及肠壁。

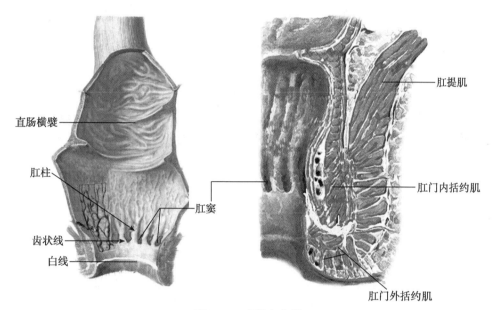

图2-17　直肠与肛管

直肠上端与乙状结肠交接处的管径较细，向下肠腔显著扩大，至直肠下部膨大称直肠壶腹。直肠内面有3个直肠横襞（Houston瓣），由黏膜及环行肌构成。其中，以中间的直肠横襞大而明显，位置较恒定，位于直肠右侧壁上，距肛门约7cm，常作为直肠镜检时的定位标志（图2-17）。

（五）肛管

肛管（anal canal）是消化管的末段，上端在盆膈平面接续直肠，下端止于肛门。肛管被肛门括约肌包绕，平时处于收缩状态，有控制排便的作用。

肛管内面有6～10条纵行的黏膜皱襞称**肛柱**，其内有纵行肌和血管。各肛柱下端彼此借半月形黏膜皱襞相连，此襞称**肛瓣**。每个肛瓣与两侧相邻的肛柱下端之间所形成的隐窝称**肛窦**，窦口开向上，其底部有肛腺的开口。肛窦内往往积存粪屑，容易感染而引起肛窦炎，严重者可形成肛瘘或坐骨肛门窝脓肿等。

通常将各肛柱下端与各肛瓣边缘所连接成的锯齿状环行线称**齿状线**（dentate line）或肛皮线（见图2-17）。齿状线上、下方所覆盖的上皮组织、动脉来源、静脉回流、淋巴引流及神经支配等方面均不尽相同，在临床上有一定的实际意义。

在齿状线下方有宽约1cm的环状光滑区域称**肛梳**（anal pecten）或称痔环。**肛门**（anus）是肛管的出口，周围富有色素，呈暗褐色，并有汗腺和皮脂腺。

肛柱部的黏膜下层和肛梳部的皮下组织内含丰富的静脉丛，有时可因某种病理因素形成静脉曲张，向腔内突入，称为**痔**，其发生在齿状线以上者称**内痔**，发生在齿状线以下者称**外痔**，跨越齿状线上、下者为**混合痔**。

肛管周围有肛门内、外括约肌和肛提肌等。**肛门内括约肌**（sphincter ani internus）为平滑肌，是肠壁环行肌增厚而成，有协助排便的作用。**肛门外括约肌**（sphincter ani externus）为骨骼肌，围绕在肛门内括约肌的外下方，有较强的控制排便作用。

肛门内括约肌、肠壁下份的纵行肌、肛门外括约肌的浅部和深部及肛提肌等，共同构成了围绕肛管的强大肌环，称**肛直肠环**，对肛管起着极重要的括约作用，若损伤将导致大便失禁。

关于直肠与肛管的分界方法主要有两种：一是从组织结构和胚胎发生，以齿状线为界，将从齿状线至肛门这一段长约 2cm 的肠管称肛管；二是从形态与功能考虑，以盆膈为界，将自盆膈至肛门这段长约 4cm，并为肛提肌和肛门括约肌所包绕的末段肠管称为肛管。

第二节　消化腺及肝外胆道

一、肝

肝（liver）是人体最大的消化腺，是机体新陈代谢最活跃的器官，其功能极为重要、复杂。肝不仅参与蛋白质、脂类、糖类和维生素等物质的合成、转化与分解，而且还与激素、药物等物质的转化、解毒及抗体的产生有关。肝所分泌的消化液是胆汁，可促进脂肪的消化和吸收。此外，肝还具有吞噬、防御等重要功能。肝血液供应十分丰富，接受肝动脉和肝门静脉的双重血管注入，故活体呈棕红色。

（一）外形

肝呈不规则的楔形，可分为上、下两面，前、后、左、右四缘。

肝的上面隆凸，与膈相接触，又称膈面，肝膈面的前部有矢状位的镰状韧带，借此将肝分为大而厚的肝右叶及小而薄的肝左叶。肝膈面后部没有腹膜被覆的部分称**裸区**（bare area）（图 2-18）。

肝的下面朝向下后方，邻接许多腹腔脏器，又称脏面（图 2-18）。脏面中部有呈似"H"形的沟，其中位于中间的横沟称**肝门**（porta hepatis），有肝左、右管，肝固有动脉左、右支，肝门静脉左、右支和肝的神经、淋巴管等经此出入。上述结构被结缔组织包绕，构成**肝蒂**。肝脏面的左侧纵沟较窄而深，有肝圆韧带通过，沟的后部容纳静脉韧带。肝脏面右侧纵沟较宽而浅，沟的前部称**胆囊窝**，容纳胆囊；沟的后部为腔静脉沟，容纳下腔静脉。在腔静脉沟的上端处，肝左、中、右静脉出肝后立即注入下腔静脉，故此处常有**第二肝门**之称。

在肝的脏面，借 H 形的沟将肝分为 4 个叶：左叶位于左纵沟的左侧；右叶位于右纵沟的右侧；方叶位于肝门之前，肝圆韧带裂与胆囊窝之间；尾状叶位于肝门之后，静脉韧带裂与腔静脉沟之间。脏面的肝左叶一般与膈面的肝左叶一致，脏面的肝右叶、方叶与尾状叶一起，相当于膈面的肝右叶。

肝的前缘，亦称下缘，是肝的脏面与膈面间的分界，薄而较锐利。在胆囊窝处，肝前缘上可见胆囊切迹，胆囊底常在此处露出；在肝圆韧带通过处，肝前缘上有较明显的肝圆韧带切迹，或称脐切迹。肝的后缘钝圆，朝向脊柱。肝的左缘是肝左叶的左缘，薄而锐利；肝的右缘即肝右叶的右下缘，较圆钝。

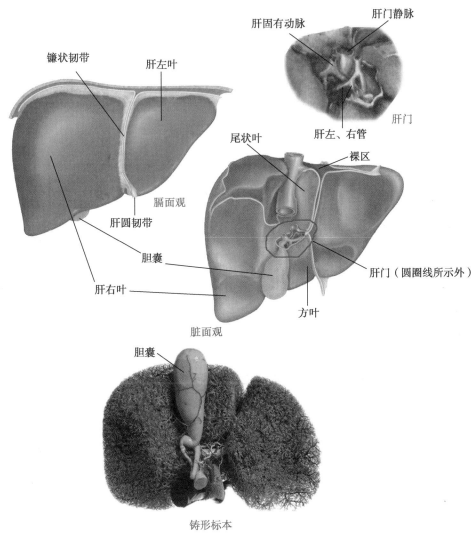

图 2-18　肝

（二）位置和体表投影

肝大部分位于右季肋区和腹上区，小部分位于左季肋区。肝的前部大部分被肋所掩盖，仅在腹上区的左、右肋弓之间，小部分露于剑突之下而直接接触腹前壁。

肝的上界与膈穹窿一致，常用以下 3 点的连线表示：即右锁骨中线与第 5 肋的交点；前正中线与剑突结合的交点；左锁骨中线与第 5 肋间隙的交点。肝的下界即肝下缘，右侧与右肋弓一致；中部超出剑突下约 3cm；左侧亦被肋弓掩盖。3 岁以下的幼儿，由于腹腔容积较小，而肝的体积相对较大，故肝下缘常低于右肋弓下 1.5～2.0cm，一般到 7 岁以后，在右肋弓下不能再触及到肝。

肝的上方为膈，隔着膈与右侧胸膜腔、右肺等相邻，故肝脓肿有时可与膈粘连，并经膈侵及右肺，甚至其内容物还可经支气管排出。

二、　胰

胰（pancreas）是仅次于肝的大消化腺，由外分泌部和内分泌部组成。前者指腺细胞，能分泌胰液，内含多种消化酶，有分解消化蛋白质、脂肪和糖类的作用。后者即胰岛，散在于胰实质内，以胰尾居多，主要分泌胰岛素,参与调节糖代谢。

(一)位置与毗邻

胰横居于腹后壁,平对第1~2腰椎体的前方,属腹膜外位器官,仅前面大部分被腹膜遮盖。活体胰质地柔软而致密,呈灰红色。胰的右侧被十二指肠环抱,左端抵达脾门。由于胰的位置较深,其前方又有胃、横结肠和大网膜等结构,故胰病变早期往往不易被发现。

(二)分部

胰可分头、颈、体、尾4部,各部之间无明显的界限(图2-13)。

胰头为胰右侧的膨大部分,位于第2腰椎体的右前方,其上、下方及右侧被十二指肠所包绕。在胰头后面的沟内或胰头与十二指肠降部之间有胆总管经过,故当胰头肿瘤时可压迫胆总管,影响胆汁的排泄而发生阻塞性黄疸。胰头下部有向左侧突出的钩突,肠系膜上动脉、静脉即夹在胰头与钩突之间。由于肝门静脉是由肠系膜上静脉与脾静脉在胰头或胰颈的后方合成,故该部占位性病变可压迫肝门静脉起始部,致血液回流受阻,出现腹水及脾大等症状。

胰颈为位于胰头与胰体之间狭窄部分,长2.0~2.5cm。胃幽门位于其前上方,其后面有肠系膜上静脉通过。

胰体占胰的大部分,位于胰颈与胰尾之间,其横置于第1腰椎体的前方,胰体的前面隔网膜囊与胃相邻,胃后壁的病变和溃疡穿孔时常可累及胰体或与之粘连。

胰尾较细,行向左上方,其末端抵达脾门。

胰管位于胰实质内,偏向胰的背侧,其走行与胰的长轴一致,即从胰尾经胰体、胰颈走向胰头,沿途收集许多小叶间导管,故其管径自左向右逐渐增粗。胰管最后在十二指肠降部的壁内与胆总管汇合成**肝胰壶腹**,开口于十二指肠大乳头。在胰头上部常有一小管,行于胰管上方,称**副胰管**,开口于十二指肠小乳头。

胰腺实质内有一类具有内分泌功能的胰岛细胞。胰岛细胞可分泌胰岛素,属激素,直接进入血液,参与血糖代谢,使血糖浓度降低。如果由于某些因素造成胰岛素分泌不足,血糖浓度便会升高。血糖浓度持续升高会对人体造成一系列损伤,严重损害身体健康。由于血糖浓度过高,部分血糖将随尿液排出,临床上称其为**糖尿病**。

三、 肝外胆道

胆汁参与消化食物,其由肝细胞产生,经一系列管道排泄至十二指肠内。胆道系统分为肝内及肝外两部。肝外胆道系统即出肝门之外的胆道系统,由肝左、右管、肝总管、胆总管和胆囊组成(图2-19)。

(一)肝管与肝总管

左、右半肝内的毛细胆管逐渐汇合成肝左、右管,它们出肝门后汇合成肝总管。肝总管长2~4cm,行于肝十二指肠韧带内,其下端以锐角与胆囊管汇合成胆总管。

(二)胆囊

胆囊(gallbladder)是贮存和浓缩胆汁的器官,呈长梨形,位于肝下面的胆囊窝内,借结缔组织与肝相连。

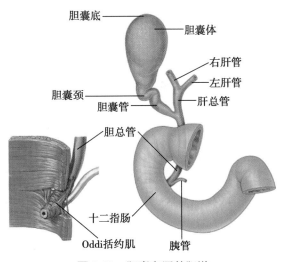

图 2-19 胆囊和肝外胆道

胆囊可分底、体、颈、管。胆囊底是胆囊略呈膨大的盲端，突向前下方，多在肝前缘的胆囊切迹处露出。当胆汁充满时，胆囊底可贴近腹前壁。胆囊底的体表投影在右锁骨中线与右肋弓相交处，胆囊炎时，此处常有压痛，临床称**墨菲征**（Murphy sign）阳性。胆囊体与底无明显分界，其向后下逐渐变细，延续为胆囊颈。胆囊颈细而弯曲，常以直角急转向左下方，移行于胆囊管。

（三）胆总管

胆总管（common bile duct）由肝总管和胆囊管在十二指肠上部上方汇合而成。胆总管在肝十二指肠韧带内下行于肝固有动脉的右侧、肝门静脉的前方下行至胰头的后方，斜穿十二指肠降部后内侧壁，在此处与胰管汇合，形成略膨大的**肝胰壶腹**（hepatopancreatic ampulla），开口于十二指肠大乳头。在肝胰壶腹周围有肝胰壶腹括约肌（或称 Oddi 括约肌）包绕。

肝胰壶腹括约肌平时保持收缩状态，肝所分泌的胆汁，经肝左、右管、肝总管、胆囊管进入胆囊贮存。进食后，尤其进高脂肪食物后，在神经、体液等因素调节下，胆囊收缩，肝胰壶腹括约肌舒张，胆囊内的胆汁经胆囊管、胆总管排入十二指肠。

肝外胆道可因结石、蛔虫或肿瘤等造成阻塞，使胆汁排出受阻，并发胆囊炎或阻塞性黄疸等。如果肝胰壶腹括约肌收缩过强，可致胆汁逆流进入胰腺，引起胰腺炎。

想 一 想

1. 糖尿病（diabetes mellitus）　是一种由遗传基因和环境因子相互作用所造成的全身性慢性代谢性障碍综合征，由于体内胰岛素的相对或绝对不足而引起糖、脂肪和蛋白质代谢的紊乱，其主要特点是高血糖和糖尿。该病病程长，高血糖长期得不到控制的患者易并发心血管、肾脏、视网膜以及神经病损。患病率在我国约 3.5%。

原发性糖尿病：病因和发病机制尚不完全明确，根据对胰岛素治疗的反应性，分为 1 型糖尿病、2 型糖尿病和糖耐量减低。继发性糖尿病：由内分泌疾病、胰腺疾病、对抗和抑制胰岛素分泌的药物引起。

糖尿病有遗传因素和阳性家族史，肥胖、胰岛素抵抗、糖耐量异常、脂代谢紊乱、高血压、低体力活动均为其危险因素。糖尿病患者康复锻炼很重要，2 型糖尿病和糖耐量减低，能通过康复治疗取得较好的效果，尤其是肥胖型最适宜。运动治疗以有氧代谢为主，首先是进行耐力性运动，如步行、慢跑、游泳、划船、骑自行车等；还可进行保健操、太极拳、气功以及中等强度的徒手体操和简单的球类活动，如乒乓球、羽毛球等。其中步行是常用的康复方法,对糖尿病较轻的肥胖患者可进行快速步行,一般状况尚好的患者可进行中速步行,老年体弱者可采用慢速步行。时间可选择在早晨、傍晚或饭前1小时、饭后1小时或工间休息时进行。要做好血糖自我监测,以避免因运动发生低血糖或高血糖。

2. 习惯性便秘(habitual constipation) 又称慢性便秘、功能性便秘。是指大便次数减少(少于每周3次),粪便干燥硬结难以排出,或排空不畅,排便后无轻松感,可伴左下腹不适,胀满,或食欲缺乏,口干口苦等。上述大便异常呈慢性经过反复出现。该病较常见,尤其在老人及小儿。

病因及危险因素:生活方式改变(由旅行、易地生活等引起);进食量少,尤其过多进食精肉、低纤维食物,缺食果蔬;饮水过少、肠内干涸;工作忙累、精神紧张,引起肠管痉挛,粪便难排;长期坐位生活,缺乏体力活动以致腹壁松弛,腹肌无力,肠蠕动减弱;药物不良反应(如服用抗胆碱类药、阿片类制剂);老年虚弱、结肠无力等。

运动治疗:每天运动1~1.5小时,可分2~3次进行,包括活跃性体育运动和医疗体操。可根据体质、兴趣及场地条件选择跑、跳、快步走、游泳、划船、自行车、羽毛球等活跃性运动,亦可配合腹部顺时针按摩治疗(揉腹)。医疗体操:重点进行腹式呼吸运动,增强腹壁肌肉运动,以及增加腹压的运动,如:①仰卧位进行的腹式呼吸、仰卧起坐、两腿模仿踏自行车运动、轮流直腿举起;②立位进行的原地高抬腿踏步、蹲坐起立、腰腹运动(体前屈)、转体运动。

(董卫国)

第三章
呼吸系统

呼吸系统（respiratory system）由呼吸道和肺两部分组成，属于内脏学的一部分。呼吸道包括鼻、咽、喉、气管和各级支气管。呼吸道以骨和软骨为支架，以保证气道通畅。临床上常把鼻、咽、喉称为上呼吸道，气管、支气管及肺内各级分支为下呼吸道（图3-1）。肺由肺实质（支气管和肺泡）和肺间质（血管、淋巴管、神经和结缔组织）组成，表面包有胸膜。呼吸系统的主要功能是进行气体交换，即从体外吸入氧气，同时将体内的二氧化碳排出体外。此外，鼻兼有嗅觉功能，喉兼有发声功能。

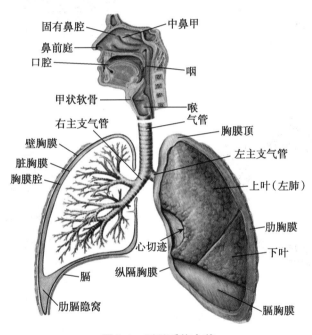

图3-1　呼吸系统全貌

第一节　呼　吸　道

一、鼻

鼻（nasus）为呼吸道的起始部，又是嗅觉器官，并辅助发音，由外鼻、鼻腔和鼻旁窦三部分组成。

（一）外鼻

外鼻（nasus externus）位于面部中央，呈三棱锥体形，上部较窄，突起于两眼之间，称为鼻根，下延为鼻背，下端突出形成鼻尖，鼻尖两侧膨出的部分为鼻翼，下方的开口为鼻孔。在平静呼吸的情况下，鼻翼无明显活动，但在呼吸困难时可出现鼻翼扇动。从鼻翼向外下方到口角有鼻唇沟，正常人的两侧鼻唇沟深度对称，面肌瘫痪时，患侧的鼻唇沟可变浅或消失。外鼻以骨和软骨为支架（图3-2），表面被覆皮肤。鼻翼和鼻尖部表面的皮肤较厚，富含皮脂腺和汗腺，是痤疮和疖肿的好发部位。

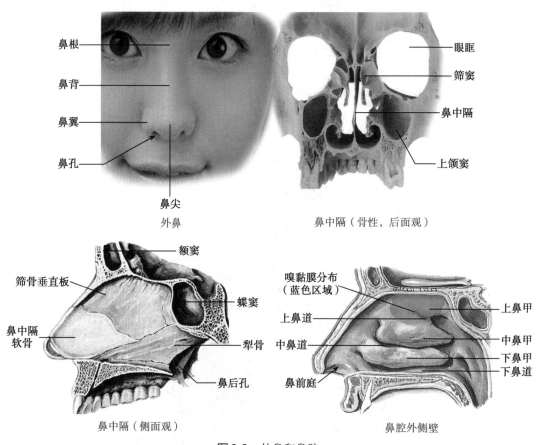

图3-2 外鼻和鼻腔

（二）鼻腔

鼻腔（nasal cavity）以骨和软骨为基础，内衬黏膜和皮肤。由位于正中矢状面的鼻中隔将鼻腔分为左、右两腔，向前下以鼻孔通外界，向后经鼻后孔通鼻咽。鼻腔借鼻阈分为鼻前庭和固有鼻腔两部分（图3-2）。鼻阈是皮肤与鼻黏膜的分界处。

1. **鼻前庭**（nasal vestibule） 为鼻腔的前下部，由鼻翼和鼻中隔的前下部所围成。它内衬皮肤，生有鼻毛，借以过滤、净化空气。鼻前庭皮肤富有皮脂腺和汗腺，是疖肿的好发部位。又由于缺少皮下组织，皮肤直接与软骨膜相连，故发生疖肿时，疼痛明显。

2. **固有鼻腔**（proper nasal cavity） 为鼻腔的后上部，由上、下、内侧和外侧壁围成。上壁为筛板，鼻腔隔此壁邻颅前窝。下壁为腭即口腔的顶。内侧壁为**鼻中隔**（nasal septum），主要由筛骨垂直板、犁骨和鼻中隔软骨覆以黏膜构成。鼻中隔很少呈正中矢状位，常偏向一侧，尤以偏向右侧者居多。鼻中隔的前下方是鼻腔出血的好发部位称**易出血区**（Little 区或 Kiesselbach 区），此区血管丰富而且位置表浅,受外伤或干燥空气刺激,血管易破裂出血。约90%的鼻出血发生于此区。

鼻腔的外侧壁结构最为复杂,凹凸不平,自上而下有突向内下的上、中和下鼻甲(图3-2)。各鼻甲下方的裂隙,分别称上、中和下鼻道。上鼻甲或最上鼻甲后上方的凹陷称**蝶筛隐窝**(sphenoethmoidal recess)。下鼻甲的前端距鼻孔约2cm,后端距咽鼓管咽口约1cm。在下鼻道的前上壁有鼻泪管的开口。

固有鼻腔内衬黏膜,根据黏膜的结构和功能不同,可分为嗅区和呼吸区(见图3-2)。**嗅区**(olfactory region)仅占上鼻甲内侧面以上及其相对应的鼻中隔黏膜,活体上呈苍白或淡黄色,黏膜内有嗅细胞,能感受气味的刺激,具有嗅觉功能。**呼吸区**(respiratory region)是嗅区以外的鼻黏膜,范围较大,活体上呈淡红色,其特征是黏膜内含丰富毛细血管丛和鼻腺,能产生大量分泌物,对吸入的空气起加温、湿润及净化作用。如该区黏膜充血肿胀,可引起鼻塞。

鼻腔检查术:是经鼻前孔借额镜反射的光线,探视鼻腔各壁黏膜的色泽、中鼻甲和下鼻甲的大小、鼻中隔的形态及鼻腔内分泌物性质及有无肿物或异物,以达到诊治的目的。

(三)鼻旁窦

鼻旁窦(paranasal sinus)又称副鼻窦,是鼻腔周围颅骨内一些与鼻腔相通的含气空腔,能温暖与湿润空气,对发声产生共鸣。其内衬黏膜,并与鼻黏膜相延续,故鼻腔的炎症可蔓延至鼻旁窦,引起鼻窦炎。鼻旁窦按其所在骨的位置有上颌窦、额窦、筛窦和蝶窦共4对(图3-3)。

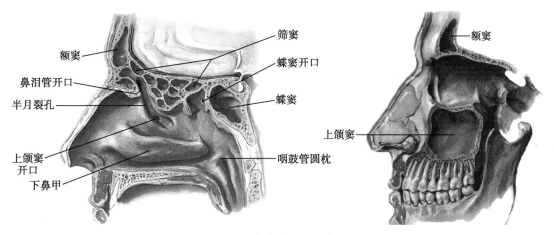

图3-3 鼻旁窦开口示意图

1. **额窦**(frontal sinus) 位于额骨内,两侧眉弓的深面,左、右各一,多不对称,开口于中鼻道的前部。眶的内上角为额窦的底部,骨质薄弱,急性额窦炎时,此处压痛明显。

2. **筛窦**(ethmoidal sinus) 由大小不一、形态不规则的含气小房组成,位于鼻腔上部和眼眶之间的筛骨迷路内,分为前、中、后3组。后组筛窦与视神经管紧密接触,其感染向周围蔓延,可引起视神经炎。前、中组开口于中鼻道;后组开口于上鼻道。

3. **蝶窦**(sphenoidal sinus) 位于蝶骨体内,左、右各一,开口于蝶筛隐窝。临床上经蝶窦入路行垂体、海绵窦手术。

4. **上颌窦**(maxillary sinus) 位于上颌骨内,是鼻旁窦中最大的一对,几乎占整个上颌骨的体部,平均容积为12~15ml。上颌窦由前、后、上、底、内侧5个壁围成。前壁骨质较薄,是上颌窦手术入路的常选之处。后壁较厚,与翼腭窝毗邻。上壁即眶下壁,较薄,上颌窦炎症和肿瘤常可侵及眶内。底壁即窦底与上颌磨牙牙根紧邻,牙根感染可波及上颌窦。内侧壁即鼻腔外侧壁,与中鼻道和下鼻道相毗邻,中鼻道上有上颌窦的开口。

鼻窦炎与上颌窦引流术：急性化脓性鼻窦炎多继发于急性鼻炎，以鼻塞、多脓涕、头痛为主要特征；慢性化脓性鼻窦炎常由急性化脓性鼻窦炎转变而来，以多脓涕为主要表现，可伴有轻重不一的鼻塞、头痛及嗅觉障碍。

上颌窦的窦腔最大，其自然开口比较小，而且又在鼻侧壁的上方，开口位置高于窦底，因而窦内分泌物排除引流存在一定困难。此外，上颌窦发炎化脓时，鼻腔、鼻窦的黏膜肿胀增厚，可使窦口变狭窄，如果再加上鼻甲肥厚或息肉的阻塞，窦内的脓液就更难排出。

上颌窦穿刺冲洗：用一特制穿刺针从下鼻道刺入上颌窦，抽出脓液后，以生理盐水进行冲洗至脓液排净，然后再注入抗生素药液。

二、 咽

咽是消化管和呼吸道共有的器官，详见消化系统。

三、 喉

（一）位置

喉（larynx）既是呼吸道，又是发声器官。它位于颈前区的中部，上连舌骨，下接气管。上界是会厌上缘，下界达环状软骨下缘。成人的喉平对第4～6颈椎高度。喉的前面为舌骨下肌群，后为咽，并与之紧密连接，两侧为颈部的大血管、神经及甲状腺侧叶。由于喉与舌骨和咽紧密连接，还可随吞咽或发声动作而上、下移动。

（二）结构

喉是复杂的管状器官，喉以软骨为基础，关节、韧带和膜为连结，喉肌为动力，黏膜内衬喉腔。

1. **喉的软骨**　是喉的支架，主要为不成对的甲状软骨、会厌软骨、环状软骨和成对的杓状软骨（图3-4）。

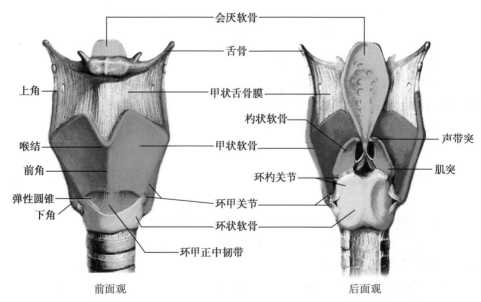

图3-4　喉软骨及其连结示意图

（1）**甲状软骨**（thyroid cartilage）：是喉软骨中最大的一块，形似盾牌。位于舌骨的下方，环状软骨的上方，构成喉的前壁和两侧壁。由左、右对称的两个方形软骨板构成，在前方连结而成甲状软骨**前角**，前角的上端向前突出于颈前部皮下，称**喉结**（laryngeal prominence），成年男性尤为明显，是男性第二性征的标志。两板的后缘向上、下各伸出一突起，分别称**上角**和**下角**。

（2）**环状软骨**（cricoid cartilage）：位于甲状软骨的下方，构成喉的底座。形似指环，其前部细窄称**环状软骨弓**，后部宽阔称**环状软骨板**。环状软骨弓平对第6颈椎高度，是颈部的重要标志之一，也是施行气管切开术的重要标志。环状软骨是喉软骨中唯一完整的软骨环，对支撑、保持呼吸道的通畅有重要作用。

（3）**杓状软骨**（arytenoid cartilage）：位于环状软骨板上方，左右各一，呈三棱锥体形。由底向前和外侧的突起分别称**声带突**（有声韧带附着）和**肌突**（有喉肌附着）。

（4）**会厌软骨**（epiglottic cartilage）：形似树叶，上宽下窄，其下端借韧带附着于甲状软骨前角的内面。会厌软骨被覆黏膜称**会厌**（epiglottis），是喉口的活瓣，吞咽时喉随咽上提并向前移，会厌封闭喉口，阻止食团入喉而引导食团进咽。

2. **喉的连结**　包括喉软骨间的连结和喉软骨与舌骨及气管的连结（图3-4、图3-5）。

（1）**环甲关节**（cricothyroid joint）：由甲状软骨的下角和环状软骨弓与板相连处外面的关节面构成。在环甲肌牵引下，甲状软骨在冠状轴上作前倾和复位运动。前倾运动使甲状软骨前角与杓状软骨间距加大、声带紧张；复位时，两者间距缩小、声带松弛。

（2）**环杓关节**（cricoarytenoid joint）：由杓状软骨底和环状软骨板上缘的关节面构成。在该关节上杓状软骨可沿垂直轴向内、外侧旋转。内旋使声带突互相靠近，缩小声门；外旋则作用相反，开大声门。环杓关节还可作前、后、内、外等方向上的滑动。

（3）**方形膜**（quadrangular membrane）：为斜方形的纤维弹性膜，由会厌软骨的两侧缘和甲状软骨前角的后面向后附着于杓状软骨的前内侧缘。其上缘游离构成杓状会厌襞的基础，下缘游离增厚，称**前庭韧带**，是构成前庭襞的基础。

（4）**弹性圆锥**（conus elasticus）：是圆锥形的弹性纤维膜，起自甲状软骨前角后面，呈扇形向下，向后止于杓状软骨声带突和环状软骨（图3-4）。此膜的上缘游离增厚，紧张于甲状软骨前角的后面与杓状软骨声带突之间形成矢状位的**声韧带**（vocal ligament），构成声带的基础，是发声的主要结构。

弹性圆锥前部增厚，紧张于甲状软骨下缘和环状软骨弓上缘之间，形成环甲正中韧带（环甲膜），在急性喉阻塞时，可在此切开韧带或进行穿刺，建立暂时的通气道，以抢救患者的生命。

方形膜、弹性圆锥都属于喉弹性膜，是一宽阔的弹性组织，左右各一，均被喉室分为上下两部，上部为方形膜，下部为弹性圆锥。喉弹性膜是阻挡喉癌局部扩展的坚强屏障。声门癌向外发展受到方形膜的阻挡；声带癌向下发展则受到弹性圆锥的阻挡。

（5）**甲状舌骨膜**（thyrohyoid membrane）：连于甲状软骨上缘和舌骨之间。

（6）**环状软骨气管韧带**（cricotracheal ligament）：连于环状软骨下缘和第一气管软骨环之间。

3. **喉肌**　属横纹肌，是发声的动力器官，具有紧张或松弛声带、缩小或开大声门裂以及缩小喉口的作用。按功能可分为两群：一群作用于环甲关节，使声带紧张或松弛；另一群作用于环杓关节，使声门裂、喉口开大或缩小。因此，喉肌的运动可控制发声的强弱和调节音调的高低（图3-5）。喉肌的名称、起止、作用，如表3-1。

4. **喉腔和喉黏膜**　喉腔向上经喉口通喉咽，向下通气管。内衬黏膜，并与咽和气管的黏膜相延续。

喉口（aperture of larynx）朝向后上方，由会厌上缘、杓会厌襞和杓间切迹围成。喉腔两侧壁的中部可见上、下两对呈矢状位的黏膜皱襞（图3-6）。上方的一对称**前庭襞**（vestibular fold）或室襞，活体呈粉红色，覆盖着前庭韧带，两侧前庭襞之间的裂隙较宽，称前庭裂。下方的一对为**声襞**（vocal fold），在活体时颜色较白。声襞和其覆盖的声韧带和喉声带肌三者共同构成**声带**（vocal cord），声带具有发声功能。

两侧声襞及杓状软骨基底部之间的裂隙较窄，称**声门裂**（fissure of glottis），可分为前3/5的膜间部和后2/5的软骨间部。声门裂是喉腔最狭窄的部位，发声时，呼出的气流通过声门裂，可以引起声带振动，发出声音。

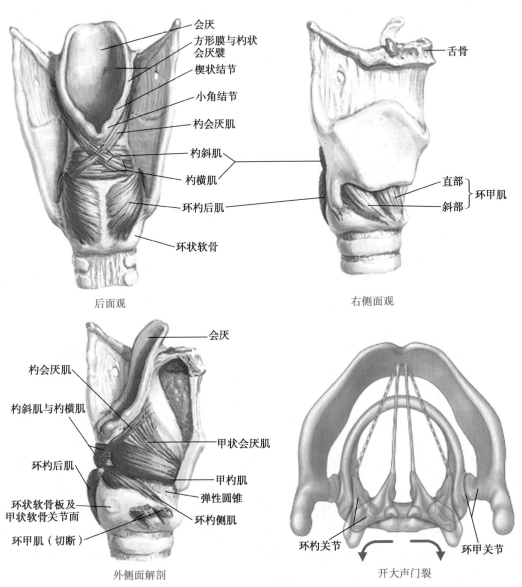

图3-5　喉肌与喉肌功能示意图

表3-1　喉肌的名称、起止和作用

名称	起止	作用
环杓后肌	起于环状软骨板后面，止于杓状软骨的肌突	开大声门　紧张声带
环杓侧肌	起于环状软骨弓上缘和外面，止于杓状软骨的肌突	缩小声门
杓横肌	横行连于两侧杓状软骨后面	缩小声门
环甲肌	起于环状软骨弓前外侧面，止于甲状软骨下缘和下角	紧张声带
甲杓肌	起于甲状软骨前角的内面，止于杓状软骨外侧面和声带突（止于声带突的肌束紧贴声韧带，特称声带肌）	松弛声带，缩小声门
杓斜肌	起于杓状软骨肌突的后部，止于对侧杓状软骨尖	缩小喉口

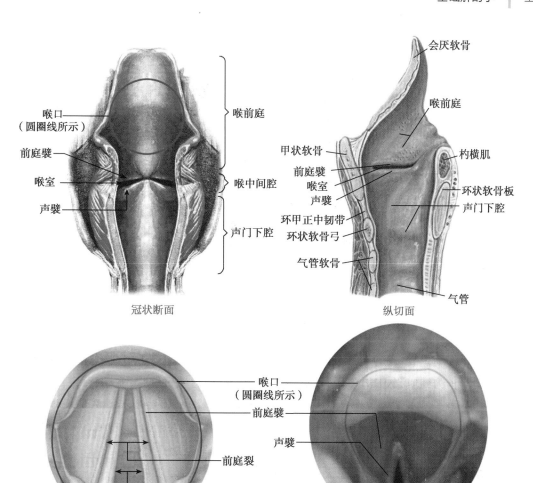

图 3-6 喉腔

喉腔借前庭裂和声门裂平面分为上、中、下三部分。前庭裂平面以上的部分称**喉前庭**，上窄下宽，其前壁中央部有结节状的隆起称会厌结节。前庭裂和声门裂之间的部分称**喉中间腔**，其向两侧突出的隐窝称**喉室**（ventricle of larynx）。声门裂平面以下的部分称**声门下腔**，上窄下宽。声门下腔的黏膜下组织较疏松，发炎时容易发生水肿。小儿的喉腔狭小，喉水肿容易引起喉阻塞，造成呼吸困难。

四、 气管和主支气管

气管和主支气管是连结喉和肺之间的管道。由 C 字形的软骨环以及连结各环之间的结缔组织和平滑肌构成，内衬黏膜。其后壁缺少软骨，由平滑肌和结缔组织封闭，称气管膜壁（图 3-7）。

（一）气管

气管（trachea）由 16～20 个气管软骨环以及连接各环之间的平滑肌和结缔组织构成，为后壁略扁的圆筒状管道，长 10～11cm，位于食管前方，上端于第 6 颈椎平面连环状软骨，经颈部正中，下行入胸腔，在胸骨角平面（平对第 4 胸椎下缘处）分为左、右主支气管。分杈处称**气管杈**（bifurcation of trachea），气管杈的内面有一向上凸的半月状嵴（矢状），称**气管隆嵴**（carina of trachea），常偏向左侧，是支气管镜检查的定位标志(图3-7)。

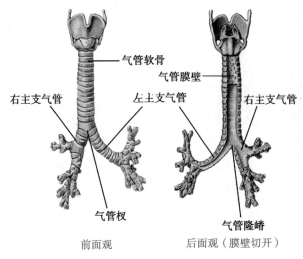

图3-7　气管和支气管

根据气管的行程和位置,可分为颈、胸两段。气管颈段较短,沿颈前正中线下行,甲状腺峡部多位于第2~4气管软骨环前方;胸段较长,位于上纵隔内,前方有胸腺、左头臂静脉、主动脉弓,后方仍紧贴食管。

气管切开术　在颈部进行,常在第3~5气管软骨环处进行气管切开术。环状软骨可作为气管起始的标志,甲状腺峡可作为气管切开的参考定位标志。患者仰卧,头后仰位,于颈前部环状软骨下方沿正中线纵行切开第3~5气管软骨环与软骨环韧带的前壁。气管切开时准确定位十分重要,气管上端位置较浅,下端较深,伸入胸腔,与众多大血管相邻,当头仰时,气管长而位置浅,故行常规气管切开术时一定采取仰卧位,使下颌、喉结、颈静脉切迹三点保持在一条直线上,以使气管固定于正中矢状位上。低位切开可在第5~6气管软骨环之间进行,切口部位不宜低于第7气管软骨环,因发生出血并发症的可能性较大。

(二) 主支气管

左、右**主支气管**(principal bronchi)是气管分出的第一级支气管。

1. 左主支气管　细而长,平均长4~5cm,走行较倾斜,与气管中线延长线夹角为40°~50°,通常有7~8软骨环,经左肺门入左肺。

2. 右主支气管　粗而短,平均长2~3cm,走行较陡直,与气管中线延长线夹角为25°~30°,通常有3~4个软骨环,经右肺门入右肺。

临床上气管内吸入的异物多坠入右主支气管,这是由于右主支气管是气管的延续,加之气管隆嵴稍偏向左侧,右肺通气量较大等因素所致。左主支气管细而长,与气管夹角较大、异物虽不易坠入,但肺内感染时脓汁则不易排出。因此,临床上左主支气管炎性狭窄较右侧多见。

第二节　肺

肺(lungs)是气体交换的器官,除呼吸功能外,还具有滤过、防御、代谢等多种功能,统称为肺的非呼吸功能。由肺内各级支气管及无数肺泡组成,同时,肺也具有内分泌的功能。健康成年男性两肺的空气容量为5000～6500ml,女性小于男性。

一、 肺的位置、外形和分叶

肺位于胸腔内,纵隔的两侧,膈以上,左、右各一。膈右侧份因肝的影响而位置较高,故右肺较宽短,左肺较细长(图3-8)。成人肺的重量约等于其体重的1/50,男性为1000～1300g,女性为800～1000g。

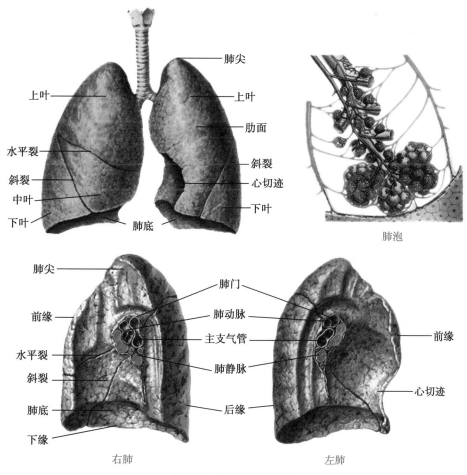

图3-8 肺的外形和结构

肺由肺实质(即支气管树和肺泡)、肺间质(即血管、淋巴管、淋巴结、神经和结缔组织)组成。每个肺的表面覆以脏胸膜,故光滑、湿润、有光泽,透过胸膜可见多边形的**肺小叶**(pulmonary lobule)轮廓。肺的颜色随年龄、职业的不同而不同,幼儿肺呈淡红色,随着年龄增长,吸入空气中的尘埃沉积增多,肺的颜色逐渐变为灰暗或蓝黑色,部分可呈棕黑色斑,吸烟者尤甚。

正常肺质柔软而轻,呈海绵状富有弹性,内含空气,比重小于1,故浮水不沉。而未经呼吸的肺,肺内不含空气,质实而重,比重大于1,入水则沉。法医借此可鉴别生前死亡或生后死亡的胎儿。

肺大致呈圆锥形,有一尖、一底、二面和三缘。肺尖圆钝,经胸廓上口突入颈根部,超出锁骨内侧1/3上方2～3cm,故听诊肺尖部可在此处进行。肺底邻接膈,又称膈面,稍向上凹。肋面邻接肋和肋间肌。内侧面朝向纵隔,亦称纵隔面,其中部有一长圆形凹陷,称**肺门**(hilum of lung)或第一肺门,为主支气管（第一级支气管）、肺血管、支气管血管、淋巴管和神经出入肺的部位。出入肺门的这些结构被结缔组织所包绕，总称为**肺根**（root of lung）。肺的前缘和下缘锐薄，而后缘钝圆。

左肺斜裂由后上斜向前下，将左肺分为上、下二叶。右肺除有相应的斜裂外，尚有一水平裂，右肺被斜裂和水平裂分为上、中、下三叶。斜裂自后上斜向前下，分隔至内侧面。水平裂起自斜裂后部，水平向前达右肺的内侧面。

气胸　正常胸膜腔是密闭的，含少量浆液，呈负压。如果空气经胸壁创口或肺表面破口进入胸膜腔，临床称之为气胸。胸膜腔内少量气体可经自行吸收而消失，不至于影响肺的功能。大量气体积聚在胸膜腔内，引起胸膜腔压力增高，压迫肺，会引起肺不张，导致严重的呼吸困难。如胸壁和肺的受伤组织形成活瓣，吸气时，空气可以经过裂口进入胸膜腔，而呼气时活瓣闭合，空气只进不出，造成胸膜腔内压力不断增高，称为张力性气胸，是气胸中最严重的一种。急救时宜迅速在患侧锁骨中线与第二肋间处进行胸腔穿刺排气（胸腔闭式引流）。

二、 肺内支气管和支气管肺段

左、右主支气管（第一级支气管）进入肺门后即按肺叶分为**肺叶支气管**（lobar bronchi）（第二级支气管）。左肺有上、下叶支气管；右肺除有上、下叶支气管外，还有中叶支气管。各肺叶支气管、动脉、静脉、神经等出入肺叶之处称为**第二肺门**。各肺叶支气管入肺叶后，再分出数支肺段支气管（第三级支气管）（图3-1）。如此反复分支，呈树枝状，称为**支气管树**。支气管树的终末部分为气体交换的主要场所，称**肺泡**（air sac）（见图3-8）。

每个肺段支气管及其所属的肺组织总称为**支气管肺段**（bronchopulmonary segments），简称肺段。每一个肺段呈锥形，尖朝向肺门，底位于肺表面。肺段内有肺段支气管及与其伴行的肺段动脉等，相邻肺段间借由少量结缔组织和段间静脉构成的段间平面分隔，段间静脉是肺段划分和切除的标志。依据肺段支气管的分支和分布，左、右肺通常各分为10个肺段。但有时会发生变异，左肺两相邻的肺段支气管会发生共干融合现象，在这种情况下，左肺往往只有8个肺段。当肺段支气管阻塞时，此段的空气进出受阻。以上说明肺段的结构和功能有相对的独立性。根据这些特点，临床上通过定位诊断，如确定病变仅局限在某肺段之内，就可仅作该肺段的切除。各肺段的名称和通用的编码如表3-2，图3-9。

表3-2　肺段的名称和编号

右肺			左肺		
上叶	尖段（S_I）		上叶	尖段（S_I）	尖后段（S_I+S_{II}）
	后段（S_{II}）			后段（S_{II}）	
	前段（S_{III}）			前段（S_{III}）	
中叶	外侧段（S_{IV}）			上舌段（S_{IV}）	
	内侧段（S_V）			下舌段（S_V）	
下叶	尖（上）段（S_{VI}）		下叶	尖（上）段（S_{VI}）	
	内侧（心）底段（S_{VII}）			内侧（心）底段（S_{VII}）	内前底段（$S_{VII}+S_{VIII}$）
	前底段（S_{VIII}）			前底段（S_{VIII}）	
	外侧底段（S_{IX}）			外侧底段（S_{IX}）	
	后底段（S_X）			后底段（S_X）	

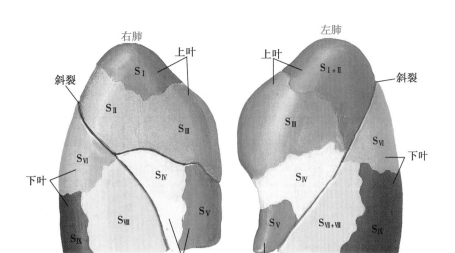

外侧面观

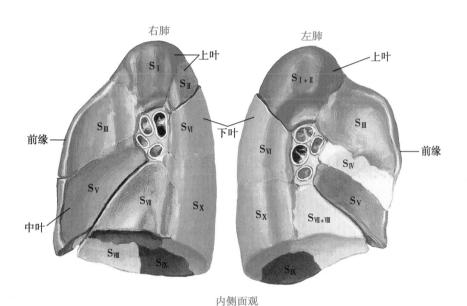

内侧面观

图 3-9 肺段

想一想

1. **与呼吸运动有关的肌** 呼吸时,胸壁和膈的运动使胸腔各径发生变化,由于胸膜腔有负压和肺有弹性,促使肺容积发生变化。在平静吸气时,肋间外肌收缩使下方一系列肋上提和外翻,第 2～7 肋主要是增加胸腔前后径,下位肋主要是增加胸腔的横径,膈收缩使胸腔的上下径加大,因此,肺容积增大,空气进入肺引起吸气过程。平静呼气时,肋间外肌和膈松弛,肋间内肌收缩,肋骨下降,加以腹肌收缩,腹腔内脏推膈向上,胸腔各径缩短,肺容积减小,肺内气体呼出引起呼气过程(附图 3-1)。

用力深吸气时,还有其他肌参与,如前斜角肌、胸锁乳突肌、前锯肌和胸大肌等,促使胸腔容积更大。同样,在深呼气时,腹肌更有力地收缩,帮助呼气。

2. **呼吸系统疾病的康复** 呼吸系统疾病的康复可以最大限度地恢复肺功能,缩短康复时间;积极开展呼吸和运动训练,发掘呼吸功能潜能。呼吸康复的内容包括:运动训练、呼吸训练、理疗、心理支持和健康教育。其中,运动训练和呼吸训练是核心。呼吸康复通过肺康复评估,采用多学科综合干预,

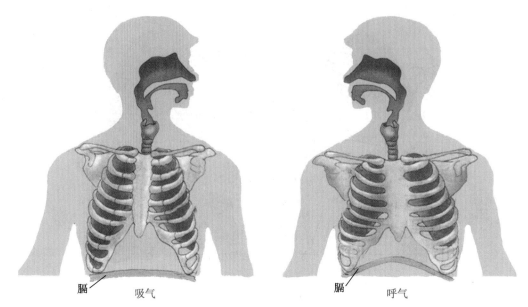

膈 吸气　　　　　　　**膈** 呼气

附图 3-1　呼吸运动

针对性制定并实施肺康复计划，改善患者肺功能，从而改善呼吸困难、提高运动耐力、提高生存质量，达到长期生存。呼吸系统疾患的康复治疗主要分为慢性呼吸系统疾患和手术后的康复，一般遵循以下原则：①呼吸训练：重建生理性的呼吸模式—腹式呼吸，主要包括放松练习、膈肌呼吸、缩嘴呼吸、缓慢深长呼吸。目标是改善换气、呼吸肌的肌力耐力及协调性与有效呼吸；②吸入疗法与体位排痰：让患者掌握正确的咳痰方法，主要从体位引流、胸部叩击震颤和有效咳嗽三方面进行训练；③运动疗法、呼吸体操、吸氧疗法等。

　　例如，临床治疗行肺叶切除术后由于肺组织容量减少，加上手术创伤，必然导致术后心肺功能损害、呼吸生理紊乱、运动耐量下降、活动受限、呼吸困难等症状，肺康复治疗在这些方面会发挥积极作用，原则是以呼吸训练为主，重点在于：①术前提高运动耐力，改善身体一般状况；加强正确咳嗽方式、腹式呼吸指导；②术后加强辅助咳嗽、咳痰等胸部物理治疗；③有计划地进行患侧上肢功能训练；④手术对下肢运动影响较小，鼓励早期下床活动，下肢耐力训练可成为术前术后肺康复的常规项目。

　　3. 喉癌术后语言康复训练指导　喉部分切除患者 14 天左右指导早期锻炼发音，从一口气发单音节逐渐向多音节过渡；鼓励患者勤练习，坚持不懈，尽快培养新的发音习惯，掌握新的发音方法，并逐步适应术后发音状态。指导他们用简单的手语，或用写字板写字表达。训练食管发音，通过吞气法或吸气法使空气进入食管，发声时由食管节律性运动再排出，气流振动食管入口处或下咽黏膜而发音。食管发音是无喉者重新获得发声的最好方法，语言康复是提高无喉者生活质量至关重要的内容，是喉癌术后康复必不可少的部分。

　　4. 慢性阻塞性肺病　本病是以慢性进行性不完全可逆性的气流受限为特征的一组疾病的总称，可以伴有气道的高反应性。主要包括慢性支气管炎、阻塞性肺气肿、支气管哮喘、囊性纤维化、支气管扩张症等，统称慢性阻塞性肺病（chronic obstructive pulmonary diseases，COPD）。我国 15 岁以上人群中患病率为 3%，多发于 40 岁以上，男性多于女性。吸烟、职业粉尘和化学物质暴露、空气污染、感染、抗胰蛋白酶缺乏为其主要病因；被动吸烟（尤其成人）、老龄、年轻时患过重症肺炎、气道高反应性为危险因素。

　　通常慢性咳嗽为其首发症状，多持续 2 年以上，每年至少持续 3 个月；进行性加重的气短或呼吸困难，是 COPD 标志性的症状；胸部前后径增大如桶状。临床对 COPD 要进行日常生活能力的评估。0 级：能正常活动，无气短，日常生活无影响。1 级：一般劳动时出现气短；2 级：平地行走时不气短，速度较快或登楼、下坡时出现气短但同龄人不出现；3级：慢走（100米内）有气短；4级：讲话、穿衣、吃饭等轻微活动时有气短；5级：静息有气短，无法平卧。

在体力许可范围内进行相应的日常活动及肺科康复处方训练。可做步行等有氧运动，步行速度应循序渐进，以耐受为度。做呼吸体操：①腹式呼吸训练：坐位或仰卧位，一手置胸，一手置腹。经鼻吸气，膈下降，腹壁隆起，经口呼气，膈上升，腹部收缩，用手轻压腹部；②胸式呼吸运动：坐位，两肘屈曲，两手置于胸部。经鼻吸气，同时两肘后张扩胸，再经口呼气，同时两肘置胸前轻压胸部，含胸，呼气后休息片刻；③缩唇呼吸：坐位或立位，两手按腹，体稍前倾。鼻吸（短）至口呼（长）（呼气时缩唇如吹哨子状，同时两手轻压腹部）；④放松肩带练习：坐位，两臂屈肘，两拳轻握。耸肩练习：两肩向上耸动，然后放下充分放松。转肩练习：两肩顺时针环转5次，逆时针环转5次。

5. 鼻咽癌 鼻咽癌为鼻咽部常见癌瘤，多见于中国南方。鼻咽癌治疗（手术、放疗、化疗）后往往同时存在有身心功能障碍，如体弱无力、容易疲劳、口干、咽痛，张口困难，颈背部不适；偏瘫、截瘫（由放疗后脊髓病引起），以及心理障碍：如焦虑、精神紧张、抑郁、恐惧。需进行康复治疗，以增强体质，调整情绪，使心态稳定。可打简化太极拳或其他套路动作，量力而为；步行可增加耐力；放松功：促进身心松弛，调整情绪，结合冥思能提高机体免疫力；叩齿：上齿、下齿相叩36次，锻炼咀嚼肌，改善张口动作，但齿列不整或有牙龈炎者不宜做；自我按摩颞颌部肌肉，改善局部肌肉状态，按摩颈肩部，促进松弛，减轻紧张不适，以及进行必要的日常生活活动训练。

（王　军）

第四章
泌尿系统

　　泌尿系统（urinary system）由肾、输尿管、膀胱和尿道组成。其主要功能是以尿液的形式排出机体新陈代谢过程中产生的部分废物和多余的水分，保持机体内环境的平衡和稳定。肾生成尿液，经输尿管输送至膀胱储存，当尿液达到一定量后，再经尿道排出体外（图4-1）。当肾功能发生障碍时，代谢产物蓄积体内，破坏内环境的相对恒定，严重时出现尿毒症而危及生命。此外，肾也有分泌促红细胞生成素、肾素和羟胆钙化醇等内分泌功能。

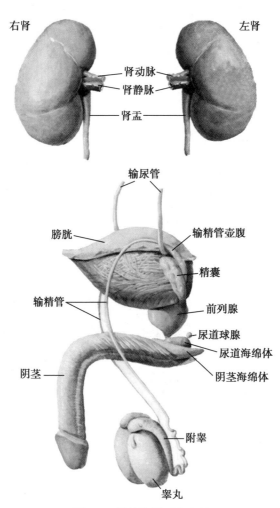

图4-1　男性泌尿系统全貌

第一节 肾

一、肾的位置和形态

肾（kidney）是实质性器官，左、右各一，形似蚕豆，重 134～150g，位于腹后壁脊柱两侧，其前面被腹膜覆盖（图 4-2）。成年人左肾在第 12 胸椎体上缘至第 3 腰椎体上缘之间，右肾在第 12 胸椎体下缘至第 3 腰椎体下缘之间，右肾较左肾低 1～2cm（图 4-2）。肾分上、下端，前、后面及内、外侧缘。上端宽而薄，下端窄而厚。前面较凸，后面较平。外侧缘隆凸；内侧缘中部凹陷，称**肾门**（renal hilum），为肾的血管、神经、淋巴管及肾盂出入肾的门户。穿行于肾门的各结构被结缔组织包裹，称**肾蒂**（renal pedicle），肾蒂内各结构的排列关系，自前向后顺序为：肾静脉、肾动脉和肾盂；自上而下顺序是：肾动脉、肾静脉和肾盂。由肾门伸入肾实质内的腔隙，称**肾窦**（renal sinus），容纳肾血管、肾小盏、肾大盏、肾盂和脂肪等结构。肾门是肾窦的开口，肾窦是肾门的延续（图 4-3）。肾门在腰背部的体表位置，约与第 1 腰椎体平齐，位于竖脊肌外侧缘与第 12 肋所形成的夹角处，此处称**肾区**（renal region），肾病患者触压和叩击该处可引起疼痛。

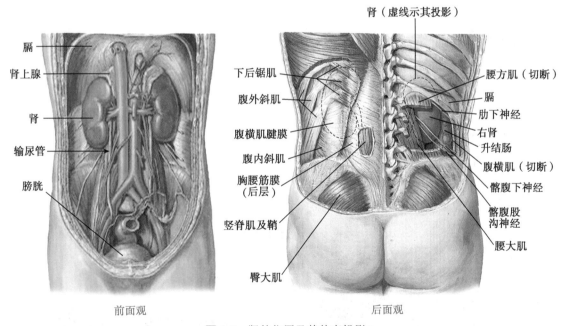

图 4-2　肾的位置及其体表投影

二、肾的结构

肾实质位于肾窦周围，可分位于浅层的肾皮质和深层的肾髓质（图 4-3）。新鲜标本肾皮质呈红褐色，约占肾实质厚度的外 1/3，由肾小体和肾小管组成。肾髓质色淡红，约占肾实质厚度的内 2/3，由 15～20 个**肾锥体**（renal pyramid）组成。肾锥体呈圆锥形，底朝向皮质，尖朝向肾窦。2～3 个肾锥体尖端合

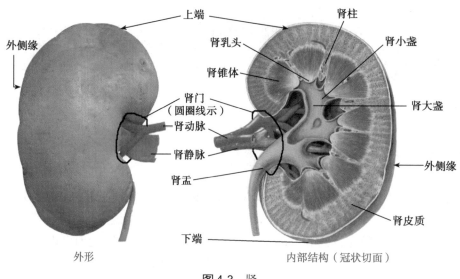

图 4-3　肾

并形成肾乳头,其顶端有许多小孔称乳头孔,肾产生的尿液经其流出。**肾小盏**(minor renal calyx)位于肾窦内,为漏斗形的膜管,一侧肾共有 7~8 个肾小盏,其边缘包绕肾乳头,以承接从乳头孔排出的尿液。2~3 个肾小盏合成一个较大的膜管,称**肾大盏**(major renal calyx),一侧肾共有 2~3 个肾大盏。此 2~3 个肾大盏最终汇合形成一个漏斗状的扁囊,称**肾盂**(renal pelvis)。肾盂穿过肾门后移行为输尿管。伸入到肾锥体之间的皮质称**肾柱**(renal column)。

三、　肾的被膜

肾的表面由内向外依次有纤维囊、脂肪囊和肾筋膜包被(图 4-4)。

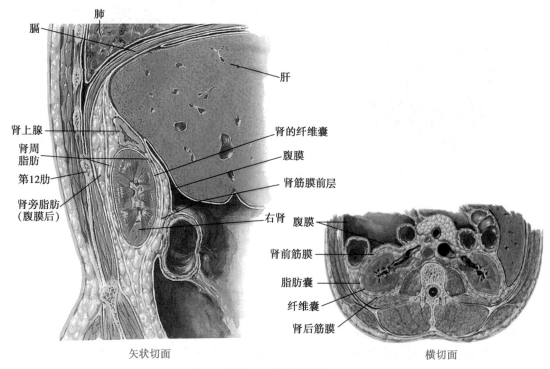

图 4-4　肾的被膜

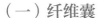

（一）纤维囊

为包裹于肾实质表面的薄层结缔组织膜，由致密结缔组织和弹性纤维构成。纤维囊与肾实质连结疏松，易于剥离，如剥离困难即为病理现象。

（二）脂肪囊

又称肾床，是位于纤维囊外周的脂肪层，在肾的边缘部和下端周围脂肪较为丰富。脂肪经肾门伸入至肾窦内。临床上作肾囊封闭，就是将药液注入肾脂肪囊内。

（三）肾筋膜

位于脂肪囊的外面，包被双侧肾和肾上腺，是固定肾的主要结构，由它发出的一些结缔组织小梁穿脂肪囊与纤维囊相连。肾筋膜在肾上腺的上方、肾的外侧缘都是封闭的，只有在肾的下方完全开放，因此当肾周脂肪减少或肾的固定结构薄弱时，可产生肾下垂或游走肾。

肾依靠肾的被膜、腹内压、肾蒂血管、腹膜及其邻近器官的支持维持正常的位置。由于肾筋膜下方完全开放，当腹壁肌肉薄弱、肾周围韧带松弛、脂肪减少、肾蒂过长、有内脏下垂、肾的固定装置不健全和体质消瘦时，都可导致周围组织对肾的支持作用降低，使肾的移动性增强。肾向下移动，出现在髂窝、骶髂关节等处，形成肾下垂或游走肾。

第二节　输 尿 管 道

一、输尿管

输尿管（ureter）是成对的细长肌性管道，长 20～30cm，管径 0.5～1.0cm，上端约平第 2 腰椎体上缘起于肾盂，下端终于膀胱。输尿管全长分 3 部，即腹部、盆部和壁内部（见图 4-2）。输尿管自肾盂末端起始后，沿腰大肌前面下降至小骨盆入口处经过髂血管的前面，此即输尿管腹部。自小骨盆入口处下行，沿盆壁向前内方到达膀胱底，此即输尿管盆部。输尿管自膀胱底斜穿膀胱壁的部分，长约 1.5cm，最终以输尿管口开口于膀胱，此即输尿管壁内部。

输尿管全程的 3 处狭窄分别位于：①输尿管与肾盂移行处（输尿管起始部）；②小骨盆入口与髂血管交叉处；③穿膀胱壁处（壁内部）。输尿管狭窄处是输尿管结石常滞留的部位，常会引起剧烈绞痛，并向会阴方向放射。

二、膀胱

膀胱（urinary bladder）是储存尿液的囊状肌性器官，其形状、大小、位置和壁的厚度随尿液充盈程度而异。一般正常成年人的膀胱容量为 350～500ml，最大容量约为 800ml，新生儿膀胱容量约为成人的 1/10，女性膀胱容量小于男性，老年人因膀胱肌张力低而容量增大。

（一）形态与分部

空虚的膀胱呈三棱锥体形，分尖、体、底和颈4部（图4-5）。**膀胱尖**朝向前上方；**膀胱底**朝向后下方；尖和底之间的部分称**膀胱体**；膀胱的最下部称**膀胱颈**，其内有尿道内口通尿道。

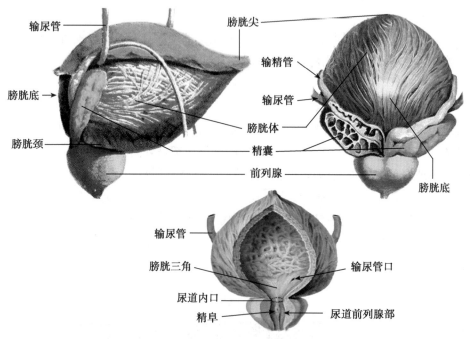

图4-5 膀胱的形态与内面结构（男性）

（二）位置

膀胱前方为耻骨联合。在男性，膀胱的后方与精囊、输精管壶腹和直肠相毗邻，下方紧邻前列腺；在女性，膀胱的后方与子宫和阴道、下方与尿生殖膈相邻。空虚时膀胱全部位于盆腔内，膀胱尖与耻骨联合平齐；充盈时膀胱尖高于耻骨联合上缘，紧邻腹前壁，其上方的腹膜也随之上移。

（三）内面结构

膀胱内面被覆黏膜，大部分黏膜与肌层连结疏松，当膀胱空虚时，黏膜形成许多皱襞，当膀胱充盈时，皱襞消失。而在膀胱底内面，有一个呈三角形的区域，位于左、右输尿管口和尿道内口之间，此处膀胱黏膜与肌层紧密连接，缺少黏膜下层组织，无论膀胱空虚或充盈，始终保持平滑，称**膀胱三角**（trigone of bladder），是膀胱肿瘤、结核和炎症的好发部位。两侧输尿管口之间的横行皱襞称输尿管间襞，在膀胱镜下为一苍白带，是临床寻找输尿管口的标志（见图4-5）。

三、尿道

（一）男性尿道

男性尿道（male urethra）起自膀胱的尿道内口，终于阴茎头的尿道外口，长16～22cm，管径0.5～0.7cm，具有排尿和排精的功能。

男性尿道按部位可分为3部：前列腺部、膜部和海绵体部（图4-6）。**尿道前列腺部**为尿道穿过前列腺的部分，长约2.5cm，管腔宽大，在后壁上有纵行隆起的尿道嵴，嵴中部的隆起称精阜，精阜上有射精管开口，精阜两侧有前列腺排泄管开口。**尿道膜部**为尿道穿过尿生殖膈的部分，长约1.2cm，管腔狭窄。**尿道海绵体部**为尿道穿过尿道海绵体的部分，长约15cm，其起始部位于尿道球内，管腔宽，称尿道球部，尿道球腺导管开口于此。其末端位于阴茎头内，扩大成尿道舟状窝，终于尿道外口。临床上把尿道海绵体部称为**前尿道**，把尿道膜部和尿道前列腺部称为**后尿道**。

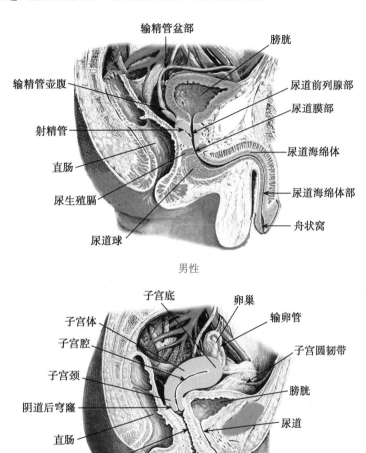

图4-6 尿道（矢状面）

男性尿道全长粗细不一，有3个狭窄、3个扩大、2个弯曲。3个狭窄分别位于尿道内口、尿道膜部、尿道外口；3个扩大在尿道前列腺部、尿道球部、尿道舟状窝；2个弯曲是耻骨下弯（在耻骨联合下方，凹面向上，固定不变）和耻骨前弯（在耻骨联合前下方，凹面向下，上提阴茎头，此弯曲可消失）。

（二）女性尿道

女性尿道（female urethra）长3～5cm，直径约0.6cm，比男性尿道短、宽而直。女性尿道约平耻骨联合下缘起于尿道内口，向前下方走行，穿过尿生殖膈，开口于尿道外口。女性尿道外口位于阴道前庭内、阴道口的前方、阴蒂的后方。在女性尿道的下端有尿道旁腺，其导管开口于尿道外口后部（图4-6）。由于女性尿道的特点，且开口于阴道前庭，毗邻肛门和阴道口，故女性尿路逆行感染较为多见。

想 一 想

1. 影响肾正常位置的因素 主要是由肾的被膜承托，其次是腹压、肾蒂血管、腹膜及其邻近器官的影响。由于肾筋膜下端开放，当腹壁肌肉薄弱或萎缩、肾周围韧带松弛、脂肪减少、肾蒂过长、有内脏下垂或肾的固定装置不健全时，肾移动性增大，肾可向下移动，形成肾下垂或游走肾，出现在髂窝、骶髂关节等处。有些患者尤其是体质消瘦者，随着年龄的增长，肾脏的移动性增强。肾脏先天性未附着在固定位置上时，称为游动肾。游动肾与游走肾可在体表触及，其康复治疗可辅以腹部和盆部的按摩、休息和适当的锻炼，使用腹部支撑器如用肾托、腰带托起肾，可以改善游走肾的症状，在适当的情况下应该在头与胸低于身体其他部位的体位进行按摩，如果触及肾脏可能出现瞬时蛋白尿。

肾脏疾病导致的腰部疼痛，放射到左上或右上腹部，膀胱炎症可引起骶骨上及大腿根部内侧的疼痛。

2. 尿失禁 又称膀胱过度活动症（急迫性尿失禁）、神经源性膀胱（由于神经系统病变而造成膀胱尿道功能异常，出现尿失禁与尿潴留）。是指尿液经尿道非自主地不可控制地溢出。以女性和老年人为多见，尿失禁也是神经源性膀胱的症状之一。大约 1/3 的老年人有膀胱失控，且女性为男性的 2 倍；养老院中约 50% 以上的老人有尿失禁。

尿失禁分急迫性尿失禁（急不可待，尿意难忍）、压力性尿失禁（稍加腹压，尿即溢出）、充盈性尿失禁（膀胱充盈难忍，一满即溢）、完全性尿失禁、精神性尿失禁、混合性尿失禁。

盆底肌无力、逼尿肌过度活动、低顺应性膀胱、逼尿肌收缩无力、神经源性膀胱、尿道括约肌功能减退或消失、女性尿道过度下移、膀胱激惹可引起尿失禁。老人及绝经期后妇女、脊髓损伤、颅脑损伤、脑卒中、女性盆腔手术或放疗、男性前列腺切除手术均为其危险因素。

对由于盆底组织松弛无力，尿道黏膜闭合能力下降、尿道括约肌控尿能力下降而引起的压力性尿失禁，可行增强盆底肌的运动疗法。坐位提肛练习、缩臀提肛练习：屈腿仰卧位，收缩臀部肌肉（向中线靠拢，并提缩肛门，同时两膝互相紧压以助力）；屈踝提肛练习：扶持立位（两腿站立），轮流提踵（足跟离地）及提趾（踝背屈），同时提缩肛门。提肛练习：嘱患者收紧肛门，忍大便状，每次收紧坚持不少于 3 秒，然后放松，连续作 20 分钟。通过增强盆底肌训练及提肛练习，可增加盆底肌和尿道的张力，可使 50%～75% 的压力性尿失禁患者改善漏尿症状。

此外，对逼尿肌收缩无力的尿失禁患者可行手法治疗。Crede 手法：当排尿时，在耻骨上挤压下腹部，对膀胱产生轻微压力，可促进逼尿肌收缩。

（宣爱国）

第五章
生殖系统

生殖系统（reproductive system）是繁殖后代的一系列器官的总称。具有产生生殖细胞、孕育胎儿和分泌性激素的功能。生殖系统分为男性生殖器官和女性生殖器官。男、女性生殖器官虽有差异，但均可分为内生殖器官和外生殖器官两部分（表5-1，图4-1、图5-1）。内生殖器官包括产生生殖细胞和分泌性激素的生殖腺，排出生殖细胞的管道及附属腺；外生殖器官露于体表，主要是两性的性交器官。

表5-1 男、女性生殖器官的差异

分部		男性生殖器	女性生殖器
内生殖器	生殖腺	睾丸	卵巢
	生殖管道	附睾、输精管、射精管、男性尿道	输卵管、子宫、阴道
	附属腺	精囊腺、前列腺、尿道球腺	前庭大腺
外生殖器		阴囊、阴茎	女阴

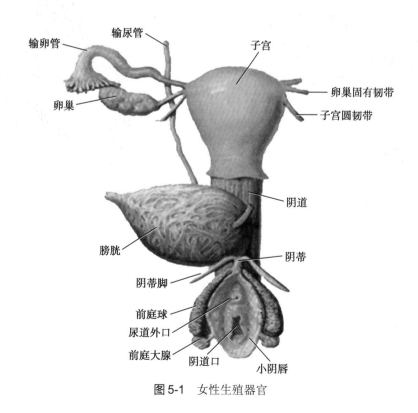

图 5-1 女性生殖器官

第一节 男性生殖器官

一、内生殖器官

（一）生殖腺

睾丸（testis）位于阴囊内，左、右各一，一般左侧比右侧略低（图4-1）。功能是产生精子和分泌男性激素，如雄激素。

1. **形态** 睾丸呈扁椭圆形，表面光滑，分前、后缘，上、下端和内、外侧面。后缘有血管、神经和淋巴管出入，并和输精管睾丸部相接触（图5-2）。睾丸随性成熟发育迅速，老年时随性功能的衰退而萎缩变小。

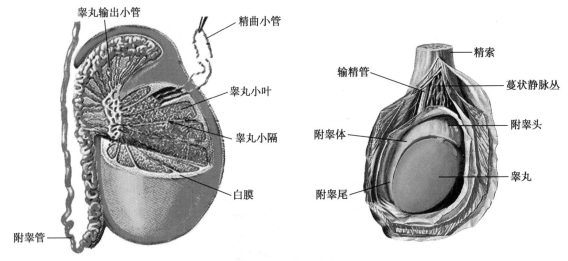

图5-2 睾丸及附睾

2. **结构** 睾丸表面有一层坚厚的纤维膜，称为白膜，在睾丸后缘增厚，凸入睾丸内形成睾丸纵隔，纵隔向睾丸实质内发出小隔，将睾丸分为100～200个睾丸小叶，每个睾丸小叶内有2～4条盘曲的精曲小管，精曲小管上皮能够产生精子。精曲小管间的结缔组织内有分泌性激素的间质细胞。每个小叶的精曲小管合并成精直小管，进入睾丸纵隔形成睾丸网，从睾丸网发出12～15条睾丸输出小管出睾丸后缘的上部进入附睾（见图5-2）。

胚胎初期睾丸连同附睾位于腹后壁腰部、肾的内侧，以后逐渐下降，直到出生前不久才经腹股沟管降入阴囊内。胚胎第3个月到达髂窝，胚胎第7个月到达腹股沟管，胚胎第9个月降入阴囊。出生后，睾丸如未降至阴囊，而停留于腹腔内、腹股沟管等处，称为**隐睾症**（cryptorchidism）。隐睾的发生与胎儿发育异常有关，多表现为单侧隐睾。隐睾时，由于腹部温度较高，导致精子发生障碍而影响生殖功能，双侧隐睾症不育率达50%以上，单侧达30%以上。隐睾易发生恶变，引发睾丸肿瘤，还易发生损伤、扭转，常并发腹股沟疝。

（二）生殖管道

1. **附睾**（epididymis） 附着于睾丸上端和后缘,呈新月形。附睾头是上端膨大的部分,由睾丸输出小管弯曲盘绕形成,末端汇合成一条附睾管。附睾体占中部大部分,内有附睾管盘曲。附睾尾是下部变细的部分,向内上弯曲移行为输精管(图 5-2)。

附睾的功能是暂时储存精子,其分泌的液体供给精子的营养,并促进精子成熟和保持精子的活力。附睾为结核的好发部位。

2. **输精管和射精管** 输精管(ductus deferens)长约 50cm,是附睾管的直接延续,壁厚、管腔小,活体检查时,可摸到硬的条索状结构。一般左侧比右侧稍长。

输精管全长依其行程和位置可分为 4 部:

(1)睾丸部:始于附睾尾,沿睾丸后缘和附睾内侧上行至睾丸上端。

(2)精索部:在睾丸上端至腹股沟管皮下环之间,位于精索其他结构的后内侧,此段输精管位置表浅,位于皮下,又称皮下部,为输精管结扎的理想部位。

(3)腹股沟部:位于腹股沟管的精索内,当施行疝修补术时,应注意勿伤及输精管。

(4)盆部:最长,位于盆腔内,沿盆侧壁向后下,经输尿管末端前方至膀胱底的后面,在此处膨大形成**输精管壶腹**(ampulla ductus deferentis)(图 5-3)。输精管末端变细与精囊腺的排泄管合并形成射精管,长约 2cm,穿过前列腺实质,开口于尿道前列腺部。

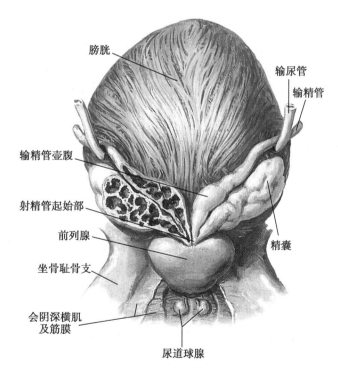

图 5-3 膀胱、前列腺、精囊和尿道球腺(后面)

精索(spermatic cord)是一对柔软的圆索状结构(图 5-2)。从腹股沟管腹环穿经腹股沟管,出腹股沟管浅环后延续至睾丸上端。精索内主要内容物是:输精管、睾丸动脉、蔓状静脉丛、输精管动脉、输精管静脉、神经、淋巴管和腹膜鞘突的残余部以及外包 3 层被膜,从内向外为:精索内筋膜、提睾肌和精索外筋膜。

在睾丸上端，输精管位于精索内各结构的后方，隐于阴囊皮下，体表可触知，硬如条索。临床上常在阴囊根部进行输精管结扎，以阻断精子的排出途径而达到绝育的目的，但不妨碍睾丸的内分泌功能，故术后男性第二性征和性功能不受影响。

3. **男性尿道**　见泌尿系统。

（三）附属腺

1. **精囊**（seminal vesicle）　又称精囊腺，为成对长椭圆形的囊状器官，位于膀胱底后方，输精管壶腹外侧，排泄管与输精管末端合成射精管，其分泌的液体参与精液的组成。

2. **前列腺**（prostate）　是由腺组织和肌组织构成的不成对实质性器官，外面有筋膜包绕，称前列腺囊，囊与前列腺之间有静脉丛，前列腺的分泌物是精液的主要组成部分，呈乳白色，碱性，具有特殊臭味。

前列腺位于膀胱与尿生殖膈之间。其好似前后稍扁的栗子形。分前列腺底、体和尖，底与尖之间的部分，后面正中有一纵行浅沟称前列腺沟。前列腺底与膀胱颈、精囊腺和输精管壶腹相邻，前方为耻骨联合，后方为直肠壶腹。

传统的前列腺分叶方法是依Lowsley（1912）将成人的前列腺分为前叶、中叶、后叶和两侧叶（图5-4）。中叶呈楔形，位于尿道和射精管之间。

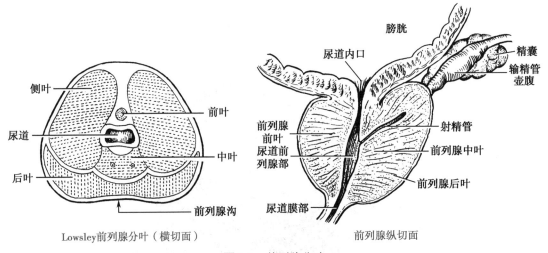

图5-4　前列腺分叶

直肠指诊时可触及前列腺后面，向上并可触及输精管壶腹和精囊腺。老年人因激素平衡失调，前列腺结缔组织增生而引起中叶肥大时，其上端可以将膀胱三角下角处的黏膜顶起而形成膀胱垂，并压迫尿道而引起排尿困难，此时直肠指诊触摸前列腺后面发现其正中线上纵行的前列腺沟变浅或消失。中叶和前叶是良性前列腺增生症的好发部位，后叶是前列腺肿瘤易发的部位。

3. **尿道球腺**（bulbourethral gland）　是一对豌豆大小的球形器官（图5-3），位于会阴深横肌内，排泄管开口于尿道球部。其分泌物可润滑尿道，也是组成精液的成分之一，有刺激精子活动的作用。

精液（semen）　主要由输精管道各部及附属腺体的分泌物混合而成，含大量精子，正常是均匀的灰白色或略带黄色，弱碱性，pH值不低于7.2。一次正常排精量为2~5ml，含精子3亿~5亿个。如低体积低精子数目的精液样本的pH值低于7.0，可能存在生殖道梗阻或先天性双侧输精管缺如，同时也可能是精囊发育不良的一个表现。如果每毫升精子低于2千万就归为少精症，是一种较常见的男性不育的病症。常见因素有自身免疫、染色体异常、内分泌异常、精索静脉曲张、泌尿系统感染及隐睾等。

输精管结扎后，精子排出的通路被阻断，各附属腺的分泌和排出不受影响，但射出的精液中不含精子。

二、外生殖器官

（一）阴囊

阴囊（scrotum）是位于阴茎根部后下方的皮肤囊袋，阴囊皮肤薄而柔软，色素沉着明显，生有少量阴毛。其皮下浅筋膜内含有平滑肌纤维称肉膜，平滑肌纤维可随外界温度的变化而反射性的舒缩，以调节阴囊内的温度，使其低于体温 1.5℃～2.0℃，维持睾丸生精小管的正常生精功能。一般来讲，精子发育的适宜温度是 34℃，肉膜的这种舒缩功能有利于其发育与生存。肉膜在中线处向深部发出阴囊中隔，将阴囊腔分为左、右两侧部，分别容纳两侧的睾丸和附睾（图 5-2、图 5-5）。

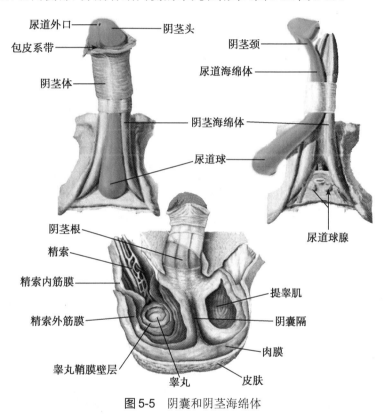

图 5-5 阴囊和阴茎海绵体

（二）阴茎

阴茎（penis）为男性的性交和排尿器官，由两个阴茎海绵体和一个尿道海绵体构成（图 5-5），外包以皮肤和筋膜，可分为头、体、根 3 部分，头端膨大为阴茎头。头的尖端有矢状位的尿道外口，头后较细的部分称阴茎颈。中部为圆柱形的阴茎体，以韧带悬于耻骨联合的前下方，称为可动部。后端为阴茎根，位于阴囊和会阴部皮肤深面，固定于耻骨下支和坐骨支，称为固定部。

阴茎海绵体为两端细的圆柱体，左右各一，位于阴茎的背侧。其前端变细嵌入阴茎头，后端分离称阴茎脚，分别附于两侧的耻骨下支和坐骨支。尿道海绵体位于阴茎海绵体腹侧，尿道贯穿全长，前端膨大为阴茎头，后端膨大称尿道球。阴茎皮肤薄而柔软，有伸展性，皮下无脂肪组织，在阴茎颈处返折游离，形成包绕阴茎头的双层皮肤皱襞，称阴茎包皮，在阴茎头腹侧，连于尿道外口下端与包皮之间的皮肤皱襞，称为**包皮系带**（frenulum of prepuce）。作包皮环切时应注意勿伤及此系带，以免影响阴茎的正常勃起。

包皮的长短因人而异,幼儿包皮较长,包着整个阴茎头,包皮口也较小。随着阴茎的增长,包皮相对逐渐退缩,包皮口也逐渐扩大,阴茎头显露于外。至成年后,如果包皮盖住尿道外口,但仍能外翻露出尿道外口和阴茎头时,称**包皮过长**。若包皮口过小,完全包着阴茎头而不能外露时,称**包茎**。在这两种情况下,都易因包皮腔内易存留污物而导致炎症,也可能成为阴茎癌的诱发因素,应作包皮环切术。

阴茎勃起 阴茎背神经进入尿生殖膈的后缘,支配球海绵体肌、坐骨海绵体肌、阴茎海绵体、尿道海绵体及尿道、皮肤、包皮及龟头。阴茎中有丰富的感受器,通过阴部神经将冲动传至骶髓,由传出神经引起阴茎勃起发生。

阴茎的勃起是由于阴茎动脉壁中的平滑肌松弛,血管的直径增粗,血液从动脉大量涌入使窦状隙充血,海绵体平滑肌放松,海绵体充盈扩大,白膜内的小静脉被挤压关闭,血液不能从静脉流出,就会蓄积在阴茎海绵体内,保持阴茎持久勃起。阴茎勃起需要动脉、静脉和海绵体的共同协调配合才能完成,其中任一个环节出现问题,都可能造成阴茎不能勃起、勃起不坚或勃起持续时间太短而导致阳痿的发生,即**勃起功能障碍**(erectile dysfunction),简称 ED,是最常见的男性性功能障碍的症状。若在非刺激条件下阴茎勃起超过 6 个小时为阴茎异常勃起可分为低血流量和高血流量阴茎异常勃起,前者异常勃起若持续数小时则因组织缺血而疼痛,阴茎勃起坚硬;后者阴茎很少疼痛,阴茎不能达到完全勃起硬度。异常勃起最严重的迟并发症是纤维化和勃起功能障碍。

第二节 女性生殖器官

一、 内生殖器官

(一)生殖腺

卵巢(ovary)是成对的实质性器官,位于骨盆腔侧壁的卵巢窝内,是产生卵子和分泌雌激素的器官。幼女时期卵巢小,表面光滑,性成熟期最大,由于排卵,卵巢表面出现瘢痕而呈凹凸不平,30~40 岁开始缩小,50 岁左右随月经停止逐渐萎缩。

卵巢位于盆腔侧壁髂内、外动脉夹角处的卵巢窝内,呈扁卵圆形,略呈灰红色,被子宫阔韧带后层所包绕(图 5-6)。其前缘借卵巢系膜连于子宫阔韧带,称系膜缘,中部有血管、神经等出入,称**卵巢门**。上端与输卵管伞邻近,又称输卵管端,借**卵巢悬韧带**连于骨盆入口侧缘。下端称子宫端,借**卵巢固有韧带**连于子宫。

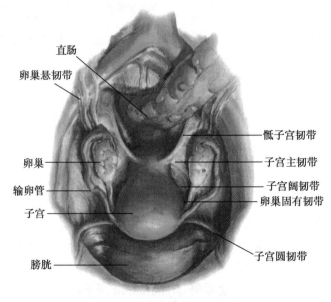

直肠
卵巢悬韧带
骶子宫韧带
子宫主韧带
卵巢
子宫阔韧带
输卵管
卵巢固有韧带
子宫
子宫圆韧带
膀胱

图 5-6 女性内生殖器(上面观)

卵巢在盆腔内的正常位置主要靠韧带维持。卵巢悬韧带由腹膜形成,是手术寻找卵巢动、静脉的标志。卵巢固有韧带由结缔组织和平滑肌构成,起自卵巢下端,止于输卵管与子宫交界处的下方,又称卵巢子宫索。卵巢系膜连于卵巢前缘和子宫阔韧带之间,内有血管至卵巢。

卵巢既是生殖器官(可产卵和排卵),又属内分泌组织(分泌雌激素和黄体酮),即使生殖功能减退时,仍然有内分泌功能。因此临床上切除卵巢时应极为慎重,手术中即使保留一部分卵巢皮质,也可以维持一定程度的内分泌功能。

卵巢功能紊乱的最常见疾病为**多囊卵巢综合征**(polycystic ovarian syndrome,PCOS),是一种生殖功能障碍与糖代谢异常并存的内分泌紊乱综合征。持续性无排卵、雄激素过多和胰岛素抵抗是其重要特征,是生育期妇女月经紊乱最常见的原因。

(二)生殖管道

1. 输卵管(uterine tube) 位于子宫阔韧带上缘内,由卵巢上端连于子宫底两侧,长 10~12cm,左右各一(图 5-7)。内侧端以输卵管子宫口与子宫腔相通,外侧端以输卵管腹腔口开口于腹膜腔。

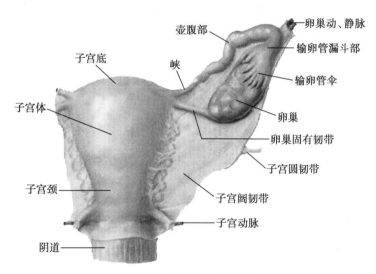

图 5-7 子宫及子宫附件

输卵管从内向外可分为 4 部:①**子宫部**,穿子宫壁的一段,直径最细,约 1mm,有输卵管子宫口通子宫腔;②**峡部**,输卵管峡紧靠子宫壁外面的一段,短而狭窄,壁较厚,血管分布较少,水平向外移行为壶腹部,输卵管结扎术常在此处进行;③**壶腹部**,较粗而长,壁薄,管腔大而弯曲,血液供应丰富,占输卵管全长的 2/3,卵子和精子常在此结合成为受精卵,受精卵经输卵管子宫口入子宫,在子宫内膜着床发育成胎儿,若植入此部,则为输卵管妊娠;④**漏斗部**,为输卵管末端膨大的部分,向后下弯曲覆盖卵巢,漏斗末端中央有输卵管腹腔口,开口于腹膜腔,在输卵管腹腔口周围,有许多细长的指状突起称**输卵管伞**,盖在卵巢表面,最大的一条称**卵巢伞**。

临床上将卵巢和输卵管合称为子宫附件。女性的生殖管道是在正常情况下从外界通入腹膜腔的唯一通道,此通路也是腹膜腔感染的潜在性途径,女性盆腔炎和原发性腹膜炎都可能由外阴部逆行性感染而成。

2. 子宫(uterus) 是壁厚、腔小的肌性器官,是胎儿生长发育的部位。

(1)形态:成年人子宫似前后稍扁的倒置梨形,长 7~8cm,宽 4~5cm,厚 2~3cm。子宫分底、体、颈 3 部(图 5-7、图 5-8)。阴道顶端的穹窿将子宫颈分为阴道部和阴道上部,前者即子宫颈突入阴道的部分,被阴道包绕,占下 1/3;后者为阴道穹窿以上的部分占上 2/3。子宫颈是胎儿娩出的必经之路。

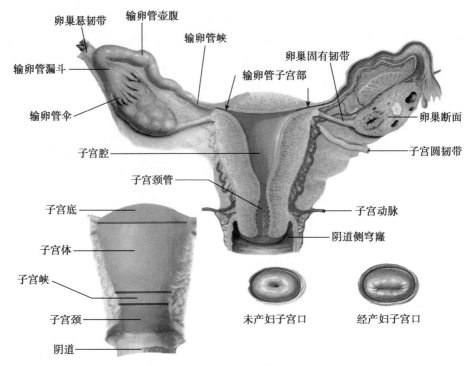

图 5-8 子宫腔

卵巢悬韧带　输卵管壶腹　输卵管峡　卵巢固有韧带　输卵管漏斗　输卵管子宫部　卵巢断面　输卵管伞　子宫圆韧带　子宫腔　子宫颈管　子宫底　子宫动脉　子宫体　阴道侧穹窿　子宫峡　子宫颈　未产妇子宫口　经产妇子宫口　阴道

　　子宫颈内含有的腺体可分泌一种黏液，与子宫内膜一样，宫颈黏液的性状和量的多少受卵巢功能的影响并呈明显的周期性变化。排卵期，在雌激素作用下，宫颈黏液稀薄，有利于精子通过，与此同时，精子还能从其中摄取养分，增加精子活力，促进精子与卵子结合。而排卵后，在孕激素作用下，宫颈黏液减少变黏稠，并可在子宫颈管内形成黏液栓，使宫颈与外界分开，产生保护作用，同时，不利于精子通过子宫颈。因此，子宫颈是精子通过的第一关。子宫颈管则贮藏精子。妊娠后为适应胎儿的生长，子宫不断增大。但子宫颈仍保持关闭状态，保证了胎儿在子宫内安全生长，直到妊娠足月。此时，子宫颈逐渐变软，开始扩张，子宫口开大。

　　子宫颈是阻止病原体进入内生殖器的一道重要防线，但它本身也在经受各种致病因素（女性分娩、流产、手术损伤宫颈等）的侵袭；而宫颈内膜皱襞又多，细菌潜伏于此处后较难消除，极易引发宫颈炎症。此病可分为急性和慢性两种，后者常因前者未能及时治愈转变而来，临床上以慢性宫颈炎更为多见，其最明显的症状就是黏稠的白色黏液状或脓性的黄色黏液状白带增多，此外还可伴有外阴瘙痒、腰骶疼痛等。此外，子宫颈也是肿瘤的好发部位。

　　子宫与输卵管相接处称子宫角。**子宫峡**在子宫颈阴道上部与子宫体相接处，较狭细，长约 1cm，在妊娠期可以渐伸展变长为 7～11cm，峡壁逐渐变薄，称**子宫下段**，产科常在此处进行剖宫术，可避免进入腹膜腔，减少感染的机会。

　　子宫腔在子宫体内，呈底在上的前后扁的三角形，两端通输卵管，向下通子宫颈管。子宫颈管在子宫颈内，呈梭形，下口通阴道，称**子宫口**。未产妇子宫口呈圆形，边缘整齐光滑；经产妇子宫口为横裂状，前后缘分别称为前唇和后唇，后唇较长，位置也较高。

　　（2）位置：子宫位于小骨盆腔中央，膀胱与直肠之间，下端接阴道，两侧有卵巢和输卵管，子宫底在骨盆上口平面以下，子宫颈下端位于坐骨棘平面以上。当膀胱空虚时，成年女性的子宫是前倾前屈位：前倾指整个子宫向前倾斜，子宫的长轴与阴道的长轴形成向前开放的角度；前屈指子宫体和子宫颈之间形成一个向前开放的钝角（图4-6）。

子宫与腹膜形成的陷凹：子宫前方为膀胱子宫陷凹，子宫后方为直肠子宫陷凹，是女性腹膜腔最低部位。

（3）固定装置：子宫借韧带、阴道、尿生殖膈和盆底肌等维持其正常位置，盆腔器官对其也有一定的固定作用（图5-6）。

子宫的韧带由腹膜形成的有：**子宫阔韧带**（broad ligament of uterus）：由子宫前后面的腹膜向两侧延伸至盆壁构成，其上缘游离，内包输卵管，下缘和外侧缘连至盆壁移行于盆壁的腹膜。子宫阔韧带两层间包有输卵管、卵巢固有韧带、子宫圆韧带、血管、神经及结缔组织等。子宫阔韧带分为输卵管系膜、卵巢系膜、子宫系膜3部分，其主要功能是限制子宫向两侧移动。

由平滑肌和结缔组织组成的有：①**子宫圆韧带**（round ligament of uterus）：由平滑肌和结缔组织组成，起自子宫与输卵管交界处下方，经腹股沟管，止于阴阜和大阴唇的皮下，维持子宫前倾位；②**子宫主韧带**（cardinal ligament of uterus）：位于阔韧带的底部，起自子宫颈两侧，止于盆侧壁，是子宫颈至骨盆侧壁之间平滑肌和结缔组织的总称，是固定子宫颈的位置和防止子宫向下脱垂主要结构；③**骶子宫韧带**（uterosacral ligament）：起自子宫颈后外侧，绕直肠止于骶前筋膜，它与子宫圆韧带互相配合，维持子宫前倾前屈位置。

若承托子宫的盆底肌肉和上述韧带薄弱或受损，可导致子宫向阴道脱垂，称子宫脱垂症，严重者子宫可脱出阴道之外。

（4）子宫壁的结构：子宫壁分为3层。外层浆膜层，是腹膜的脏层；中层平滑肌层，较厚；内层黏膜层，称子宫内膜，呈周期性变化。

（5）子宫的增龄变化：新生儿子宫高出骨盆腔上口，子宫颈较子宫体长而粗；性成熟前期，子宫发育迅速，壁增厚；性成熟期，子宫颈与子宫体长度相近；经产妇，各径与内腔都增大，重量比未产妇大1倍；绝经期后，子宫萎缩变小，壁变薄。

3. 阴道（vagina）　是连接子宫和外生殖器的肌性管道，富有伸展性，是女性的交接器官，也是月经排出和胎儿娩出的通道。阴道下部较狭窄，下端以阴道口开口于阴道前庭。阴道上部较宽阔，包绕子宫颈阴道部，在两者之间形成环行的凹陷，称阴道穹，分前部、后部和两侧部。以后部最深，它与直肠子宫陷凹之间仅有阴道后壁和腹膜相邻，临床上可经此穿刺引流直肠子宫陷凹的积液或积血，以协助诊断和治疗。

阴道前壁较短，约6cm，紧邻膀胱和尿道，后壁较长，约7.5cm，邻靠直肠，临床上肛门指诊可隔直肠前壁触摸和了解子宫颈与子宫口的情况。若邻近部位损伤，可发生尿道瘘或直肠阴道瘘，致使尿液或粪便排入阴道。阴道下部穿尿生殖膈，膈内的尿道阴道括约肌和肛提肌均对阴道有括约作用。

阴道口周围有一层菲薄的黏膜皱襞称处女膜，处女膜上有孔，月经经此排出。处女膜形状及厚薄因人而异，可呈环形、半月形或筛状，罕见的是处女膜无开口，这种先天性畸形称为处女膜闭锁或无孔处女膜。性交、运动、外伤等会导致处女膜破裂，破裂后阴道口周围留有处女膜痕。

（三）附属腺

前庭大腺又称Bartholin腺，位于阴道口的两侧、前庭球后端的深面，形如豌豆，导管向内开口于阴道前庭，可分泌黏液湿润阴道口。如因炎症阻塞导管，可形成前庭大腺囊肿。

二、外生殖器官

女性外生殖器官即**女阴**（vulva），位于会阴区（图5-9）。

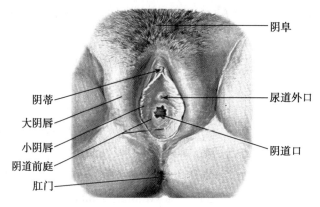

图 5-9　女性外生殖器官

1. **阴阜**（mons pubis）　为耻骨联合前方的隆起，皮下富含脂肪，至性成熟期后生有阴毛。

2. **阴唇**（lips of pudendum）　分大、小阴唇。

大阴唇为外阴两侧、靠近两股内侧的一对纵长隆起的皮肤皱襞。前连阴阜，后连会阴，大阴唇的前端和后端左右互相联合，成为唇前联合和唇后联合。大阴唇外面长有阴毛。皮下为脂肪组织、弹性纤维及静脉丛，受伤后易成血肿。未婚妇女的两侧大阴唇自然合拢，遮盖阴道口及尿道口。经产妇的大阴唇由于分娩影响而向两侧分开。

小阴唇为一对黏膜皱襞，位于大阴唇的内侧，表面湿润。小阴唇的左右两侧的上端分叉相互联合，其上方的皮褶称为阴蒂包皮，下方的皮褶称为阴蒂系带，阴蒂位于二者的中间。小阴唇的下端在阴道口底下会合，称为阴唇系带。小阴唇黏膜下有丰富的神经分布，故感觉敏锐。

3. **阴道前庭**（vaginal vestibule）　位于两侧小阴唇之间的裂隙，前部有较小的尿道外口，后部有较大的阴道口，两侧有前庭大腺导管的开口。

4. **阴蒂**（clitoris）　位于两侧小阴唇之间的顶端，由两个阴蒂海绵体组成，相当于男性阴茎海绵体。其后端以两个阴蒂脚固定于耻骨下支和坐骨支。两脚前端结合成为阴蒂体，体的末端称阴蒂头，有丰富的神经末梢，感觉敏锐，受刺激易勃起。

5. **前庭球**（bulb of vestibule）　系一对海绵体组织，又称球海绵体，位于阴道口两侧。前庭球前与阴蒂静脉相连，后接前庭大腺，表面为球海绵体肌所覆盖，可勃起。

想 一 想

1. **前列腺按摩**　由于前列腺解剖结构及生理特点，前列腺环绕尿道，且分泌前列腺液，慢性前列腺炎时前列腺管和腺泡被活的或死的细菌及其产物和组织反应的渗出堵塞，良性前列腺增生则造成前列腺增大，造成相对性的膀胱输出梗阻。典型症状是排尿延缓、排尿压力降低、尿流中断，以及尿液淋漓不尽或有膀胱排空不完全的感觉。因梗阻可导致膀胱功能的变化，常出现典型的排尿刺激症状（如尿频、尿急、夜尿症），并可能发展成为急性尿潴留。前列腺肛门指诊时可触及前列腺明显增大，表面光滑且质地较软，并可能有异位。

前列腺肛门指检：当检查者示指完全伸入患者肛门，前列腺即在示指指腹下；透过直肠壁，扪及前列腺后叶；触摸前列腺形态、大小、质地，中央沟，以及前列腺饱满程度。

慢性前列腺炎病程多较长，患者深以为苦。前列腺按摩疗法可以通过定期对前列腺按摩，引流前列腺液，排出炎性物质而达到解除前列腺分泌液淤积，改善局部血液循环，减少炎症和促使炎症吸收。方法：患者取胸膝位，术者以右手示指戴橡皮手套，涂润滑的石蜡油先轻柔按摩肛周而后缓缓伸入直肠内，摸到前列腺后，用示指的最末指节对着前列腺的直肠面，从外向上向内向下顺序对前列腺进行按压，即先从腺体的两侧向中线各按压 3～4 次，再从中央沟自上而下向尿道外口挤压出前列腺液。一般 1 周按摩 1～2 次。按摩时手法应"轻、缓"，切忌粗暴反复强力按压，按摩完毕患者立即排尿，可使积留于尿道中的炎性分泌物随尿液排出。

2. 多囊卵巢综合征 卵巢是女性的性腺，能产生卵细胞和分泌性激素（雌激素、孕激素和少量雄激素），具有生殖和内分泌功能。卵巢的结构和功能的协调统一是正常月经的基础，也是维持正常生育力的基础。多囊卵巢综合征是一种生殖功能障碍与糖代谢异常并存的内分泌紊乱综合征，是生育期妇女月经紊乱和排卵异常最常见的原因。临床表现包括月经稀发或闭经，慢性无排卵，不孕，多毛及痤疮等。因稀发排卵或无排卵，严重情况下会使子宫内膜过度增生，增加子宫内膜癌的风险。同时可以并发 2 性糖尿病、高血压、心血管病等。一般治疗策略是降低并发症，鼓励患者积极锻炼，减少高脂肪、高糖食物的摄取，降低体重。康复治疗要侧重于结构和功能的恢复，对有生育要求的女性要以恢复生育为主要目的。

3. 不孕症 引起不孕症的发病原因分为男性不孕和女性不孕。首要的病因诊断依次是：排卵异常、精液异常、输卵管异常、不明原因的不孕、子宫内膜异位症或免疫学不孕。另外因素是宫颈因素，包括占所有宫颈因素超过 5% 的宫颈狭窄。

女性不孕主要以排卵障碍，输卵管因素，子宫内膜容受性异常为主。①输卵管性不孕：输卵管在捡拾卵子和运输卵子、精子和胚胎方面发挥着重要作用；感染、子宫内膜异位症和输卵管结核等可影响输卵管的畅通性功能，引起女性不孕。②排卵障碍导致的不孕：慢性排卵障碍是很多内分泌疾病的共同表现。③免疫性不孕：生殖系统的自身抗原在男女两性均可激发免疫应答，导致自身免疫性不孕症，如男性抗精子抗体和女性抗透明带抗体、抗子宫内膜抗体等导致的免疫不孕。精子抗原还可引起女性同种抗精子免疫反应，称为同种抗精子免疫不孕。④不明原因的不孕：一对不孕夫妇所检查的各项指标都正常，而不孕原因又无法解释的时候，即诊断为不明原因的不孕症。

男性不孕主要是生精异常和排精异常。①生殖器官等异常。包括先天异常：如睾丸的先天发育异常：无睾症，曲细精管发育不全、XYY 综合征、男性假两性畸形和睾丸下降异常等；输精管梗阻：输精管、精囊先天性缺如，特征是精液量少，精浆无果糖；炎症性梗阻，如双侧附睾结核；精索静脉曲张：可导致睾丸血液淤积，有效血流量减少，生精的正常微环境遭到破坏，使精原细胞退化、萎缩，精子生成减少，活性减弱，畸形精子增多，严重者可无精子。②内分泌异常：主要原因是促性腺激素合成或分泌功能障碍。③性功能障碍包括性欲减退和勃起功能障碍等。

（臧卫东）

第六章
脉管系统

脉管系统（vascular system）包括心血管系统和淋巴系统，主要功能是物质运输，即将消化管吸收的营养物质和肺吸入的氧运送至全身器官的组织和细胞，同时将组织、细胞的代谢产物和二氧化碳运送至肾、肺和皮肤并排出体外，以保证机体新陈代谢的持续进行；此外，运送体内分泌的激素和生物活性物质至相应的靶器官，以实现体液调节。脉管系统还对维持机体内环境理化特性的相对稳定和实现防御功能等具有重要作用。脉管系统尚有内分泌功能，可产生和分泌心房钠尿肽、内皮素和血管紧张素等多种生物活性物质，参与调节机体多项功能。

第一节　心血管系统

一、概述

（一）组成

心血管系统（cardiovascular system）由心、动脉、毛细血管和静脉组成。

1. **心**（heart）　主要由心肌构成，是血液循环的"动力泵"。心被心间隔分为互不相通的左、右两半，每半又分为心房和心室，同侧心房与心室之间借房室口相通。心房连静脉，心室连动脉。

2. **动脉**（artery）　是运送血液离心的管道，在行程中不断分支且愈分愈细，最终移行为毛细血管。在大动脉的中膜内，弹性纤维丰富，故管壁在心室射血时被动扩张，在心室舒张时弹性回缩，从而推动血液持续向前流动；而中、小动脉的中膜则以平滑肌为主，在神经、体液调节下收缩或舒张以改变管腔大小，从而影响局部血流量和血流阻力。在动脉管道内流动的不一定是动脉血。

3. **毛细血管**（capillary）　是连接动脉、静脉末梢间的管道，管径为 6～8μm，管壁主要由一层内皮细胞和基膜构成。毛细血管彼此吻合成网，除软骨、牙釉质、角膜、晶状体、毛发和被覆上皮外，几乎遍布全身各处，是血液与组织液进行物质交换的场所。

4. **静脉**（vein）　是运送血液回心的管道，自毛细血管汇合成微小静脉，行程中不断接受属支，逐渐合成中静脉、大静脉，最后注入心房。与相应动脉相比，静脉数量多、管壁薄、管腔大、弹性小、血容量较大。在静脉管道内流动的不一定是静脉血。

（二）血液循环

在神经、体液的调节下，血液沿心血管系统循环流动（图 6-1）。

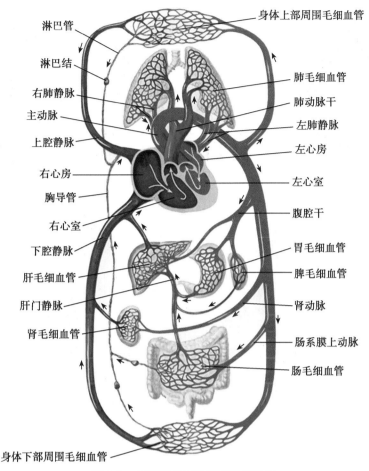

淋巴管
淋巴结
右肺静脉
主动脉
上腔静脉
右心房
胸导管
右心室
下腔静脉
肝毛细血管
肝门静脉
肾毛细血管

身体上部周围毛细血管
肺毛细血管
肺动脉干
左肺静脉
左心房
左心室
腹腔干
胃毛细血管
脾毛细血管
肾动脉
肠系膜上动脉
肠毛细血管

身体下部周围毛细血管

图 6-1 血液循环和淋巴回流示意图

1. **体循环** 血液自左心室搏出，经主动脉及其分支到达全身毛细血管，并在此与周围的组织、细胞进行物质和气体交换，再通过各级静脉，最后经上、下腔静脉和冠状窦汇入右心房，这一循环途径称**体循环**（systemic circulation）（大循环）。体循环路程长，流经范围广，以动脉血滋养全身各处，并将含代谢产物和二氧化碳的静脉血运送回心。

2. **肺循环** 血液自右心室搏出，经肺动脉干及其分支到达肺泡壁毛细血管，在此处进行气体交换，再经肺静脉汇入左心房，这一循环途径称**肺循环**（pulmonary circulation）（小循环）。肺循环与体循环同时进行，但其路程较短，仅通过肺，主要使静脉血转变为氧饱和的动脉血。

（三）血管吻合

人体的血管除经动脉 - 毛细血管 - 静脉相连通外，在动脉与动脉之间、静脉与静脉之间甚或动脉与静脉之间，可借血管支相互连结形成**血管吻合**（vascular anastomosis），有动脉环、动脉弓、动脉网和动静脉吻合等形式（图 6-2）。起缩短循环时间、调节局部血流量和体温、保证血流通畅等作用。

部分血管主干在行程中自不同高度发出与其平行的侧副管，其间相互连结构成**侧支吻合**。侧副管在正常状态下均较细小，当主干阻塞时则可逐渐增粗，使血流经扩大的侧支吻合至阻塞部位远端的血管主干，使血管受阻区的血供得以不同程度的代偿恢复，这种循环方式称**侧支循环**（collateral circulation）或**侧副循环**。侧支循环的建立显示了血管的适应能力和可塑性，对保证器官在病理状态下的血供具有重要意义。

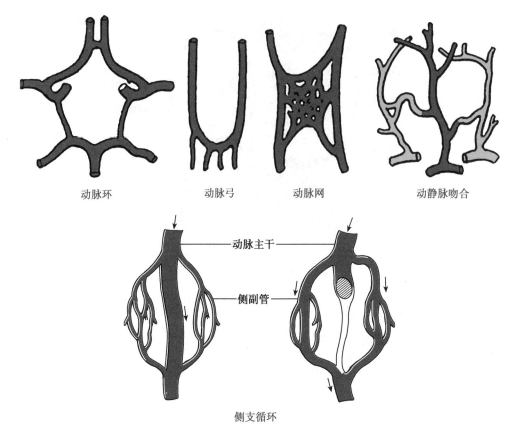

动脉环　　　　　　动脉弓　　　　动脉网　　　　　动静脉吻合

动脉主干

侧副管

侧支循环

图 6-2　血管吻合和侧支循环示意图

二、心

（一）心的位置、毗邻和外形

心是中空的肌性纤维性器官，形似倒置的、前后稍扁的圆锥体，外裹以心包。心位于中纵隔内，前方平对胸骨体和第 2～6 肋软骨，后方对向第 5～8 胸椎，两侧毗邻胸膜腔和肺，上方为出入心的大血管，下方与膈相贴（图 6-3）。心的位置可因体型不同或体位变化而有改变。

心约 2/3 位于身体正中矢状面的左侧，1/3 位于右侧。心的长轴自右肩斜向左肋下，与正中矢状面呈 45°角。**心底**朝向右后上方，主要由左心房和小部分右心房构成。**心尖**朝向左前下方，由左心室构成。心尖的体表投影位于左侧第 5 肋间隙、锁骨中线内侧 1～2 cm 处，在活体于此处可触及心尖搏动。

心表面的 4 条沟可作为 4 个心腔的表面分界（图 6-4）。**冠状沟（房室沟）**近乎环形，仅在前方被肺动脉干中断，是心房与心室的表面分界；**前、后室间沟**分别在心的前面和下面，均自冠状沟行向心尖的右侧，是左、右心室的表面分界；**房间沟**为位于心底的右心房与右上、下肺静脉交界处的浅沟，是左、右心房的表面分界。前、后室间沟在心尖右侧的会合处稍凹陷，称**心尖切迹**（cardiac apical incisure）。房间沟、后室间沟与冠状沟的相交处称**房室交点**（crux），是 4 个心腔在心表面的相互接处。

（二）心腔

心在发育过程中沿着心长轴向左轻度旋转，故右半心位于左半心的右前方。

1. 右心房（right atrium）　位于心的右上部（图 6-5）。其向左前方突出的部分称**右心耳**，内面有许

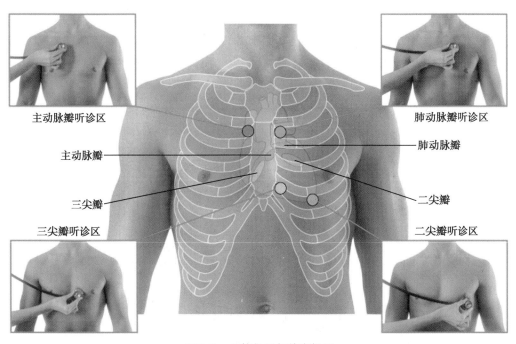

图 6-3　心的位置与体表投影

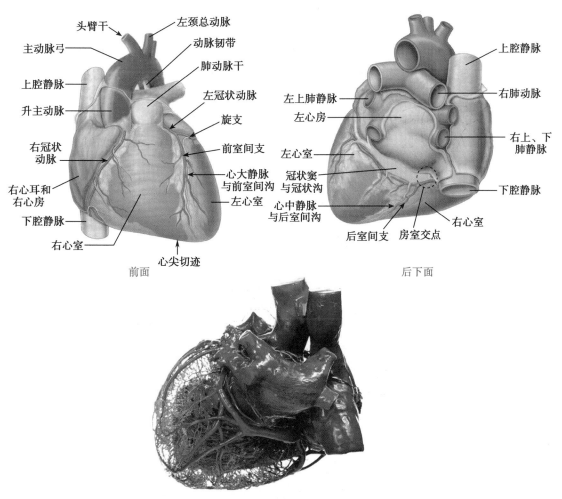

前面

后下面

铸型标本（红色：含动脉血的血管；蓝色：含静脉血的血管）

图 6-4　心的外形及其血管

多平行排列的**梳状肌**，心功能障碍导致血流淤滞时，在心耳内易形成血凝块，脱落后成为栓子。右心房有 3 个入口和 1 个出口。在右心房后部上、下方分别有**上腔静脉口**和**下腔静脉口**，后者与右房室口之间为**冠状窦口**。出口即**右房室口**，位于右心房前下部，右心房内血液经此流入右心室。

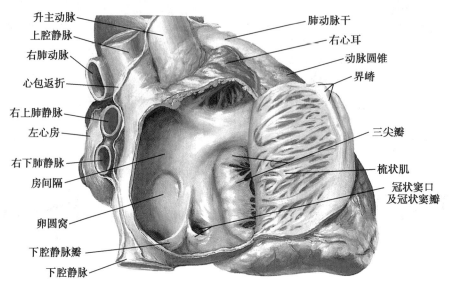

图 6-5　右心房内面观

右心房内侧壁的后部主要由房间隔构成。在房间隔右侧面的中下部有稍凹陷的**卵圆窝**（fossa ovalis），是胚胎时期卵圆孔闭合后的遗迹。此处薄弱，为房间隔缺损的好发部位，也是心导管穿刺时由右心房进入左心房的理想部位。

2. 右心室（right ventricle）　位于右心房的前下方、胸骨左缘第 4、5 肋软骨的后方（图 6-6）。右心室前壁较薄，供应血管相对较少，常为右心室手术的切口部位。右心室腔可被弓形隆起的**室上嵴**分为后下方的流入道和前上方的流出道。

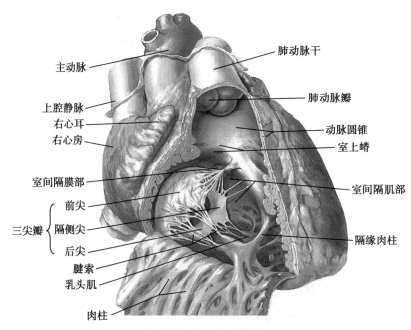

图 6-6　右心室内部结构

　　右心室流入道的腔面凸凹不平，有许多纵横交错的肌性隆起，称**肉柱**。入口为**右房室口**，周围环绕**三尖瓣环**，有三尖瓣（tricuspid valve）附着。瓣膜的游离缘和心室面借**腱索**连于**乳头肌**，后者呈锥体形，基部附于心室壁，尖端突向心室腔。自前乳头肌根部有一肌束横过心室腔至室间隔下部，称**隔缘肉柱**（**节制索**），有右束支通过。三尖瓣环、三尖瓣、腱索和乳头肌在结构和功能上构成一个整体，称**三尖瓣复合体**，共同保证血液的单向流动，其中任一结构损伤均会导致血流动力学的改变。

　　右心室流出道呈圆锥形，上端借**肺动脉口**通肺动脉干，此口的周缘附有 3 个半月形的**肺动脉瓣**。当右心室收缩时，血液冲开肺动脉瓣进入肺动脉干；当右心室舒张时，血液倒流促使瓣膜相互靠拢而关闭肺动脉口，阻止血液返流入右心室。

　　3. **左心房**（left atrium）　位于右心房的左后方（图 6-7）。其突向右前方的部分为**左心耳**，腔面凹凸不平。左心房余部腔面光滑，在后壁两侧各有 1 对肺静脉开口，前下部借**左房室口**通左心室。

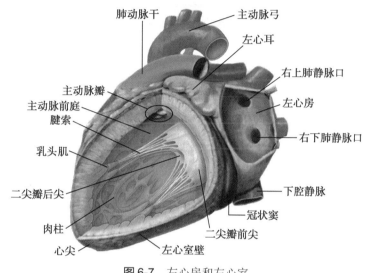

图 6-7　左心房和左心室

　　4. **左心室**（left ventricle）　位于右心室的左后方，呈圆锥形，锥底为左房室口和主动脉口所占据（图 6-7）。左心室前壁介于前室间沟、左冠状沟和左冠状动脉旋支的左缘支之间的区域内血管较少，是左心室手术的切口部位。左心室腔以二尖瓣前尖为界，分为左后方的流入道和右前方的流出道。

　　在流入道，左心室肉柱较右心室者细小，心尖处心肌最薄。入口为**左房室口**，周围环绕**二尖瓣环**，附着有**二尖瓣**（mitral valve）。二尖瓣的游离缘和心室面借**腱索**连于**乳头肌**。二尖瓣环、二尖瓣、腱索和乳头肌构成**二尖瓣复合体**，共同保证血液的单向流动。

　　左心室流出道位于二尖瓣前尖与室间隔上部之间，腔面光滑无肉柱，缺乏伸展性和收缩性。出口为**主动脉口**，有 3 个半月形的**主动脉瓣**。当左心室收缩时，血液冲开主动脉瓣进入主动脉；当左心室舒张时，血液倒流使 3 个瓣膜相互靠拢而关闭主动脉口，阻止血液返流入左心室。

（三）心的构造

　　1. **心纤维性支架**（**心纤维骨骼**）　由致密结缔组织构成，质地坚韧，富有弹性，位于房室口、肺动脉口和主动脉口的周围，包括左、右纤维三角、肺动脉瓣环、主动脉瓣环、二尖瓣环和三尖瓣环以及室间隔膜部等，为心肌纤维和心瓣膜提供附着处，在心肌运动中起支持和稳定作用（图 6-8）。

　　2. **心壁**　分为 3 层。**心外膜**即浆膜心包的脏层，包裹在心肌表面，并与出入心的大血管外膜相续；**心肌层**为心壁的主体，包括较薄的心房肌和较厚的心室肌，附于心纤维性支架并被其分开而不延续，故心房和心室可不同时收缩；**心内膜**覆于心腔内面，与大血管内膜相续，并可向心腔内折叠形成心瓣膜。

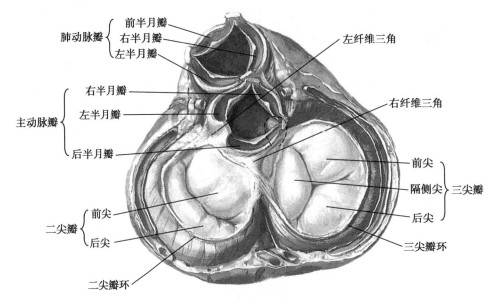

图 6-8　心纤维性支架模式图

3. 心间隔　将心分隔为互不相通的左、右两半（图 6-5～图 6-7）。左、右心房之间为较薄的**房间隔**（interatrial septum），其右侧面中下部的卵圆窝是房间隔最薄弱处；左、右心室之间为较厚的**室间隔**（interventricular septum），可分为肌部和膜部，其中膜部甚小，是位于室间隔上部近心房处的卵圆形薄弱区，为室间隔缺损好发部位。

（四）心传导系

心传导系由特殊心肌细胞构成，可产生兴奋、传导冲动和维持心正常节律性活动，包括窦房结、房室结、房室束、左、右束支和 Purkinje 纤维网等（图 6-9）。

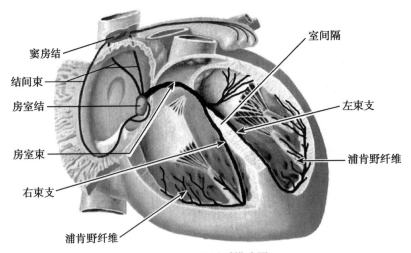

图 6-9　心传导系模式图

1. 窦房结（sinuatrial node）　多呈长椭圆形，位于上腔静脉与右心房交界处的心外膜下，由**起搏细胞（P 细胞）**和丰富的胶原纤维等构成。窦房结是心的正常起搏点，能产生节律性冲动，引起心房肌收缩并传至房室结。

2. 房室结（atrioventricular node）　呈矢状位的扁椭圆形，位于冠状窦口与右房室口之间的心内膜深面，可将窦房结来的兴奋下传至心室，使心房肌和心室肌依次交替收缩。房室结是最重要的次级起搏点,当窦房结病变时,房室结也可产生冲动下传。

3. 房室束、束支和 Purkinje 纤维网 房室结前端变细,穿入右纤维三角续为房室束,继而在室间隔肌部上缘分为左、右束支,分别行于室间隔两侧的心内膜深面,反复分支并交织形成心内膜下 Purkinje 纤维网,由此网再发出分支进入心室壁内,构成心肌内 Purkinje 纤维网,最后连于心肌。

(五)心的血管

心的血供来自左、右冠状动脉;静脉血绝大部分经冠状窦汇入右心房,小部分直接汇入右心房,极少部分汇入左心房和左、右心室。

1. 冠状动脉(coronary artery) 起自升主动脉起始部(见图6-4)。

(1)**左冠状动脉**:主干仅 0.5~1.0 cm 长,行于左心耳与肺动脉干之间,迅即分为两支。①**前室间支**,亦称**前降支**,沿前室间沟下行,多绕过心尖切迹达后室间沟,沿途发出左室前支、右室前支和室间隔前支等;②**旋支**,亦称**左旋支**,沿冠状沟绕行至左心室下面,多终于心左缘与后室间沟之间的中点附近。左冠状动脉分布于左心房、右心室前壁的小部分、左心室前壁和侧壁的全部及后壁的一部或大部、室间隔前 2/3 以及心传导系的左束支的前半和右束支,亦可发出窦房结支分布于窦房结(约40%)。

(2)**右冠状动脉**:行于右心耳与肺动脉干之间,再沿冠状沟绕至下面,在房室交点处常分为两支。①**后室间支**,亦称**后降支**,沿后室间沟下行,大多在后室间沟下 1/3 段与前室间支末端吻合;②**右旋支**,向左行,止于房室交点与心左缘之间,并与旋支之间借细支相吻合。右冠状动脉分布于右心房、右心室前壁的大部分及侧壁和后壁的全部、左心室后壁的一部和室间隔后 1/3,尚有左束支的后半及房室结和窦房结。

2. 心的静脉 心壁静脉血回流最终大部分经冠状窦汇入右心房。**冠状窦**(coronary sinus)位于心的下面、左心房与左心室之间的冠状沟内,终于右心房的冠状窦口,主要属支包括**心大、中、小静脉**,分别收纳相应区域的静脉血。

(六)心的体表投影

心在胸前壁的体表投影常用 4 点连线法来确定(图6-3):①左上点,位于左侧第 2 肋软骨下缘、距胸骨左缘约 1.2cm 处;②右上点,位于右侧第 3 肋软骨上缘、距胸骨右缘约 1cm 处;③右下点,位于右侧第 7 胸肋关节处;④左下点,位于左侧第 5 肋间隙、距前正中线 7~9cm 处,相当于心尖搏动处。心的上界为左、右上点的连线,右界为右上、下点之间微向右凸的弧形连线,下界为左、右下点的连线,左界为左上、下点之间微向左凸的弧形连线。

三、 动脉

(一)全身动脉的分布规律

动脉是运送血液离心的血管,左心室发出的主动脉及其各级分支运送动脉血,右心室发出的肺动脉干及其分支输送静脉血。动脉自主干分出后进入器官前的一段称**器官外动脉**,进入器官后称**器官内动脉**。

器官外动脉的分布规律:①动脉呈两侧对称性地分布于人体的头颈、躯干及四肢;②人体每一局部都有 1~2 条动脉干;③动脉在躯干部保留明显的节段性,分为壁支和脏支;④动脉常与静脉、神经伴行,构成血管神经束;⑤动脉多行于身体的屈侧、深部或安全隐蔽的部位;⑥动脉常以最短距离到达分布器官；⑦动脉的分布形式与器官的形态有关；⑧动脉的管径大小和支数多少与分布器官的功能有关。

器官内动脉的分布规律：①实质性器官的动脉由"门"进入，呈放射型分支分布，且分支常作为该器官分叶、分段的依据；②中空性器官的动脉呈横行型、纵行型或放射型分支分布；③长骨内的动脉分支由骨干和两端进入骨内分布。

（二）全身动脉的分布概况

主动脉（aorta）是体循环的动脉主干（图6-10）。以下采用简表形式按部位列出全身动脉的分布概况。

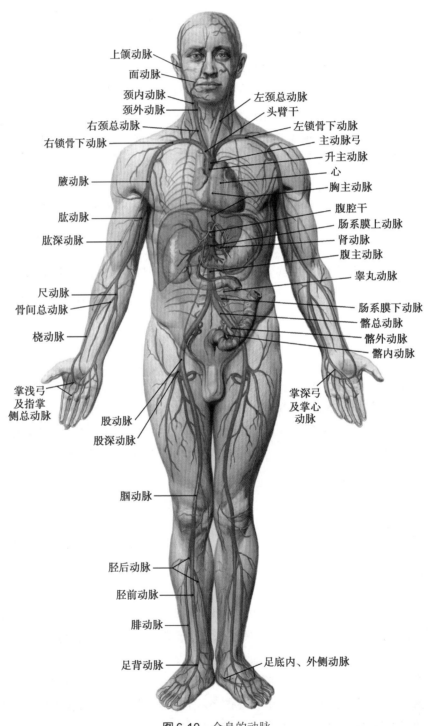

图6-10　全身的动脉

1. 头颈部 血液供应主要来自颈总动脉和锁骨下动脉（表6-1）。

表6-1 头颈部动脉分支简表

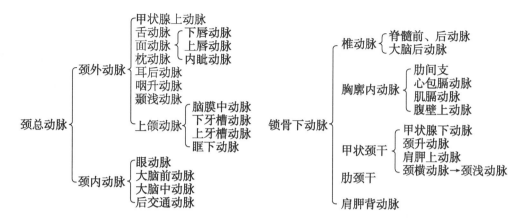

2. 上肢 血液供应主要来自锁骨下动脉（表6-2）。

表6-2 上肢动脉分支简表

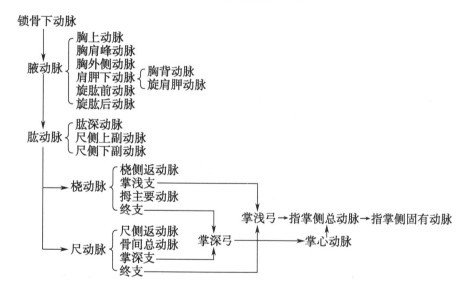

3. 胸部 动脉主干为胸主动脉（表6-3）。

表6-3 胸部动脉分支简表

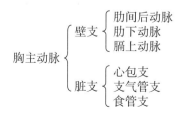

4. 腹部 动脉主干为腹主动脉（表6-4）。

表6-4　腹部动脉分支简表

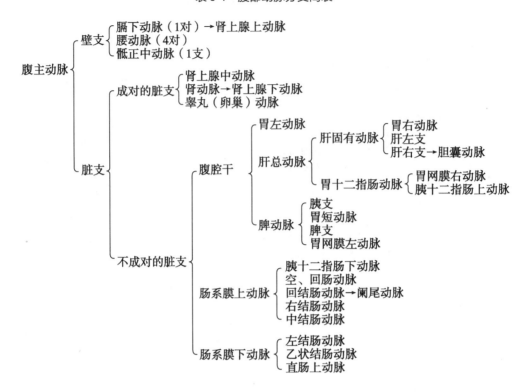

5. **盆部和下肢**　髂总动脉分出髂内动脉和髂外动脉，分别为盆部和下肢的动脉主干（表6-5）。

表6-5　盆部和下肢动脉分支简表

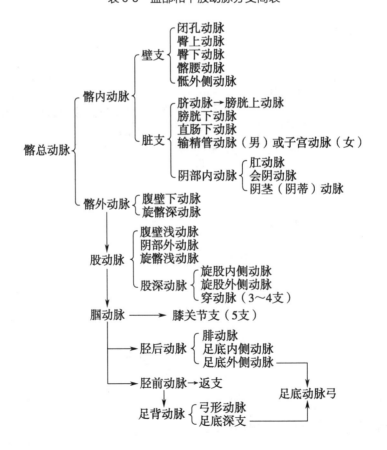

四、静脉

（一）全身静脉的分布规律

静脉是运送血液回心的血管，始自毛细血管，止于心房。其在结构和配布上具有以下特点：

（1）体循环的静脉分浅、深两类。**浅静脉**又称**皮下静脉**，位于皮下浅筋膜内，不与动脉伴行，最终注入深静脉。浅静脉是临床上注射、输液、输血、取血和插管等的部位。**深静脉**又称**伴行静脉**，在深筋膜深面与同名动脉伴行，收集伴行动脉分布区域内的静脉血。

（2）静脉间吻合丰富。浅静脉多吻合成网，深静脉多吻合成丛，浅、深静脉之间亦有丰富的吻合支。

（3）**静脉瓣**（venous valve）呈半月形小袋状，袋口朝向心，是保证血液向心流动、防止逆流的重要装置（图 6-11）。瓣膜多成对，数目的多少与静脉血受重力影响的大小有关。

（4）结构特殊的静脉，如**板障静脉**（diploic vein）和**硬脑膜窦**。前者位于板障内，壁薄无瓣膜，借导血管连接头皮静脉和硬脑膜窦；后者位于颅内，无平滑肌，无瓣膜，故外伤时出血难止。

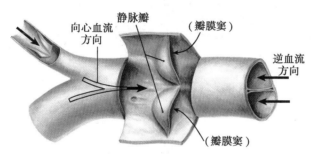

图 6-11　静脉瓣与血流方向示意图

（二）全身静脉的分布概况

体循环的静脉包括上腔静脉系、下腔静脉系和心静脉系（图 6-12）。下方简表列出全身各部位静脉回流概况（表 6-6）。

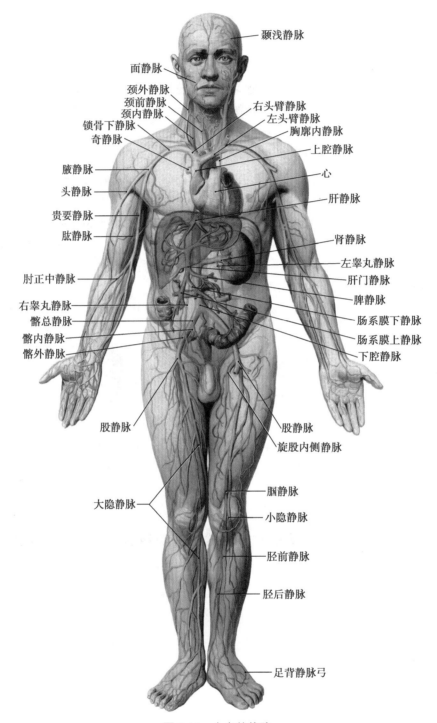

颞浅静脉

面静脉
颈外静脉
颈前静脉
颈内静脉
锁骨下静脉
奇静脉

右头臂静脉
左头臂静脉
胸廓内静脉
上腔静脉

腋静脉
头静脉

心
肝静脉

贵要静脉

肾静脉

肱静脉

左睾丸静脉
肝门静脉

肘正中静脉

脾静脉

右睾丸静脉
髂总静脉
髂内静脉
髂外静脉

肠系膜下静脉
肠系膜上静脉
下腔静脉

股静脉

股静脉
旋股内侧静脉

大隐静脉

腘静脉
小隐静脉

胫前静脉

胫后静脉

足背静脉弓

图6-12 全身的静脉

表6-6　体循环静脉回流简表

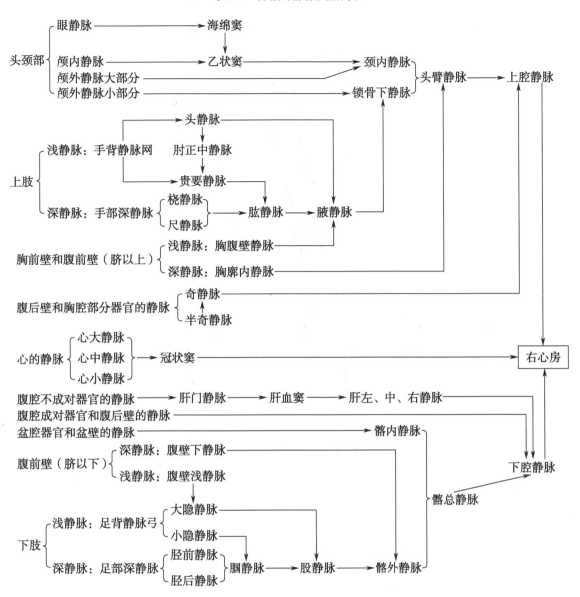

第二节　淋巴系统

　　淋巴系统（lymphatic system）由淋巴管道、淋巴组织和淋巴器官组成（图6-13）。当血液流至毛细血管动脉端时，部分血液成分经毛细血管壁进入组织间隙，形成组织液。与组织细胞进行物质交换后，大部分组织液经毛细血管静脉端进入静脉，小部分水分和大分子物质进入毛细淋巴管，形成**淋巴液**，简称**淋巴**。淋巴沿淋巴管道和淋巴结的淋巴窦向心流动，最后注入静脉。因此，淋巴系统可视为心血管系统的辅助系统，协助静脉引流组织液。若淋巴回流受阻，大量含蛋白质的组织液不能及时吸收，可致淋巴水肿。此外，淋巴组织和淋巴器官有产生淋巴细胞、过滤淋巴和进行免疫应答的作用。

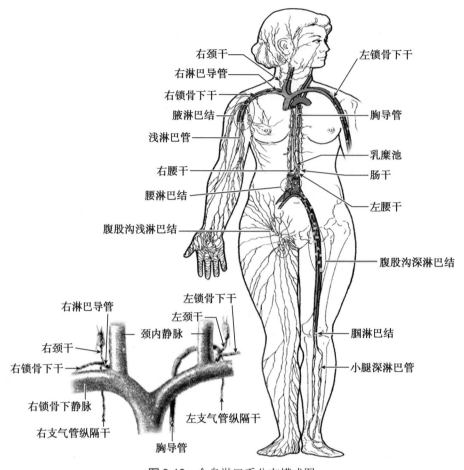

右颈干
右淋巴导管
右锁骨下干
腋淋巴结
浅淋巴管
右腰干
腰淋巴结
腹股沟浅淋巴结

左锁骨下干
胸导管
乳糜池
肠干
左腰干
腹股沟深淋巴结
腘淋巴结
小腿深淋巴管

右淋巴导管
右颈干
右锁骨下干
右锁骨下静脉
右支气管纵隔干
胸导管

左锁骨下干
左颈干
颈内静脉
左支气管纵隔干

图 6-13　全身淋巴系分布模式图

一、淋巴管道

（一）毛细淋巴管

以膨大的盲端起始,相互吻合成网。除上皮、软骨、角膜、晶状体、脑和脊髓等处外,几乎遍布全身。毛细淋巴管由极薄的内皮细胞构成,细胞间隙较大,基膜不完整,因内皮细胞外面有纤维细丝牵拉而使管腔处于扩张状态,故毛细淋巴管通透性较大,细胞碎片、蛋白质、异物、细菌和肿瘤细胞等易进入毛细淋巴管。

（二）淋巴管

由毛细淋巴管吻合而成,管壁结构与静脉相似,管腔内有许多防止淋巴逆流的瓣膜。淋巴管分浅、深两类。浅淋巴管位于浅筋膜内,与浅静脉伴行;深淋巴管位于深筋膜深面,多与血管神经伴行。浅、深淋巴管之间存在丰富的交通支。当各种栓子阻塞淋巴管或者外伤、手术切断淋巴管时,淋巴可经交通支回流,形成淋巴侧支循环。在炎症或外伤等情况下,新生淋巴管形成新的淋巴侧支通路,从而保证了正常或病变组织的淋巴回流,但亦可成为病变扩散或肿瘤转移的途径。

（三）淋巴干

淋巴管注入淋巴结,由淋巴结发出的淋巴管最终在颈根部和膈下汇合成 9 条淋巴干,包括成对的颈干、锁骨下干、支气管纵隔干和腰干以及不成对的肠干（图6-14）。

（四）淋巴导管

9条淋巴干汇合成2条淋巴导管，即胸导管和右淋巴导管，分别注入左、右静脉角（图6-15）。2条淋巴导管之间存有交通。此外，少数淋巴管注入盆腔静脉、肾静脉、肾上腺静脉和下腔静脉。

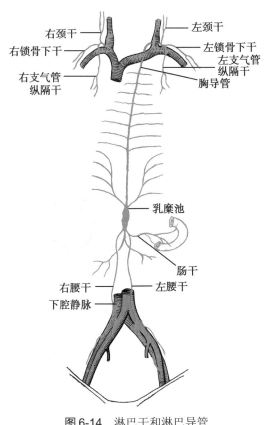

图6-14　淋巴干和淋巴导管

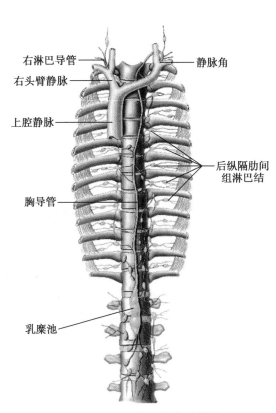

图6-15　胸导管及其收纳范围

1. 胸导管（thoracic duct）　左、右腰干和肠干在第1腰椎体前方汇合形成**乳糜池**（cisterna chyli），呈囊状膨大。胸导管起自乳糜池，经膈的主动脉裂孔进入胸腔，在脊柱右前方、胸主动脉与奇静脉之间上行至第5胸椎高度，经食管后方向左侧斜行，继而在脊柱左前方上行，经胸廓上口至颈根部；在左颈总动脉和左颈内静脉的后方弯向前下内侧，注入左静脉角，在注入左静脉角前尚接受左颈干、左锁骨下干和左支气管纵隔干。胸导管引流下肢、盆部、腹部、左胸部、左上肢和左头颈部等全身3/4部位的淋巴。

2. 右淋巴导管（right lymphatic duct）　长1.0～1.5cm，由右颈干、右锁骨下干和右支气管纵隔干汇合而成，注入右静脉角。右淋巴导管引流右头颈部、右上肢和右胸部等全身1/4部位的淋巴。

二、　淋巴组织

在消化、呼吸、泌尿和生殖管道以及皮肤等处含有丰富的淋巴组织，起防御屏障的作用。淋巴组织分为弥散淋巴组织和淋巴小结两类。前者主要位于消化管和呼吸道的黏膜固有层；后者包括小肠黏膜固有层内的孤立淋巴滤泡和集合淋巴滤泡以及阑尾壁内的淋巴小结等。

三、 淋巴器官

淋巴器官包括淋巴结、胸腺、脾和扁桃体等（扁桃体详见消化系统章）。

（一）淋巴结

淋巴结（lymph node）呈灰红色，圆形或椭圆形，大小不一，多成群分布，数目不定，在青年人有400～450个。淋巴结一侧隆凸，连有多支**输入淋巴管**；对侧凹陷，中央处为**淋巴结门**，有神经、血管和**输出淋巴管**出入（图6-16）。一个淋巴结的输出淋巴管可成为下一个淋巴结的输入淋巴管。淋巴结主要起滤过淋巴、产生淋巴细胞和进行免疫应答的功能。

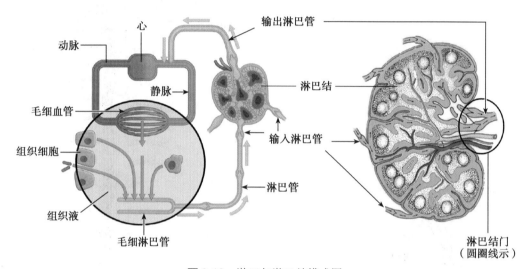

图6-16　淋巴与淋巴结模式图

淋巴结可分为浅、深两类，**浅淋巴结**位于浅筋膜内，**深淋巴结**位于深筋膜深面。淋巴结多沿血管排列，位于关节屈侧和体腔的隐蔽部位，如腋窝、肘窝、腹股沟、腘窝、脏器门和体腔大血管附近。

引流某一器官或部位淋巴的第一级淋巴结称**局部淋巴结**，临床常称为**哨位淋巴结**。当该器官或部位发生病变时，细菌、毒素、寄生虫或肿瘤细胞等沿淋巴管进入相应的局部淋巴结，通过该淋巴结的阻截和清除作用，从而阻止病变的扩散，此时因发生细胞增殖等病理变化而导致淋巴结肿大。若局部淋巴结不能阻止病变扩散，病变可沿淋巴管道向远处蔓延。因此，局部淋巴结肿大常反映其引流范围存在病变。

（二）胸腺

胸腺（thymus）为中枢淋巴器官，培育、选择和向周围淋巴器官（淋巴结、脾和扁桃体）和淋巴组织（淋巴小结）输送T淋巴细胞。胸腺还有内分泌功能（详见内分泌系统章）。

（三）脾

脾（spleen）位于左季肋区，在胃底与膈之间、第9～11肋的深面，长轴与第10肋一致。正常时在左肋弓下不能触及脾。脾的位置可随呼吸和体位不同而变化，站立比平卧时低2.5cm。脾呈暗红色，质软而脆，其脏面凹陷，中央处为**脾门**，是血管、神经和淋巴管出入之处；上缘前部有2～3个**脾切迹**，是脾大时触诊脾的标志（图6-17）。

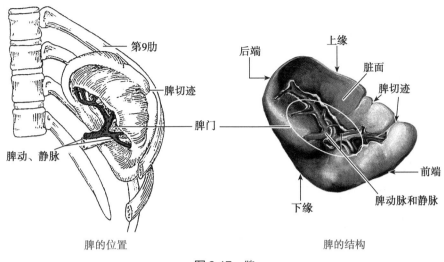

第9肋

脾切迹

脾门

脾动、静脉

脾的位置

后端

上缘

脏面

脾切迹

前端

下缘

脾动脉和静脉

脾的结构

图6-17　脾

脾是人体最大的淋巴器官，起储血、造血、清除衰老红细胞和进行免疫应答的作用。

想 一 想

1. 心肌梗死　心重仅为体重的 0.5%，但血流量占心输出量的 4%～5%，故冠状循环在人体内居于十分重要的地位。冠状动脉粥样硬化性心脏病简称冠心病，为疾病死亡的第一位。它是多种原因导致冠状动脉内膜受损，形成粥样硬化斑块，使动脉管腔狭窄，致使所供应的心肌缺血，出现心前区或左上肢内侧牵涉痛，即心绞痛；若动脉严重痉挛、狭窄甚或完全阻塞，可致心肌梗死，范围与该动脉分布区域基本一致。好发部位是前室间支上 1/3 段、右冠状动脉近侧段和旋支近侧段，而左冠状动脉主干少见。有记载，前室间支阻塞出现率占全部心肌梗死 50% 以上，故临床上常称其为猝死动脉；病变部位多在动脉干起点以下 3～5cm，远侧段 80% 以上通畅，这为冠状动脉旁路移植术提供有利条件。经皮股动脉或桡动脉穿刺行冠状动脉造影可清楚显示冠状动脉及其分支情况，并成为介入治疗（如经皮穿刺冠状动脉腔内成形术）和搭桥术（主动脉冠状动脉旁路移植术）的基础，用于判断冠心病患者的预后。

冠心病的康复治疗应采取综合措施，并注意高度个体化。其中最基本、最重要的是运动疗法，可改进患者生活方式，控制病情发展，降低心肌兴奋性和做功量，改善冠状动脉供氧能力。运动治疗时应注意超负荷、特异性、个体化和可逆性的原则。

2. 心脏移植术后　目前已公认心脏移植术是临床治疗终末期心脏病的唯一有效手段。手术后的排斥反应、感染、肿瘤和移植心脏冠状动脉血管病等并发症是心脏移植术后长期生存患者主要致死原因，术后第 5 年发生率高达 50%。故心脏移植术后的康复治疗主要在于减少并发症的发生、降低并发症的严重程度、延长生存时间、增加运动耐力和改善心功能，最大限度提高患者生活质量和促进回归家庭。康复治疗的适应证为心脏移植术后未出现心力衰竭、窦性心动过速（心率＞100 次/分）、严重心律失常和心电图 ST 段压低≥0.2mV 者，主要包括物理治疗、康复工程、心理治疗和健康教育等。

3. 淋巴水肿　先天性淋巴管发育不良或继发性淋巴回流障碍均可致肢体肿胀，即淋巴水肿。急性淋巴水肿多自行消退；慢性淋巴水肿可分为水肿期、脂肪增生期和纤维增生期 3 阶段，最终可发展为象皮肿。该病尚无有效治疗方法，目前主要采取非手术治疗和手术治疗，前者可预防淋巴水肿形成或治疗轻度淋巴水肿，亦是手术前后重要辅助措施；后者用于已形成严重的淋巴水肿。康复治疗可改善循环、消除肿胀和改善功能，包括物理治疗、康复工程、心理治疗等。

（庞　刚）

第七章
内分泌系统

内分泌系统（endocrine system）由全身各部的**内分泌腺**（endocrine glands）和**内分泌组织**（endocrine tissue）构成，分泌的物质称**激素**（hormone）。内分泌腺包括垂体、甲状腺、甲状旁腺、肾上腺、松果体、胸腺和性腺等（图 7-1），结构特点是无排泄管，体积小，重量轻，血供丰富；分泌的激素直接进入血液循环或淋巴，作用于远处的细胞或细胞群，发挥作用较缓慢而维持时间较长。内分泌组织主要指下丘脑 - 垂体和弥散分布在胃肠道、肺、脑、肝、心、泌尿生殖道、血管、血液等处的内分泌细胞；分泌的激素以扩散方式作用于邻近的细胞或细胞群，或通过血液循环作用于远处的细胞或细胞群，发挥作用较弥散。

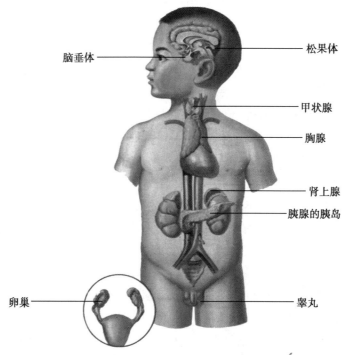

脑垂体　　　　　　　　　松果体

　　　　　　　　　　　　甲状腺

　　　　　　　　　　　　胸腺

　　　　　　　　　　　　肾上腺

　　　　　　　　　　　　胰腺的胰岛

卵巢　　　　　　　　　　睾丸

图 7-1　固有内分泌器官概况

内分泌系统的功能是将体液性信息物质传递到全身各细胞，发挥对靶细胞的生物作用，参与调节机体各器官的新陈代谢、生长、发育和生殖活动等，保持机体内环境的平衡和稳定；内分泌系统的结构和功能活动有显著的年龄性变化。

本章重点介绍垂体、甲状腺、甲状旁腺、肾上腺、松果体、胸腺、胰岛及睾丸和卵巢等固有内分泌器官。

一、　垂体

（一）位置和形态

垂体（hypophysis）呈椭圆形，色灰红，位于颅底垂体窝内，借垂体柄、神经和血管与下丘脑相连（见

图 7-1）。垂体重量不足 1g，但却是机体内最重要和最复杂的内分泌腺，所产生的激素不但与身体骨骼和软组织的生长有关，而且调控其他许多内分泌腺。

（二）分部

垂体分为腺垂体和神经垂体。腺垂体又分为远侧部、结节部和中间部；神经垂体分神经部和漏斗。远侧部和结节部合称腺垂体，中间部和神经部合称神经垂体。

（三）生理功能

腺垂体分泌的激素可分 4 类：①生长激素，主要是促进骨和软组织的生长；②催乳素，促进乳腺分泌乳汁；③黑色细胞刺激素，使皮肤黑色素细胞合成黑色素；④促激素，如促甲状腺激素、促性腺激素等，促进其他内分泌腺的分泌活动。神经垂体只贮存和释放由下丘脑产生并运送至垂体的抗利尿激素（或称加压素）和催产素，分别使血压上升、尿量减少和使子宫平滑肌收缩。

在幼儿若分泌生长激素不足，则使长骨的生长中断，身材矮小，但智力正常，导致侏儒症；如生长激素分泌过盛，则生长发育过度，形成巨人症（骨骼发育成熟以前）。成年后若生长激素分泌过多，因骨骺已钙化闭合，长骨不再增长，但可刺激肢端的短骨和颅骨增生，肝、肾等内脏器官也增大，称为肢端肥大症。

二、甲状腺

（一）甲状腺的形态、位置和毗邻

甲状腺（thyroid gland）是人体内最大的内分泌腺，呈 H 形，分左、右两个侧叶和峡，有时出现锥状叶。侧叶位于喉下部与气管上部的两侧，上达甲状软骨中部，下至第 6 气管软骨环。甲状腺峡多位于第 2～4 气管软骨环的前方（图 7-2）。

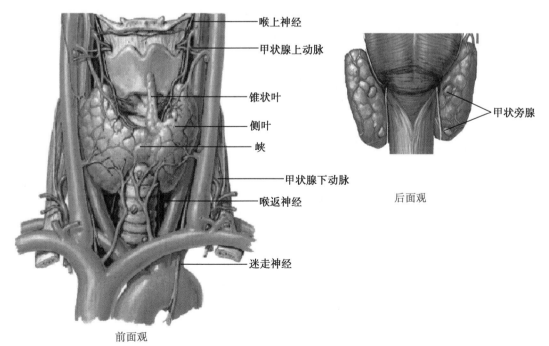

前面观

喉上神经
甲状腺上动脉
锥状叶
侧叶
峡
甲状腺下动脉
喉返神经
迷走神经

后面观

甲状旁腺

图 7-2 甲状腺和甲状旁腺

甲状腺前面由浅入深依次有皮肤、浅筋膜、封套筋膜、舌骨下肌群和气管前筋膜等；左、右侧叶的内面邻接喉和气管、喉返神经、咽和食管，后方有甲状旁腺，后外侧为颈动脉鞘以及行经鞘后方的颈交感干，上方有喉上神经。

甲状腺肿大时，如向内侧压迫，可出现呼吸与吞咽困难以及声音嘶哑等，如向后外压迫，涉及交感干时，可出现 Horner 综合征：瞳孔缩小、上睑下垂（睑裂变窄）及眼球内陷等。

（二）甲状腺的被膜

甲状腺被膜的浅层为甲状腺鞘或假被膜（由颈深筋膜中层形成，临床称外科囊）；深层直接贴附于甲状腺表面，称甲状腺纤维囊或真被膜。甲状腺侧叶内侧有与环状软骨和气管软骨环相连的甲状腺悬韧带，因此，甲状腺可随吞咽动作而上下移动，可作为甲状腺肿大区别于颈部其他包块的鉴别点之一。

（三）甲状腺的血管

甲状腺体积小，但血管非常丰富，有甲状腺上、下动脉，有时还有甲状腺最下动脉（出现率为10%），各动脉互相吻合。其中甲状腺最下动脉起始处的变异最多，可起自头臂干、主动脉弓、锁骨下动脉等，因此甲状腺手术或气管低位切开时要注意此动脉的出现。甲状腺有甲状腺上、中、下静脉，前二者注入颈内静脉，后者注入头臂静脉。

（四）生理作用

甲状腺分泌**甲状腺激素**（thyroxine），是甲状腺的主要激素。甲状腺激素调节机体的基础代谢，主要控制机体耗氧速率和总代谢速率，并影响机体正常生长发育，尤其是对骨骼和神经系统的发育较为重要。**降钙素**（calcitonin）是甲状腺组织中 C 细胞分泌的一种激素，其主要生理功能为抑制骨吸收，减少钙在肾小管中的重吸收，从而降低血钙水平。其降低血钙作用可对抗甲状旁腺素提升血钙的作用。当降钙素活性过高，低血钙随之发生，导致甲状旁腺代偿性功能亢进使血钙水平升高。高钙血症刺激甲状腺的 C 细胞合成并分泌降钙素。

碘为甲状腺激素的合成原料，缺碘时可引起甲状腺组织增生、肿大，可出现甲状腺激素分泌不足。如儿童在生长时期甲状腺功能减退，则发育不全，智力迟钝，身体矮小，称为呆小症，也称克汀病；成人则易患黏液性水肿，患者皮肤变厚，表情淡漠，少动嗜睡，并有性功能减退和毛发脱落等现象。而甲状腺功能亢进的患者常表现为突眼性甲状腺肿大，易激动、失眠、心动过速，食欲旺盛且有明显消瘦等症状。

三、 甲状旁腺

甲状旁腺（parathyroid gland）是两对扁椭圆形小体，呈棕黄色，形状大小似黄豆，表面有光泽。上一对多位于甲状腺侧叶后面的上、中 1/3 交界处，下一对常位于甲状腺下动脉进入腺体的附近。有时甲状旁腺可埋于甲状腺组织内，而使手术时寻找困难（图7-2）。

甲状旁腺合成并分泌**甲状旁腺素**（parathyrin），是人体内重要的内分泌素之一。主要生理作用为：刺激破骨细胞吸收、促肾小管钙吸收，并促进肠钙吸收；通过抑制磷在肾小管中重吸收，降低血磷，而提高血钙水平。因此，甲状旁腺素能调节机体内钙和磷的代谢，维持血钙平衡。

甲状旁腺素分泌不足时，可引起血钙浓度下降，出现手足抽搐，甚至死亡。因此，甲状腺手术应保留甲状旁腺。若甲状旁腺功能亢进，则可引起骨质疏松，容易发生骨折。

四、肾上腺

肾上腺（suprarenal gland）位于腹膜后、肾的上内方，与肾共同包在肾筋膜内（图4-2、图7-1）。肾上腺左、右各一，重约5g；左侧近似半月形，右侧呈三角形。肾上腺外包被膜，其实质可分为皮质和髓质两部分。皮质在外呈浅黄色，髓质在内呈棕色。

肾上腺皮质可分泌多种激素，根据其作用分为3类：①调节体内水盐代谢的盐皮质激素；②调节碳水化合物代谢的糖皮质激素；③影响性行为及第二性征的性激素。肾上腺髓质分泌的激素有肾上腺素和去甲肾上腺素，能使心跳加快，心收缩力加强，小动脉收缩，维持血压，调节内脏平滑肌活动，对机体代谢也起一定作用，称"激素之王"。

库欣综合征（Cushing syndrome）是由于多种原因使肾上腺皮质功能亢进，分泌过量的糖皮质激素，发生四肢脂肪的分解增强，而头面、躯干的脂肪合成增加，出现满月脸、水牛背等向心性肥胖等体形特征。相反，肾上腺皮质功能减退症[如艾迪生病（Addison disease）]患者则可出现皮肤黏膜色素沉着、体重进行性下降、乏力、食欲缺乏、记忆力下降、低血糖等。

五、松果体

松果体（pineal body）为一淡红色的椭圆形小体，位于背侧丘脑的后上方，以细柄连于第三脑室顶的后部，形似松果而得名（图7-1）。儿童期较发达，一般7岁以后开始退化，成年后不断有钙盐沉着形成钙斑，可在X线片上看到。临床上可根据其位置的改变作为诊断颅内病变的参考。松果体合成、分泌褪黑素，有抑制性成熟的作用。

松果体有病变时，可出现性早熟或生殖器官过度发育；若分泌功能过于旺盛则可致青春期延迟。

六、胸腺

胸腺（thymus）为长条状，上窄下宽，由不对称的左、右二叶组成，两叶多互相重叠，借结缔组织相连。胸腺位于上纵隔前部，大部贴附于心包上部及出入心的大血管的前面，小部在气管的前方及其两侧（图7-1、图11-13）。胸腺由结缔组织被囊包被，新生儿及幼儿的胸腺相对较大，青春期后腺组织逐渐退化萎缩，至成年其实质多为结缔组织和脂肪组织所代替。

胸腺既是内分泌腺，也是淋巴器官。近年的研究证实，胸腺的功能比较复杂，除可参与机体细胞免疫反应的T淋巴细胞外，还具有内分泌功能，可分泌胸腺素和促胸腺生成素等具有激素作用的活性物质。胸腺素能使来自骨髓的淋巴干细胞分化发育成为具有免疫能力的T细胞；促胸腺生成素可促使包括腺体本身在内的淋巴细胞分化为可参与免疫反应的细胞成分。因此，它对免疫功能的建立起着重要的作用。

七、胰岛

胰岛（pancreatic islets）是胰的内分泌部分，为散在于胰内各处的许多大小不等、形状不定的细胞团，尤以胰尾为最多。人胰岛A细胞分泌胰高血糖素，可升高血糖；B细胞分泌胰岛素，主要作用是促进细胞吸收血中的葡萄糖合成糖原或转化为脂肪，使血糖降低。

胰岛素分泌不足是引起糖尿病的主要原因。

八、 生殖腺

生殖腺或称性腺,包括睾丸和卵巢(图4-1、图5-1、图7-1)。

(一)睾丸

睾丸(testis)是男性生殖腺,位于阴囊内,其间质细胞是内分泌组织,分泌男性激素(雄激素),具有促进男性生殖器官的发育和激发男性第二性征出现,并维持正常性功能的作用。

(二)卵巢

卵巢(ovary)为女性生殖腺,产生卵泡,卵泡壁细胞主要产生雌激素(雌二醇和雌酮),也可产生黄体酮。卵泡排卵后,残留在卵泡内的卵泡壁转变成黄体,黄体主要分泌孕激素和一些雌激素。雌激素可刺激子宫、阴道和乳腺的生长发育,出现并维持第二性征;孕激素能使子宫内膜增生变厚,准备受精卵的种植,同时使乳腺发育,以备授乳。

心和肾的内分泌细胞分泌的激素,对调节血压和血容积起着重要的作用:由心房肌细胞合成和释放的心房钠尿肽,是目前已知效力最强的排钠利尿激素。当血压或血容积过度升高时,心房钠尿肽作用于肾,使肾排水和排钠增多,并使外周血管舒张,心率减慢,其作用使得体内细胞外液量减少,血压降低。当肾血流量和血氧水平降低时,肾分泌肾素和促红细胞生成素,可导致循环血量增加,血压升高。

想 一 想

除上述内分泌腺和组织外,在机体许多其他器官(包括脑)内,还存在大量散在的内分泌细胞,这些细胞分泌的肽类与胺类激素样物质,在调节机体生理活动中起十分重要的作用,因此,将这些具有分泌功能的神经元和细胞统称为弥散性神经内分泌系统。目前,已知有40多种细胞,如存在于下丘脑的细胞、部分心肌细胞与平滑肌细胞、血管内皮细胞,及肺和支气管上皮分泌5-羟色胺、铃蟾肽的细胞,胃分泌胃泌素的G细胞,小肠分泌促胰液素的S细胞,肾上腺髓质的嗜铬细胞,交感神经节的小强荧光细胞,胎盘内分泌细胞等。通过弥散神经内分泌系统,将神经系统与内分泌系统、及免疫系统统一起来,共同构成体内庞大的调节和控制机体生理活动的体系——神经-内分泌-免疫网络调节系统,参与机体活动的调节。

胸腺是免疫系统的重要器官,按摩胸前壁可能促进其分泌免疫活性肽物质,从而增强身体的抵抗力。每次按摩时,可以用手掌上下摩擦胸前壁(上至颈根部,下至剑突下)100～200次。

(初国良)

第八章
感觉器官

感觉器官（sensory organs）是机体感知和认知事物的首要器官，由感受器和辅助装置两部分构成。感受器接受内、外环境变化刺激后，转变为神经冲动，沿特定的传入神经通路传导至大脑皮质的特定机能区而产生相应的感觉。

感受器有两大功能：即接受刺激并转变为神经冲动。而辅助装置是辅佐感受器完成其功能。

根据感受器所在的位置及接受刺激的来源不同，可分为三种类型：

1. 内感受器　分布于内脏器官、心、血管和腺体等处，接受内环境变化的刺激，如饥、渴、挤压、牵拉、渗透压、血压及离子浓度变化等理化刺激。

2. 外感受器　分布于皮肤、黏膜、视器和前庭蜗器等处，接受来自外环境变化的刺激，如痛、温、触、压、光波和声波等理化刺激。

3. 本体感受器　分布于运动系统的肌、腱、关节、韧带和内耳等处，接受机体自身位置变化的刺激（如位置觉、运动觉、振动觉和平衡觉等）。

第一节　视　　器

视器（visual organ）又称为**眼**（eye）　大部分位于眼眶内（图 8-1）。眼球前方有眼睑保护，后方借视神经与间脑相连，周围有眶脂体衬垫。由眼球和眼副器两部分组成。

眼球是视器的主要部分，能接受光波的刺激并转变为神经冲动，通过视觉传导通路传至大脑皮质的视觉中枢，产生**视觉**（vision）。眼副器位于眼球周围，对眼球有支持、保护、运动和营养的功能。

一、眼球

眼球位于眼眶内，近似球形。前部正中点称为前极，后部正中点称为后极，经眼球内部前、后极的假想连线称为**眼轴**。眼球由眼球壁及内容物两部分组成（图 8-1）。

（一）眼球壁

眼球壁即眼球的外壳，由外向内依次为外膜、中膜和内膜。

1. 外膜（又称纤维膜）　为眼球壁的外层，致密、坚韧，对维持眼球的外形、保护眼球起着重要作用，分为角膜和巩膜两部分。

（1）角膜（cornea）：位于眼球纤维膜的前 1/6，无色透明，无毛细血管和毛细淋巴管分布，但有丰富的感觉神经末梢，感觉十分敏锐，所以眼不容一粒沙子。在正常情况下，角膜无色透亮，允许光线通过，

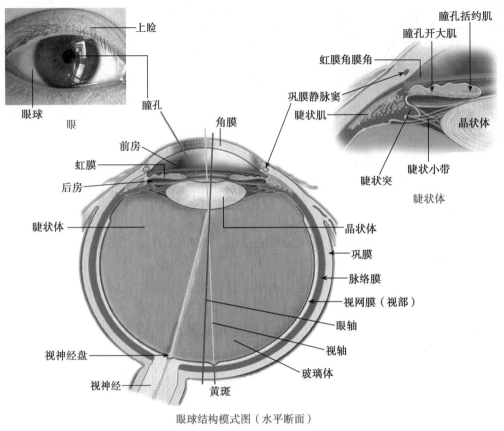

图 8-1 眼与眼球结构模式图

参与构成眼的屈光装置。若角膜的曲度发生改变,造成屈光障碍时,使各个方向的屈光率不一致,导致视物时出现重影,临床上称为**散光**。

当角膜炎症、溃疡或损伤,形成瘢痕时,可导致角膜混浊,影响视觉。若小儿营养不良,角膜可由无色透明变为灰白色不透明膜,称为角膜软化症,严重者可致失明。

(2)**巩膜**(sclera):位于眼球纤维膜的后 5/6,乳白色不透明,厚而致密、坚韧,对维持眼球外形、保护眼球起着重要作用。在角膜与巩膜前部的相接处,称为角膜巩膜缘,其深面有一环形的**巩膜静脉窦**(图 8-1),是房水回流的必经之路。

2. 中膜(又称为**血管膜或葡萄膜**) 位于眼球纤维膜的内面,由于富含血管和色素而得名,有营养和保护眼球的功能。由前向后依次分为虹膜、睫状体和脉络膜三部分。

(1)**虹膜**(iris):位于角膜后方、晶状体前方、中膜的最前部,呈圆环形,虹膜中央圆形的孔,称为**瞳孔**(pupil),是光线进入眼球的主要通道,正常平均直径为 2.5mm。在瞳孔周围,有呈环形分布的**瞳孔括约肌**(sphincter pupillae)和呈辐射状分布的**瞳孔开大肌**(dilator pupillae)。瞳孔括约肌受副交感神经支配,在强光下或视近距离物体时收缩,使瞳孔缩小;瞳孔开大肌受交感神经支配,在弱光或视远距离物体时收缩,使瞳孔开大。两者协同作用,调节瞳孔的大小,以控制进入眼球的光线,从而保护眼球内的结构。

由于人种或物种不同,虹膜所含的色素不同,而使虹膜呈现出不同的颜色,如褐色、棕褐色、淡黄色、淡蓝色和红色等。国人的虹膜多呈棕褐色。

(2)**睫状体**(ciliary body):位于角膜与巩膜移行处的深面,是中膜最肥厚的部分。其后部平坦,称为睫状环,前部有许多向内侧突出的放射状皱襞,称为睫状突。由睫状突发出睫状小带向内与晶状体相连(见图 8-1、图 8-2)。在睫状体内有丰富的平滑肌,称为**睫状肌**(ciliary muscle),可调节晶状体的曲度,以看清不同物距的物体。睫状肌受副交感神经支配,视近处物体时收缩、视远处物体时舒张。

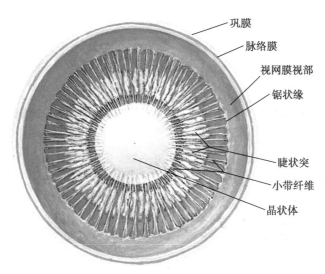

巩膜
脉络膜
视网膜视部
锯状缘

睫状突
小带纤维
晶状体

图 8-2 眼球前部(后面观)

长时间近距离用眼者,睫状肌处于持续收缩状态,容易造成视疲劳,视力下降,是导致近视的主要原因,所以在视物时,要注意远、近结合,使睫状肌得以充分休息,以保证眼的正常工作。

此外,睫状体还有产生房水的功能。

(3)**脉络膜**(choroid):位于睫状体之后,衬贴于巩膜的内面。占中膜的后 2/3(图 8-2),其后方有视神经穿过。脉络膜富含血管,对眼球壁有营养作用;富含色素,可吸收眼内散射的光线,维持眼内暗室的效应,有利于在视网膜上形成清晰的物像。

3. 内膜 位于中膜的内面,称为**视网膜**(retina)(图 8-1)。

根据视网膜衬贴部位不同,由前向后依次分为:虹膜部、睫状体部和脉络膜部。前两者分别衬贴于虹膜、睫状体的内面,富含色素,但无感光作用,称为**视网膜盲部**;后者衬贴于脉络膜的内面,富含感光细胞,能接受光波刺激,并将刺激转变为神经冲动,称为**视网膜视部**。视部最大,是视器中感光、成像部分。

视网膜的视部由外向内依次分为外层和内层(图 8-3)。外层紧贴于中膜内面,由大量单层色素上皮细胞构成,称为色素上皮层;内层为神经细胞层,是视网膜的固有结构,两层之间有一潜在性的间隙,是形成视网膜剥脱症的解剖学基础。

视网膜视部的神经细胞层主要由 3 层细胞组成。由外向内依次为**视细胞层**、**双极细胞层**和**节细胞层**。视细胞层内有**视锥细胞**和**视杆细胞**,它们是感光细胞(即**光波感受器**)(图 8-4)。视锥细胞可感受强光和色光刺激,在白天或明亮处或视有色物体时起主要作用。当视锥细胞病变时,可致色盲。视杆细胞可感受弱光刺激,在黄昏或暗处或视白色物体时起主要作用。当视杆细胞病变时,会导致夜盲。视细胞把不同光波的刺激转变为神经冲动,向内依次交给双极细胞、节细胞,由节细胞的轴突向眼球的后内侧汇聚,穿过脉络膜,组成**视神经**(optic nerve)(图 8-1)。

来自眼球不同方向的节细胞轴突,在穿过脉络膜前形成圆盘状、白色的隆起,称为**视神经盘**(optic disc)(图 8-1、图 8-4),盘的中央凹陷,有视网膜中央动、静脉通过。因视神经盘处无感光细胞,不能感光辨色,又称为生理盲点。在视神经盘的颞侧偏下方约 3.5mm 处有一褐色或红褐色区域称为**黄斑**(macula lutea),黄斑中央的凹陷称为**中央凹**(图 8-4),此处视细胞最集中,是感光、辨色最敏锐之处(即在此处成像时,图像最清晰)。在活体上,利用检眼镜可窥见以上结构。由于物种的差异,中央凹处视细胞的配布各异,致使不同动物对强、弱光及光的颜色敏感程度不同。

连接瞳孔中心与中央凹的假想连线,称为**视轴**,视轴与眼轴呈锐角交叉(图 8-1)。

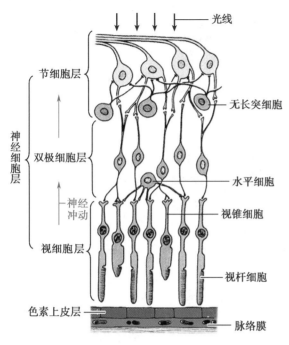

图 8-3 视网膜结构模式图

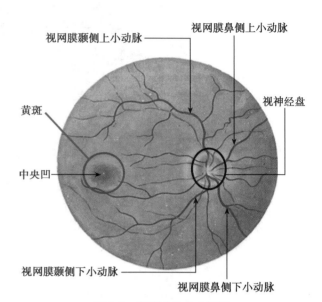

图 8-4 眼底的结构（右眼）

在视网膜的神经细胞层内，光的传导方向是由内向外的传导：即光线穿过节细胞、双极细胞，到达视细胞层，被视锥细胞或视杆细胞接受后转变为神经冲动；而该神经冲动的传导方向则是由外向内的传导：即由视细胞逐层向内传至双极细胞、节细胞，最终通过视神经等传至大脑皮质的视觉中枢。

暗适应和明适应 当人从亮处进入暗室时，最初任何东西都看不清楚，经过一定时间后，逐渐恢复了暗处的视力，称为暗适应。相反，从暗处到强光下时，最初感到一片耀眼的光亮，不能视物，需要稍等片刻，才能恢复视觉，这称为明适应。暗适应的产生与视网膜中感光色素再合成增强、绝对量增多有关。从暗处到强光下，所引起的耀眼光感是由于在暗处所蓄积的视紫红质在强光下迅速分解所致，随后视物的恢复说明视锥细胞恢复了感光功能。

（二）眼球内容物

眼球内容物包括：晶状体、玻璃体和房水三部分。三者与角膜共同构成眼的屈光装置。

1. 晶状体（lens） 位于虹膜后方、玻璃体前方。无色透明，呈双凸透镜状，富有弹性，无毛细血管、毛细淋巴管和神经分布（图 8-1）。晶状体借其外面具有弹性的晶状体囊与睫状体相连。当视近物时，睫状肌收缩，晶状体借本身弹性变厚，折光增强，使近处物体清晰地成像在视网膜上；当视远物时，睫状肌舒张，通过睫状小带牵拉晶状体囊，使晶状体变薄，远处物体清晰地成像在视网膜上。

当眼轴过长或眼屈光装置的屈光率增强，成像在视网膜的前方，称为近视。相反，当眼轴过短或眼屈光装置的屈光率下降，成像在视网膜的后方，称为**远视**。随着年龄的增长，老年人因晶状体弹性逐渐减弱，睫状肌逐渐萎缩，睫状肌对晶状体的调节能力减退，视近物时模糊不清，称为**老视**（老花眼）。

由于外伤、代谢障碍、营养不良或某些理化损害致使晶状体透明度降低，甚至混浊，临床上称为**白内障**，可导致失明。

2. 房水（aqueous humor） 房水是无色透明的液体，由睫状体产生，充填于眼房内，有营养角膜和晶状体、维持眼内压和折光的功能。

眼房是介于角膜与晶状体、睫状小带之间的腔隙（图 8-1）。以虹膜为界，分为较大的眼前房和较小的眼后房，二者借瞳孔相通。在眼前房内，虹膜和角膜交界处构成**虹膜角膜角**（又称为前房角），是房水回流的必经之路。

房水由睫状体产生后，首先进入眼后房内，营养晶状体，继而经瞳孔到达眼前房营养角膜，最后经虹膜角膜角渗透入巩膜静脉窦，经睫前静脉汇入眼静脉。

在正常情况下，房水的产生与回流保持动态平衡，该平衡一旦被打破，则会造成眼压的改变。当房水产生增多或回流受阻（如虹膜后粘连、瞳孔闭锁、虹膜角膜角变窄或粘连），导致眼内压升高，视力下降，临床上称为**青光眼**。

3. **玻璃体**（vitreous body） 为无色透明的胶状物质，表面有玻璃体膜包被。玻璃体充填于晶状体、睫状小带与视网膜之间，对视网膜有支撑、保护功能（图8-1）。当玻璃体萎缩时，对视网膜的支撑功能减弱，极易导致视网膜的色素上皮层与神经细胞层的分离，形成视网膜剥脱症。当玻璃体发生变性或混浊时，影响光线通过，可致视力下降。

眼的屈光装置：由角膜、房水、晶状体和玻璃体四部分构成，共同特点是无色、透明，允许光线通过。其中任一部分的病变，均会影响视力；当眼的屈光过强、过弱或眼轴过长、过短，使平行进入眼球的光线经屈光装置折光后，不能准确聚焦于中央凹，则不能形成清晰的像，称为**屈光不正**或非正视眼。屈光不正包括近视、远视、弱视、散光和老花等。

二、眼副器

眼副器（accessory organs of eye）即眼的辅助装置，位于眼球的周围，对眼球有支持、保护、运动和营养的功能。包括：眼睑、结膜、泪器、眼外肌、神经和血管等。

（一）眼睑

眼睑（eyelid）（俗称眼皮）位于眼球前方（图8-1），是保护眼球的屏障。眼睑分为上睑和下睑，二者的游离缘称为睑缘，其前缘生有弯曲向前的睫毛，防止灰尘和异物进入眼内，并可减弱强光对眼的刺激。当睫毛朝角膜方向生长，称为倒睫，可摩擦角膜引起角膜损害，严重者可致角膜溃疡、瘢痕、失明。在睫毛根部生有睫毛腺，其分泌物可滋润睫毛。当该腺体的排泄管被阻塞时，分泌物排泄不畅，致使腺体肿大，形成**睑腺炎**，是眼科常见病之一。上、下睑缘之间的裂隙称为睑裂，其内、外侧端的连接处分别称为内、外眦。内眦与眼球之间的凹陷，称为**泪湖**。

眼睑由浅向深依次分为5层：皮肤、皮下组织、肌层、睑板和睑结膜。眼睑的皮肤薄而细。皮下组织疏松，易于潴留水分而形成水肿。如常于晨起后自觉眼睑沉重、活动后减轻者，需警惕肾病早期。眼睑内有呈环形的眼轮匝肌，收缩时关闭睑裂，产生闭眼的动作；上睑内尚有上睑提肌，收缩时上提上睑，开大睑裂。睑板内有睑板腺，其分泌物可润滑睑缘。若病变阻塞睑板腺导管时，分泌物排泄不畅，形成**睑板腺囊肿**，又称为霰粒肿，是眼科常见病。

（二）结膜

结膜（conjunctiva）位于眼球表面和眼睑内面，是一层柔软、光滑、透明且血供丰富的薄膜。根据其衬贴部位不同，分为球结膜和睑结膜。球结膜覆盖于巩膜的表面；睑结膜衬贴于眼睑的内面，二者在眼球的后部延续形成结膜穹，分别为结膜上、下穹。当闭眼时，整个结膜之间形成密闭的结膜囊，保护眼球，并协助将泪液引入泪道。

在正常活体上，结膜的血供丰富、红润；但当发生不同程度贫血时，结膜可变淡或变苍白；发生炎症时，结膜充血，称为**结膜炎**，是眼科一种常见病、多发病。

（三）泪器

泪器（lacrimal apparatus）由泪腺和泪道两部分组成（图8-5）。

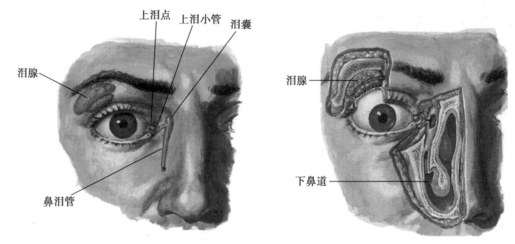

图8-5 泪器模式图

1. **泪腺** 位于眼眶上壁前外侧的泪腺窝内，分泌泪液，有10～20条排泄小管开口于结膜上穹的外侧部。泪腺分泌的泪液借眨眼动作涂抹于眼球表面，湿润眼球，以防角膜干燥，并冲洗眼球表面的微尘，有利于眼球的运动；泪液内富含溶菌酶，可溶解眼球表面的病原体，起到杀灭细菌的功能。多余的泪液流至内眦处的泪湖内，经泪道引流入鼻腔。

当泪腺的分泌功能障碍时，分泌的泪液减少，不能满足眼球转动的需要，眼球与结膜的摩擦力增加，患者经常感觉眼部干涩，则形成干眼病，同时容易继发眼球和结膜的炎症。

2. **泪道** 包括泪点、泪小管、泪囊和鼻泪管四部分。

（1）**泪点**：位于上、下睑缘内侧端的小孔，是泪道的起始处，引导泪液由泪湖进入泪道。

（2）**泪小管**：有上、下泪小管。分别位于上、下睑的深面，呈近似直角的小管。起自泪点，开口于泪囊上部。

（3）**泪囊**：是位于泪囊窝内的一个膜性囊，为膨大的盲端，其下端移行为鼻泪管。

（4）**鼻泪管**：是泪囊下端的膜性管道，向下开口于下鼻道外侧壁的前份。

当泪点发生变位或因炎症阻塞泪道时，均会致泪液引流不畅，而使泪液溢于眶外，称为**溢泪症**，多见于老年人。临床上，可行泪道冲洗术或在确诊无鼻炎或无鼻炎治愈术者，嘱患者大口吸气，闭嘴、捏鼻，使劲地鼓气，使气流逆行进入鼻泪管，反复多次。当鼓气时，有气体从泪点冒出，说明泪道已达畅通，可将泪液顺利地引流至鼻腔内。

（四）眼球外肌

眼球外肌（extraocular muscles）共7块，包括：**上睑提肌、上直肌、下直肌、内直肌、外直肌、上斜肌和下斜肌**。位于眼球周围，均属骨骼肌，为眼的运动装置（图8-6）。上、下、内、外直肌共同起自视神经管周围的总腱环，向前分别止于巩膜前部的上、下、内、外方。在上直肌与内直肌之间有上斜肌，下直肌下方有下斜肌；上睑提肌起自视神经管周围的总腱环，在上直肌上方前行延续为腱膜，止于上睑的皮肤和上睑板，收缩时，可上提上睑。当上睑提肌病变时，可致上睑下垂，严重者，患者无法睁眼。各眼球外肌的名称、作用及神经支配，见表8-1。

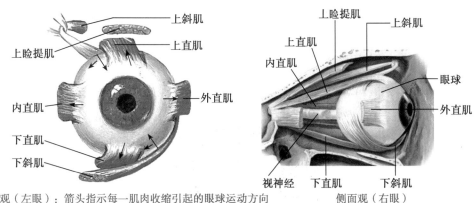

前面观（左眼）：箭头指示每一肌肉收缩引起的眼球运动方向　　　　侧面观（右眼）

图 8-6　眼球外肌及其作用

表 8-1　眼球外肌的名称、作用及神经支配

名称	作用	神经
上睑提肌	上提上睑	动眼神经Ⅲ
上直肌	内上＊	动眼神经Ⅲ
下直肌	内下＊	动眼神经Ⅲ
内直肌	内侧＊	动眼神经Ⅲ
外直肌	外侧＊	展神经Ⅵ
上斜肌	外下＊	滑车神经Ⅲ
下斜肌	外上＊	动眼神经Ⅲ

＊是指各肌收缩时瞳孔的转向

眼球的正常运动　　眼球的正常运动并非某块肌的单独作用，而是由 6 块眼球外肌（4 块直肌和 2 块斜肌）协同作用完成的。如仰视时，上直肌和下斜肌同时收缩使瞳孔向上；俯视时，下直肌和上斜肌的同时收缩使瞳孔向下。另外，当注视物体时，两眼都是协调动作的。如聚视中线，则是双眼的内直肌同时收缩，产生对眼动作；侧视，是一侧外直肌和另一侧的内直肌同时收缩；而左顾右盼，是双眼内、外直肌协调舒缩的结果。

当某一肌麻痹而引起牵引力量不平衡时，在拮抗肌的作用下，瞳孔则向相反方面偏斜，称为**斜视**。发生斜视后，同一物像不能准确投射到视网膜对应点上，大脑的视觉区则不能将两眼传入的信息整合，使得同一物体看成两个分离的物体，这种现象称为**复视**。

（五）眶脂体和眼球鞘

眼眶内大量的脂肪组织称为眶脂体，对眼球及眼副器有支持、保护功能。在眶脂体与眼球之间有一致密的纤维膜为眼球鞘，又称为**田纳囊**，包绕角膜缘之后眼球的大半部，它与巩膜之间有一间隙，眼球在此间隙内可灵活自如运动。

三、　眼的血管和神经

（一）眼的动脉

眼动脉是眼的动脉主干（图 8-7），起自颈内动脉的颅内段。伴视神经的外下方入眶，分支营养眼球、泪腺和眼外肌等。其重要的分支为视网膜中央动脉,在眼球后方约1cm处进入视神经内,经视神经盘入视网膜,先分为上、下两支,随后分为视网膜鼻侧上、下小动脉和视网膜颞侧上、下小动脉行至眼球内,分别营养相应区域的视网膜内层。

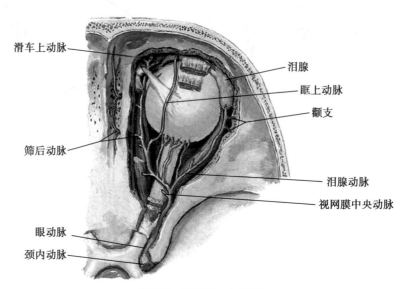

滑车上动脉

泪腺

眶上动脉

颞支

筛后动脉

泪腺动脉

视网膜中央动脉

眼动脉

颈内动脉

图 8-7 眼动脉(上面观)

视网膜中央动脉是供应视网膜内层唯一的动脉,其在视网膜的分支又是唯一从体外可以直接观察到的动脉。临床上,利用检眼镜可清晰地观察到这些小动脉,同时,可见黄斑、中央凹周围0.5mm的范围内无血管分布。其变化可反映体内动脉的变化情况。因而,眼底血管检查,对某些疾病的诊断和预后判断具有一定的临床意义。

视网膜中央动脉是眼的终动脉,在视网膜内的分支之间无吻合,但在视神经鞘内和视神经内的视网膜中央动脉的分支间有广泛吻合。视网膜中央动脉阻塞时,可致全盲。

(二)眼的静脉

眼的静脉主要有眼上静脉和眼下静脉,收集眼眶内的静脉血,向后经眶上裂注入海绵窦,向前与面静脉吻合,形成颅内、外静脉间的交通。在眼球中膜的外层,尚有涡静脉,收集虹膜睫状体和脉络膜的静脉。

(三)眼的神经

1. 眼球的运动神经　眼球外肌由第Ⅲ、Ⅳ、Ⅵ对脑神经支配。睫状肌和瞳孔括约肌受副交感神经支配。瞳孔开大肌受交感神经支配。

动眼神经(Ⅲ)支配上、下直肌、内直肌、下斜肌、提上睑肌、瞳孔括约肌和睫状肌;滑车神经(Ⅳ)支配上斜肌;展神经(Ⅵ)支配外直肌(表8-1)。

2. 眼球的感觉神经　有视神经和眼神经。视神经是视觉的传导神经。病变时,不同程度影响视力。眼神经是眼眶内结构及睑裂以上皮肤的感觉神经。病变时,形成三叉神经痛之一。

四、视觉的形成过程

视觉是人和动物最重要的感觉。通过视觉,人和动物感知外界物体的形状、大小、明暗、颜色、动静，并获取对机体生存具有重要意义的各种信息，至少有 80% 以上的外界信息经视觉获得。

视觉形成过程：光线→角膜→房水→瞳孔→晶状体（折射光线）→玻璃体→视网膜的视锥细胞、视杆细胞→双极细胞→节细胞（感光换能作用、形成物像）→视神经（传导视觉信息）→大脑视觉中枢（形成视觉）。

视野是指单眼注视前方一点不动时，该眼能看到的最大范围。临床检查视野对诊断某些视网膜、视神经病变有一定意义。

强光对眼的影响　眼睛受到强光照射时，瞳孔括约肌收缩，使瞳孔缩小。如果长期处于强光中，瞳孔则持续处于缩小状态，时间久了，会引起眼球肌肉痉挛，眼球肿胀，头晕等不适。过强的光线会严重刺激眼睛，视物会出现模糊，还会导致角膜和晶状体受损，因而在光线强的时候，一定要注意护眼。另外，生活中有很多光对眼睛是有害的，如蓝光、紫外线或生活中的一些 LED 灯、闪光灯、霓虹灯等，如果长时间凝视，会对眼造成伤害，严重者，会造成永久性的失明。

噪声对视力的损害　视力指视觉器官对物体形态的精细辨别能力。噪声不仅影响听力，还影响视力。试验表明：当噪声强度达到 90 分贝时，人的视觉细胞敏感性下降，识别弱光反应时间延长；噪声达到 95 分贝时，有 40% 的人瞳孔放大，视物模糊；当噪声达到 115 分贝时，多数人的眼球对光亮度的适应都有不同程度的减弱。所以长时间处于噪声环境中的人很易发生眼疲劳、眼痛、眼花和视物流泪等眼损伤现象。同时，噪声还会使色觉、视野发生异常。调查发现噪声对红、蓝、白三色视野缩小 80%。

第二节　前庭蜗器

前庭蜗器（vestibulocochlear organ）（又称为位听器或耳），包括**前庭器**（位器）和**蜗器**（听器）。由外向内依次分为外耳、中耳和内耳（图 8-8）。外耳、中耳是收集和传导声波的装置；内耳内有接受声波和位置觉刺激的感受器，是前庭蜗器的重要组成部分。

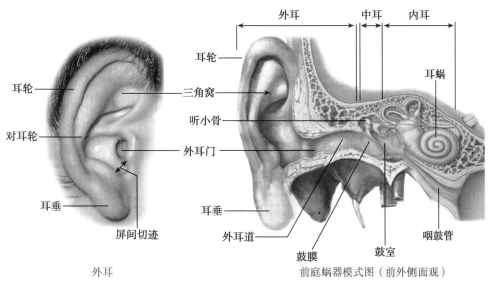

外耳　　前庭蜗器模式图（前外侧面观）

图 8-8　耳

一、 外耳

外耳分为耳廓、外耳道和鼓膜三部分（图8-8）。

（一）耳廓

耳廓（auricle）位于头的两侧，呈前凹后凸的漏斗形（图8-8），有利于收集声波。耳廓的上2/3以软骨为支架，外被覆皮肤，皮下组织少，富含血管和神经，感觉敏锐；下1/3富含结缔组织和脂肪，柔软而无软骨，称为**耳垂**，也是临床上常用的采血部位。

祖国医学实践发现人体各部位和脏器在耳廓上都有一定的代表区。当身体某部位患病时，在耳廓相应代表区可出现敏感点，故在临床诊断中，具有一定的参考价值，耳针疗法和耳针麻醉也在临床医学实践中得到应用。

（二）外耳道

外耳道（external acoustic meatus）是外耳门至鼓膜间的弯曲管道，成人长2.0～2.5cm，其外1/3为软骨部，指向后内上方；内2/3为骨部，位于颞骨岩部内，指向前内下方，故活体上检查成人鼓膜时，需将耳廓拉向后上方；但在婴幼儿时期，外耳道曲度与成人不同，检查鼓膜时，应将耳廓拉向后下。

外耳道的皮肤较薄，富含皮脂腺、耵聍腺及毛囊腺，皮肤与软骨膜及骨膜紧密相贴，故外耳道皮肤炎症肿胀，形成疖肿时，疼痛剧烈。

（三）鼓膜

鼓膜（tympanic membrane）是位于外耳道底与中耳鼓室之间的椭圆形、半透明薄膜（图8-9），其边缘附着于颞骨鳞部和鼓部，向前下方倾斜，与外耳道下壁形成45°～50°夹角。鼓膜分为上、下两部。上部较小，约占鼓膜的1/4，薄而松弛，称为松弛部，在活体上呈粉红色；下部较大，约占鼓膜的3/4，坚实而紧张，称为紧张部，在活体上呈灰白色，是鼓膜振动的主要部分。鼓膜中心向内凹陷形成**鼓膜脐**，与锤骨柄末端相连。在鼓膜脐的前下方，有一反光发亮的三角形区域，称为**光锥**，由鼓膜凹面集中反射外来光线而成。临床上做耳镜检查时，常可窥见光锥。

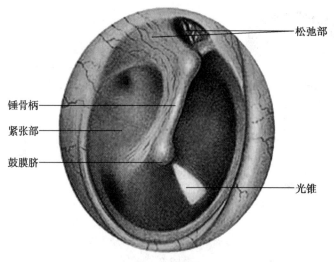

松弛部

锤骨柄

紧张部

鼓膜脐

光锥

图8-9 鼓膜

鼓膜炎症水肿时光锥消失。当鼓膜内陷时,光锥也会不同程度变暗或消失,听力下降。可行咽鼓管导管吹张术,使鼓膜复位,以恢复听力。

二、中耳

中耳的大部分位于颞骨岩部内,是一含气的不规则腔隙。包括鼓室、咽鼓管、乳突窦及乳突小房。

(一)鼓室

鼓室(tympanic cavity)介于外耳道底与内耳之间,是一个不规则的含气腔隙。向外借鼓膜与外耳道分隔;向内经前庭窗、蜗窗与内耳相接;前内下方借咽鼓管与鼻咽部相通;向后外上经乳突窦口与乳突窦、乳突小房相连,使炎症易于在各部之间相互蔓延。

1. 鼓室的壁　鼓室是一个不规则的腔隙,可分为6个壁。

(1)**前壁**:为**颈动脉壁**,较狭窄,有时不完整。此壁有咽鼓管鼓室开口,是炎症在鼻、鼻咽部、咽鼓管与鼓室之间蔓延的解剖学基础。

(2)**后壁**:为**乳突壁**,此壁上部有乳突窦开口,向后与乳突小房相通。故中耳炎时,炎症可蔓延至乳突窦和乳突小房。

(3)**上壁**:为**鼓室盖**(又称盖壁),是一薄骨板,分隔鼓室与颅中窝。有时骨板发育不完整,代之以结缔组织,故患中耳炎时,可继发颅内感染。

(4)**下壁**:为**颈静脉壁**,借薄骨板分隔鼓室和颈内静脉起始部。

(5)**外侧壁**:为**鼓膜壁**,大部分是鼓膜,分隔鼓室与外耳道(见图8-8)。中耳炎时,可蔓延至鼓膜,引起鼓膜穿孔,影响听力。

(6)**内侧壁**:为**迷路壁**(图8-10),是内耳的外侧壁。此壁凹凸不平,其中部有一圆形的隆起,称为岬,由耳蜗第一圈起始部隆起向外突形成。岬的后上方有一卵圆形的孔,称为**前庭窗**(fenestra vestibuli)(又称为**卵圆窗**),被镫骨底所封闭。前庭窗的内面与内耳的前庭阶相连。岬的后下方有一圆形小孔,称为**蜗窗**(fenestra cochleae)(又称**圆窗**),在活体上被结缔组织膜封闭,称为**第二鼓膜**。蜗窗的内面与内耳的鼓阶相连。在前庭窗的后上方有一条弓形隆起,称为**面神经管凸**,内有面神经通过,面神经管凸以薄骨板与鼓室相隔,故中耳炎手术时应慎重,以防损伤面神经。

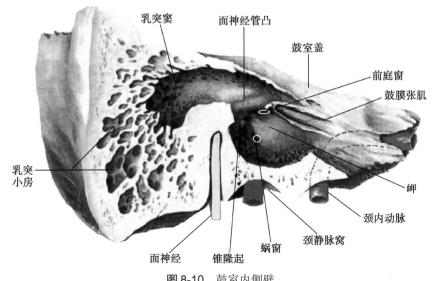

图8-10　鼓室内侧壁

2. 鼓室的内容物 鼓室内有听小骨、韧带、肌肉、血管和神经。

（1）**听小骨**（auditory ossicles）：位于鼓室内，包括锤骨、砧骨和镫骨（图8-11）。三骨借关节、韧带和肌肉连在一起形成听小骨链，在声波传导中起主要作用。

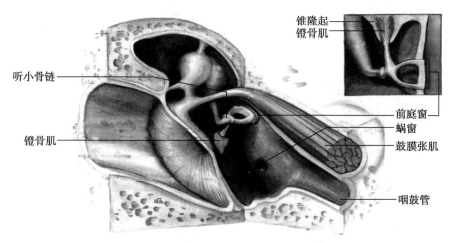

听小骨链
镫骨肌
锥隆起
镫骨肌
前庭窗
蜗窗
鼓膜张肌
咽鼓管

图 8-11 鼓室的内容物

（2）**肌**：鼓室内有两块小肌即**鼓膜张肌**（tensor tympani）和**镫骨肌**（stapedius）。前者由三叉神经支配，收缩时牵拉锤骨柄向内，以紧张鼓膜，使鼓膜振幅减小；后者由面神经支配，作用是拉镫骨头向后，使镫骨底前部离开前庭窗而减低对内耳迷路的压力。两肌的共同作用可减低声波对内耳的震动，对内耳有保护作用。当声音太大或过于嘈杂时，这两块肌反射性收缩，以降低鼓膜和镫骨的震动，但若长时间在噪声环境中，两肌持续收缩，使两肌疲劳，易致内耳受损。

（3）**鼓室内气体**：正常情况下，鼓室内有1～2ml的空气，对维持鼓膜内、外压力均衡，保持鼓膜的正常曲度起着重要作用。鼓室内的气体由咽鼓管从鼻腔导入，当咽鼓管病变而狭窄或闭锁时，气体引流不畅，致使鼓室内的空气减少或被骨内的腔隙所吸收，鼓室内压力降低，易致鼓膜内陷。

（二）咽鼓管

咽鼓管（pharyngotympanic tube）又称为**欧氏管**（Eustachian tube）为沟通鼓室与鼻咽部的管道（图8-11、图8-15），其外1/3为骨部，内2/3为软骨部，两部交界处最狭窄。咽鼓管咽口位于鼻咽部侧壁、下鼻甲后下方约1cm处。咽鼓管起始后行向后外上，以咽鼓管鼓室口开口于鼓室前壁。小儿的咽鼓管短、宽、直，近乎水平，故咽部炎症时，易沿咽鼓管蔓延至鼓室，引起中耳炎，所以，中耳炎多发生于婴幼儿。

（三）乳突窦和乳突小房

乳突窦位于鼓室后壁，介于鼓室与乳突小房之间，将二者沟通。乳突小房是颞骨乳突内的许多含气的小腔隙。乳突小房数量不等、大小不一、形状各异且互相交通，向前借乳突窦口与鼓室相通（图8-10）。在中耳炎时可蔓延至此，形成乳突窦炎，严重者可形成乳突瘘。

咽部急、慢性炎症（特别是婴幼儿时期），可通过咽鼓管继发中耳炎，使听小骨链粘连，影响声波传导，导致听力下降；中耳炎尚可蔓延至邻近结构，引起并发症。当累及鼓膜可引起鼓膜穿孔；累及内侧壁可引起化脓性迷路炎和侵蚀面神经导致面瘫；向后可蔓延至乳突窦和乳突小房，引起化脓性乳突炎；如向上腐蚀破坏鼓室盖，可引发颅内感染。

三、 内耳

内耳由于结构复杂，又称为**迷路**（labyrinth），介于鼓室与内耳道底之间（图 8-12），分为骨迷路和膜迷路两部分。骨迷路由致密骨质构成，是颞骨岩部内曲折的骨性隧道。膜迷路是套于骨迷路内封闭的膜性囊。膜迷路内充满内淋巴，骨迷路和膜迷路之间的腔隙内充满外淋巴，内、外淋巴互不相通。

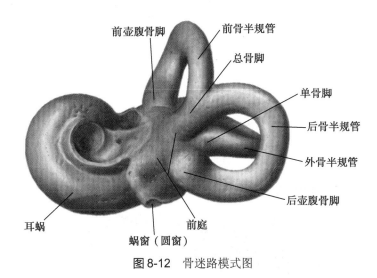

图 8-12　骨迷路模式图

（一）骨迷路

骨迷路（bony labyrinth）沿颞骨岩部长轴排列，由后外上至前内下分为骨半规管、前庭和耳蜗三部分（图 8-12）。

1. **骨半规管**（bony semicircular canals）　位于颞骨岩部的后外上方，是 3 个互相垂直的 C 形骨性管道，分别为：前、后、外骨半规管。**前骨半规管**凸向前外上方，与颞骨岩部长轴垂直；**后骨半规管**凸向后外上方，与颞骨岩部长轴平行；**外骨半规管**凸向外侧，当头前倾 30° 时，外骨半规管呈水平位，又称为水平骨半规管。每个骨半规管均借两个骨脚与前庭相连，较细的一端称为单骨脚，粗大的一端称为壶腹骨脚。前、后骨半规管的单骨脚合成 1 个总骨脚，故 3 个骨半规管有 5 个孔开口于前庭。

2. **前庭**（vestibule）　位于骨迷路中部，是一不规则的腔隙，其前下方有一大孔与耳蜗相通，后上方有 5 个小孔与 3 个骨半规管相连。在前庭内侧壁邻接内耳道底处，有前庭蜗神经穿过。前庭外侧壁即鼓室的内侧壁。

3. **耳蜗**（cochlea）　位于前庭的前内下方，形似蜗牛壳而得名，由蜗螺旋管围绕蜗轴旋转两圈半构成（图 8-13）。耳蜗尖端称为蜗顶，朝向前外侧；耳蜗底部称为蜗底，对向后内侧的内耳道底。蜗顶至蜗底之间锥形的部分称为**蜗轴**，由骨松质构成。蜗轴内有蜗神经、血管穿行。自蜗顶至蜗底由蜗轴向外侧发出一**骨螺旋板**，骨螺旋板的游离缘呈镰刀样的薄骨片，在蜗顶处与蜗轴之间形成一孔，称为**蜗孔**。骨螺旋板伸入蜗螺旋管内，但未达到蜗螺旋管的外侧壁，其缺损的部分是膜蜗管附着的基础。

（二）膜迷路

膜迷路（membranous labyrinth）是套在骨迷路内封闭的膜性管和囊（图 8-14），内部有内淋巴填充。根据其与骨迷路的对应关系依次分为膜半规管、椭圆囊和球囊、蜗管。

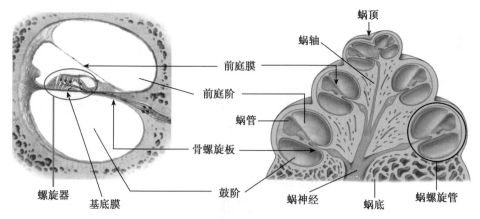

图8-13 耳蜗（纵切面）和螺旋器模式图

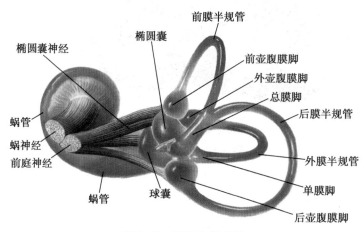

图8-14 膜迷路模式图

1. 膜半规管（semicircular ducts） 位于相应的骨半规管内，分别称为前、后、外膜半规管。各自的膨大称为膜壶腹，膜壶腹壁内的隆起称为**壶腹嵴**（crista ampullaris），是位置觉感受器，能感受头部旋转变速运动的刺激。

2. 椭圆囊（utricle）**和球囊**（saccule） 位于前庭内，为互相通连的两个膜性囊。椭圆囊在后上方，与膜半规管相通；球囊在前下方，与蜗管相通。囊内壁分别有**椭圆囊斑**（macula utriculi）和**球囊斑**（macula sacculi），两者是位置觉感受器，能感受头部静止的位置及直线变速（加速或减速）运动的刺激。

壶腹嵴、椭圆囊斑和球囊斑三者统称为**前庭器**（又称为**位器**）。当前庭器病变时，机体对空间定位障碍而产生运动性或位置性错觉，导致眩晕（以旋转为主），临床上称为**梅尼埃病**（Ménière's disease）。

3. 蜗管（cochlear duct） 是位于耳蜗内的膜性管道，附着于骨螺旋板的游离缘。由于骨螺旋板和膜蜗管的存在，将蜗螺旋管分隔为上、下两部分。上部称为**前庭阶**，与前庭窗相连；下部称为**鼓阶**，与蜗窗相连（见图8-13）。两阶内的外淋巴只在蜗孔处相通。蜗管的纵断面呈三角形，上壁为前庭膜，分隔前庭阶与蜗管；下壁为膜螺旋板（又称基底膜、螺旋膜），分隔鼓阶与蜗管。膜螺旋板上有高、低不等的毛细胞，称为**螺旋器**（spiral organ）（又称 Corti 器），是听觉感受器，分别接受高、低声波的刺激。外侧壁富含血管，是膜迷路内的内淋巴发源地。

膜螺旋板上、下两面均覆盖有上皮，中间为韧性较强的胶原纤维，称为**听弦**（auditory strings）。听弦的长度从蜗底至蜗顶逐渐增长。短听弦与高音发生共鸣，长听弦与低音发生共鸣。

四、声波的传导

声波传入内耳螺旋器的途径有空气传导和骨传导。在正常情况下以空气传导为主，骨传导的效能与正常空气传导相比是很微小的（图8-15）。

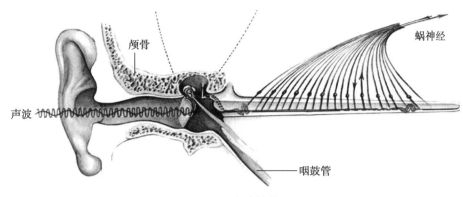

图8-15 声波的传导

（一）空气传导

1. 声波→耳廓（收集）→外耳道→鼓膜→听小骨链（锤骨→砧骨→镫骨）→前庭窗→前庭阶外淋巴→蜗孔外淋巴→鼓阶外淋巴→蜗管内淋巴→螺旋膜→螺旋器→蜗神经→大脑皮质的听觉中枢→听觉。

2. 声波→耳廓（收集）→外耳道→鼓膜→听小骨链（锤骨→砧骨→镫骨）→前庭窗→前庭阶外淋巴→前庭膜→蜗管内淋巴→螺旋膜→螺旋器→蜗神经→大脑皮质的听觉中枢（颞横回）→听觉。

3. 声波→耳廓（收集）→外耳道→鼓膜→鼓室内气体→蜗窗（第二鼓膜）→鼓阶外淋巴→螺旋膜→蜗管内淋巴→螺旋器→蜗神经→大脑皮质的听觉中枢（颞横回）→听觉（此途径为听小骨链病变时声波的传导途径）。

（二）骨传导

声波→颅骨→骨迷路内外淋巴→蜗管的内淋巴→螺旋器→蜗神经→大脑皮质的听觉中枢→听觉。

当鼓膜、听小骨链等受损时，空气传导会明显障碍，由此造成的耳聋称为传导性耳聋。从螺旋器至大脑听觉中枢任何一个环节的损伤或病变而影响听觉，称为**神经性耳聋**。随着医学的发展，耳聋已经不再是不可攻克的难题，耳聋患者需要积极地进行个性化康复治疗。

第三节 皮 肤

皮肤（skin）覆盖于人体全身体表，柔软而富有弹性，是机体与外界环境的亲和点，也是机体接受外环境变化刺激的感受器，还是隔离机体与外界的天然屏障，保护深层结构免受机械损伤。皮肤大面积损伤时，破坏了机体屏障，病原体容易入侵，严重时可危及生命。

皮肤由**表皮**（epidermis）和**真皮**（dermis）组成。表皮位于浅层，真皮位于深层，其深面有皮下组织。

真皮借皮下组织与深层结构相连,使皮肤具有一定的移动性。皮下组织由疏松结缔组织构成,即皮下脂肪层,内含丰富的浅血管、淋巴管和皮神经。脂肪组织的含量随年龄、性别、部位和胖瘦而有明显差异。皮下注射时,即将药物注入此层,而皮内注射则是将药物注入真皮层内。皮肤的厚薄与受力有关,项部、背部、臀部、手掌和足底处最厚,眼睑处最薄。皮肤的颜色有种族和个体的差异。

毛发是皮肤的附属器,通常可分为硬毛与毳毛两种。硬毛粗硬,颜色较深,又分为长毛,(如头发、胡须、腋毛、阴毛等)和短毛(如眉毛、睫毛、耳毛等)。毳毛细软,颜色淡,主要见于面部,四肢与躯干。成年男女生有腋毛与阴毛,不但功用相同,而且都受肾上腺皮质分泌的雄激素控制。腋下与阴部常受到摩擦,而腋毛与阴毛可以减少局部地摩擦,并可帮助汗液地散发。毛发的功能很多,它能帮助调节体温,同时也是触觉器官,当轻触身体表面时,毛发的根部就会产生轻微的动作,这动作会立刻被围绕在毛干四周的神经小分支物所截取,然后经由感觉神经传送到大脑。每根毛发都连着一至数个由排列在分泌管的腺泡所构成的皮脂腺。**竖毛肌**(arrector pilli)指收缩时使毛直立的一束平滑肌,起自皮肤真皮的乳头层,止于毛囊,受交感神经支配。

皮肤在强烈紧张时可发生断裂,裂口的方向与真皮内结缔组织纤维束的排列方向一致。因此,在外科手术时,常沿皮纹作切口,以免切断过多的纤维束形成较大的瘢痕。

皮肤内有丰富的感受器,如:感觉神经末梢、触觉小体、环层小体等(图 8-16、图 8-17),分别接受痛、温、触、压等理化刺激。此外,皮肤在调节体温,维持水、电解质平衡,储存营养等方面都有重要作用。

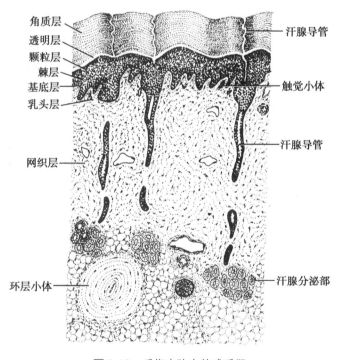

图 8-16　手指皮肤内的感受器

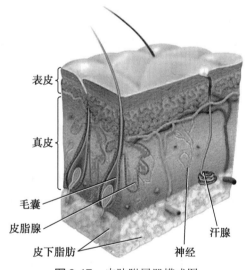

图 8-17　皮肤附属器模式图

想 一 想

1. 噪声对听力的损害　我们都有这样的体验,从飞机下来或从轰鸣的车间出来,耳朵总是嗡嗡作响,甚至听不清说话的声音,过一会儿才会恢复。这种现象称为**听觉疲劳**,是人体听觉器官对外界环境的一种保护性反应。如果人长时间遭受强烈噪声作用,听力就会减弱,进而导致听觉器官的器质性损伤,造成听力下降。

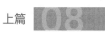

强的噪声可以引起耳部不适,如耳痛、耳鸣、听力损伤。据测定,超过 115 分贝的噪声还会造成耳聋。据临床医学统计,若在 80 分贝以上噪声环境中生活,造成耳聋者可达 50%。医学专家研究认为,家庭室内噪声是造成儿童聋哑的主要病因之一。噪声对儿童身心健康危害更大。因儿童发育尚未成熟,各组织器官十分娇嫩和脆弱,无论是体内的胎儿还是刚出世的幼儿,噪声均可损伤听觉器官,使听力减退或丧失。

2. 前庭康复训练 前庭康复训练有助于前庭系统功能的恢复和巩固,可通过一系列有针对性的个体化康复训练方案,提高患者的前庭位置觉、视觉和本体感觉对平衡的协调控制能力。椭圆囊斑、球囊斑感受头部静止的位置及直线变速运动引起的刺激,其神经冲动分别沿前庭神经的椭圆囊支和球囊支传入;壶腹嵴感受头部变速旋转运动的刺激,其神经冲动经前庭神经的壶腹支传入中枢。

3. 毛发多寡 毛发多寡不同是正常现象。毛发过多可能出于遗传因素,也可能因服食类固醇药物、内分泌不正常或绝经而引起。有的人,身上的毛发非常稀少,医学上称为"特发性毛发稀少"。也有先天性无毛症的,头上无发,脸上无眉毛、睫毛、鼻毛、胡须,体毛亦无,皮肤光洁。如果患有肾上腺皮质机能低下的疾病时,可能会出现毛发稀少和毛发脱落的症状。相反,有些人,特别是妇女,毛发增粗变浓,甚至出现小须、阴毛增多等现象,称"特发性多毛"症,也与遗传有关。此外,如果妇女患肾上腺皮质肿瘤时,雄激素增多,就会出现多毛的男性化现象。

(侯燕红)

第九章
神经系统

09課

第一节 概 述

神经系统（nervous system）由位于颅腔内的脑、椎管内的脊髓以及与脑和脊髓相连并遍布全身的周围神经组成，在人体各器官、系统中居于主导地位。其功能是：①控制和调节其他器官系统的功能活动，使人体成为一个完整而协调的统一体。例如，当康复锻炼时，除了肌肉强烈收缩外，同时也出现呼吸加深加快、心跳加速、出汗等一系列变化，这些变化均是在神经系统的调控下完成的；②维持机体与内、外环境的统一。如天气寒冷时，通过神经调节使周围小血管收缩，减少散热，使体温维持在正常水平。神经系统通过与它相连的各种感受器，接受内、外环境的各种刺激，经传入神经传至中枢（脊髓和脑）的不同部位，经过整合后发出相应的神经冲动，经传出神经将冲动传至相应的效应器，以产生各种反应。因此，神经系统既能使机体感受到机体内、外环境的变化，也能调节机体与机体内、外环境的相互关系，使机体能及时做出适宜的反应，来保证生命活动的正常进行。

人类神经系统的形态和功能是经过漫长的进化过程而获得的，人类由于生产劳动、语言交流和社会生活的发生和发展，神经系统特别是大脑得以极大发展，达到了非常复杂、高级的程度，使其成为进行思维、判断、推理、语言、文字等活动的基础。这样，人类不仅能适应和认识世界，而且可以能动地改造世界，使自然界为人类服务。

神经系统作为人体的主导系统，除了通过感受机体内、外环境的变化，直接调控其他系统以及时做出适当的反应外，还可以通过内分泌系统实行间接调控（神经 - 体液调节）。也有学者提出了"**神经 - 免疫 - 内分泌网络**"学说（neuro-immuno-endocrine network theory），认为神经系统还可通过免疫系统对其他系统进行调节。

一、神经系统的区分

神经系统在形态和功能上是一个整体，为叙述方便，将其分为**中枢神经系统**（central nervous system）和**周围神经系统**（peripheral nervous system）（图 9-1）。中枢神经系统包括脑和脊髓，分别位于颅腔和椎管内。周围神经系统一端与中枢神经系统相连，另一端与身体其他组织器官相联系。根据与中枢联系的部位，可将周围神经系统分为与脑相连的脑神经（12 对）和与脊髓相连的脊神经（31 对）。根据周围神经的分布范围，又可将周围神经分为**躯体神经**（somatic nerve）和**内脏神经**（visceral nerve）。躯体神经分布于体表、骨、关节和骨骼肌等部位；内脏神经分布于内脏、心血管、平滑肌和腺体。两者中的纤维按其功能又可分为感觉纤维和运动纤维两类。感觉纤维又称传入纤维，将周围各种感受器产生的冲动传向中枢；运动纤维也叫传出纤维，把神经冲动从中枢传向周围各效应器。因此，周围神经中的神经纤维按功能相应地被分为躯体感觉、内脏感觉、躯体运动和内脏运动纤维 4 类。其中，内脏运动神经支配似乎不受人的主观意志所控制的平滑肌、心肌和腺体的活动，故被称为**自主神经**。根据发出部位和功能的不同，自主神经又可分为**交感神经**（sympathetic nerve）和**副交感神经**（parasympathetic nerve）。

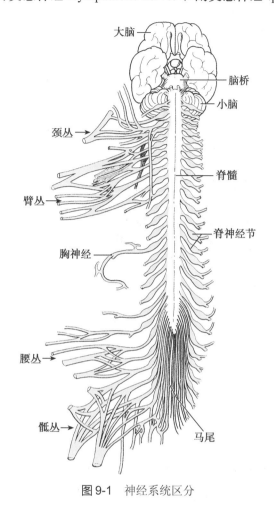

图 9-1　神经系统区分

简单归纳如下：

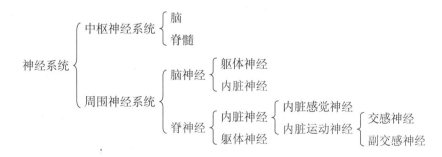

二、神经系统的基本结构

神经系统的基本组织是神经组织，神经组织由神经元和神经胶质组成。

（一）神经元

神经元（neuron）又称神经细胞，是神经系统结构和功能的基本单位，具有感受刺激、整合信息和传导神经冲动的功能。

1. **神经元的构造** 神经元由胞体和突起两部分构成(图9-2)。胞体主要位于脑和脊髓以及周围神经系统的神经节内,是神经细胞的代谢中心,由细胞核、细胞质和细胞膜组成,内含有神经细胞所特有的尼氏体和神经原纤维。胞体形态多种多样,有圆形、锥体形、梭形和星形,大小不一,小的直径约5μm,大的直径可达100μm以上。

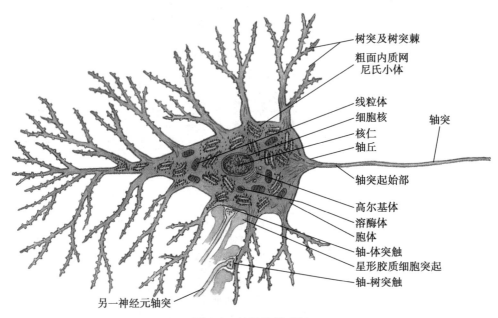

图9-2 神经元模式图

神经元的突起分为树突和轴突。树突为胞体本身向外伸出的树枝状突起,结构大致与胞体相同。树突的数量与配布方式在不同的神经元上各异,一般较短,可反复分支,逐渐变细而终止。很多神经元的树突具有小突起,称**树突棘**,是接受信息的装置。树突的功能主要是接受信息并将接受的信息传向胞体。每个神经元的轴突通常只有一条,常发出侧支。不同类型神经元的轴突粗细长短不一,直径0.2~20μm,长的可达1m以上,短的仅数十微米。轴突是神经元的主要传导装置,它能将兴奋从其起始部传到末端。轴突因缺乏核糖体而不能合成蛋白质,神经元合成生物大分子及组装成细胞器的过程都是在胞体内完成的,但这些细胞器可以在胞体与轴突之间进行单向或双向流动,这种现象称为轴浆运输,如果神经元胞体受损,轴突就会变性甚至死亡。

2. **神经元的分类** 根据神经元突起的数目不同,可分为假单极、双极和多极神经元。从假单极神经元的胞体只发出一个突起,但很快呈"T"形分叉为2支:一支至周围的感受器称周围突;另一支入脑或脊髓称中枢突。双极神经元自胞体两端各发出一个突起,分别抵达感受器和进入中枢部。而多极神经元具有多个树突和一个轴突,中枢部内的神经元绝大部分属于此类。

依据神经元的功能和神经冲动的传导方向,可将神经元分为感觉、运动和联络神经元。**感觉神经元**将感受器接受内、外环境各种刺激而产生的神经冲动传向中枢部,又称传入神经元。运动神经元将神经冲动自中枢部传向外周,从而支配骨骼肌或控制心肌、平滑肌活动和腺体的分泌,又称传出神经元。**联络神经元**又称中间神经元,是在中枢部内位于感觉和运动神经元之间的多极神经元,此类神经元的数量很大,占神经元总数的99%,在中枢内构成复杂的神经网络系统,以不同的方式对传入的信息进行贮存、整合和分析并将其传至神经系统的其他部位。

此外,根据神经元合成、分泌化学递质的不同,可将神经元分为胆碱能神经元、单胺能神经元、氨基酸能神经元和肽能神经元等。

3. **神经纤维** 神经元的长突起常被起绝缘作用的**髓鞘**（myelin sheath）和神经膜所包裹，构成**神经纤维**（nerve fiber）。长突起一般是轴突，也包括长树突。被髓鞘和神经膜共同包裹者称有髓神经纤维，仅为神经膜所包裹者则为无髓神经纤维。

在周围神经系统，髓鞘是由**施万细胞**（Schwann cell）环绕轴突所形成的多层同心圆板层，位于表面的施万细胞的核和质膜为神经膜。在中枢神经系统内，有髓神经纤维的髓鞘由少突胶质细胞的突起所形成。髓鞘呈分节状包绕在轴突外面，直至神经末梢之前。在相邻两节髓鞘之间的部分称郎飞结，该处轴突裸露，神经冲动在有髓纤维中以跳跃的方式传导。神经纤维的传导速度与髓鞘厚薄和神经纤维直径的大小成正比，即神经纤维越粗、髓鞘越厚，其传导电信号的速度就越快。无髓神经纤维因无髓鞘和郎飞结，神经冲动沿轴突膜连续传导，故传导速度比有髓神经纤维慢得多。

4. **神经元之间的联系** 神经系统内大量神经元是靠**突触**（synapse）联系的。突触是指神经元与神经元之间、神经元与感受器细胞之间、神经元与效应器之间特化的接触区域，是神经元间信息传递的基本结构。神经元突起在接近其终末处常分成若干细支，细支的末端膨大形成突触前末梢或称终扣。

大多数突触为一个神经元的轴突与另一个神经元树突或胞体接触，称轴 - 树突触或轴 - 体突触，但也有轴 - 轴、树 - 树，甚至还有体 - 体突触（图 9-3）。人体神经系统内大部分突触是依靠化学物质即神经递质进行冲动的传递，称化学突触，在结构上包括突触前部、突触间隙和突触后部。突触前部有密集的突触小泡和突触前膜。小泡内含有高浓度的神经递质，当神经冲动沿轴突传到突触前部时，此处小泡的神经递质被释放到突触间隙，作用于突触后膜，使突触后膜上受体蛋白或离子通道构型发生改变，使电位发生变化而产生神经冲动。这种化学传递方式决定了冲动传导方向一般是轴 - 树或轴 - 体。

轴-体型	轴-树型	轴-轴型
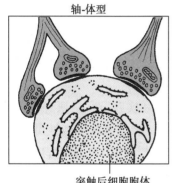	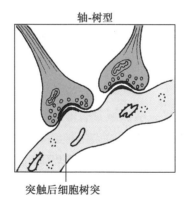	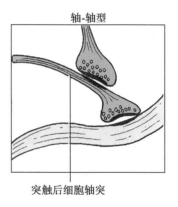
突触后细胞胞体	突触后细胞树突	突触后细胞轴突

图 9-3 突触类型及构造模式图

此外，脑内少数部位也有电突触，其突触前、后膜之间的间隙很小，突触前、后膜几乎紧贴，以致一个神经元的电位变化可直接引起另一神经元的电位变化。

（二）神经胶质

神经胶质（neuroglia）或称神经胶质细胞，是中枢神经系统的间质或支持细胞，对神经元起着支持、营养、保护、绝缘和修复等作用。

神经胶质包括星形胶质细胞、施万细胞、少突胶质细胞、小胶质细胞和室管膜细胞。星形胶质细胞数量最多，功能也最复杂。施万细胞形成周围神经的神经膜或髓鞘；而少突胶质细胞则形成中枢神经系统神经纤维的髓鞘。室管膜细胞也属于大胶质细胞，衬附于脑室腔面和脊髓中央管内面，其功能是帮助神经组织与脑室腔内的液体之间进行物质交换。小胶质细胞是神经系统的巨噬细胞，在神经系统病变时增多。

三、 神经系统的常用术语

在中枢和周围神经系统中，神经元胞体和突起在不同部位有不同的组合编排方式，故用不同的术语表示。

1. **灰质和白质** 在中枢部，神经元胞体及其树突的集聚部位，因色泽灰暗，称**灰质**（gray matter），如脊髓灰质；在大、小脑表面呈层配布的灰质又称**皮质**（cortex），如大脑皮质和小脑皮质。中枢部的神经纤维集聚的部位，因髓鞘含类脂质致色泽白亮，称为**白质**（white matter），如脊髓白质；脑深部的白质又称**髓质**（medulla）。

2. **神经核与神经节** 在中枢部皮质以外，形态和功能相似的神经元胞体聚集成团或柱，称为**神经核**（nucleus）。在周围部，神经元胞体集聚处称**神经节**（ganglion）。其中由假单极或双极神经元等感觉神经元胞体集聚而成的为感觉神经节，由传出神经元胞体集聚而成的，与支配内脏活动有关的称内脏运动神经节。

3. **纤维束和神经** 在中枢部，凡起止、行程和功能基本相同的神经纤维集合成束称为**纤维束**（fasciculus）。在周围部，神经纤维集合成束称为**神经**（nerve），如坐骨神经、正中神经等。

4. **网状结构** 在中枢部，神经纤维交织成网状，网眼内含有分散的神经元或边界不甚清晰的神经核团，这些区域称**网状结构**（reticular formation）。网状结构是神经系统中较古老和形成复杂功能的结构。

四、 神经系统的可塑性

神经系统的**可塑性**（plasticity）是指神经系统在结构或功能上发生动态变化以适应不断改变的内、外环境的特性，这一特性体现在神经系统的发育过程、学习和技能训练过程中，也体现在神经系统损伤后的代偿和修复过程中。

对神经系统可塑性的认识，在康复医学领域具有非常重要的理论和实践意义。研究发现，神经系统的可塑性变化是神经系统损伤后功能恢复的关键：神经系统受损后，神经系统可塑性可使其通过轴突长芽、突触传递效率的改变、潜伏通路的开放、损伤区周围组织的功能重组以及有限程度的新神经元发生等方式，不断建立新的神经连接和神经网络，从而使感觉、运动功能得以不同程度地代偿和修复。

尽管神经可塑性对神经系统受损后功能恢复至关重要，但并非所有形式的神经可塑性都对功能恢复起到积极作用。已发现某些可塑性作用可打破神经网络平衡，从而抑制神经系统功能的正常恢复，这种具有负面作用的可塑性被称为**不良可塑性**（maladaptive plasticity）。另外，康复训练的疗效及其对神经可塑性的影响并非完全取决于治疗剂量，训练的形式和时间也对治疗效果至关重要。

现有康复手段对神经系统受损后功能恢复的疗效，仍受制于当前对神经系统损伤与恢复机制了解。因此，深入了解神经系统损伤修复过程中神经可塑性的作用机制，探寻有效调节神经可塑性使其向有利于神经功能恢复方向发展的康复方式，对促进神经系统功能恢复具有重要意义。

五、 神经系统的活动方式

神经系统的功能极为复杂，但它们的基本活动方式是**反射**（reflex）。反射活动的形态学基础是**反射弧**。最简单的反射弧只包括感觉和运动两个神经元，如膝反射。而一般的反射弧，在感觉神经元与运动神经元之间常介入不同数目的中间神经元。一个反射弧参与的中间神经元愈多，引起的反射活动愈复

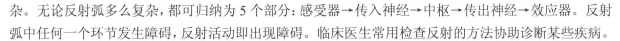

杂。无论反射弧多么复杂，都可归纳为5个部分：感受器→传入神经→中枢→传出神经→效应器。反射弧中任何一个环节发生障碍，反射活动即出现障碍。临床医生常用检查反射的方法协助诊断某些疾病。

随着对脑研究的日趋深入，人们发现脑的基本活动过程不只限于经典的反射活动，在神经元之间的突触联系中，还有大量的回路或往返联系。并且，在脑内神经元之间，除了经典的和新发现的突触联系外，尚有不少神经递质在非突触部位的受体上发挥作用而传递信息。这就形成了一个庞大的包括神经元网络和神经元与非神经元成分网络在内的**泛脑网络**（pan-brain network）体系。泛脑网络体系（或称泛脑网络论）丰富和发展了经典反射论的线性联系。

第二节 脊 髓

脊髓（spinal cord）起源于胚胎时期神经管的尾部。脊髓与31对脊神经相连，后者分布到躯干和四肢。脊髓与脑的各部之间有着广泛的联系，来自躯干、四肢的各种刺激通过脊髓传导到脑才能产生感觉，脑也要通过脊髓来完成复杂的功能。

一、位置和外形

（一）位置

脊髓位于椎管内，上端平枕骨大孔与延髓相连，下端在成人平第1腰椎体下缘（新生儿可达第3腰椎下缘平面）。

（二）外形与结构

脊髓呈前后稍扁的圆柱形，全长粗细不等，有2个梭形的膨大，即**颈膨大**（cervical enlargement）和**腰骶膨大**（lumbosacral enlargement）。前者自第4颈髓至第1胸髓，后者自第2腰髓至第3骶髓。这两个膨大的形成与四肢的神经配布有关，是由于相应节段内的神经细胞和纤维数目增多所致。颈膨大相当于臂丛发出的节段；腰骶膨大相当于腰骶丛发出的节段。脊髓末端变细，称为**脊髓圆锥**（conus medullaris），自此处向下延续为细长的无神经组织的**终丝**，向下在第2骶椎水平以下由硬脊膜包裹，止于尾骨的背面。因为腰、骶和尾神经前、后根穿出相应的椎间孔之前，在椎管内下行较长一段距离，且围绕终丝形成**马尾**（cauda equina）（图9-4）。

成年人因第1腰椎以下的椎管内已无脊髓而只有马尾和终丝。因此，临床上为安全起见，常选择第3、4或第4、5腰椎棘突之间行腰椎穿刺，不致损伤脊髓，以获取脑脊液或注射麻醉药。

脊髓的表面有6条纵贯全长的沟裂。前面正中较明显的沟较深，称**前正中裂**；后面正中较浅的沟为**后正中沟**，脊髓借这两条沟裂分成大致对称的左、右两半。脊髓的两侧还有两对外侧沟，即**前外侧沟**和**后外侧沟**。脊神经的前根自前外侧沟穿出，后根经后外侧沟进入脊髓。

（三）脊髓节段及其与椎骨的对应关系

脊髓外形上没有明显的节段性，但与脊髓相连的31对脊神经对人体皮肤感觉和肌的运动支配却

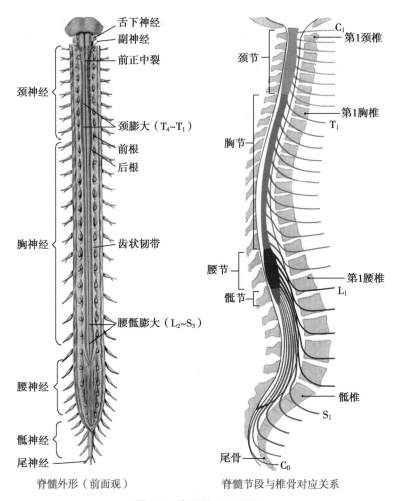

图9-4 脊髓外形及节段

表现有明显的节段性。每一对脊神经及其前、后根的根丝附着的一段脊髓即构成一个脊髓节段，故脊髓可分为31个节段，即颈髓（C）8节、胸髓（T）12节、腰髓（L）5节、骶髓（S）5节和尾髓（Co）1节。

在胚胎3个月以前，脊髓和椎管的长度大致相等，脊髓各节段与相应的椎骨平齐，所有脊神经根几乎呈直角与脊髓相连，并通过相应的椎间孔。从胚胎第4个月开始，脊髓的生长速度较脊柱缓慢，脊髓的上端与脑相连，位置固定，致使脊髓节段的位置由上而下逐渐高于相应的椎骨。新生儿时，脊髓下端平齐第3腰椎，随年龄的增长，脊髓下端逐渐相对上移，至成年则达第1腰椎下缘，脊髓全长仅占椎管的上2/3。故在成人，脊髓较椎管短，神经根丝需在椎管内下行一段才到达相应的椎间孔，使脊髓节段与椎骨的对应关系发生变化。掌握脊髓的节段与椎骨的对应关系，对脊柱和脊髓疾患的定位诊断有重要意义。成人脊髓节段与椎骨序数之间关系的粗略推算方法，见表9-1。

表9-1 成人脊髓节段与椎骨（体）的对应关系

脊髓节段	与同序数椎体的关系	推算举例
脊髓上颈节（$C_1 \sim C_4$）	与相应椎骨同高	第2颈节平对第2颈椎体
脊髓下颈和上胸节（$C_5 \sim T_4$）	较相应椎骨高1个椎体	第2胸节平对第1胸椎体
脊髓中胸节（$T_5 \sim T_8$）	较相应椎骨高2个椎体	第7胸节平对第5胸椎体
脊髓下胸节（$T_9 \sim T_{12}$）	较相应椎骨高3个椎体	第10胸节平对第7胸椎体
脊髓腰节段（$L_1 \sim L_5$）	平对第10、11、12胸椎体	
脊髓骶、尾节段（$S_1 \sim S_5$、Co）	平对第1腰椎体	

马尾与圆锥损伤临床特征的差别：马尾损伤的临床特征有：①迟缓性瘫，反射减低或消失；②多伴有根性疼痛，且有时很剧烈，难以用药物控制；③多伴有根性区的感觉丧失；④多有骶部残存。圆锥损伤的特征：①多为双侧对称性；②多不伴有疼痛；③多有鞍区感觉异常；④肢体可能正常；⑤肌电图多正常。

二、 脊髓的内部结构

脊髓由灰质和白质组成。在脊髓的横切面上，可见中央有一细小的**中央管**（central canal），纵贯脊髓全长，管内含脑脊液，此管向上通第四脑室，向下在脊髓圆锥内扩大为梭形的终室。围绕中央管周围是 H 形的灰质，灰质的外周是白质（图 9-5）。

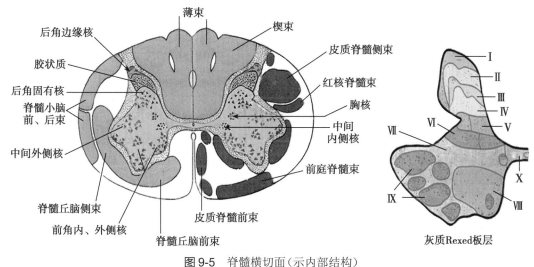

图 9-5 脊髓横切面（示内部结构）

脊髓不同节段，灰质和白质的含量不同。如颈膨大和腰骶膨大处，灰质的含量较多；因脑与脊髓下部联系的长纤维均经过脊髓上部，故颈髓白质的含量较多。

（一）灰质

脊髓的横切面上（见图 9-5），两侧灰质的前部扩大，称**前角**（anterior horn）；后部狭长，称**后角**（posterior horn）；前、后角之间的狭小区，称**中间带**；$T_1 \sim L_3$ 节段的中间带向外突出形成**侧角**（lateral horn）。中央管前、后的灰质称**灰质连合**，将两侧灰质连接起来。在前、后角之间的外侧，灰、白质交织，称为**网状结构**，在颈髓较明显。

脊髓的灰质内形状、大小、功能各不相同的神经元胞体分成若干群，在纵切面上每群胞体上下纵贯成柱。故前角、后角和侧角，又称**前柱**、**后柱**和**侧柱**。

1. **前角**　前角短宽，在颈膨大和腰骶膨大处特别发达。前角内含有前角运动神经元，包括大型的**α- 运动神经元**和小型的**γ- 运动神经元**。α- 运动神经元的轴突约占前根运动纤维的 2/3，分布到骨骼肌的梭外肌纤维，主要传送随意运动冲动；γ- 运动神经元是小型的多极神经细胞，散在于 α- 运动神经元之间，其轴突约占前根的 1/3，分布到骨骼肌的梭内肌纤维，对维持肌张力起重要作用。前角运动神经元可分内、外侧两群：内侧群支配颈部、躯干的固有肌，见于脊髓的全长；外侧群仅见于脊髓颈膨大和腰骶膨大，支配四肢肌。前角内还存在一种小型的中间神经元，称 **Renshaw 细胞**，它们接受 α- 运动神经元轴突的回返侧支，而它们的轴突又与 α- 运动神经元形成突触联系，对 α- 运动神经元起抑制作用（反馈抑制）。

前角运动神经元接受后根的传入纤维、脊髓内部联络神经元的纤维以及来自于脑的下行纤维。在这些纤维传导冲动的控制下，前角运动神经元通过骨骼肌执行反射或随意的运动功能，并对骨骼肌的代谢进行调节。因此，当前角运动神经元损伤时，产生同侧相应节段骨骼肌的**弛缓性瘫痪**（软瘫），出现随意运动不能、肌张力低下、一切反射消失、肌萎缩等症状。

2. **中间带**　位于前角与后角之间。在 C_8（或 T_1）～L_3 节段，中间带向外突出，形成**侧角**，内有**中间外侧核**，内含交感神经节前神经元胞体，是全身交感神经的低级中枢。它们的轴突经脊神经前根、白交通支进入交感干。中间带内侧为贯穿脊髓全长的**中间内侧核**，与内脏感觉有关。在 S_2～S_4 节段，中间带虽不形成侧角，但在前角基部相当于侧角位置，聚集有副交感节前神经元胞体，形成**骶副交感核**，为副交感神经低级中枢的一部分，其轴突组成盆内脏神经。

3. **后角**　后角狭长，与感觉有关，主要接受后根传入脊髓的各种感觉纤维。后角主要由联络神经元组成，由后向前可分4群：

（1）**后角边缘核**：位于后角尖最表面的薄层弧形区内，又称 Waldeyer 层，在腰骶膨大尤为明显。其轴突主要入外侧索升降，与脊髓节段间的联系有关。另有一部分轴突加入对侧脊髓丘脑束。

（2）**胶状质**（**Rolando 胶状质**）：在后角边缘核的前方，呈一"Λ"形的区域，界限较明显。在新鲜标本上呈胶状透明，较易辨识。它纵贯脊髓全长，由大量密集的小型细胞构成。它们接受后根外侧部（薄髓和无髓）纤维，其轴突主要参与形成胶状质背外方的**背外侧束**（或 **Lissauer 束**），分为升支和降支，参与节段间联系。

（3）**后角固有核**（nucleus proprius dorsalis）：位于胶状质的前方，也贯穿脊髓全长，主要由大、中型细胞组成。接受后根的纤维，发出的纤维有的联络脊髓的不同节段，有的交叉至对侧白质上行组成脊髓丘脑束。

（4）**胸核**（**Clarke 背核**）：仅见于 C_8～L_2 节段，是位于后角基部内侧区的一个边界明确的细胞群，由大型细胞组成。接受后根内侧部的侧支，发出的纤维走向同侧的外侧索，组成脊髓小脑后束。

4. **脊髓灰质的分层结构**　20 世纪 50 年代，Rexed 依据猫脊髓灰质的细胞构筑，把脊髓灰质分为 10 个板层。此后，又有科学家根据 Rexed 的理论和对人类脊髓结构的研究提出了人类脊髓灰质的板层模式，将脊髓灰质也分为 10 个板层，从后向前分别用罗马数字 Ⅰ～Ⅹ命名（图 9-5）。由于该分层方法更能反映脊髓的功能特性，故广为采用。脊髓灰质各板层与核团的对应关系，如表 9-2。

表 9-2　脊髓灰质 Rexed 板层与核团的对应关系

Rexed 板层	相对应的核团或部位
第Ⅰ层	后角边缘核
第Ⅱ层	胶状质
第Ⅲ～Ⅳ层	后角固有核
第Ⅴ～Ⅵ层	后角基部
第Ⅶ层	中间内侧核、中间外侧核和胸核
第Ⅷ层	前角基部，在颈、腰骶膨大处，只占前角内侧部
第Ⅸ层	前角内侧核和外侧核
第Ⅹ层	中央管周围

从功能上看，脊髓灰质第Ⅰ～Ⅳ层接受后根的传入纤维，是主要接受皮肤感觉信息的感受区。第Ⅴ、Ⅵ层主要接受后根中本体感觉的传入纤维，并接受大脑皮质运动区、感觉区和皮质下结构的大量下行纤维，故与运动功能能的调节有密切关系。第Ⅶ层为中间带，该层中有交感神经节前神经元的胞体和大量的中间神经元。第Ⅸ层主要支配骨骼肌的运动。第Ⅹ层为中央管周围，接受后根的某些传入纤维。

（二）白质

脊髓的白质围绕在灰质周围，每侧白质借脊髓的纵沟分成 3 个索（图 9-5）：前正中裂和前外侧沟之间为**前索**（anterior funiculus）；前、后外侧沟之间为**外侧索**（lateral funiculus）；后外侧沟和后正中沟之间为**后索**（posterior funiculus）。在中央管的前方有纤维在此横越，称为**白质前连合**，是连接左、右侧白质的纤维。

白质内，有许多纵行排列的神经纤维束。纤维束可分为长的上行纤维束、下行纤维束和短的固有束。上行纤维束将不同的感觉信息上传到脑；下行纤维束将神经冲动从脑的不同部位下传至脊髓；固有束紧贴灰质边缘，起止均在脊髓内，参与执行脊髓节段内和节段间反射活动。

1. 上行纤维（传导）束　躯干、四肢接受的刺激经脊神经后根传入脊髓。脊髓内的上行纤维束，主要是将后根传入的各种冲动直接或经过中继，向上传到脑的不同部位。脊神经后根自后外侧沟进入脊髓后，分为内、外侧两部。外侧部的纤维主要是无髓的细纤维，在胶状质的背外侧聚成背外侧束上升或下降 1、2 节后，发出侧支止于灰质，主要传导痛觉、温度觉和内脏感觉冲动。内侧部的纤维主要成自粗大的有髓纤维，沿后角内侧进入后索上行，传导本体感觉和精细触觉。主要的上行纤维束有：

（1）**薄束**（fasciculus gracilis）和**楔束**（fasciculus cuneatus）：位于后索，是同侧后根内侧部粗纤维的直接延续。薄束起自同侧第 5 胸节以下的脊神经节细胞，楔束起自同侧第 4 胸骨迹节以上的脊神经节细胞。这些节细胞的周围突分布到肌、腱、关节和皮肤等处的感受器；中枢突经后根内侧部入同侧脊髓后索上行，组成薄束和楔束，分别止于延髓的薄束核和楔束核。薄束的起点较低，纵贯脊髓全长，在第 5 胸骨迹节以下占据后索全部；第 4 胸骨迹节以上只占后索的内侧半，其外侧是楔束。由于后索的纤维是自骶、腰、胸、颈自下而上按顺序进入的，因此后索中的纤维有明确的定位，从内侧向外侧依次由来自骶、腰、胸和颈段的纤维排列而成（图 9-6）。薄束和楔束分别传导来自同侧下半身和上半身的深感觉即意识性本体感觉（肌肉、肌腱、关节的位置觉、运动觉和振动觉）和精细触觉（如两点辨别觉和物体质地、纹理的感觉）。

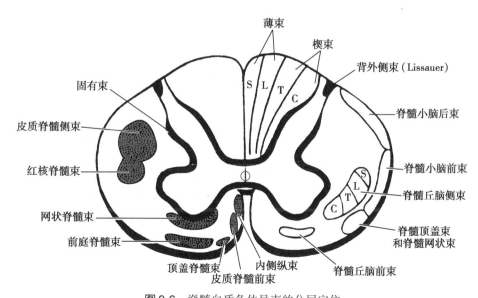

图 9-6　脊髓白质各传导束的分层定位
左侧半：下行纤维束，右侧半：上行纤维束　C：颈部；T：胸部；L：腰部；S：骶尾部

当脊髓后索病变时，本体感觉和精细触觉的信号不能向上传入大脑皮质，在患者闭目时，不能确定自己的肢体所处的位置，站立时身体摇晃倾斜，也不能辨别物体的性状、纹理粗细等。

（2）**脊髓丘脑束**（spinothalamic tract）：是传导躯干四肢浅感觉（痛觉、温度觉、粗略触觉）的2级神经纤维。位于外侧索的前部和前索中。此束主要起自后角的边缘核（Ⅰ层）和后角固有核（Ⅳ～Ⅶ板层）的神经元，后角固有核细胞的树突可伸入Ⅱ层与后根纤维直接形成突触，其间也可能有中间神经元存在。从这些起始核发出的轴突经白质前连合斜越交叉至对侧外侧索或前索上行，分为**脊髓丘脑侧束**和**脊髓丘脑前束**，合称**脊髓丘脑束**，主要止于背侧丘脑的腹后外侧核。脊髓丘脑束的纤维排列亦有较明确的定位，从背外侧向腹内侧，依次为来自骶、腰、胸、颈部的纤维（图9-6）。

当脊髓内一侧脊髓丘脑束若因病变损伤时，出现对侧受损平面以下（低1～2节段）的痛、温觉减退或消失，而触觉并无明显影响。这是由于：①脊髓丘脑束的纤维在白质前连合处向颅侧斜越交叉，故身体痛、温觉障碍区域出现在对侧，并在损伤平面1～2节段以下；②由于传导辨别性触觉的后索完好，故对触觉影响不大。

（3）**脊髓小脑前束和后束**（anterior and posterior spinocerebellar tract）：脊髓小脑前束位于外侧索边缘的前部，可能主要起自腰骶膨大节段第Ⅴ～Ⅶ层外侧部的细胞，它们发出的轴突大多交叉至对侧上行，经小脑上脚入小脑。脊髓小脑后束位于外侧索边缘的后部，仅见于L_2以上脊髓节段；纤维起自同侧胸核，上行经小脑下脚入小脑。

此两束传递下肢和躯干下部的本体觉和皮肤触、压觉至小脑。脊髓小脑前束传导的信息可能与整个肢体运动和姿势有关，而脊髓小脑后束传导的信息可能与肢体个别肌的精细运动和姿势的协调有关。

2. 下行纤维（传导）束 起自脑的不同部位，直接或间接终止于脊髓前角或侧角。支配躯体运动和内脏运动，有调节肌张力和脊髓反射等功能。主要的下行纤维束有：

（1）**皮质脊髓束**（corticospinal tract）：是人类脊髓中最大和最重要的运动传导束。起源于大脑皮质与运动有关的区域（主要是中央前回及其邻近皮质），下行至延髓锥体下部，其中大部分（有75%～90%）纤维交叉至对侧脊髓外侧索下行，称为**皮质脊髓侧束**；少量未交叉的纤维在同侧脊髓前索下行，称为**皮质脊髓前束**。

1）皮质脊髓侧束：位于外侧索的后部，脊髓小脑后束的内侧，由对侧大脑皮质躯体运动区神经元的轴突在延髓交叉后在脊髓外侧索下行而成，可直达骶髓（约S_4）。此束在下行过程中沿途发出纤维，陆续止于同侧前角运动细胞，主要支配四肢肌的运动。

2）皮质脊髓前束：位于脊髓前索前正中裂两侧，由同侧大脑皮质躯体运动区神经元的轴突下行而成。其纤维一般只下行到胸髓，下行过程中发出纤维逐节经白质前连合交叉，止于对侧前角运动细胞，也有部分纤维止于同侧前角运动细胞。此束主要支配双侧的躯干肌。

3）Barne前外束：由不交叉的纤维组成，沿侧束的前外侧部下降，大部分纤维终于颈髓前角，小部分纤维可以到达腰、骶前角。

前角运动神经元主要接受来自对侧大脑半球的纤维，但也接受少量来自同侧大脑半球的纤维。支配躯干肌的前角运动神经元受双侧皮质脊髓束控制，而支配四肢肌的前角运动神经元只接受来自对侧大脑半球的纤维（交叉纤维）。因此，在脊髓一侧的皮质脊髓束受损时，并不出现躯干肌瘫痪，仅是同侧损伤平面以下的肢体肌出现痉挛性瘫痪（硬瘫），表现为肌张力增高、腱反射亢进、出现病理反射，无明显的肌萎缩。

（2）**红核脊髓束**：位于外侧索，皮质脊髓侧束的前方。此束起自中脑红核，纤维发出后立即交叉到对侧，在脊髓外侧索内下行，至第Ⅴ～Ⅶ板层，仅投射至上3个颈髓段。此束主要是兴奋屈肌运动神经元，与皮质脊髓束一起对肢体远端肌肉运动发挥重要影响。

（3）**前庭脊髓束**：起自脑干的前庭神经外侧核，在同侧前索外侧部下行，止于第Ⅶ、Ⅷ板层。其主要是兴奋躯干和肢体的伸肌运动神经元，在调节身体平衡中起作用。

（4）**网状脊髓束**：起自脑桥和延髓的网状结构，大部分在同侧下行，行于脊髓前索和外侧索前内侧部，止于第Ⅶ、Ⅷ板层。此束主要参与对躯干和肢体近端肌肉运动的控制。

（5）**顶盖脊髓束**：起自中脑顶盖，行向腹侧，于导水管周围灰质腹侧经被盖背侧交叉越边，在脊髓的前索下行，终止于上颈髓第Ⅵ、Ⅷ板层。其兴奋对侧颈肌，抑制同侧颈肌活动。

（6）**内侧纵束**：位于前索，一些纤维起自中脑中介核、后连合核和 Darkschewitsch 核以及网状结构，大部分来自前庭神经核。此束的纤维主要来自同侧，部分来自对侧，终于第Ⅶ、Ⅷ板层，经中继后再达前角运动神经元。其功能主要是协同眼球的运动和头、颈部的运动。

三、 脊髓的被膜、血液供应及椎管内间隙

（一）脊髓的被膜

脊髓的被膜由外向内有硬脊膜、蛛网膜和软脊膜（图9-7）。

1. **硬脊膜**（spinal dural mater）　由致密结缔组织构成，厚而坚韧，呈囊状包绕脊髓。上端附于枕骨大孔边缘，与硬脑膜延续，下端在第2骶椎水平变细，包裹终丝，末端附于尾骨。硬脊膜与椎管内面骨膜之间的间隙称**硬膜外隙**（epidural space），内含疏松结缔组织、脂肪、淋巴管和椎内静脉丛，并有脊神经根通过，腔内略呈负压。由于硬脊膜在枕骨大孔边缘与骨膜紧密愈着，故硬膜外隙与颅内不相通。硬膜外隙有脊神经根通过，临床上常在此处进行硬膜外麻醉。

2. **脊髓蛛网膜**（spinal arachnoid mater）　位于硬脊膜与软脊膜之间，在枕骨大孔处与脑蛛网膜直接延续。它与软脊膜之间有宽阔的**蛛网膜下隙**（subarachnoid space），隙内充满脑脊液。此隙下部，自脊髓下端至第2骶椎水平扩大为**终池**，内有马尾。

3. **软脊膜**（spinal pia mater）　薄而富有血管，紧贴脊髓表面，深入脊髓沟裂中，至脊髓下端形成终丝，软脊膜在两侧脊神经前、后根之间形成**齿状韧带**，该韧带呈锯齿形，一般左、右两侧各有20～21个齿尖，每一齿尖附于硬脊膜上。脊髓借齿状韧带和神经根固定于椎管内，并浸泡于脑脊液中，从而减轻脊髓的震荡。齿状韧带还可作为椎管内手术的标志。

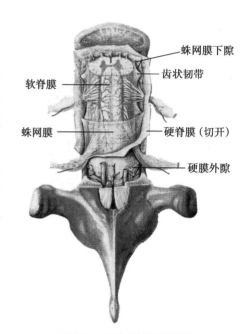

图9-7　脊髓的被膜示意图

（图中标注：蛛网膜下隙、齿状韧带、软脊膜、蛛网膜、硬脊膜（切开）、硬膜外隙）

（二）脊髓的血管

1. **脊髓的动脉**　脊髓的动脉有两个来源，即椎动脉和脊髓的节段性动脉（图9-8）。椎动脉发出**脊髓前、后动脉**。它们在下行的过程中，不断得到节段性动脉（如肋间后动脉、腰动脉等）分支的增补，以保障脊髓有足够的血液供应。

左、右脊髓前动脉在延髓腹侧合成一干，沿前正中裂下行至脊髓末端。脊髓前动脉行至第5颈椎下方开始由阶段性动脉发支补充加强。

脊髓后动脉自椎动脉发出后，绕延髓两侧向后走行，沿脊神经后根两侧下行，直至脊髓末端。一般在第5颈节的下方开始由阶段性动脉发支补充加强。

脊髓前、后动脉之间借环绕脊髓表面的吻合支互相交通，形成**动脉冠**，由动脉冠再发分支进入脊髓内部（见图9-8）。

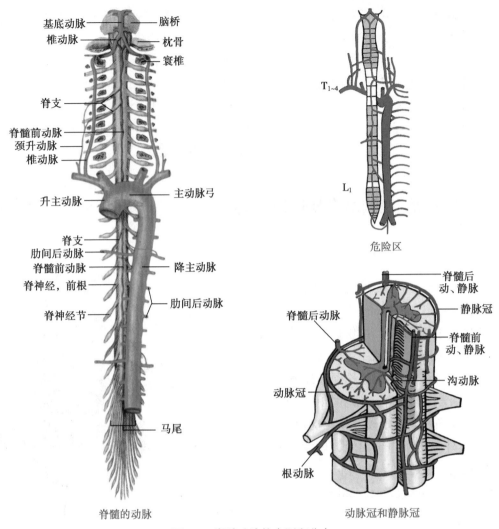

图9-8 脊髓动脉的来源和分布

　　由于脊髓动脉的来源不同,有些节段因两个来源的动脉吻合薄弱,血液供应不够充分,容易使脊髓受到缺血损害,称为**危险区**,如第1～4胸节(特别是第4胸节)和第1腰节的腹侧面(图9-8)。

　　2. 脊髓的静脉　脊髓的静脉较动脉多而粗,收集脊髓内的小静脉,最后汇集而成**脊髓前、后静脉**,通过前、后根静脉注入硬膜外隙的椎内静脉丛。

四、 脊髓的功能

　　脊髓是中枢神经系统中的低级中枢,在正常情况下,它的活动受脑的控制,其功能主要表现在传导与反射功能两方面。

(一)传导功能

　　包括感觉和运动传导功能。来自四肢、躯干的躯体感觉和大部分内脏感觉,都通过脊髓的上行纤维束向上传到大脑皮质进行分析与整合;大脑皮质和皮质下中枢的神经冲动,也大部分都通过下行纤维束传到脊髓,然后由脊髓发出的前根到达效应器,实现对全身骨骼肌和大部分内脏活动的调节控制(详见本章第七节传导通路)。

（二）反射功能

脊髓灰质内有许多躯体和内脏反射的低级中枢，借脊神经前、后根和固有束，可实现以脊髓为中心的初级躯体或内脏非条件反射（包括节间和节内反射）。脊髓内最简单的反射弧只有两个神经元组成，如膝反射，其第一级神经元为脊神经节细胞，第二级神经元为脊髓前角运动细胞。髌韧带受到的刺激经感觉神经传至脊神经节细胞后，再将冲动传到脊髓前角运动细胞，后者发出冲动沿运动神经传递至股四头肌，引起该肌收缩，从而引起伸膝动作。

1. **躯体反射**　如骨骼肌被牵拉时，肌肉内的感受器受到刺激，产生兴奋，并通过脊髓反射性地引起该肌收缩，称**牵张反射**；又如四肢远侧端皮肤受到刺激，通过脊髓能反射性地引起受刺激肢体的屈肌收缩，称**屈曲反射**。

2. **内脏反射**　如脊髓中间带侧角（或侧方）存在着内脏反射的低级中枢，如血管运动中枢、发汗反射中枢、排尿和排便中枢、勃起反射中枢等，这些中枢受到刺激可反射性地引起血管扩张、血压变化、发汗、排尿、排便、阴茎勃起等反应。

临床上常用于患者检查的反射有深反射和浅反射。**深反射**是指由肌、腱、骨膜、关节内的深部感受器受到刺激而引起的反射（如膝反射）。**浅反射**是指刺激一定区域的皮肤而引起相应的肌肉发生反射性收缩（如腹壁反射和提睾反射）。生理条件下，大脑皮质对深反射有抑制作用，当大脑皮质或皮质脊髓束损伤时，则出现深反射亢进。浅反射除了经过脊髓的反射弧外，可能还受脑的控制，故大脑皮质或皮质脊髓束受到损害时，浅反射将减弱或消失。

（三）支配内脏活动

主要通过 $T_1 \sim L_2$ 的交感神经低级中枢和 $S_2 \sim S_4$ 的副交感神经低级中枢对血管、腺体和**竖毛肌**以及脏器发挥支配作用。

（四）对躯体的营养作用

脊髓前角运动神经元对所支配的骨骼肌及骨关节有营养作用。当前角运动神经元损伤时，则可出现其所支配的骨骼肌萎缩及骨质疏松等现象。

五、脊髓的生物力学特点

（一）脊髓的生物力学特性

脊髓受到骨性椎管的保护，同时也受到其周围软组织的保护和支持，后者包括软脊膜、齿状韧带、蛛网膜、硬脊膜以及脑脊液和硬膜下组织。当脊髓无软脊膜包裹时，其特性如半流体黏聚体；包裹着软脊膜的脊髓为具有特殊力学特性的结构，有一定的弹性和伸缩性。如除去周围的神经根、齿状韧带等组织，将脊髓悬吊起来，其长度可因自身重量而延长10%，此时若用外力使其继续延长，可突然出现弹性阻力。沿脊髓长轴向其施加外力时，开始很小的力即可形成明显的短缩变形，随后弹性阻力渐增，直至被压塌陷。

（二）脊髓形态改变与脊柱活动的关系

在生理活动范围内，脊柱的活动可伴有脊髓的活动和变形。在脊柱作生理性屈伸和侧弯时，骨性椎管的长度随之改变。颈、胸、腰段椎管在屈曲时伸长,而伸直时缩短。椎管长度的改变总是伴有脊髓的相应改变,脊髓的延展性可满足脊柱从完全伸直到完全屈曲所需的 70%~75% 的长度变化。生理活动的极限部分由脊髓本身的弹性变形来完成。脊髓在长度改变的同时,伴有横截面形态的变化。当脊髓由完全屈曲转为完全伸直时,其横截面形状从接近圆形变为椭圆形(图 9-9)。

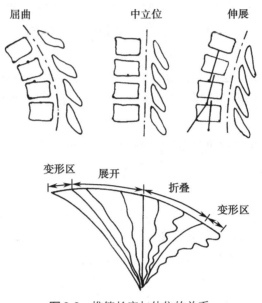

图 9-9 椎管长度与体位的关系

(三)周围软组织及其结构的保护作用

脊髓借齿状韧带悬挂于硬膜内,神经根也提供部分支持。脊柱完全屈曲时,脊髓、神经根及齿状韧带均处于生理性牵张状态。由于齿状韧带向下倾斜,韧带上的张力相对于脊髓轴线来说可分解为两个方向上的分力。纵向分力于脊髓所受张力相平衡而有助于减少对脊髓地牵拉。成对的横向分力则相互平衡,保持脊髓位于椎管近中线处,可最大限度的防止骨性碰撞或震荡。此外,硬膜外脂肪与脑脊液亦通过减少摩擦和吸收能量而保护脊髓(图 9-10)。

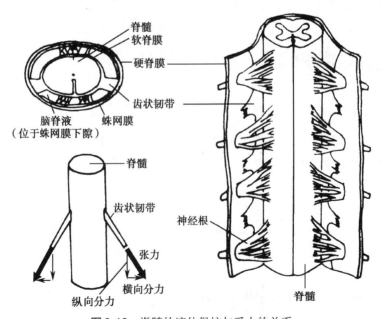

图 9-10 脊髓的液体保护与受力的关系

六、 脊髓损伤的表现及其解剖学基础

（一）脊髓全横断

脊髓突然完全横断后，横断平面以下脊神经分布区感觉和运动完全丧失，反射消失，处于无反射状态，称为**脊髓休克**。数周至数月后，各种反射可逐渐恢复，但由于传导束很难再生，脊髓又失去了脑的易化和抑制作用，因此恢复后的深反射和肌张力比正常时高，离断平面以下的感觉和运动不能恢复。

（二）脊髓半横断

可引起损伤平面以下出现**布朗 - 塞卡综合征**（Brown-Sequard syndrome），即伤侧平面以下同侧位置觉、震动觉和精细触觉丧失，同侧肢体硬瘫，损伤平面以下的对侧身体痛、温觉丧失。

（三）脊髓前角受损

主要伤及前角运动神经元，表现为这些细胞所支配的骨骼肌呈弛缓性瘫痪，肌张力低下，腱反射消失，肌萎缩，无病理反射，但感觉无异常。如脊髓灰质炎（小儿麻痹症）患者。

（四）中央管灰质周围病变

若病变侵犯了白质前连合，则阻断了脊髓丘脑束在此的交叉纤维，引起相应部位的痛、温觉消失，而本体感觉和精细触觉无障碍（因后索完好）。这种现象称感觉分离，如脊髓空洞症或髓内肿瘤患者。

第三节　脑

脑（brain）位于颅腔内，包括延髓、脑桥、中脑、小脑、间脑和端脑，习惯上将中脑、脑桥和延髓合称为脑干（图 9-11）。脑由胚胎时期神经管的前部发展演化而来，由于神经管前部各段生长发育速度不同，逐渐形成了脑各部不同的形态。随着脑各部的分化，神经管的内腔也相应发生变化，从而形成了脑室系统。中国成年人脑重约 1300g。

一、 脑干

脑干（brain stem）位于颅后窝，脊髓与间脑之间，自下而上分别为延髓、脑桥和中脑。延髓和脑桥的背面与小脑相连（图 9-12）。

（一）脑干的外形

1. 延髓（medulla oblongata）　延髓形似倒置的圆锥体，下端平枕骨大孔处与脊髓相连，上端借桥延沟与脑桥分界。在腹侧面，前正中裂两侧的纵行隆起称**锥体**（pyramid），主要由皮质脊髓束组成。在锥体下端，大部分纤维交叉至对侧，形成**锥体交叉**。锥体前外侧的卵圆形隆起称**橄榄**，橄榄与锥体之间

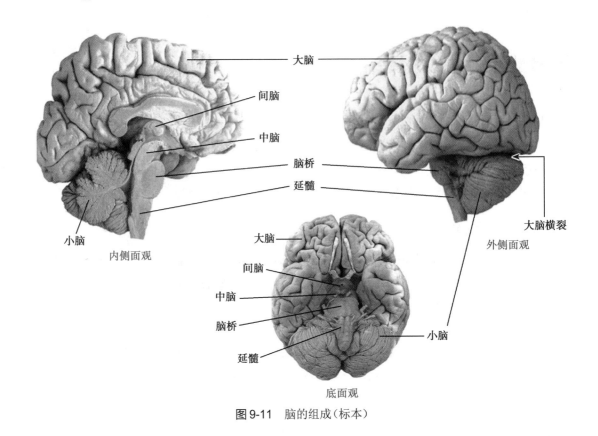

图 9-11　脑的组成（标本）

的沟内有舌下神经根出脑。橄榄背侧的沟内,从上向下依次有舌咽神经、迷走神经和副神经根丝相连。在背侧面的上部,中央管敞开,参与构成第四脑室底;下部形似脊髓,其内、外侧的隆起分别为**薄束结节**和**楔束结节**。

2. **脑桥**(pons)　脑桥腹侧面宽阔膨隆,称**脑桥基底部**,正中线上有纵行的**基底沟**,容纳基底动脉。基底部两侧逐渐缩窄,移行为**小脑中脚**,两者移行处有三叉神经根附着。**延髓脑桥沟**内自内侧向外侧有展神经、面神经和前庭蜗神经根附着。脑桥背侧面构成第四脑室底的上半,其外侧壁为左、右小脑上脚。

菱形窝即**第四脑室底**,其下外界由内侧向外侧依次为薄束结节、楔束结节和小脑下脚;上外界为小脑上脚;两侧角称外侧隐窝。窝底正中有纵行的正中沟将其分为左、右两半。第四脑室位于延髓、脑桥和小脑之间,上通中脑水管,下通延髓和脊髓中央管。第四脑室的顶朝向小脑。菱形窝下角有正中孔,外侧隐窝处有外侧孔,脑室内的脑脊液经这些孔进入蛛网膜下隙。

3. **中脑**(midbrain)　中脑腹侧面有一对粗大的柱状隆起称**大脑脚**,脚间的凹窝叫**脚间窝**,有动眼神经自此出脑。背侧面有两对圆形隆起,分别称**上丘**和**下丘**,上、下丘的外侧分别有上、下丘臂与间脑的外、内侧膝状体相连。中脑内有**中脑水管**(mesencephalic aqueduct),向上、下分别与第三脑室和第四脑室相通。

（二）脑干的内部结构

包括灰质、白质和网状结构。

1. **灰质**　脑干灰质以神经核的形式存在。神经核分为脑神经核和非脑神经核。

(1)脑神经核:包括运动性神经核和感觉性神经核。运动性神经核有:①一般躯体运动核(动眼神经核、滑车神经核、展神经核和舌下神经核);②一般内脏运动核(动眼神经副核、上泌涎核、下泌涎核和迷走神经背核);③特殊内脏运动核(三叉神经运动核、面神经核、疑核和副神经核)。感觉性神经核

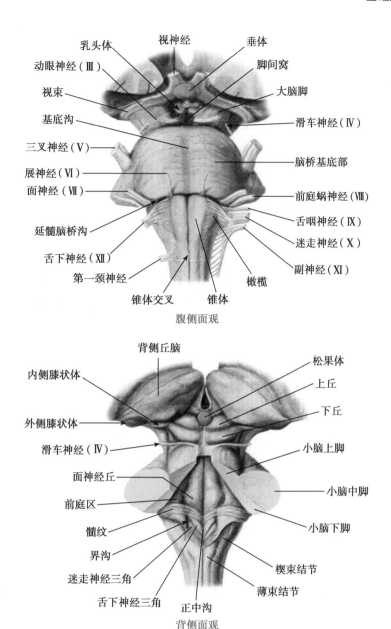

图 9-12 脑干外形

有：①一般躯体感觉核（三叉神经中脑核、脑桥核和脊束核）；②特殊躯体感觉核（蜗神经核和前庭神经核）；③一般内脏感觉核（孤束核）；④特殊内脏感觉核（孤束核）（图 9-13）。

（2）非脑神经核：参与组成多种神经通路或与脑神经核、其他核团及网状结构等相联系，具有多种重要功能（表 9-3）。

2. 白质　包括脑干内各核团间的联系纤维，大脑、小脑与脊髓间联系纤维以及脑干各神经核团与脑干外各结构间的联系纤维等。其中长纤维束分别构成上、下行传导束。

（1）**上行传导束**：又称感觉束，主要有内侧丘系、脊髓丘系和三叉丘系。内侧丘系是对侧薄束核和楔束核发出的纤维，在中央管前方左、右交叉后上行，终止于丘脑腹后外侧核，传导对侧躯干和上、下肢深感觉和精细触觉冲动。脊髓丘系为从脊髓上行传导对侧躯干和上、下肢浅感觉冲动的纤维束，向上终止于丘脑腹后外侧核。三叉丘系由三叉神经脊束核、三叉神经脑桥核发出的纤维交叉到对侧后形成，上行终止于丘脑腹后内侧核，传导对侧头面部的浅感觉。

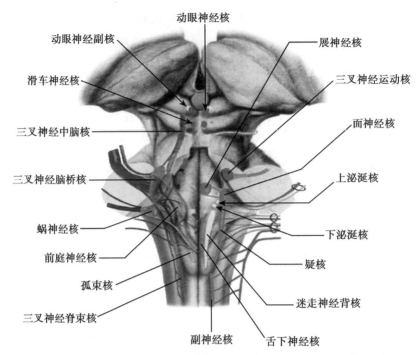

图 9-13　脑神经核在脑干背面的投影（不同颜色代表不同性质的功能柱）

表 9-3　脑干内的主要非脑神经核

名称	位置	功能
薄束核	延髓薄束结节深部	薄束的中继核，传导躯干下部和下肢的本体觉和精细触觉
楔束核	延髓楔束结节深部	楔束的中继核，传导躯干上部和上肢的本体觉和精细触觉
下橄榄核	延髓橄榄体深部	与小脑联系有关
脑桥核	脑桥基底部	大脑皮质与小脑皮质通路的中继站
红核	中脑深部	大、小脑至脊髓的下行中继核，与躯体运动有关
黑质	中脑深部	大脑至间脑及脑干网状结构的下行中继站

（2）**下行传导束**：又称运动束，主要有**皮质脊髓束**（corticospinal tract）和**皮质核束**（corticonuclear tract），二者合称**锥体束**，均为大脑皮质运动中枢发出的纤维。皮质脊髓束发出后经过内囊后肢到脑干，其中大部分纤维在锥体交叉处越边到对侧成为皮质脊髓侧束，小部分纤维不交叉成为皮质脊髓前束。皮质脊髓束终止于脊髓灰质前角，支配躯干和四肢骨骼肌的运动。皮质核束发出后经内囊膝下行，陆续终止于脑干内各相应的运动性神经核。

3. 网状结构　网状结构散布于各核团及纤维束之间，构成上行网状激动系统（影响大脑皮质的兴奋性）和下行网状激动系统（调节躯体和内脏的运动等）。网状结构内的神经元胞体在某些部位相对集中成团，形成功能各异的神经核。

（三）脑干的功能

脑干是大脑、间脑、小脑与脊髓之间信息联系的桥梁，也是网状结构的主要部位，为心血管、呼吸生命中枢及一些重要反射中枢（如瞳孔对光反射中枢）的所在地。

二、 小脑

小脑（cerebellum）位于颅后窝，居脑桥、延髓的背侧，借小脑下、中、上脚与脑干相连。

（一）小脑的外形

小脑上面平坦，下面中部凹陷。中间缩窄部称**小脑蚓**，两侧膨大部称**小脑半球**（cerebellar hemisphere）。在小脑半球下面的前内侧部有一椭圆形隆起，称**小脑扁桃体**（tonsil of cerebellum）（图9-14）。当颅内压增高时，小脑扁桃体可被挤压入枕骨大孔，形成小脑扁桃体疝（或称枕骨大孔疝）。

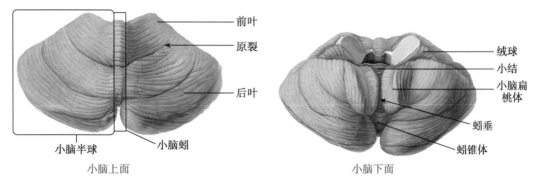

图 9-14　小脑的外形

（二）小脑的内部结构

由小脑皮质、小脑髓质和小脑核组成（图9-15）。小脑表面有许多平行的横沟，两沟之间为叶片状的回。每一叶片表面为皮质，皮质深面为髓质。髓质内有4对小脑核，由中线向两侧依次为顶核、球状核、栓状核和齿状核。

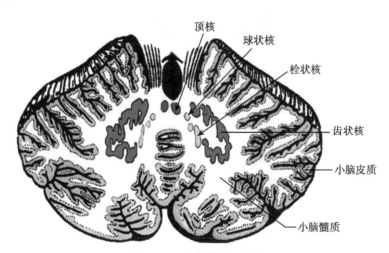

图 9-15　小脑的内部结构

（三）小脑的功能

主要表现在3个方面：①通过前庭神经核和前庭脊髓束，调节支配躯干肌和眼外肌的神经，并借此参加肌紧张、身体平衡地调节；②其传出纤维通过红核脊髓束止于同侧脊髓前角外侧部的运动神经元，调节肢体肌的肌张力、运动协调等功能；③通过小脑大脑反馈，影响大脑对肢体精细运动地协调，包括确定运动的力量、方向和范围。

小脑疾病的临床特征：脑卒中、外伤或抗惊厥药（苯妥英钠等）地不当使用均可能是引起小脑疾病的原因。其临床主要特征有：肌张力下降、平衡失调、眼球震颤、站立和行走时共济失调、粗大的意向性震颤、醉酒步态等。指鼻试验能检查上、下肢的协调能力。与感觉性共济失调的振动觉和位置觉丧失、反射减低（如后索损伤）相比，小脑共济失调有眼球震颤、粗大的意向性震颤等。

三、间脑

间脑（diencephalon）位于中脑和端脑之间，其两侧和背面被高度发达的大脑半球所掩盖。间脑分为背侧丘脑、下丘脑、上丘脑、后丘脑和底丘脑5个部分。

（一）背侧丘脑

背侧丘脑（dorsal thalamus）又称丘脑，位于第三脑室背侧部的两侧。为一对卵圆形灰质块。其前端微显隆起，称前结节；后端膨大，称为枕。在内侧面上，有一自室间孔走向中脑水管的下丘脑沟，为与下丘脑的分界线，此沟的背侧有丘脑间黏合，连接左、右丘脑（图9-16）。

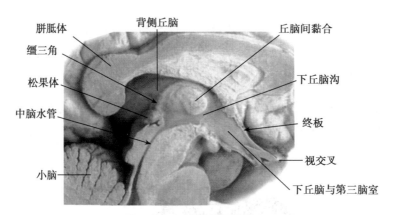

图9-16　间脑的位置和分部

背侧丘脑被"Y"形的白质内髓板分为前核群、内侧核群和外侧核群（图9-17）。外侧核群又分为背侧部和腹侧部，腹侧部由前向后可分为腹前核、腹中间核和腹后核。腹后核又分腹后内侧核和腹后外侧核，前者接受三叉丘系和孤束核的纤维，后者接受内侧丘系和脊髓丘系的纤维，两核发出的纤维形成丘脑中央辐射，投射至大脑皮质中央后回和中央旁小叶后部的躯体感觉中枢。

（二）下丘脑

下丘脑（hypothalamus）居背侧下丘脑，形成第三脑室下部的侧壁。此部的最前方是视交叉，向后依次为灰结节、漏斗和乳头体。漏斗上端称正中隆起，下端与垂体相接。主要核团有位于视交叉背外侧的视上核和第三脑室侧壁上部的室旁核（图9-18），它们分别通过视上垂体束和室旁垂体束将加压素和催产素输送到神经垂体。下丘脑是神经-内分泌-免疫的中心，也是皮质下的内脏活动中枢，参与对情绪、饮食、体温、水电解质平衡、睡眠、觉醒及垂体内分泌活动的调节。

（三）后丘脑、上丘脑和底丘脑

后丘脑包括丘脑枕后下方的内侧、外侧膝状体（medial and lateral geniculate body）。上丘脑位于第三脑室顶部的周围，包括丘脑髓纹、缰三角，其后有松果体。底丘脑位于间脑与中脑的移行区，是锥体外系的重要结构。

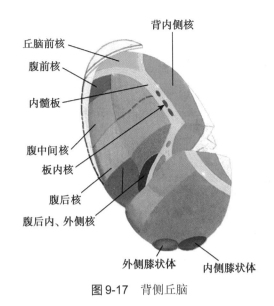

图 9-17　背侧丘脑

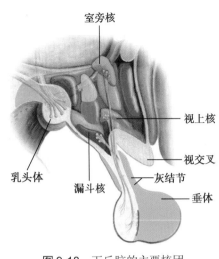

图 9-18　下丘脑的主要核团

第三脑室（third ventricle）为间脑内一正中矢状位窄隙，前部借左、右室间孔通向侧脑室，后下部通中脑水管。

四、端脑

端脑（telencephalon）又称**大脑**（cerebrum），中枢神经系统的最高部位，由胚胎时期的前脑泡演化而来，包括：①左、右大脑半球，半球间连合及内腔；②第三脑室前壁终板和视前区。左、右大脑半球之间的纵行裂隙称**大脑纵裂**，裂底部有**胼胝体**（corpus callosum）连接两大脑半球。大、小脑之间的裂隙称**大脑横裂**。

（一）大脑的形态

1. 大脑的外形和分叶　大脑半球表面有许多隆起的回和凹陷的沟，沟和回增加了大脑皮质的面积，也是大脑半球分叶和定位的重要标志（图 9-11）。每个大脑半球分为背外侧面、内侧面和底面。在背外侧面有从前下向后上走行的**外侧沟**和接近上、下走行的**中央沟**；在内侧面的中后部，有从后上向前下走行的**顶枕沟**。

大脑半球借外侧沟、中央沟和顶枕沟被分为 5 叶（图 9-19）：①**额叶**（frontal lobe）：为中央沟前方和外侧沟上方的部分；②**顶叶**（frontal lobe）：前界为中央沟，后界为顶枕沟与枕前切迹连线的上半，下界为自上述连线中点至外侧沟末端之连线；③**颞叶**（temporal lobe）：外侧沟下方的部分；④**枕叶**（occipital lobe）：在顶枕沟的后下方；⑤**岛叶**（insula）：在大脑外侧沟深面，被额、顶和颞叶所遮盖。

2. 大脑半球各叶的主要沟、回

（1）大脑半球的背外侧面：中央沟前方有与之平行的**中央前沟**，两者之间的回为**中央前回**（precentral gyrus）；中央前沟前方有两条向前与半球上缘近似平行的额上、下沟，将中央前沟前部的额叶分为额上、中、下回。中央沟后方有与其平行的**中央后沟**，两者之间的回为**中央后回**（postcentral gyrus）；以中央后沟后部一前后走向的顶内沟为界，将顶叶其余部分分为顶上小叶和顶下小叶。颞叶被与外侧沟平行的颞上、下沟分为颞上、中、下回。在颞上回的上面，外侧沟后部的下壁上有 2～3 条横行的脑回，称**颞横回**（transverse temporal gyrus）。

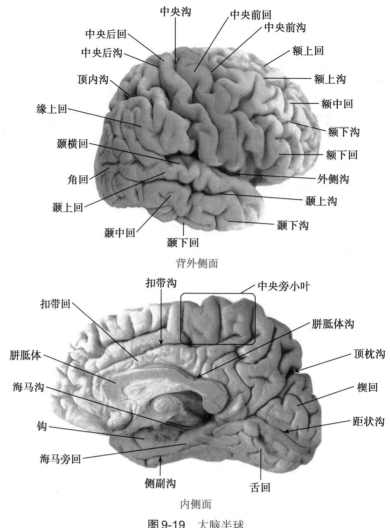

图9-19 大脑半球

（2）大脑半球内侧面和底面：内侧面中部可见胼胝体切面，胼胝体上方的沟为胼胝体沟，其绕过胼胝体后方向下前移行于**海马沟**。在胼胝体沟上方，有与之平行的**扣带沟**，两沟之间为**扣带回**，在胼胝体后方转向下前，延续为**海马旁回**和钩。在胼胝体后端的后方，有一前后方向走行的弓形沟称**距状沟**（calcarine sulcus），前端与顶枕沟交汇，向后延伸至枕叶后端。在海马沟处，一部分皮质呈弓形隆起，称**海马**。在额叶下面有嗅束，其前端膨大称**嗅球**，与嗅神经相连。

（二）大脑的结构

大脑半球表层的灰质又称大脑皮质，皮层深部的白质也称大脑髓质。在白质内有数个神经核团，由于位于大脑近基底部的白质内，又称基底核。

1. 大脑皮质 大脑皮质的神经元按形态分为锥体细胞、颗粒细胞和梭形细胞。锥体细胞是大脑皮质的主要传出神经元。颗粒细胞是大脑皮质内的局部神经元，与梭形细胞共同构成信息传递的复杂微环路。

2. 基底核（basal nucleus） 主要有纹状体和杏仁体（图9-20）。**纹状体**（striate body）由尾状核和豆状核组成，因其断面呈纹理状而得名。**尾状核**（caudate nucleus）位于背侧丘脑外侧，为前后弯曲的圆柱体，可分为头、体、尾3部，尾端连接杏仁体。**豆状核**（lentiform nucleus）位于岛叶深部，在水平切面上呈三角形,可分为外侧的壳和内侧的苍白球。纹状体是躯体运动的主要调节中枢。杏仁体位于侧脑室下角前端,与尾状核尾相连,与调节内脏活动、内分泌、行为和情绪的产生有关。

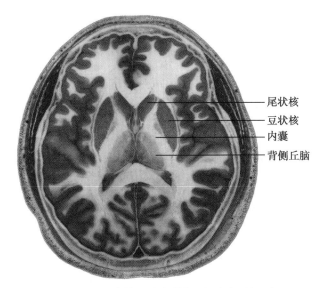

图 9-20　基底核和内囊的位置(脑水平切面)

3. 大脑髓质　可分为 3 类。

(1) 连合纤维:是连接左、右半球的纤维。包括:①胼胝体:位于大脑纵裂底,从前向后分为嘴、膝、干和压部;②前连合:连接左、右嗅球和两侧颞叶;③穹窿连合(海马连合):连接两侧海马。

(2) 联络纤维:是同侧半球内部皮质间的联系纤维。

(3) 投射纤维:由大脑皮质与皮质下各中枢间相互联系的上、下行纤维组成,大部分参与内囊的构成。**内囊**(internal capsule)为位于丘脑、尾状核和豆状核之间的宽厚的白质层,在脑水平切面上呈"><"形,可分为内囊前肢(豆状核和尾状核之间)、内囊后肢(豆状核与丘脑之间)和内囊膝(前、后肢相连部)(图 9-20)。内囊前肢主要由额桥束和丘脑前辐射纤维构成;内囊膝部主要为皮质核束;内囊后肢主要由皮质脊髓束、皮质红核束、丘脑中央辐射、视辐射和听辐射等纤维束组成。内囊出血可导致病灶对侧偏瘫、偏身感觉障碍和偏盲的"三偏症综合征"(图 9-21)。

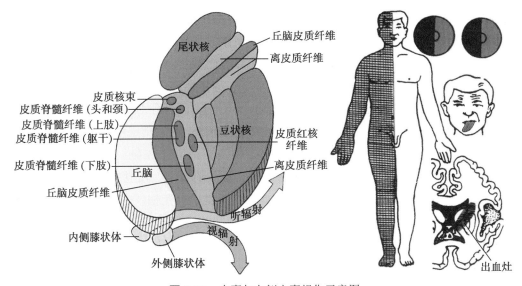

图 9-21　内囊与左侧内囊损伤示意图

4. 侧脑室（lateral ventricle） 侧脑室为位于大脑半球内的腔隙，分为中央部、前角、后角和下角。中央部位于顶叶，前角伸入额叶，后角伸入枕叶，下角伸入颞叶（图9-22）。

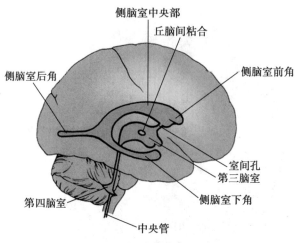

图9-22 脑室系统示意图（投影）

（三）边缘系统

在半球内侧面，扣带回和海马旁回等围成一环状，与海马和齿状回共同组成边缘叶。边缘叶与其联系密切的杏仁体、下丘脑、上丘脑、背侧丘脑的前核群和中脑被盖等共同组成**边缘系统**（limbic system）。各部之间形成复杂的环路，管理内脏活动、情绪反应、性活动、学习记忆，维持个体生存和种族繁衍。

（四）脑的功能

1. 大脑皮质的功能区 从整体上看，额叶与躯体运动、语言及高级思维活动有关；顶叶与躯体感觉、味觉及语言等有关；枕叶与视觉信息整合有关；颞叶与听觉、语言和学习记忆功能有关；岛叶与内脏感觉有关；边缘叶与情绪、行为和内脏活动有关。大脑皮质的急剧扩张和与之相应的语言神经机制的形成无疑是人类优于其他动物的最主要原因。过去人们对皮质运动和感觉功能的了解大多来自动物实验，对人类认知功能的知识主要来自对皮质损伤患者的研究。现代先进的影像技术和电生理研究为我们提供了关于活体脑结构和高级皮质功能的信息。不同区域的皮质有不同的功能，各种功能的最高中枢在大脑皮质上具有较恒定的定位，这些恒定的功能区称**中枢**（图9-23）。

躯体运动中枢位于中央前回和中央旁小叶前部，锥体细胞发出纤维组成锥体束，管理对侧骨骼肌的运动。**躯体感觉中枢**位于中央后回和中央旁小叶后部，接受躯体对侧半各种感觉信息。

身体各部在运动和感觉中枢的投影特点类似，即：①身体各部代表区为倒置人形，但头部是正位；②左、右交叉支配：一侧运动区支配对侧肢体的运动，一侧感觉区管理对侧躯干和肢体的感觉；③身体各部在运动中枢的代表区的大小与运动的灵巧、精细程度有关，在感觉中枢的代表区的大小与该部感觉的敏感度有关。

视觉中枢位于距状沟两侧的皮质，接受来自外侧膝状体的纤维。**听觉中枢**位于颞横回，接受内侧膝状体来的纤维，一侧中枢接受双侧听觉信息，因此一侧听觉中枢受损，不致引起全聋。**平衡觉区**位于中央后回下部头面部代表区附近，**嗅觉中枢**则位于海马旁回的钩附近。

语言中枢（language area）是人类皮质特有的功能区，大多数人的该区位于左半球。语言中枢主要有：①**运动性语言（说话）中枢**：位于额下回后部，又称 Broca 区，如该区受损，虽然患者的发声器官未瘫痪，也能发出声音，但不能说出连续字句，称运动性失语症；②**听觉性语言（听话）中枢**：位于颞上回

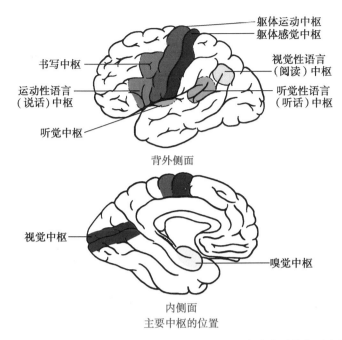

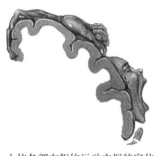

人体各部在躯体运动中枢的定位

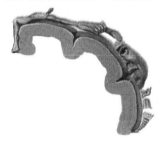

人体各部在躯体感觉中枢的定位

图 9-23　大脑皮质的主要中枢

后部，如该区受损，虽然患者的听觉正常，能够听到别人讲话，但不能理解别人说话的意思，不能正确回答问题和正常说话，称感觉性失语症；③**书写中枢**：位于额中回后部，近中央前回，如受损，虽然手部的运动没有障碍，但不能写出正确的文字，称失写症；④**视觉性语言（阅读）中枢**：位于角回，靠近视觉中枢，如该区受损，视觉虽无障碍，但患者不能理解文字符号的意义，称失读症。

　　失语症与构音障碍的鉴别：失语症是语言障碍，构音障碍是发声障碍。在构音障碍中，命名、流畅程度、口语复述和听理解均是正常的，而且，阅读和书写能力正常。而失语症是由于脑损害引起的语言能力丧失或受损，它不仅对语言的表达和理解能力丧失或受损，常合并阅读和书写障碍，还包括其他高级活动的障碍，如计算困难等。失语症是获得性障碍，无意识障碍和感觉缺损，无口咽部肌肉瘫痪、共济失调或不自主运动。

　　2. 皮质功能的不对称性　　大脑半球功能的不对称是大脑功能的主要特征，这种现象也称为大脑优势或半球特化，最明显的例子是，95% 以上的人群的语言优势半球和运动习惯性行为在左半球，右半球在空间能力、音乐及情绪有关的行为方面为优势半球。大部分人是右手偏利的，这提示左侧的运动皮质比右侧运动皮质对手的技能有更多的支配。但手偏利并不是绝对的现象，左手偏利的人占 5%~20%，这种差异主要与所做的动作不同（如写字等）有关。还要强调的是，在手偏利与语言偏利之间没有明显的关系，因为大部分左手偏利的人，其语言优势仍在左半球。

　　3. 脑的认知功能　　传统观念认为，对知觉和回忆等神经活动的整合，是通过从初级感觉和运动区经单感觉区到较高序列的多感觉联合区的一系列单向的信息加工过程完成的。从 20 世纪末，这种层次系列的信息加工的观念已被摒弃。新的观念认为，知觉和意识的产生和许多不同的结构或高度特化的功能区与各个功能亚系统之间的相互作用有关，并涉及大量的神经元集群或作为精神活动基础的弥散神经元网络的同时活化，例如，一种视觉整合观点认为，视觉的产生是一个独立的视觉通路与涉及纹状区和纹状区外皮质的多个特化区同时活化的多级加工过程。在这些观点中，往返皮质 - 皮质环路的建立是至关重要的。随着信息在弥散的神经网络中的进一步加工，脑可以通过所谓的会聚带的多区域活化将事物实体与事件连在一起。动物实验研究和临床病例观察均已证实，在感觉皮质内存在明显的功能加工的解剖学部位。不同的感觉亚型整合有赖于感觉皮质内的多位点同时活化。对实体及其类别地回忆和再认识取决于多个皮质区内的记忆片段与来自会聚带的反馈信息同时逆行活化。会聚带位于感觉联合皮质内，含有连接实体的"连接码"。会聚带是通过联络纤维的排列预先确定的，其解剖学构造可通过学习来修正。显然，按照这些与神经网络有关的假设，没有哪一个单独的皮质区可被看作是感觉功能的整合区。

现实中，时空关系地记录被认为存储在位于大脑皮质前部的会聚带中，这些记录反过来可反映复杂的事件。换句话说，对事件的回忆和再认识依赖于位于大脑皮质部的多个脑区中的各种实体记录的同时再活化。

4. 脑的可塑性 脑的可塑性为脑损伤后的恢复提供了基本保证。脑的可塑性在结构上表现为：①未受损的神经细胞轴突的侧支出芽，增加其在部分传入靶区的投射密度；②新长出的侧支与靶细胞再建立突触联系，可表现为部分传入靶区内突触性终末的数量先减少，后增多；或终末增大或每个终末上的突触增多，或电活性增强等；③靶区内部传入的二级神经元出现兴奋性递质受体上调，突触后致密区扩大；④胶质细胞增多、增大等。

脑可塑性过程中的轴突出芽有3种方式，即再生出芽、侧支出芽和代偿性出芽。这些机制在中枢神经系统内重新组织起一个功能细胞集团的网络系统，实现功能重组。

学习和记忆能力主要与海马及附近的颞叶内侧面皮质区有关，因此，海马结构损伤可导致严重的遗忘症。但在记忆过程中，海马与其他新皮质尤其是感觉联合区具有广泛的相互作用。脑的突触可随不同的经历而改变，新突触的形成为学习提供了解剖学基础。中枢神经系统内存在大量的突触，正常情况下，只有少部分突触是经常活动的，处于阈值比较低、容易被使用的活化状态。而大部分突触阈值很高，难以被使用，呈休眠状态。突触活化就是激活早先处于静止的突触，该突触是在损伤后开始有功能的原始功能突触，随着时间和要求的增加，激活的静止突触形成的通路将起作用，支配原来的靶器官，随着原来结构的损伤，假定正常原始功能结构被抑制或潜在的相似的突触活化，这些相似通路自发地发挥作用。突触的效能可通过不同的方式使之得到改善，如增加手指地使用或反复锻炼可明显增大其皮质代表区。学习还与神经通路的可塑性有关。

脑功能损害后，经过重新训练的方法能促进一些已丧失功能的恢复。如果损伤发生在少年时期，许多功能更容易学习。一个常见的例子是患儿优势半球损害之后，不久恢复了语言功能；而在成人有类似的解剖结构损害将出现永久性语言损害。语言功能转移到非优势半球，但有使用动词和非动词智商积分低的思维改变。

五、 脑的被膜、血管和脑脊液循环

（一）脑的被膜

脑的表面被覆3层由结缔组织构成的被膜，由外向内依次为硬脑膜、蛛网膜和软脑膜。

1. 硬脑膜（cerebral dura mater） 硬脑膜厚而坚韧，略带光泽，由致密结缔组织构成。在枕骨大孔处与硬脊膜相移行（图9-24）。硬脑膜由内、外两层构成。硬脑膜与颅盖骨连接疏松，此处骨折出血时，二者易分离，形成硬膜外血肿；硬脑膜与颅底骨结合紧密，颅底骨折时，易将硬脑膜与蛛网膜同时撕裂，使脑脊液外漏。

硬脑膜的内层在特定部位折叠成板状结构，深入脑的间隙中，将脑的某些部位分隔开。主要的结构有：①**大脑镰**（cerebral falx）：形如镰刀，伸入大脑纵裂内，下缘游离，达胼胝体上方，前端附着于鸡冠，后端连于小脑幕的上面；②**小脑幕**（tentorium of cerebellum）：呈半月形，伸入大脑横裂内，前缘成凹形游离，称**小脑幕切迹**，围绕中脑，后缘附着于枕骨横窦沟及颞骨岩部上缘；③**小脑镰**：自小脑幕下面正中伸入两小脑半球之间；④**鞍膈**：位于蝶鞍上方，封盖垂体窝。

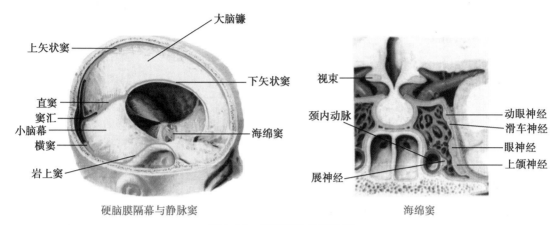

硬脑膜隔幕与静脉窦　　　　　　　　海绵窦

图 9-24　硬脑膜及其静脉窦

　　硬脑膜的两层在某些部位分开，形成含静脉血的腔隙，称**硬脑膜窦**（sinuses of dura mater）。主要的硬脑膜窦有：①上矢状窦：在大脑镰上缘内，向后连通窦汇；②下矢状窦：位于大脑镰下缘，小而短，向后注入直窦；③直窦：位于大脑镰与小脑幕连接处，由大脑大静脉与下矢状窦汇合而成，向后通窦汇；④窦汇：由上矢状窦与直窦在枕内隆凸处汇合而成。窦汇分出左、右横窦；⑤横窦：成对，位于小脑幕后缘内，沿横窦沟向外前行走至乙状窦沟，续行于乙状窦；⑥乙状窦：位于乙状窦沟内，在颈静脉孔处移行为颈内静脉；⑦**海绵窦**（cavernous sinus）：位于蝶鞍两侧。

　　2. 蛛网膜（arachnoid mater）　蛛网膜位于硬脑膜与软脑膜之间，为半透明薄膜，缺乏血管。蛛网膜与软膜之间腔隙称**蛛网膜下隙**（subarachnoid space）（图 9-25）。蛛网膜下隙内充满脑脊液，此隙在某些

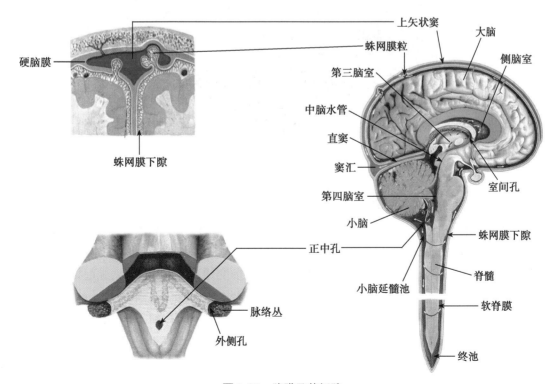

图 9-25　脑膜及其间隙

部位扩大,称为蛛网膜下池,较重要的有**小脑延髓池**(cerebellomedullary cistern),位于小脑与延髓之间。蛛网膜在上矢状窦两侧形成许多绒毛状突起,突入上矢状窦内,称**蛛网膜粒**(arachnoid granulation),脑脊液由此渗入硬脑膜窦内。

3. 软脑膜(cerebral pia mater) 软脑膜薄而富有血管,紧贴于脑表面并深入其沟、裂中。在脑室的特定部位,血管丛连同其表面的软脑膜与室管膜上皮共同构成脉络丛,突入脑室,产生脑脊液。

(二)脑的血管

脑的血液供应丰富。脑的重量仅占体重的 2%,但其血流量约占心搏出量的 1/6。

1. 脑的动脉 脑的动脉来自颈内动脉和椎动脉,两个来源的动脉在脑底吻合形成大脑动脉环。脑的动脉分支可分为皮质支和中央支,前者营养大脑皮质、皮质下髓质,后者营养基底核、内囊及间脑。

(1)颈内动脉:起自颈总动脉,向上至颅底,穿颈动脉管入颅腔,通过海绵窦后发出分支。主要分支有:①**大脑前动脉**(anterior cerebral artery),发出后在视神经上方,向前内进入大脑纵裂,与对侧的同名动脉借前交通动脉相连,然后沿胼胝体上面向后行(图 9-26)。皮质支主要分布于顶枕沟以前的半球内侧面、额叶底面;中央支分布于尾状核、豆状核前部和内囊前肢。②**大脑中动脉**(middle cerebral artery):发出后向外侧进入外侧沟内,分出数条皮质支,分布于大脑半球背外侧面的大部分和岛叶。中央支(前外侧中央动脉)垂直向上穿入脑实质,分内、外侧支供应尾状核、豆状核、内囊膝和后肢前上部(图 9-27,图 9-28)。③**后交通动脉**(posterior communicating artery):在视束下面向后与大脑后动脉吻合。

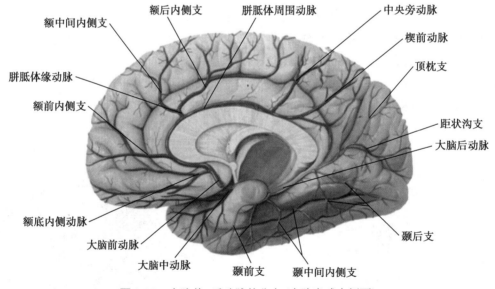

图 9-26 大脑前、后动脉的分布(大脑半球内侧面)

(2)椎动脉:起自锁骨下动脉,穿第 6 至第 1 颈椎横突孔,经枕骨大孔入颅腔。在脑桥与延髓腹侧交界处,左、右椎动脉汇合成 1 条**基底动脉**(basilar artery),沿脑桥基底沟上行,至脑桥上缘分为左、右**大脑后动脉**(posterior cerebral artery),绕大脑脚向后至颞叶下面和枕叶内侧面。

大脑动脉环(cerebral arterial circle)又称 Willis 环,由前交通动脉、大脑前动脉起始段、颈内动脉末端、后交通动脉和大脑后动脉起始段共同组成(图 9-29),环绕视交叉、灰结节及乳头体。当构成此环的某一动脉血流减少或被阻断时,可通过该环在一定程度上使血液重新分配,以维持脑的营养供应。

2. 脑的静脉 脑的静脉不与动脉伴行,可分为浅、深两组。浅静脉收集皮质及皮质下髓质的静脉血,并直接注入邻近的静脉窦。深静脉收集大脑深部的髓质、基底核、间脑、脑室脉络丛等处的静脉血,最后汇成大脑大静脉,注入直窦。

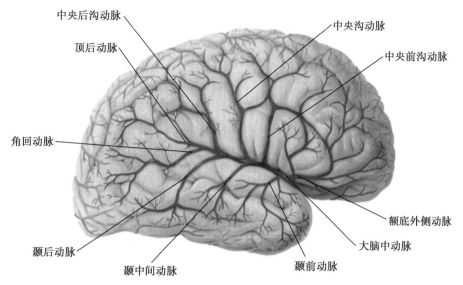

中央后沟动脉　　中央沟动脉
顶后动脉　　中央前沟动脉
角回动脉
额底外侧动脉
颞后动脉　　大脑中动脉
颞中间动脉　　颞前动脉

图 9-27　大脑中动脉的分布（大脑半球背外侧面）

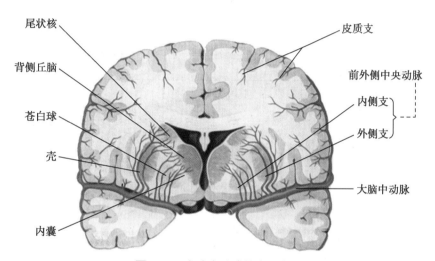

尾状核　　皮质支
背侧丘脑　　前外侧中央动脉
苍白球　　内侧支
壳　　外侧支
大脑中动脉
内囊

图 9-28　大脑中动脉的中央支

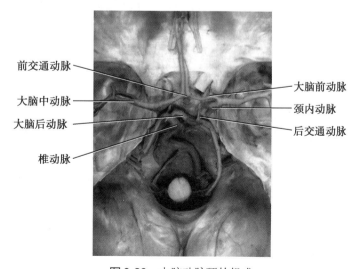

前交通动脉
大脑中动脉　　大脑前动脉
大脑后动脉　　颈内动脉
椎动脉　　后交通动脉

图 9-29　大脑动脉环的组成

（三）脑脊液的产生及其循环

脑脊液（cerebral spinal fluid）是充满于各脑室、脊髓中央管和蛛网膜下隙内的无色透明液体，内含无机离子、葡萄糖和少量蛋白，细胞很少，其功能相当于淋巴，对中枢神经系统起缓冲、保护、营养、运输代谢产物以及维持正常颅内压的作用。成人脑脊液的总量约150ml，处于不断产生、循行和回流的平衡状态下。

脑脊液由各脑室的脉络丛产生。侧脑室脉络丛产生的脑脊液，经室间孔流至第三脑室，与第三脑室脉络丛产生的脑脊液经中脑水管流入第四脑室，再汇合第四脑室脉络丛产生的脑脊液经第四脑室的正中孔和外侧孔流入蛛网膜下隙。然后，脑脊液再沿蛛网膜下隙流向蛛网膜粒，渗透到上矢状窦内，回流血液中（图9-25）。

中枢神经系统内神经元的正常功能活动需要其微环境的稳定，而维持这种稳定性的结构称**脑屏障**（brain barrier）（图9-30）。脑屏障主要有：①血-脑屏障：位于血液与脑和脊髓的神经细胞之间，其结构基础是：脑和脊髓内的毛细血管内皮、毛细血管基膜和星形胶质细胞的终足围绕在毛细血管基膜的外面形成的胶质膜；②血-脑脊液屏障：位于脑室脉络丛的毛细血管与脑脊液之间，其结构基础是脉络丛上皮细胞间隙顶部的闭锁小带；③脑脊液-脑屏障：位于脑室或蛛网膜下隙的脑脊液与脑、脊髓的神经元之间，其结构基础为室管膜上皮和覆盖脑和脊髓表面的软脑膜和软脑膜下的胶质细胞突起。

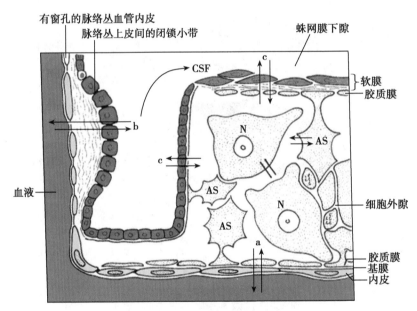

图9-30 脑屏障的结构
a：血-脑屏障；b：血-脑脊液屏障；c：脑脊液-脑屏障；
AS：星状胶质细胞；N：神经元；CSF：脑脊液

中枢神经的再生 中枢神经损伤后尽管再生受限，但其功能恢复可通过树突的分支、发芽和突触的活化实现功能重组。当轴索再支配原来的靶器官时有两种模式：①分支：损伤发生在有高度侧支轴索的神经时，损伤区的轴索生长出一个新的分支支配被放弃的靶器官，动物实验显示，这个过程发生需要几个月的时间；②侧芽：受累的邻近轴索分支支配损伤轴索的区域，此过程有利于损伤神经的神经恢复，但是如果新的侧芽传递重要的信号到原来的靶器官，也可能出现功能丧失。侧芽在动物实验中显示损伤后8小时内明显，且常在1个月内完成。不同形式的侧芽是损伤轴索的间接恢复的表现，由于距离的原因，恢复的神经再支配不相干的靶器官，将导致不适应和更严重的功能缺失。另外，成体脑的侧脑室下层和海马齿状回等处存在神经干细胞，可分化为神经元和胶质细胞，这也可能有助于中枢神经损伤的修复。

第四节 脑 神 经

一、脑神经的名称

脑神经（cranial nerve）是与脑相连的周围神经，共 12 对，其排列顺序用罗马数字 I～Ⅶ表示。与脊神经相比，脑神经的纤维成分较为复杂，可分为一般躯体感觉纤维、特殊躯体感觉纤维、一般内脏感觉纤维、特殊内脏感觉纤维、躯体运动纤维、一般内脏运动纤维和特殊内脏运动纤维。

依据脑神经所含纤维成分的不同将其分为 3 类：①感觉性脑神经（ I 、Ⅱ、Ⅷ）；②运动性脑神经（Ⅲ、Ⅳ、Ⅵ、Ⅺ、Ⅻ）；③混合性脑神经（Ⅴ、Ⅶ、Ⅸ、Ⅹ）。

12 对脑神经的名称、性质、连脑部位、出入颅部位和分布如表 9-4、图 9-31。

表 9-4　脑神经的名称、性质、连脑及出入颅部位

顺序	名称	性质	连脑部位	出入颅部位
I	嗅神经	感觉性	大脑	筛孔
Ⅱ	视神经	感觉性	间脑	视神经管
Ⅲ	动眼神经	运动性	中脑	眶上裂
Ⅳ	滑车神经	运动性	中脑	眶上裂
Ⅴ	三叉神经	混合性	脑桥	眼神经：眶上裂 上颌神经：圆孔 下颌神经：卵圆孔
Ⅵ	展神经	运动性	脑桥	眶上裂
Ⅶ	面神经	混合性	脑桥	内耳门→茎乳孔
Ⅷ	前庭蜗神经	感觉性	脑桥	内耳门
Ⅸ	舌咽神经	混合性	延髓	颈静脉孔
Ⅹ	迷走神经	混合性	延髓	颈静脉孔
Ⅺ	副神经	运动性	延髓	颈静脉孔
Ⅻ	舌下神经	运动性	延髓	舌下神经管

二、脑神经的走行和分支

（一）感觉性脑神经

1. 嗅神经（olfactory nerve）　嗅神经传导嗅觉冲动。起自于嗅区黏膜内的嗅细胞，中枢突聚集为 20 余条嗅丝，向上穿筛孔进入颅前窝，终于嗅球。

2. 视神经（optic nerve）　视神经传导视觉冲动。节细胞的轴突在视神经盘处聚集，穿出巩膜后组成视神经，向后经视神经管入颅中窝，连于视交叉，向后延续为视束，终于间脑的外侧膝状体。

3. 前庭蜗神经（vestibulocochlear nerve）　前庭蜗神经包括前庭神经和蜗神经，含有特殊躯体感觉

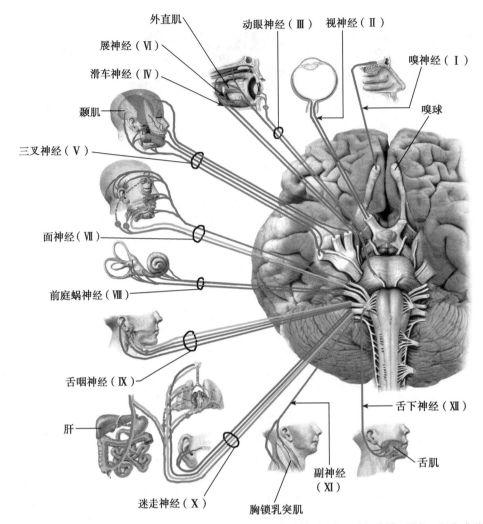

外直肌　　动眼神经（Ⅲ）　视神经（Ⅱ）

展神经（Ⅵ）

滑车神经（Ⅳ）

颞肌

三叉神经（Ⅴ）

面神经（Ⅶ）

前庭蜗神经（Ⅷ）

舌咽神经（Ⅸ）

肝

嗅神经（Ⅰ）

嗅球

舌下神经（Ⅻ）

舌肌

副神经（Ⅺ）

迷走神经（Ⅹ）　胸锁乳突肌

图9-31　脑神经的分布（红色：躯体运动性；蓝色：躯体感觉性；褐色：副交感性；绿色：内脏感觉性）

纤维。前者传导平衡觉冲动，在内耳道底，双极神经元的中枢突组成前庭神经，终止于前庭神经核；后者传导听觉冲动，在耳蜗的蜗轴内，双极神经元的中枢突组成蜗神经，终止于蜗神经核。

（二）运动性脑神经

1. **动眼神经**（oculomotor nerve）　动眼神经含躯体运动纤维和一般内脏运动纤维（副交感神经）。躯体运动纤维起于动眼神经核，一般内脏运动纤维起自动眼神经副核。两种纤维组成动眼神经，经中脑的脚间窝出脑，向前穿海绵窦，经眶上裂入眶，躯体运动纤维分布于上睑提肌、上直肌、下直肌、内直肌和下斜肌；内脏运动纤维在睫状神经节换元后，节后纤维分布于睫状肌和瞳孔括约肌，参与瞳孔对光反射。睫状神经节位于视神经与外直肌之间，来自动眼神经的内脏运动纤维在此交换神经元。来自颈内动脉交感丛穿过此节后入眼球，分布于瞳孔开大肌；来自眼神经的鼻睫神经穿过此节后入眼球，管理眼球的一般感觉（图9-32）。

2. **滑车神经**（trochlear nerve）　滑车神经起于中脑滑车神经核，自中脑背侧下丘下方出脑，绕大脑脚外侧向前，穿海绵窦外侧壁，经眶上裂入眶，支配上斜肌。

3. **展神经**（abducent nerve）　展神经起于脑桥展神经核，自延髓脑桥沟出脑，向前穿海绵窦，经眶上裂入眶，支配外直肌（见图9-32）。

4. **副神经**（accessory nerve）　副神经有两个根，脑根起于延髓的疑核，自延髓出脑；脊髓根起于颈

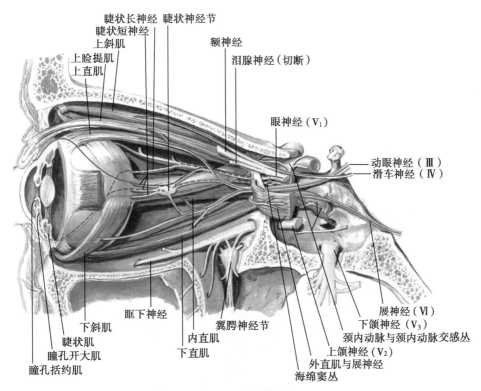

图 9-32 眶内的神经

髓的副神经核，出脊髓后经枕骨大孔入颅腔，与脑根合并，经颈静脉孔出颅。此后，脑根加入迷走神经并随其分布于咽喉肌，脊髓根支配胸锁乳突肌和斜方肌。

5. 舌下神经（hypoglossal nerve）　舌下神经起于延髓的舌下神经核，自延髓发出后，经舌下神经管出颅，于颈内动、静脉之间呈弓状向前下至舌骨舌肌浅面，穿颏舌肌入舌，支配全部舌内肌和大部分舌外肌（图 9-33）。

（三）混合性脑神经

1. 三叉神经（trigeminal nerve）　三叉神经的特殊内脏运动纤维起于三叉神经运动核，组成细小的三叉神经运动根，经脑桥出脑，位于感觉根下方，其纤维加入下颌神经，支配咀嚼肌。感觉纤维的胞体组成三叉神经节，中枢突组成粗大的三叉神经感觉根，经脑桥入脑，止于三叉神经脑桥核和脊束核；周围突组成眼神经、上颌神经和下颌神经（图 9-34）。

（1）**眼神经**（ophthalmic nerve）：为感觉性神经，自三叉神经节发出后，穿海绵窦外侧壁，再经眶上裂入眶，分出眶上神经、额神经、泪腺神经和鼻睫神经等，分布于眼球、泪腺、结膜、鼻腔黏膜、额顶部、上睑和鼻背的皮肤。

（2）**上颌神经**（maxillary nerve）：为感觉性神经，自三叉神经节发出后，穿海绵窦外侧壁，经圆孔出颅，分出眶下神经、颧神经、上牙槽神经等，分布于上颌牙、牙龈、口鼻腔黏膜、睑裂与口裂间的皮肤。

（3）**下颌神经**（mandibular nerve）：为混合性神经。自卵圆孔出颅，分出耳颞神经、颊神经、舌神经、下牙槽神经等，分布于腮腺和颞区皮肤，颊部皮肤及颊部的口腔黏膜，舌前 2/3 的黏膜，管理一般感觉。肌支支配咀嚼肌、下颌舌骨肌和二腹肌前腹。

2. 面神经（facial nerve）　面神经的特殊内脏运动纤维起于面神经核，其由粗大的运动根和细小的中间神经组成，两根自延髓脑桥沟出脑，入内耳门后合为一干，穿内耳道底，进入面神经管，经茎乳孔出颅，向前穿入腮腺（图 9-35）。在面神经管弯曲处有膨大的膝神经节。

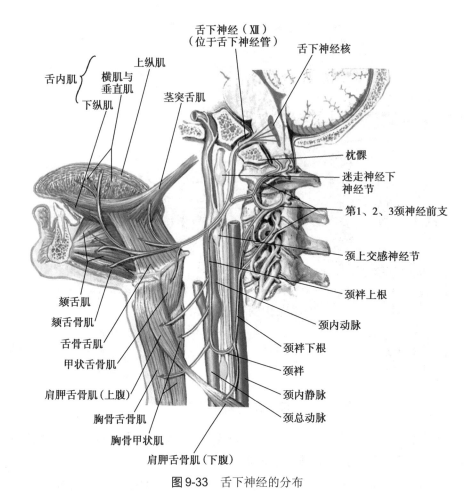

图9-33　舌下神经的分布

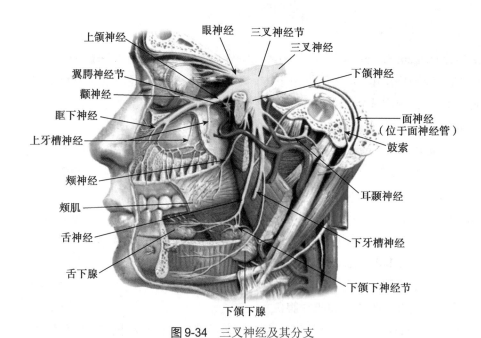

图9-34　三叉神经及其分支

（1）面神经管内的分支：主要有：①鼓索：发出后向前进入鼓室，出鼓室后加入舌神经。鼓索内的特殊内脏感觉纤维（孤束核）随舌神经分布于舌前 2/3 的味蕾；一般内脏运动纤维（上泌涎核）由舌神经分出，在下颌下神经节换元后，节后纤维分布于下颌下腺和舌下腺；②岩大神经：由副交感神经节前纤维组成，在翼腭神经节换元后，节后纤维分布至泪腺、鼻部黏液腺；③镫骨肌神经：支配镫骨肌。

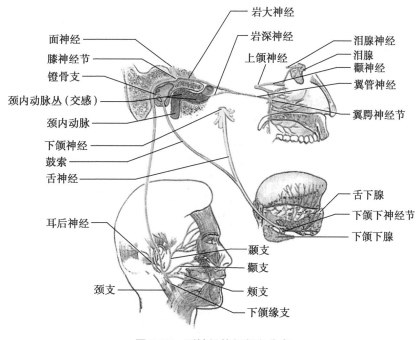

图 9-35　面神经的行程和分布

（2）颅外分支：面神经出茎乳孔后，向前入腮腺实质，分支交织成腮腺内丛，由丛上发出分支，这些分支包括：①颞支：支配额肌、眼轮匝肌；②颧支：支配眼轮匝肌、颧肌；③颊支：支配颊肌、口轮匝肌；④下颌缘支：支配下唇诸肌；⑤颈支：支配颈阔肌。

3. 舌咽神经（glossopharyngeal nerve）　舌咽神经的特殊内脏运动纤维来自疑核，其由延髓发出，经颈静脉孔出颅，在孔附近的神经干上有膨大的上神经节和下神经节。出颅后在颈内动、静脉之间下降，经舌骨舌肌内侧达舌（图 9-36）。其主要分支有：①舌支：分布于舌后 1/3 的黏膜；②咽支：分布于咽壁；

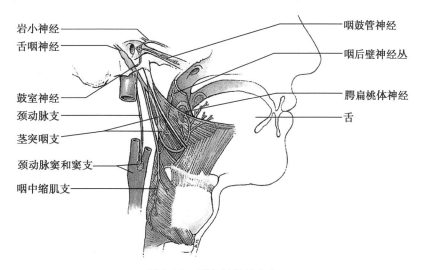

图 9-36　舌咽神经的分布

③鼓室神经：分布于鼓室、乳突小房等黏膜。副交感纤维（来自下泌涎核）组成岩小神经，穿出鼓室至耳神经节换元，节后纤维随耳颞神经分布于腮腺；④颈动脉窦支：分布于颈动脉窦和颈动脉小球。

　　4. 迷走神经（vagus nerve）　迷走神经的副交感纤维来自迷走神经背核，其行程长、分布广。自延髓出脑，经颈静脉孔出颅，在孔内和孔下方神经干上有迷走神经上、下神经节。在颈部，迷走神经位于颈动脉鞘内。在胸部，左、右迷走神经的行程有所不同。左迷走神经在左颈总动脉和左锁骨下动脉之间下行，跨主动脉弓前方，经左肺根后方下行，在食管下段合为迷走神经前干。右迷走神经越右锁骨下动脉前方，经右肺根后方下行，在食管下段合为迷走神经后干。迷走神经前、后干与食管伴行穿膈的食管裂孔进入腹腔，在贲门附近，前干分为胃前支和肝支，后干分为胃后支与腹腔支（图9-37）。

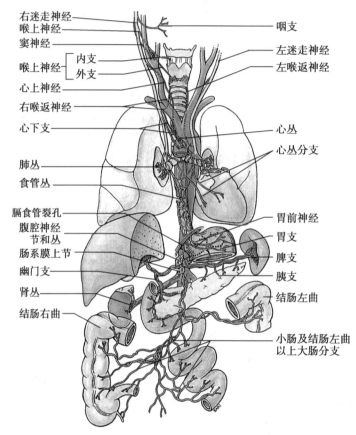

图9-37　迷走神经的分布

　　迷走神经的主要分支如下：

　　（1）喉上神经：在舌骨大角水平分为内、外支。外支伴甲状腺上动脉下行，支配环甲肌；内支伴喉上动脉穿甲状舌骨膜入喉腔，分布于声门裂以上的喉黏膜及咽、会厌等处。

　　（2）**喉返神经**（recurrent laryngeal nerve）：右喉返神经于右锁骨下动脉前方起于右迷走神经，向后上勾绕右锁骨下动脉返回颈部。左喉返神经在主动脉弓前方起于左迷走神经，向后上勾绕主动脉弓返回颈部。在颈部，左、右喉返神经均于气管食管沟内上行，至环甲关节后方入喉，改名为**喉下神经**，运动纤维支配喉内肌，感觉纤维分布于声门裂以下的喉黏膜。

　　（3）胃前、后支：分布于胃壁。

　　（4）腹腔支：分布于肝、胰、脾、肾及结肠左曲以上的腹部消化管。

<h1 style="text-align:center">第五节 脊 神 经</h1>

一、脊神经的组成

脊神经（spinal nerves）31 对，包括颈神经（8 对）、胸神经（12 对）、腰神经（5 对）、骶神经（5 对）和尾神经（1 对）。每对脊神经借前根和后根与脊髓相连。前根属运动性，后根属感觉性，二者在椎间孔处合成脊神经，因此，31 对脊神经都是混合性神经。后根上有膨大的脊神经节，内含假单极神经元的胞体。每一脊神经内含有躯体感觉纤维、内脏感觉纤维、躯体运动纤维和内脏运动纤维 4 种纤维成分（图 9-38）。

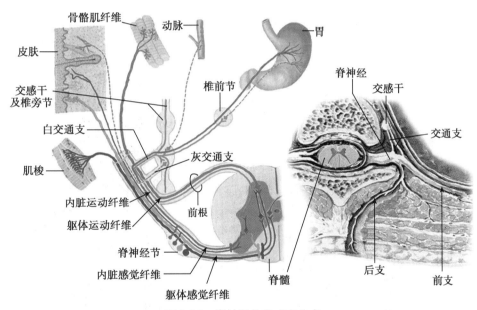

图 9-38 脊神经的组成和分支

躯体感觉纤维：来自脊神经节中的假单极神经元，中枢突构成脊神经后根进入脊髓，周围突参与组成脊神经，分布于躯干和四肢的皮肤、骨骼肌、肌腱和关节等部位的感受器，将其感觉信息传入中枢。

内脏感觉纤维：也来自脊神经节中的假单极神经元，中枢突构成脊神经后根进入脊髓，周围突参与组成脊神经，分布于内脏、心血管和腺体的感受器，将其感觉信息传入中枢。

躯体运动纤维：细胞体位于脊髓前角，分布于躯干和四肢的骨骼肌，支配其随意运动。

内脏运动纤维：细胞体位于脊髓 $T_1 \sim L_3$ 节段的侧角和脊髓 $S_2 \sim S_4$ 节段的骶副交感核，经换神经元后，分布于内脏、心血管和腺体，支配平滑肌和心肌地运动，控制腺体的分泌。

二、脊神经的分支

脊神经干出椎间孔后分为前支和后支，两者均为混合性神经。

（一）前支

粗大，分布于躯干前外侧和四肢。除第2～12对胸神经的前支呈明显的节段性直接分布于躯干外，其余脊神经的前支均交织成丛，形成颈丛、臂丛、腰丛和骶丛，再由丛发出分支到颈部、上肢和下肢。

（二）后支

较细而短，呈节段性地分布于躯干背侧皮肤和深层肌。

三、 脊神经的分布

（一）颈丛

颈丛（cervical plexus）由第1～4颈神经前支构成，位于胸锁乳突肌上部的深面，其分支有皮支和肌支（图9-39）。皮支由胸锁乳突肌后缘中点附近穿出深筋膜，呈放射状分布于颈部的皮肤。深支分布于颈部深层肌、舌骨下肌群和膈。主要分支有**膈神经**（phrenic nerve）。

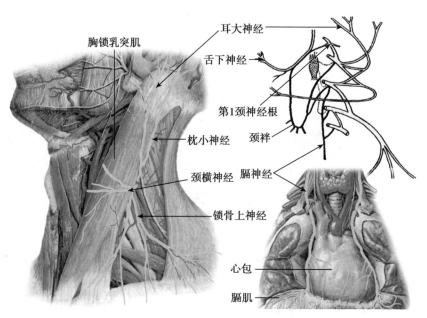

图9-39 颈丛及膈神经

（二）臂丛

臂丛（brachial plexus）由第5～8颈神经前支和第1胸神经前支的大部纤维组成（图9-40）。臂丛位于颈根部，锁骨下动脉的后上方，从斜角肌间隙穿出，经锁骨后方进入腋窝。臂丛的神经根经反复分支、组合，依次形成根（5个根）、干（上、中、下干）、股（每干均分前、后股）、束（内侧、外侧和后束）、支。在锁骨中点的后方，臂丛各神经束最为集中，位置表浅，此点可作为上肢手术时锁骨上臂丛神经阻滞的定位标志。臂丛主要分支有：胸长神经、胸背神经、肌皮神经、正中神经、尺神经、桡神经和腋神经。

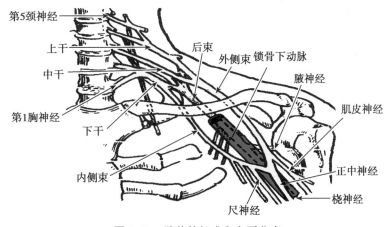

图 9-40 臂丛的组成和主要分支

颈部的退行性骨关节病常压迫或刺激颈神经根，导致神经根型颈椎病，神经根痛可向上肢放射：如第 6 颈神经根受累则疼痛沿患侧背面放射到拇指；第 7 颈神经根受累放射到示指和中指；第 8 颈神经根受累放射到环指尺侧和无名指。有的表现为感觉异常，麻木、针刺、冷热和肿胀感。患侧上肢可出现无力，手握力减弱。病程长的患者可出现肌萎缩，导致明显的运动障碍。

（三）胸神经前支

共 12 对，除第 1 对部分参与臂丛、第 12 对部分参与腰丛的组成外，其余皆单独走行。第 1～11 对胸神经（$T_1 \sim T_{11}$）前支位于相应的肋间隙中，称**肋间神经**，第 12 对胸神经前支位于第 12 肋下方，故称**肋下神经**。胸神经前支在胸、腹壁皮肤的分布呈明显的节段性和重叠性。节段性分布由上而下依顺序分节段分布，T_4 分布于乳头平面，T_6 分布于胸剑结合平面，T_8 分布于两侧肋弓中点连线的平面，T_{10} 分布于脐平面，T_{12} 分布于脐与耻骨联合连线中点平面（图 9-41）。重叠性分布表现在相邻两皮神经的分布区域有部分重叠。

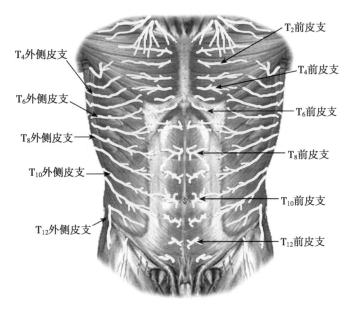

图 9-41 胸神经的分布

（四）腰丛

腰丛（lumbar plexus）由第 12 胸神经前支的一部分、第 1～3 腰神经前支和第 4 腰神经前支的一部分组成，位于腰大肌深面（图 9-42）。主要分支有：髂腹下神经、髂腹股沟神经、闭孔神经和股神经。

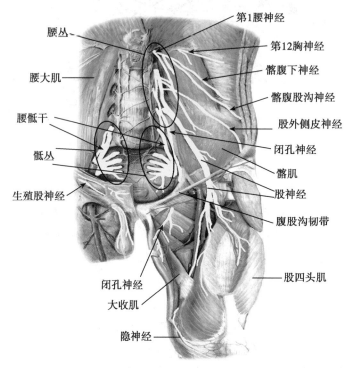

第1腰神经
腰丛
第12胸神经
腰大肌
髂腹下神经
髂腹股沟神经
腰骶干
股外侧皮神经
骶丛
闭孔神经
髂肌
生殖股神经
股神经
腹股沟韧带
股四头肌
闭孔神经
大收肌
隐神经

图 9-42 腰丛、骶丛的组成和分支

（五）骶丛

骶丛（sacral plexus）由第 4 腰神经前支的一部分与第 5 腰神经前支合成的腰骶干、全部骶神经和尾神经的前支组成，位于骶骨和梨状肌的前面（图 9-42）。主要分支有臀上神经、臀下神经、阴部神经、坐骨神经。

第六节 内 脏 神 经

内脏神经（visceral nerve）主要分布于内脏、心血管和腺体。内脏神经可分为内脏运动神经和内脏感觉神经，前者支配平滑肌、心肌的收缩和腺体的分泌，以控制和调节新陈代谢活动，在很大程度上不受意识直接支配，故又称**自主神经系统**；后者则将内脏、心血管、腺体等处感受器的信息传入中枢，通过反射调节内脏、心血管、腺体等器官的活动。

一、 内脏运动神经

内脏运动神经和躯体运动神经在功能上互相依存、互相协调，又互相制约，以维持机体内、外环境的统一和平衡。但二者也有不同之处（表 9-5）。

表9-5 内脏运动神经与躯体运动神经比较

	躯体运动神经	内脏运动神经
效应器	骨骼肌,受意志支配	心肌、平滑肌和腺体,不受意志支配
纤维成分	1种	2种:交感神经和副交感神经
低级中枢→效应器	1个神经元	2个神经元:节前神经元和节后神经元
纤维种类	有髓纤维	薄髓(节前纤维)和无髓(节后纤维)细纤维
分布形式	神经干	神经丛

内脏运动神经根据生理特点分为交感神经和副交感神经。多数内脏器官同时接受两种神经的双重支配,但对同一器官的作用是互相拮抗但又是互相统一的(图9-43,表9-6)。

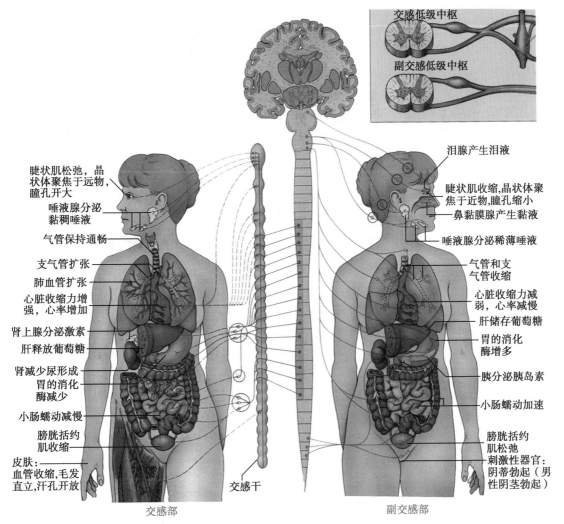

图9-43 内脏运动神经概况

表9-6 交感神经与副交感神经比较

	交感神经	副交感神经
低级中枢	脊髓 $T_1 \sim L_3$ 节段侧角	脑干内脏运动神经核,$S_2 \sim S_4$ 节段的副交感核
神经节	椎旁节和椎前节	器官旁节和壁内节
节前、节后纤维	节前纤维短,节后纤维长	节前纤维长,节后纤维短
分布范围	全身血管及内脏平滑肌、心肌、腺体、竖毛肌、瞳孔开大肌	胸、腹、盆腔内脏平滑肌,心肌,腺体(肾上腺髓质除外)、瞳孔括约肌、睫状肌

（一）交感神经

交感神经（sympathetic nerve）的中枢部位于脊髓 $T_1 \sim L_3$ 节段的侧角，周围部由交感神经节和交感干及分支组成。

1. 交感神经节　交感神经节因位置不同分为**椎旁神经节**和**椎前神经节**，前者位于脊柱两侧，每侧 19～24 个（图 9-44）；后者位于脊柱前方，包括腹腔神经节、主动脉肾节及肠系膜上、下神经节，分别位于同名动脉根部的附近。

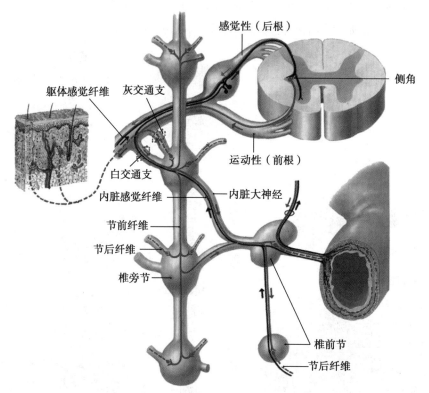

图 9-44　交感干及交感神经纤维的走向

2. 交感干（sympathetic trunk）　由椎旁神经节和节间支连接而成，位于脊柱两侧，上起自颅底，下至尾骨前方汇合于奇神经节。交感干神经节借交通支与相应的脊神经相连。交通支可分为**白交通支**和**灰交通支**。白交通支为节前纤维，因具有髓鞘色白而得名。白交通支只存在于 $T_1 \sim L_3$ 脊神经与相应的椎旁神经节之间。灰交通支连于交感干与 31 对脊神经之间，由无髓鞘的节后纤维组成。

交感神经节前纤维的走向为：交感神经节前纤维→脊神经前根→脊神经→白交通支→交感干。有 3 种去向：①终止于相应的椎旁神经节，并交换神经元；②在交感干内上升或下降，在上方或下方的椎旁神经节交换神经元；③穿过椎旁神经节至椎前神经节交换神经元。

交感神经节后纤维有 3 种去向：①经灰交通支返回脊神经，随脊神经分布至全身的血管、汗腺和竖毛肌；②攀附动脉走行，随动脉到达所支配的器官；③离开交感干直接分布到所支配的器官（图 9-45）。

（二）副交感神经

副交感神经（parasympathetic nerve）的中枢部为脑干的 4 对副交感神经核和脊髓 $S_2 \sim S_4$ 节段的骶副交感核。周围部包括副交感神经节和节前、节后纤维。副交感神经节多位于器官附近或器官壁内，称为**器官旁节**或**器官内节**。

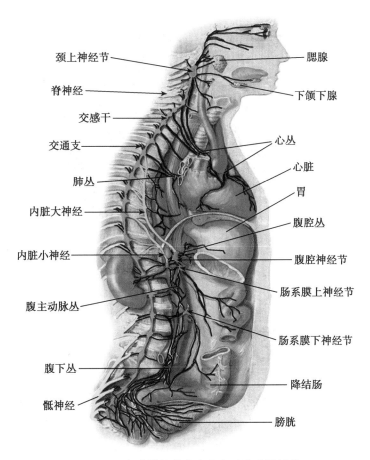

图 9-45 交感神经的分布和主要内脏神经丛

1. 颅部副交感神经 由动眼神经副核发出的节前纤维,随动眼神经入眶,在睫状神经节内换神经元,节后纤维支配瞳孔括约肌和睫状肌。由上泌涎核发出的节前纤维加入面神经,一部分至翼腭神经节换神经元,节后纤维分布于泪腺等腺体;另一部分经鼓索加入舌神经,至下颌下神经节换神经元,节后纤维分布于下颌下腺、舌下腺等腺体。由下泌涎核发出的节前纤维加入舌咽神经,在耳神经节换神经元,节后纤维分布于腮腺。由迷走神经背核发出的节前纤维加入迷走神经,分支到达心、肺、肝、脾、胰、肾及结肠左曲以上的腹部消化管的器官旁节或器官内节换神经元,节后纤维分布于上述器官的平滑肌、心肌和腺体。

2. 盆部副交感神经 由脊髓 $S_2 \sim S_4$ 节段的骶副交感核发出节前纤维,加入骶神经,出骶前孔,离开骶神经,构成盆内脏神经加入盆丛,随盆丛分支到所支配脏器的器官旁节或器官内节换神经元,节后纤维支配结肠左曲以下的消化管、盆腔内脏的平滑肌和腺体(图 9-46)。

二、 内脏感觉神经

(一)内脏感觉神经的特点

1. 纤维数目较少,细纤维占多数,痛阈较高,正常的内脏活动一般不引起主观感觉,但胃饥饿时的收缩可引起饥饿感觉,直肠、膀胱的充盈可引起膨胀感觉等。
2. 对切割、烧灼等刺激不敏感,但对牵拉、膨胀、冷热、缺血等刺激则十分敏感。

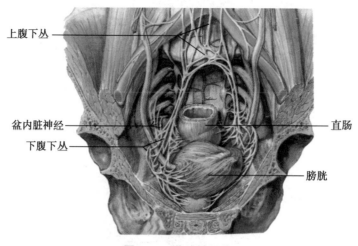

图 9-46　盆腔神经丛

3. 传入途径比较分散，即 1 个脏器的感觉纤维可经几条脊神经传入中枢，而 1 条脊神经又包含几个脏器的感觉纤维。因此，内脏痛往往是弥散的，而且定位亦不准确。

（二）牵涉性痛

内脏器官的病变，在体表一定的区域产生感觉过敏或疼痛的现象称为**牵涉性痛**（referred pain）。其机制被认为与同一脊髓节段支配有关，即管理内脏病变器官与管理体表部位的感觉神经元在同一脊髓节段，内脏病变器官的神经冲动可扩散或影响到邻近的感觉神经元，使感觉中枢定位不准而产生牵涉性痛。如心绞痛时疼痛可放射到左胸前区及左臂内侧皮肤，在该区可感到疼痛。

第七节　神经传导通路

传导通路是指感受器或效应器与脑之间传递神经冲动的通路。人们在进行各种活动过程中，感受器可感受体内、外环境中的各种刺激，并将刺激转化为神经冲动，通过传入神经纤维将冲动传入中枢，然后通过中间神经元所组成的感觉（上行）传导通路，传至大脑皮质高级感觉中枢，从而产生感觉。大脑皮质发出的指令，经过中间神经元所组成的运动（下行）传导通路将指令传出，最后通过传出神经到达效应器，作出相应的反应。

一、感觉传导通路

（一）躯干和四肢的意识性本体感觉、精细触觉传导通路

本体感觉是指肌、肌腱、关节等运动器官的位置觉、运动觉和振动觉，又称为**深感觉**。精细触觉属于皮肤的感觉，如辨别皮肤两点间的距离和感受物体的纹理粗细等感觉。此传导通路同时传导以上两种感觉，由 3 级神经元组成。

第 1 级神经元是假单极神经元，其胞体在脊神经节内，周围突随脊神经分布于肌、肌腱、关节等处的本体觉感受器和皮肤的精细触觉感受器，中枢突经脊神经后根进入脊髓后索，其中，来自第 5 胸节以下的中枢突形成薄束；来自第 4 胸节以上的中枢突形成楔束，走行于薄束的外侧。两束上行，分别止于延髓的薄束核和楔束核（第 2 级神经元），由此二核发出的轴突交叉（形成内侧丘系交叉）到对侧后在中线两侧上行形成**内侧丘系**，止于背侧丘脑的**腹后外侧核**（第 3 级神经元），其轴突形成丘脑中央辐射，经过内囊后肢，投射到大脑皮质中央后回的上 2/3 和中央旁小叶的后部（躯干和四肢的代表区）（图 9-47）。

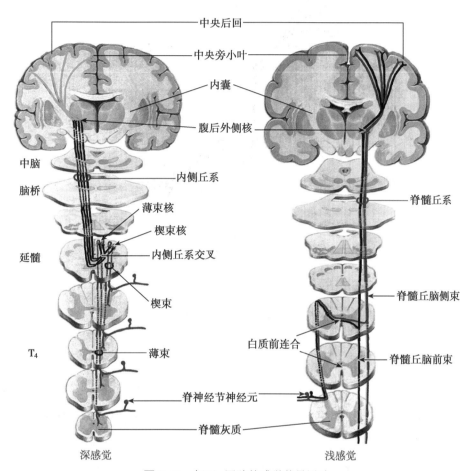

图 9-47　躯干、四肢的感觉传导通路

（二）痛觉、温觉和粗触觉传导通路

此传导通路传导皮肤、黏膜的痛、温觉和粗触觉冲动，又称浅感觉传导通路。由 3 级神经元组成。

1. 躯干、四肢的痛、温觉和粗触觉传导通路　第 1 级神经元是假单极神经元，胞体在脊神经节内。周围突分布于躯干、四肢皮肤内的感受器，中枢突经脊神经后根进入脊髓，上升 1～2 个脊髓节后进入灰质后角，终止于后角固有核（第 2 级神经元），其发出的轴突经白质前连合，到对侧的外侧索和前索内上行，分别组成脊髓丘脑侧束（传导痛、温觉）和脊髓丘脑前束（传导粗触觉），二者上行至脑干合为**脊髓丘系**，走行于内侧丘系的外侧，向上终止于背侧丘脑的**腹后外侧核**（第 3 级神经元）腹后外侧核发出的轴突组成丘脑中央辐射，经内囊后肢，投射至大脑皮质中央后回的上 2/3 和中央旁小叶的后部（躯干和四肢的代表区）（图 9-47）。

2. 头面部的痛、温觉和触压觉传导通路　第 1 级神经元是假单极神经元，胞体在三叉神经节内，其周围突组成眼神经、上颌神经和下颌神经,分布于头面部皮肤和黏膜的感受器,中枢突组成三叉神经感觉根,进入脑桥,终止于三叉神经脊束核和脑桥核(第2级神经元),两核发出的纤维交叉到对侧上行形成**三叉丘系**,终止于背侧丘脑的**腹后内侧核**(第3级神经元),其发出的纤维形成丘脑中央辐射,经内囊后肢,投射到大脑皮质的中央后回下1/3(头面部的代表区)(图9-48)。

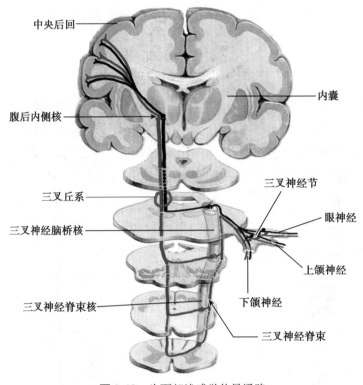

图9-48 头面部浅感觉传导通路

(三)视觉传导通路

由3级神经元组成。第1级神经元是双极神经元,周围突与视锥细胞和视杆细胞形成突触,中枢突与节细胞形成突触。第2级神经元是节细胞,轴突在视神经盘处集合形成视神经。左、右视神经经视神经管入颅后形成视交叉,其内纤维是不完全性交叉,来自两眼视网膜鼻侧半的纤维进行交叉,交叉后加入对侧视束;而来自视网膜颞侧半的纤维不交叉,走在同侧视束内,这样视束内含有同侧视网膜的颞侧半纤维和对侧视网膜的鼻侧半纤维。视束向后终于**外侧膝状体**(第3级神经元),其发出的纤维组成视辐射,经内囊后肢投射到视觉中枢(大脑距状沟上、下的皮质)(图9-49)。

视觉传导路不同部位损伤所产生的症状不同:①一侧视神经损伤,引起患眼全盲;②视交叉中间部的交叉纤维损伤,则引起双眼视野颞侧半偏盲;③一侧视束、外侧膝状体、视辐射或视觉中枢皮质损伤时,皆可引起双眼对侧半视野同向偏盲。例如:左侧视束损伤则引起双眼视野右侧半偏盲(即左眼视野的鼻侧半和右眼视野的颞侧半视野偏盲)。

瞳孔对光反射 光照一侧瞳孔引起两眼瞳孔缩小的反应,称为**瞳孔对光反射**。被光照射侧的瞳孔缩小,称**直接对光反射**;未被光照射侧的瞳孔也缩小,称**间接对光反射**。此反射是由视神经和动眼神经的副交感纤维及反射中枢共同完成的:视网膜→视神经→两侧视束→顶盖前区→两侧动眼神经副核→动眼神经→睫状神经节→节后纤维→瞳孔括约肌收缩→双眼瞳孔缩小。当一侧视神经受损时,光照患侧眼球,两侧瞳孔均不缩小。但当光照健侧眼球时,两侧的瞳孔都缩小,此现象称为患侧眼的直接对光

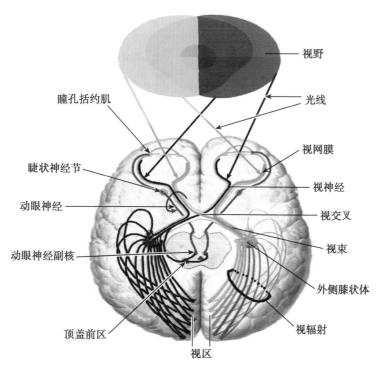

瞳孔括约肌

光线

视野

睫状神经节

视网膜

动眼神经

视神经

视交叉

动眼神经副核

视束

外侧膝状体

顶盖前区

视辐射

视区

图9-49 视觉传导通路及瞳孔对光反射通路

反射消失,间接对光反射存在。当一侧动眼神经受损时,无论光照哪一侧眼球,患侧眼的瞳孔都不缩小,此现象称患侧眼的直接对光反射和间接对光反射均消失。

（四）听觉传导通路

听觉传导的第1级神经元为蜗螺旋神经节的双极细胞,其周围突分布于内耳的螺旋器,中枢突组成蜗神经,与前庭神经一起入脑,止于蜗神经前、后核(第2级神经元),两核发出纤维大部分在脑桥内形成斜方体,交叉至对侧,至上橄榄核外侧折向上行,称**外侧丘系**。外侧丘系的纤维经中脑被盖的背外侧部大多数止于下丘(第3级神经元),其纤维经下丘臂止于**内侧膝状体**(第4级神经元),其发出纤维组成听辐射,经内囊后肢止于大脑皮质颞横回(听觉中枢)。少数蜗神经前、后核的纤维不交叉,进入同侧外侧丘系(图9-50)。因此,听觉冲动是双侧传导的,若一侧通路在外侧丘系以上受损,不会产生明显症状,但若损伤了蜗神经、内耳,则将导致听觉障碍。

二、 运动传导通路

运动传导通路是从大脑皮质到骨骼肌之间的神经联系,主要支配骨骼肌地运动,包括**锥体系**(pyramidal system)和**锥体外系**(extrapyramidal system)两部分。

（一）锥体系

锥体系是管理骨骼肌随意运动的传导通路,由上运动神经元和下运动神经元组成。上运动神经元的胞体主要位于中央前回和中央旁小叶前部的皮质中,其轴突组成锥体束,其中下行到脑神经运动核的纤维称**皮质核束**;下行到脊髓前角运动细胞的纤维称**皮质脊髓束**。下运动神经元的胞体位于脑神经运动核和脊髓灰质前角内,其轴突参与周围神经的组成,构成脑神经和脊神经内的运动纤维,到达骨骼肌。上、下运动神经元损伤后导致骨骼肌的瘫痪,但临床表现是不同的(表9-7)。由于上运动神经元行

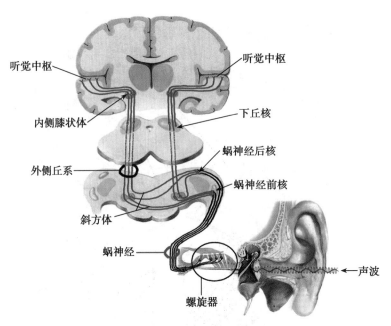

图 9-50 听觉传导通路

程较长,许多平面的损伤均有可能阻断此通路。因此,上运动神经元性瘫痪的症状和程度主要取决于损伤的部位,其瘫痪表现以典型的**痉挛性瘫痪**(硬瘫)为特征。脊髓前角运动神经元受损时,造成相应肌肉的随意运动及其肌张力丧失,所有反射均消失,称为**弛缓性瘫痪**(软瘫),由病毒感染所致的脊髓灰质炎便是一种典型的软瘫。

表 9-7　上、下运动神经元损伤后的临床表现比较

症状与体征	上运动神经元损伤	下运动神经元损伤
瘫痪范围	较广泛	较局限
瘫痪特点	痉挛性瘫(硬瘫)	弛缓性瘫(软瘫)
肌张力	增高	减低
深反射	亢进	消失
浅反射	减弱或消失	消失
腱反射	亢进	减弱或消失
病理反射	有(+)	无(−)
肌萎缩	早期无,晚期为失用性萎缩	早期即有萎缩

　　1. **皮质脊髓束**　由中央前回中、上部皮质中锥体细胞的轴突组成,经过内囊后肢下行至延髓形成锥体。在锥体的下端,大部分纤维交叉到对侧,形成锥体交叉。交叉后的纤维在对侧脊髓外侧索内下行,称为**皮质脊髓侧束**。此束纤维在下行的过程中逐节止于同侧前角运动神经元,支配四肢肌。小部分未交叉的纤维在同侧脊髓前索内下行,称为**皮质脊髓前束**。该束仅达上部胸髓节段,经过白质前连合交叉至对侧,终止于前角运动神经元,支配躯干肌(图 9-51)。

　　2. **皮质核束**　主要由中央前回下部皮质中锥体细胞的轴突组成,经内囊膝部下行至大脑脚。此后陆续分出纤维,大部分终止于双侧脑神经运动核(包括动眼神经核、滑车神经核、三叉神经运动核、展神经核、面神经核上部、疑核和副神经核),小部分纤维则交叉到对侧,止于面神经核下部和舌下神经核,支配睑裂以下的面肌和舌肌(图 9-52)。面神经核和舌下神经核上、下方传导路损伤(核上瘫和核下瘫)的表现是不同的(图 9-53)。

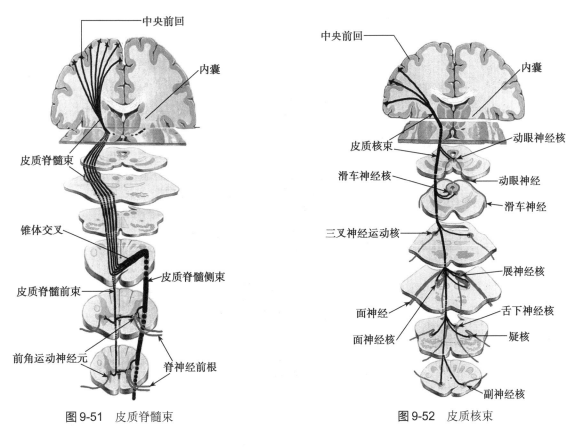

图 9-51　皮质脊髓束

图 9-52　皮质核束

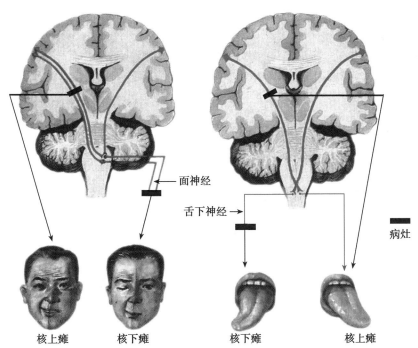

图 9-53　面神经和舌下神经的核上瘫与核下瘫

（二）锥体外系

锥体外系是指锥体系以外的影响和控制躯体运动的下行传导通路，其结构复杂，包括大脑皮质、纹状体、背侧丘脑、红核、黑质、前庭核、小脑和脑干网状结构以及与它们联系的纤维（图 9-54）。锥体外系的主要功能是调节肌张力,协调肌活动,维持和调整姿势和习惯性、节律性动作等。锥体外系与锥体系在运动功能上是互不分割的统一整体。只有在锥体外系使肌张力保持稳定协调的前提下,锥体系才能完成精确的随意动作。

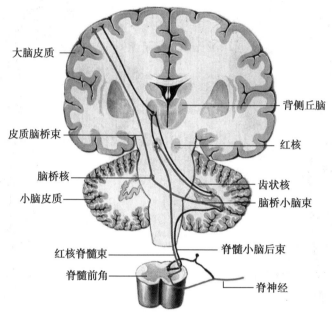

图9-54 锥体外系:皮质-脑桥-小脑系

神经营养因子 神经营养因子是从肌肉和脑组织中提炼的一种物质,它能够促进和维持残存神经元的活动,包括结构调节、代谢和修复。在中枢神经和周围神经系统的正常发育中,大约有一半的神经元经历过细胞凋亡过程,在某些研究中证明神经营养因子能够:①促进残存神经元的发育;②防止运动神经元的凋亡和萎缩。目前在周围神经疾病的临床治疗中已应用了神经生长因子。

想 一 想

1. 脑不同部位损伤的临床表现及其解剖学基础

(1)**大脑皮质躯体运动中枢损伤**:因中央前回和中央旁小叶前部面积较广,一般病变常局限于某一部位,多出现对侧单个肢体的瘫痪,如臂、腿,临床上称为单瘫。

(2)**中脑一侧大脑脚损伤**:如小脑幕切迹疝压迫一侧大脑脚底,可使一侧锥体束及动眼神经根受损。患侧动眼神经麻痹;对侧肢体中枢性瘫、面神经核上瘫及舌下神经核上瘫。

(3)**内囊出血**:内囊由高度集中的投射纤维构成,故此处的病灶即使不大,亦可导致严重的后果。如一侧内囊附近的小动脉破裂(通称脑出血)或栓塞时,患者会出现:①对侧半身随意运动障碍;②对侧半身深、浅感觉障碍;③双眼对侧半视野同向性偏盲。即临床所谓的病灶对侧偏瘫、偏身感觉障碍和偏盲的"三偏症综合征"。

2. **康复训练对脊髓损伤后神经再生及功能恢复的影响** 脊髓损伤(spinal cord injury,SCI)后的运动功能恢复在伤后第1和第2周迅速发生,然后运动功能恢复继续发生,但4个月后速度变慢。其可能机制是:① SCI后运动功能开始的恢复可能是中枢神经的间接机制(皮层重组),如潜在的通路作为补充;②损伤区的水肿和出血被吸收,减轻了继发性损害及神经失用的阻滞和脱髓鞘;③前角细胞内突触再生可能发生,这是前角细胞对失神经的高敏感反应;④神经根的损害因减压而解除;⑤脊柱的稳定对运动的恢复也是需要的。SCI是重要的致残原因之一。其运动功能改善在损伤后14天时进入平台期,而神经功能在损伤后 21 天时达到最大程度恢复。相关实验及临床观察发现，运动训练能有效促进 SCI 后功能恢复，是促进脊髓神经再生及功能恢复的有效措施之一。在 SCI 后 1～7 天，脊髓组织出血、水肿及炎性反应，神经及运动功能严重缺损，此阶段不适于介入康复运动训练；而在 SCI 发生 7 天以后，上述各项病理改变及神经、运动功能均趋于稳定状态，此期间较适于介入康复训练，可进一步提高疗效。

3. 失语症恢复的理论基础 只要造成失语症的原发疾病不是进行性的，失语症就有自然恢复的可能。急性期的恢复是由于血管再通或周围水肿的消退，慢性期的恢复则是由其他部位的功能代偿或次级功能的再组合。包括：①自然恢复，是由于损伤本身的恢复或受抑制的正常部分的功能化，同时因患者的努力和生活环境的刺激而改进了语言交流能力；②代偿功能，两大脑半球担负着同样的功能，但在生长过程中出现功能偏侧，因此，一侧的功能丧失后，另一侧休眠的功能可迅速发挥作用；③再组合和再集中，在此过程中，听觉的语言刺激非常重要。

4. 脑卒中 又称脑梗死、脑出血、脑血管意外，中医称中风。脑卒中是指由于突然发作（脑内梗死或出血而造成局灶性脑组织缺损和功能障碍的疾患，其症状持续 24 小时以上。我国脑卒中年发病率为 200/10 万人口，每年新发脑卒中病例 150 万。脑卒中致残率为 70%～80%。危险因素很多，如老年、高血压、心脏病、短暂性脑缺血发作、吸烟、糖尿病、抗磷脂抗体、高脂血症、家族史、久坐的生活方式、血高凝状态等。

一般根据局灶性神经症状及影像学检查所见作出诊断。①大脑半球受损（颈内动脉系统）：偏瘫、偏身感觉障碍，半侧忽略，失语、视野缺损；②脑桥或小脑受损（椎基底动脉系统）：复视、眩晕、共济失调、面瘫、吞咽困难、构音障碍；③小脑受损：头痛、恶心、呕吐、共济失调；④不同程度的意识障碍；⑤头颅 CT、MRI 检查可见有典型病灶，有助于确诊。

脑卒中发病后各期除药物治疗外，均要行康复治疗，要根据患者功能水平个体化制订康复处方。对有上肢屈肌痉挛、下肢伸肌痉挛患者行姿势治疗：仰卧位时，患侧上肢 30° 外展位，伸肘伸腕，前臂旋后，肩垫软枕。患侧下肢轻度屈髋屈膝，腘窝及足底各垫一软枕。

运动治疗主要有：关节被动运动及瘫痪肌肉按摩、被动 - 主动运动，翻身、起坐、斜床站立、离床转至椅坐位及站立和步行能力的训练，上肢功能训练。步态异常者做步态训练，必要时穿戴踝足矫形器步行矫正足下垂、足内翻步态，并有助于增加步行速度。

脑卒中发病后一般自 1～6 个月进入恢复期，一部分患者可能出现废用、误用、过用综合征。对肌肉萎缩者可以使用主动或被动的训练性活动，以及低频电刺激等。对痉挛患者可使用反射抑制肢位和持续性牵拉手法。对有关节活动受限的患者可进行关节活动度的训练或主节松动术。对有平衡功能障碍者进行平衡功能的训练。对有偏瘫步态者需要针对具体的关节和肌肉进行纠正性训练。针对灵活性、技巧性、协调性、反应性等进行训练；需要提高肌力者需进行肌力训练。

根据患者现有的功能水平选择恰当的作业活动以最大限度地恢复生活自理能力、个体活动能力、完成一般任务的能力，学习和应用知识的能力等。吞咽障碍和言语功能障碍需要延续急性期的康复程序，个体化地制订和修改康复处方。恢复期可能会出现大量的心理、情感、精神和行为的异常。一些神经心理学问题也会突出来，如智力、记忆力、注意力、失认、失用、抑郁、焦虑等，需要加大康复处理的力度。

康复工程：根据具体情况为患者开出笼形器处方和装配合适的矫形支具长腿支具、短腿支具、膝过伸匀正器、气压夹板、腕手矫形器等为患者配置各种自助具、辅助具和代偿、替代装置（如手杖、习行器、轮椅等）。

5. 持续性植物状态 严重脑损害后，若皮质下功能和脑干功能恢复而皮质功能未能恢复，将进入去大脑皮质综合征时期，即植物状态生存。植物状态可为暂时性，也可以持续存在，持续 1 个月以上者，即持续植物状态（persistent vegetative state，PVS）。颅脑损伤是导致 PVS 最为常见的原因，脑卒中、中枢神经感染、脑水肿、脑发育不全也可致 PVS。脑外伤引起 PVS 约为 4/100 万人口。PVS 患者中，由重度脑损伤引起者约占 1/3 以上。

2011 年 9 月我国学者在南京制定的植物状态诊断标准：①认知功能丧失，无意识活动，不能执行指令；②能自动睁眼或在刺激下睁眼；③有睡眠 - 觉醒周期；④有无目的性眼球跟踪运动；⑤不能理解和表达语言；⑥保持自主呼吸和血压；⑦丘脑下部及脑干功能基本保存。诊断植物状态 1 个月以上者为持续植物状态，即"植物人"。CT 扫描是外伤后脑积水的首选辅助检查手段，表现为脑室扩大。

对 PVS 除基础治疗，维持营养及基础护理，防治并发症外，还可行刺激康复疗法，如音乐治疗乐声刺激（听觉）；脉冲电流穴位刺激（触觉）；光电刺激（视觉）；讲话朗读刺激（听觉）；植入电极深部刺激（综合）等。

6. 面神经麻痹　又称面神经炎、特发性面神经瘫痪、周围性面神经瘫痪、Bell 麻痹、面瘫。中医名为"口眼歪斜"。面神经麻痹是一种非化脓性炎症，由于面神经在面神经管内因急性炎症及肿胀，导致面神经受压，导致由它支配的面部肌肉瘫痪或软弱无力，通常为单侧性。患病率为（25～30）/10 万人口。有一定家族性倾向。头面部受寒包括冷风长时间吹面部，如人体长时间暴露在寒冷中，身体过度劳累，抵抗力不足为危险因素。

本病病因复杂，尚未完全明确。炎症或免疫反应（多由病毒引起）；缺血或受压：尤其面神经出现炎性肿胀后，在其穿过颅骨狭窄孔道时缺血或受压而致麻痹；单纯疱疹病毒感染。

症状和体征：①病侧面部表情肌瘫痪，前额皱纹消失；②睑裂扩大，闭眼不全；③鼻唇沟平坦，口角下垂；④进食时食物残渣常滞留于病侧的齿颊间隙内；⑤常有唾液自病侧口角淌下；⑥泪点随下睑外翻而致泪液外溢；⑦病侧舌前 2/3 味觉减退；⑧常有听觉过敏。

肌电图检查：面神经相关的肌电图检查对了解面神经的受损程度、康复进展情况有很重要的价值，所以需检查并定期复查。

面瘫妨碍患者的基本信息表达的传递，如愤怒、惊讶、厌恶、恐惧、痛苦、幸福和兴趣；面部也是美容、性吸引的中心。面部肌力量减弱也影响患者的味觉；面部神经肌肉系统瘫痪导致患者面部明显扭曲和日常生活如流泪、流涎、吃饭、喝水、讲话及面部表达困难。运动治疗：急性期应让瘫痪的肌及受损的神经得到适当的休息，不宜给予过多刺激。急性期后，做用力紧闭双眼、用力轮流紧闭左、右眼（患侧闭合不全也不用介意，坚持练习）、闭拢嘴巴、上下磨牙用力咬合的动作；嘴唇向前凸出，向左、右两侧努嘴及鼓腮等练习。可用一面镜子，观察自己的动作完成的程度和进步情况。

7. 小儿脑性瘫痪　在儿童脑发育阶段，由于各种原因所致的非进行性脑损伤综合征，主要表现为中枢性运动障碍及姿势异常。可伴有不同程度的智力障碍、癫痫、视听觉障碍、言语障碍、感知障碍、心理行为障碍及学习困难等。其直接病因是脑损伤和脑发育缺陷。按临床表现分为痉挛型、手足徐动型、强直型、共济失调型、震颤型、肌张力低下型、混合型、无法分类型。患病率在中国为 0.18%～0.40%。

该症的运动治疗措施有：头部地控制、支撑抬起训练、翻身训练、坐位训练、膝手立位和高爬位地训练、站立和立位训练、步行训练和实用性训练。此外，作业治疗、感觉统合训练、语言治疗也很重要。

8. 老年性痴呆　痴呆是由于脑功能障碍而产生的获得性智能损害综合征，通常具有慢性或进行性的性质出现多种高级皮质功能的紊乱，包括记忆、思维、定向、理解计算、学习能力、语言和判断功能。在老年期出现的痴呆称"老年性痴呆"。痴呆分为阿尔茨海默病（Alzheimer's disease, AD）、血管性痴呆（vascular dementia, VaD）、阿尔茨海默病合并脑血管病，其他原因痴呆（如帕金森病、中毒、脑外伤性、感染、变性病性痴呆）。

AD 症状和体征有：①记忆力减退；②难以完成熟悉的工作；③语言障碍：说话常找不到合适的词，说出来的话无法让人理解；④时间和地点定向障碍；⑤判断力受损；⑥抽象思维困难、理解力或合理安排事物的能力下降；⑦将物品放错地方；⑧情绪或行为的改变；⑨人格改变；⑩主动性丧失，兴趣丧失。晚期出现运动障碍。

康复上主要进行记忆和语言康复，及日常生活学习（ADL）训练。

（张宇新　丁自海　孙　俊）

第十章
头部和颈部

第一节　概　述

头部包括颅与面两部分。颈部位于头部和胸部、上肢之间。颈部后正中有脊柱颈段和颈肌，脊柱颈段是颈部的支持结构；前面正中有呼吸道和消化管的颈部；两侧有纵行排列的大血管和神经等；颈根部除有斜行于颈和上肢之间的血管和神经束外，还有胸膜顶和肺尖由胸腔突入。甲状腺和甲状旁腺亦是颈部的重要器官。颈部筋膜包绕各层颈肌，以及血管、神经和脏器。诸结构之间有疏松结缔组织填充，并形成筋膜鞘和筋膜间隙。颈部淋巴结丰富，主要沿血管、神经排列，癌肿转移时常易受累。颈部肌肉多为纵行，不仅可使头颈产生复杂灵活的运动，并参与呼吸、吞咽和发声等生理活动。

一、境界与分区

（一）头部

头部以下颌骨下缘、下颌角、乳突、上项线和枕外隆凸的连线与颈部区分，并经眶上缘、颧弓上缘、外耳门上缘至乳突的连线为界，分为上方的颅部和前下方的面部。颅部由颅顶、颅底和颅腔三部分组成。颅顶又分为额顶枕区和颞区，并包括其深面的颅顶诸骨，颅底有许多重要的孔道，是神经、血管出入颅的部位；面部可分为眶区、鼻区、口区和面侧区，后者又分为颊区、腮腺咬肌区和面侧深区。

（二）颈部

颈部上界为头部的下界；下界以颈静脉切迹、胸锁关节、锁骨上缘和肩峰至第7颈椎棘突的连线与胸部和上肢为界。颈部一般以斜方肌前缘分为前面的固有颈部和后面的项部（图10-1）。固有颈部即通常所指的颈部，又以胸锁乳突肌前、后缘为界，分为颈前区、胸锁乳突肌区和颈外侧区。颈前区以舌骨为标志，分为舌骨上区和舌骨下区。前者被二腹肌分为颏下三角和下颌下三角；后者借肩胛舌骨肌上腹分为颈动脉三角和肌三角。胸锁乳突肌区指该肌所在的区域。颈外侧区位于胸锁乳突肌后缘、斜方肌前缘和锁骨中1/3上缘之间，借肩胛舌骨肌下腹分为枕三角和下方的锁骨上大窝（锁骨上三角）。项部为两侧斜方肌与脊柱颈部之间的部分（见脊柱区）。

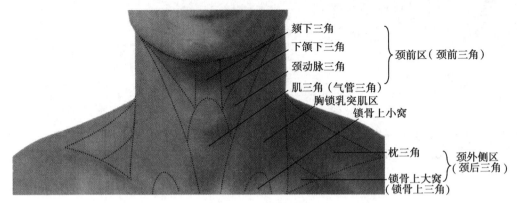

图 10-1 颈部的分区

二、 表面解剖

（一）体表标志

1. **头部** 头部骨性标志明显，对于头部定位具有重要意义（见图 1-9）。

（1）眉弓：为位于眶上缘上方的弓状隆起。眉弓对应于大脑额叶的下缘，其内侧份的深面有额窦。

（2）眶上切迹（眶上孔）：位于眶上缘的内、中 1/3 交界处，眶上血管和神经由此通过。用力按压时，可感觉有压痛。

（3）眶下孔：位于眶下缘中点的下方约 0.8cm 处，眶下血管及神经由此穿过。此处可进行眶下神经阻滞麻醉。

（4）颏孔：通常位于下颌第二前磨牙根下方，下颌体上、下缘连线的中点或其稍上方，距正中线约 2.5cm 处。有颏血管和神经通过，为颏神经麻醉的穿刺部位。眶上切迹、眶下孔和颏孔三者之间的连线，一般为一条直线。

（5）**翼点**（pterion）：为额、顶、颞、蝶四骨汇合之处，多呈 H 形，位于颧弓中点上方约二横指（约 3.8cm）处，俗称"太阳穴"。翼点是颅骨的薄弱部分，其内面有脑膜中动脉沟，沟内有脑膜中动脉前支通过，此处受暴力打击时，易发生骨折，并常损伤该动脉，形成硬膜外血肿。

（6）颧弓：由颞骨的颧突和颧骨的颞突共同组成，全长均可触及。颧弓上缘，相当于大脑半球颞叶前端的下缘。颧弓下缘与下颌切迹间的半月形中点，为咬肌神经封闭及上、下颌神经阻滞麻醉的进针点。

（7）髁突：位于颧弓下方，耳屏的前方。髁突上端的膨大为下颌头，通过外耳道前壁可触及。

（8）下颌角：位于下颌体下缘与下颌支后缘相交处。

（9）乳突：位于耳垂后方，其基底部的前内方有茎乳孔，面神经由此孔出颅。

（10）前囟点：为冠状缝与矢状缝的相交点，故又名冠矢点。

（11）人字点：为矢状缝的后端与人字缝的相交点。

（12）枕外隆凸：是位于枕骨外面正中最突出的隆起。

（13）上项线：为自枕外隆凸向两侧延伸至乳突的骨嵴，内与横窦平齐。

2. **颈部** 主要有（图 10-2，图 10-3）。

（1）舌骨：位于颏隆凸的下后方，平对第 3、4 颈椎间盘平面。

（2）甲状软骨：位于舌骨与环状软骨之间，构成喉的前外侧壁。上缘平对第 4 颈椎上缘，即颈总动脉分叉处；前正中线上的突起为**喉结**（laryngeal prominence）。

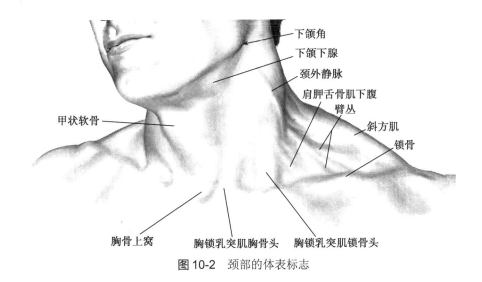

图 10-2 颈部的体表标志

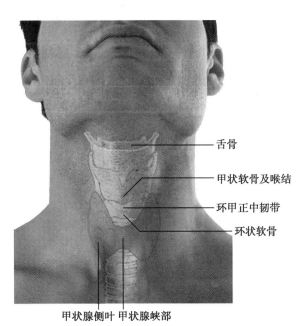

图 10-3 颈部有关器官的体表投影

（3）环状软骨：位于甲状软骨下方。环状软骨弓两侧平对第 6 颈椎横突，是喉与气管、咽与食管的分界标志，也可作为计数气管软骨环的标志。

（4）颈动脉结节：即第 6 颈椎横突前结节。颈总动脉行经其前方。在胸锁乳突肌前缘中点，平环状软骨弓处以拇指向后压迫，可将颈总动脉压向颈动脉结节，暂时阻断颈总动脉血流。

（5）胸锁乳突肌：颈丛皮支在胸锁乳突肌后缘中点处集中穿出，为颈部皮肤浸润麻醉的阻滞点。

（6）锁骨上大窝：是锁骨中 1/3 上方的凹陷，窝底可摸到锁骨下动脉的搏动、臂丛。稍上方是臂丛阻滞麻醉的注射部位。

（7）胸骨上窝：是位于颈静脉切迹上方的凹陷，是触诊气管颈段的部位。

（二）体表投影

1. **头部** 为了描述大脑半球背外侧面主要沟回和脑膜中动脉的体表投影，可先确定以下 6 条标志线：①下水平线：通过眶下缘与外耳门上缘；②上水平线：经过眶上缘，与下水平线平行；③矢状线：是 _____

从鼻根越颅顶正中线到枕外隆凸的弧线；④前垂直线：通过颧弓中点；⑤中垂直线：经髁突中点；⑥后垂直线：经过乳突基部后缘。这些垂直线向上延伸，与矢状线相交（图 10-4）。

（1）大脑中央沟的投影：在前垂直线和上水平线交点与后垂直线和矢状线交点的连线上，介于中垂直线与后垂直线间的一段。

（2）大脑中央前、后回的投影：分别位于中央沟投影线前、后各 1.5cm 宽的范围内。

（3）大脑外侧沟的投影：其后支位于上水平线与中央沟投影线夹角的等分线上，前端起自翼点，沿颞骨鳞部上缘的前份向后，终于顶结节下方不远处。

（4）大脑下缘的投影：为由鼻根中点上方1.25cm 处开始向外，沿眶上缘向后，经颧弓上缘、外耳门上缘至枕外隆凸的连线。

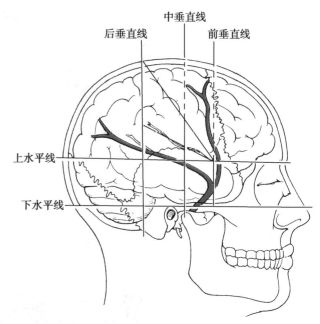

图 10-4 大脑主要沟回和脑膜中动脉的体表投影

（5）脑膜中动脉的投影：本干经过前垂直线与下水平线交点；前支通过前垂直线与上水平线的交点；后支则经过后垂直线与上水平线的交点。

2. 颈部

（1）颈总动脉及颈外动脉：下颌角与乳突尖连线的中点，右侧至胸锁关节、左侧至锁骨上小窝的连线，即两动脉的体表投影线；甲状软骨上缘是二者的分界标志。

（2）锁骨下动脉：相当于右侧自右胸锁关节、左侧自锁骨上小窝向外上至锁骨上缘中点的弧线，最高点距锁骨上缘约 1cm。

（3）颈外静脉：自下颌角至锁骨中点的连线，是小儿静脉穿刺的常用部位。

（4）副神经：自乳突尖与下颌角连线的中点，经胸锁乳突肌后缘上、中 1/3 交点至斜方肌前缘中、下1/3 交点的连线。

（5）臂丛：自胸锁乳突肌后缘中、下 1/3 交点至锁骨中、外 1/3 交点稍内侧的连线。

（6）胸膜顶及肺尖：位于锁骨内侧 1/3 段上方，最高点距锁骨上方 2～3cm。

（三）头颈部常用穴位

主要有：天门、人中、阳白、四白、地仓、颊车、迎香、瞳子髎、翳风、肩中俞穴、肩外俞、缺盆、天柱、阳陵泉、大芎、华佗夹脊穴、大椎、风府（池）、百会、太阳、督脉、风池、风府、肩内俞、肩井、天宗、缺盆等（见图绪论 -10）。如针刺天门可主治头痛、感冒、发热；风池穴可治感冒、头痛、项背强痛；掐人中可醒神开窍。

三、 头部层次、结构特点及临床意义

（一）额顶枕区

此区的软组织由浅入深分为 5 层：即皮肤、浅筋膜、帽状腱膜及枕额肌、腱膜下疏松结缔组织、颅

骨外膜（图 10-5）。其中，浅部 3 层连接紧密，难以分离，故将这三层合称为"头皮"。

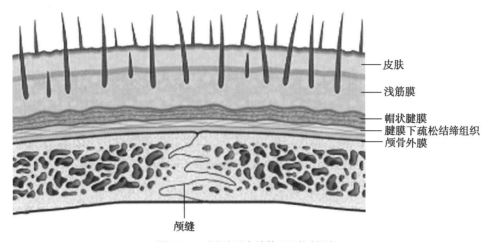

图 10-5　颅顶层次结构（冠状断面）

1. **皮肤**　厚而致密，内含大量皮脂腺、毛囊和汗腺，为疖肿、皮脂腺囊肿的好发部位。皮肤的血管及淋巴管也极为丰富，外伤后易出血，但愈合较快。

2. **浅筋膜**　由致密的结缔组织和脂肪组织构成。有许多结缔组织小梁把皮肤和帽状腱膜紧密相连，并将脂肪分隔成许多小格，内有血管和神经穿行。感染时渗出物不易扩散，形成局部肿胀，早期即可压迫神经末梢引起剧痛。此外，小格内的血管，多被周围结缔组织固定，创伤时血管断端不易自行收缩闭合，故出血较多，常需压迫或缝合止血。

浅筋膜内的血管和神经，可分为前、后、外侧 3 组（图 10-6）。

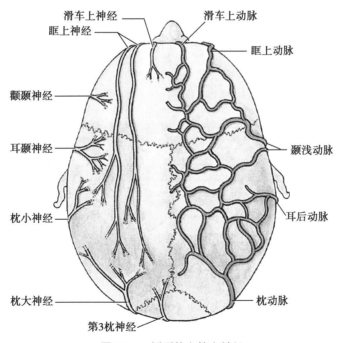

图 10-6　颅顶的血管和神经

（1）前组：有眶上动、静脉、眶上神经和滑车上动、静脉和滑车上神经。两组动脉和神经的伴行情况，常是眶上动脉在眶上神经的外侧，滑车上动脉在滑车上神经的内侧。眶上神经和滑车上神经都是眼神经的分支，所以三叉神经痛患者可在眶上缘的内、中 1/3 处有压痛。

（2）后组：枕动、静脉和枕大神经，分布于枕部。枕动脉在枕大神经外侧，两者并有一定的距离。封闭枕大神经可于枕外隆凸下方一横指处，向外侧约2cm处进行。

（3）外侧组：包括耳前和耳后两组，来源于颞区。

颅顶的动脉有广泛的吻合，不但左右两侧互相吻合，而且颈内动脉系统和颈外动脉系统也互相联系，所以头皮在发生大块撕裂时也不易坏死。由于血管神经从四周向颅顶走行，所以，因开颅手术而作皮瓣时，皮瓣的蒂应在下方。瓣蒂应是血管和神经干所在部位，以保证皮瓣的营养。而作一般切口则应呈放射状，以免损伤血管和神经。

颅顶的神经都走行于皮下组织中，而且分布互相重叠，所以局部麻醉时药物必须注射在皮下组织内。

3. 帽状腱膜（epicranial aponeurosis） 为枕额肌的额腹和枕腹之间的腱膜。整个帽状腱膜都很厚实坚韧，并与浅层的皮肤和浅筋膜紧密相连。头皮外伤若未伤及帽状腱膜，则伤口裂开不明显；如帽状腱膜同时受伤，由于额枕肌的牵拉则伤口裂开，尤以横向伤口为甚。缝合头皮时一定要将此层缝好，既可以减少皮肤的张力，有利于伤口的愈合，也有利于止血。

4. 腱膜下疏松结缔组织 此层又称腱膜下间隙，是位于帽状腱膜与骨膜之间的薄层疏松结缔组织。头皮借此层与颅骨外膜疏松连接，故移动性大，开颅时可经此间隙将皮瓣游离后翻起。头皮撕脱伤也多沿此层分离。腱膜下间隙出血，易广泛蔓延，形成较大的血肿，瘀斑可出现于鼻根及上睑皮下。此间隙内的静脉，经导静脉与颅骨的板障静脉及颅内的硬脑膜静脉窦相通，若发生感染，可经上述途径继发颅骨骨髓炎或向颅内扩散，因此，此层被认为是颅顶部的"危险区"。

5. 颅骨外膜 由致密结缔组织构成，借少量结缔组织与颅骨表面相连，二者易于剥离。严重的头皮撕脱伤，可将头皮连同部分骨膜一并撕脱。骨膜与颅缝紧密愈着，骨膜下的血肿常局限于一块颅骨的范围内。

（二）颞区

颞区位于颅顶的两侧部。覆盖于此区的软组织，由浅入深为：皮肤、浅筋膜、颞筋膜、颞肌和颅骨外膜。此区浅筋膜内有颞浅动脉、颞浅静脉、耳颞神经、面神经颞支、耳后动脉、耳后静脉及枕小神经。

第二节 头颈部的肌及功能分析

一、头肌

头肌可分为面肌和咀嚼肌两部分。

（一）面肌

面肌属于皮肌，薄而纤细，起自面颅诸骨或筋膜，止于面部皮肤，主要集中在睑裂、口裂和鼻孔的周围，可分为环行肌和辐射肌两种，有闭合或开大上述孔裂的作用，同时牵动面部皮肤显示喜怒哀乐等各种表情。故面肌又叫表情肌（图10-7）。人耳周围肌已明显退化。面肌由面神经支配，面神经受损时，可引起面瘫。

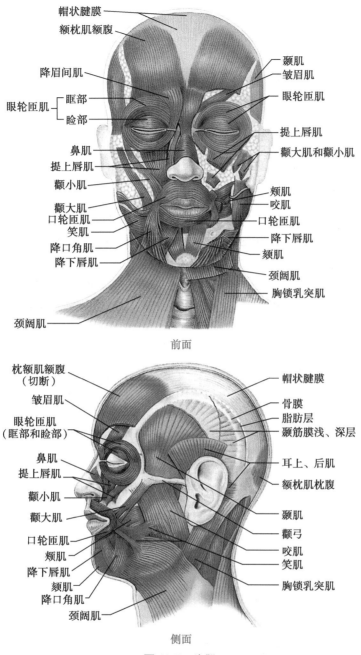

图 10-7　头肌

1. **枕额肌**　阔而薄,左右各一,它由两个肌腹和中间的帽状腱膜构成。前方的肌腹位于额部皮下称额腹,后方的肌腹位于枕部皮下称枕腹。枕腹可向后牵拉帽状腱膜,额腹收缩时可提眉并使额部皮肤出现皱纹。

2. **眼轮匝肌**　位于睑裂周围,呈扁椭圆形,分眶部、睑部、泪囊部。睑部纤维可眨眼,与眶部纤维共同收缩使睑裂闭合。泪囊部纤维可扩大泪囊,使囊内产生负压,以利于泪液的引流(图 10-7)。

3. **口周围肌**　人类口周围肌在结构上高度分化,形成复杂的肌群,包括辐射状肌和环行肌。辐射状肌分别位于口唇的上、下方,能上提下唇、降下唇或拉口角向上、向下或向外。在面颊深部有一对颊肌,此肌紧贴口腔侧壁,可以外拉口,使唇、颊紧贴牙齿,帮助咀嚼和吸吮,与口轮匝肌共同作用,能作吹口哨的动作,故又称吹奏肌。环绕口裂的环行肌称口轮匝肌,收缩时闭口。

4. **鼻肌**　鼻肌不发达,为几块扁薄小肌,分布在鼻孔周围,有开大或缩小鼻孔的作用。

5. 表情肌的功能分析　人的面部与动物最明显的区别之一就是微妙多变的表情活动。这是由于附着于真皮的小肌肉复杂的排列，当它们收缩时牵动面部皮肤，产生各种各样的表情，如高兴时的微笑、阴沉时的吊脸、疑惑时的皱眉、调情时的媚眼等。表情肌在非语言交流中是非常重要的，在语言交流中也可增加微妙的隐喻，因此被称为"表情语言"。

表情活动往往是表情肌不同肌群的组合运动，如笑是提上唇肌和口角肌群联合运动的结果，额肌和皱眉肌地联合运动产生眉梢上扬的动作，皱眉肌、降眉肌和鼻肌地联合运动表达愁闷和困惑的表情。双侧表情肌的等张力状态对维持面部的静态平衡特别重要，双侧表情肌的同步运动或拮抗运动对表现面部的动态平衡具有同样重要的意义。

表情肌的静态和动态平衡是面部主要的运动形式。单侧面瘫时将破坏这两种平衡，造成面部歪斜。有的陈旧性面瘫患者表现得特别明显，甚至影响面部的发育，如出现鼻梁歪斜、患侧面部平坦而显得宽大、唇弓缘的物理长度不相等。在这种情况下，除了患面侧运动对健面侧失去拮抗外，可能还有健面侧在失衡后反射性张力增强的作用。故有人认为在单侧面瘫患者还存在健面侧失常的问题，而成为在健面侧做选择性神经切断术、选择性表情肌切除术等平衡手术的依据，企求在较低张力水平重建相对平衡。在双侧周围性面瘫患者表现为低水平的张力平衡，常称为"面具脸"。

（二）咀嚼肌

咀嚼肌包括咬肌、颞肌、翼外肌和翼内肌，配布于下颌关节的周围（图10-7、图10-8），参加咀嚼运动。

1. 咬肌（masseter muscle）　起自颧弓下缘及其深面，纤维斜向后下，止于下颌支外侧面和咬肌粗隆，收缩时上提下颌骨。

2. 颞肌（temporalis）　起自颞窝，肌束如扇形向下会聚（前部纤维呈垂直位，后部纤维呈水平位），通过颧弓的深面，止于下颌骨的冠突。前部纤维上提下颌骨（闭口），后部纤维拉下颌骨向后。

3. 翼内肌（medial pterygoid）　起自翼窝，肌纤维斜向外下，止于下颌支内侧面的翼肌粗隆。收缩时使下颌骨上提和前移。

4. 翼外肌（lateral pterygoid）　在颞下窝内，起自蝶骨大翼的颞下面和翼突外侧板的外面，止于下颌颈。收缩时拉下颌关节盘连同下颌头向前至关节结节的下方，作张口运动，一侧作用使下颌移向对侧。

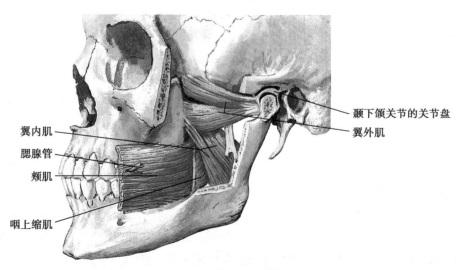

翼内肌　　　　　　　　　　　　　　颞下颌关节的关节盘
腮腺管　　　　　　　　　　　　　　翼外肌
颊肌
咽上缩肌

图10-8　翼内肌和翼外肌

由于闭口肌的力量大于张口肌的力量,所以,下颌关节的自然姿势是闭口。当肌肉痉挛或下颌神经受刺激时,表现为牙关紧闭或张口困难。

5. **咀嚼肌的功能分析** 咀嚼运动是下颌骨的上提、下降、前后、侧向运动的复合。在咀嚼时,咬肌、颞肌、翼内肌上提下颌,使上下颌磨牙互相咬合。张口运动一般是舌骨上肌群的作用,张大口时,翼外肌收缩,舌骨下肌群同时参与固定舌骨,协助舌骨上肌群的张口运动。下颌骨的前引运动由两侧翼外肌和翼内肌共同作用,使下颌切牙移至上颌切牙之前。颞肌的后部纤维作用相反,使下颌骨后退。下颌骨的侧向运动是一侧翼外肌、翼内肌的共同作用,翼外肌拉下颌关节盘及下颌小头向前,翼内肌使下颌骨移向对侧,而对侧的下颌头在原位绕垂直轴轻度旋转。在两侧翼内外肌交替作用下,形成下颌骨的两侧运动,即研磨运动。

二、颈肌

颈肌可依其所在位置分为颈浅肌和颈外侧肌群、颈前肌群、颈深肌群。

(一)颈浅肌和颈外侧肌

1. **颈阔肌**(platysma) 位于颈部浅筋膜中,为一皮肌,薄而宽阔,起自胸大肌和三角肌表面的筋膜,向上内止于口角。作用:拉口角及下颌向下,并使颈部皮肤出现皱褶。手术切开此肌缝合时应注意将断端对合,以免术后形成瘢痕(图10-9)。

2. **胸锁乳突肌**(sternocleidomastoid) 在颈部两侧皮下,大部分为颈阔肌所覆盖,是一对强有力的肌。在颈部形成明显的标志。起自胸骨柄前面和锁骨的胸骨端,二头会合斜向后上方,止于颞骨的乳突。作用:一侧肌收缩使头向同侧倾斜,脸转向对侧;两侧收缩可使头后仰。该肌最主要的作用是维持头的正常端正姿势以及使头在水平方向上从一侧到另一侧的观察运动(图10-10)。

胸锁乳突肌是痉挛性斜颈作用机制中的重要肌肉之一。当出现病理性收缩时,可致斜颈。临床上,可因胎儿头部在子宫内发育时因各种原因引起的偏向一侧,有的是在分娩过程中因产伤造成胸锁乳突肌出血、血肿而导致的肌挛缩,从而引起斜颈畸形。

(二)颈前肌

1. **舌骨上肌群** 舌骨上肌群在舌骨与下颌骨之间,每侧有4块肌(图10-9,图10-10)。

(1)**二腹肌**(digastric):在下颌骨的下方,有前、后二腹。前腹起自下颌骨二腹肌窝,斜向后下方;后腹起自乳突内侧,斜向前下;两个肌腹以中间腱相连,中间腱借筋膜形成滑车系于舌骨。

(2)**下颌舌骨肌**(mylohyoid):二腹肌前腹深面的三角形扁肌,起自下颌骨,止于舌骨,与对侧肌会合于正中线,组成口腔底(图10-11)。

(3)**茎突舌骨肌**(stylohyoid):居二腹肌后腹之上并与之伴行,起自茎突,止于舌骨。

(4)**颏舌骨肌**(geniohyoid):在下颌舌骨肌深面,起自颏棘,止于舌骨。

舌骨上肌群的作用:当舌骨固定时,下颌舌骨肌、颏舌骨肌和二腹肌前腹均能拉下颌骨向下而张口。吞咽时,下颌骨固定,舌骨上肌群收缩上提舌骨,使舌升高,推挤食团入咽,并关闭咽峡。

2. **舌骨下肌群** 舌骨下肌群位于颈前部,在舌骨下方正中线的两旁,居喉、气管、甲状腺的前方,每侧有4块肌,分浅、深两层排列,各肌均依起止点命名(图10-10)。

(1)**胸骨舌骨肌**(sternohyoid):为薄片带状肌,在颈部正中线的两侧。

(2)**肩胛舌骨肌**(omohyoid):在胸骨舌骨肌的外侧,为细长带状肌,分为上腹、下腹,由位于胸锁乳突肌下部深面的中间腱相连。

（3）**胸骨甲状肌**（sternothyroid）：在胸骨舌骨肌深面，是甲状腺手术时辨认层次的标志。

（4）**甲状舌骨肌**（thyrohyoid）：在胸骨甲状肌的上方，被胸骨舌骨肌遮盖。

舌骨下肌群的作用：下降舌骨和喉，甲状舌骨肌在吞咽时可提喉使之靠近舌骨。

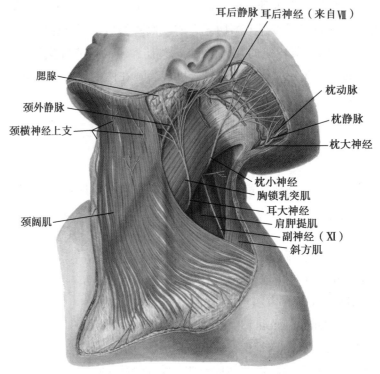

耳后静脉　耳后神经（来自Ⅶ）

腮腺

颈外静脉

颈横神经上支

颈阔肌

枕动脉

枕静脉

枕大神经

枕小神经

胸锁乳突肌

耳大神经

肩胛提肌

副神经（Ⅺ）

斜方肌

颈浅肌（侧面）

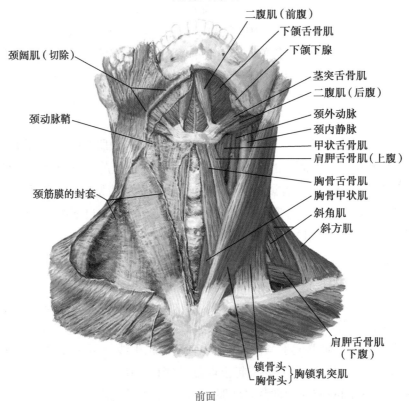

二腹肌（前腹）

下颌舌骨肌

下颌下腺

茎突舌骨肌

二腹肌（后腹）

颈外动脉

颈内静脉

甲状舌骨肌

肩胛舌骨肌（上腹）

胸骨舌骨肌

胸骨甲状肌

斜角肌

斜方肌

颈阔肌（切除）

颈动脉鞘

颈筋膜的封套

肩胛舌骨肌（下腹）

锁骨头　　胸锁乳突肌
胸骨头

前面

图 10-9　颈部肌肉（Ⅰ）

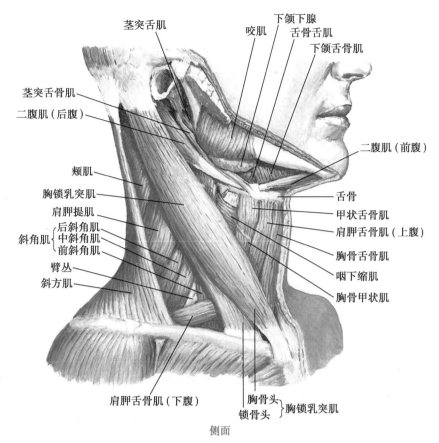

图 10-10 颈部肌肉（Ⅱ）

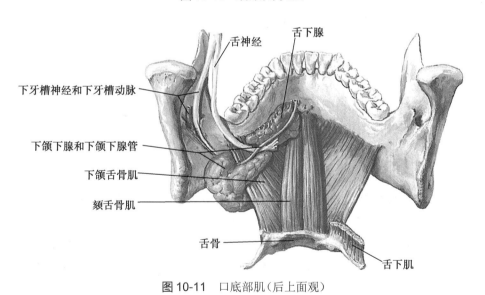

图 10-11 口底部肌（后上面观）

（三）颈深肌

颈深肌分为内、外侧两群。

1. 内侧群 内侧群在脊柱颈段的前方，有头长肌和颈长肌等，合称椎前肌。椎前肌能屈头、屈颈。

2. 外侧群 外侧群位于脊柱颈段的两侧，有前、中和后斜角肌。各肌均起自颈椎横突，其中前、中斜角肌止于第 1 肋，后斜角肌止于第 2 肋。一侧外侧群肌收缩，使颈侧屈；两侧外侧解剖肌肌同时收缩可上提第 1、2 肋助深吸气。如肋骨固定，则可使颈前屈。

前、中斜角肌与第1肋之间的空隙为**斜角肌间隙**（scalenus space），有锁骨下动脉和臂丛通过（图10-12）。前斜角肌肥厚或痉挛可压迫这些结构，产生相应症状，称**前斜角肌综合征**。

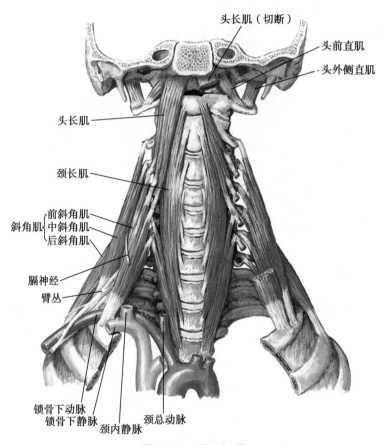

图 10-12　颈深肌群

（四）颈肌的分组

以颈肌的起止点及功能的不同，又可分为头-颈肌、颈-颈肌、颈-肩肌、头-肩肌4组。

1. 头-颈肌　主要有：头夹肌起于颈3～7项韧带和胸3～6棘突，止于枕骨上项线外侧一半和乳突后缘；头长肌起于颈3～6横突前结节，止于枕骨下缘；骶棘肌的头棘肌起于胸1至颈5棘突，止于枕骨项面；头半棘肌起于下段颈椎关节突与上位胸椎横突，止于枕骨上下项线之间。

头后小直肌起于寰椎后结节，止于枕骨下项线内1/3；头后大直肌起于枢椎棘突侧面，止于枕骨下项线中1/3；头上斜肌起于寰椎横突，止于枕骨下项线外1/3；头外侧直肌起于寰椎横突，止于枕骨颈静脉突下面；头前直肌起于寰椎侧块前，止于枕骨，与起于枢椎棘突侧面，止于寰椎横突的头下斜肌（属于颈-颈肌），共同组成脊柱颈段特有的枕下肌群，使头部回旋和后仰，对寰枕、寰枢关节的稳定性有重要意义（图10-12）。

脊柱颈段的枕下肌群损伤痉挛可引起寰枕关节、寰枢关节失稳，压迫和刺激椎动脉和枕大、枕小神经，引起颈性头痛、头晕。枕颈部压痛点常位于枕下肌群的附着点。

2. 颈-颈肌　主要有：项棘肌、项最长肌起于第2胸椎至第6颈椎棘突、横突，止于第4～2颈椎棘突、横突；项半棘肌起于上数胸椎横突，止于上数颈椎棘突；多裂肌斜跨于各椎横突与棘突之间；颈长肌起于颈椎横突及上数胸椎前面和侧面，止于颈椎前面及横突。颈-颈肌主要作用为伸展颈椎，维护颈椎生理曲度，是保持椎间稳定性最重要的肌。

3. **颈 - 肩肌** 主要有：颈夹肌、肩胛提肌、大、小菱形肌和前、中、后斜角肌。颈夹肌起于第3～6胸椎棘突，止于第1～3颈椎横突后结节；肩胛提肌起于第1～4颈椎横突后结节，止于肩胛骨内角和脊柱缘的上部；小菱形肌起于第6～7颈椎棘突、项韧带，止于肩胛骨内上缘；大菱形肌起于第7颈椎、第1～4胸椎棘突，止于肩胛骨内下缘。颈 - 肩肌主要作用为协助颈椎前屈，侧屈及耸肩，缩肩运动。

肩胛提肌劳损引起上位颈椎失稳，肩胛内上角压痛明显；菱形肌劳损引起下位颈椎及颈胸交界处失稳，肩胛间区压痛明显。同时也是临床上引起肩背痛的最常见、最直接的原因。

4. **头 - 肩肌** 主要包括颈阔肌、斜方肌及胸锁乳突肌。

（五）颈肌的功能分析

1. **颈肌的生物力学基础** 颈椎椎体及椎间盘没有主动力学行为，颈肌是运动的动力，颈椎的运动及不同姿势需要肌肉或肌群的外源性支持。颈肌在静态和动态均保持一定的张力以维持颈椎的稳定，使头颈能完成各项活动。结合颈部肌肉组织分布、功能特点以及骨骼的依附关系，对颈椎周围肌肉组织的生物学可以理解为协助颈椎的载荷传递，维持头颈部的姿态和三维空间活动，保护颈部的神经、血管、脊髓。在人体维持正常姿态时，颈肌大多时处于持续收缩状态；当外力作用于头颈时，肌肉可通过反应性收缩吸收大部分外力和能量，起到保护颈椎的作用；颈部肌肉的收缩可以减少头颈在任何方向旋转运动时的损伤。

2. **颈肌的功能分析** 无论从结构或功能而言，颈肌是一组高度复杂，灵活，协调的肌群，具有独特的生理功能及病理特征。

（1）灵敏而肌力小：肌束小而薄，故其肌力小。反应灵敏，对风寒湿邪及周围炎症反应敏感。肌力小，则不能承受过激的运动和外力作用。

（2）灵活而耐力差：颈肌肌腹长，肌腱短，除项韧带外缺乏强有力的致密肌腱，多以肌筋膜附于骨突处，使其机动灵活，舒缩自如，能高度协同地完成头颈部各种运动。但其耐力差，不能长时间超负荷工作。

（3）协同而易失衡：颈肌在头颈肩之间呈复杂的多层次立体交叉分布。头颈的任何动作均靠双侧的伸肌、屈肌共同协调运动。任何局部出现损伤，易影响整体的协同一致，导致头颈运动功能障碍。

（4）多重神经支配，毗邻重要神经血管：颈肌多接受来自多根脊神经的神经纤维支配。颈肌痉挛、急性炎症水肿可直接压迫、刺激毗邻的神经、血管，也可影响颈神经的前、后支。临床上可既有颈肩、上肢的皮肤浅感觉障碍，又有运动功能障碍及肌力改变。

第三节　头颈部的血管和淋巴

一、动脉

（一）颈总动脉

颈总动脉（common carotid artery）是头颈部的主要动脉干（图10-13）。左侧发自主动脉弓，右侧起于头臂干。两侧颈总动脉均经胸锁关节后方，沿食管、气管和喉的外侧上行，至甲状软骨上缘高度分为颈内动脉和颈外动脉。颈总动脉上段位置表浅,在活体上可摸到其搏动。在颈总动脉分叉处有颈动脉窦和颈动脉小球两个重要结构。

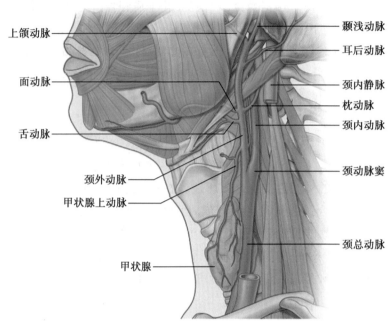

图10-13　颈外动脉及其分支

颈动脉窦(carotid sinus)是颈总动脉末端和颈内动脉起始部的膨大部分。窦壁有丰富的游离神经末梢称压力感受器。当血压增高时,窦壁扩张,刺激压力感受器,可反射性地引起心跳减慢、末梢血管扩张,血压下降。

颈动脉小球(carotid glomus)是一个扁椭圆形小体,借结缔组织连于颈动脉杈的后方,为化学感受器,可感受血液中二氧化碳分压、氧分压和氢离子浓度变化。当血液中氧分压降低或二氧化碳增高时,反射性地促使呼吸加深加快。

1. 颈外动脉(external carotid artery)　平甲状软骨上缘起自颈总动脉,初居颈内动脉前内侧,上行穿腮腺至下颌颈处分为颞浅动脉和上颌动脉两个终支。主要分支有:甲状腺上动脉、舌动脉、面动脉、颞浅动脉、上颌动脉、脑膜中动脉、枕动脉、耳后动脉和咽升动脉。

(1)**面动脉**(facial artery):在颈动脉三角内起自颈外动脉,穿经下颌下三角,经下颌下腺深面,于咬肌前缘绕过下颌骨下缘至面部,沿口角及鼻翼外侧,迂曲上行到内眦,易名内眦动脉。面动脉分支分布于下颌下腺、面部和腭扁桃体等。面动脉在咬肌前缘绕下颌骨下缘处位置表浅,在活体可摸到动脉搏动。当面部出血时,可在该处压迫止血。

(2)**颞浅动脉**(superficial temporal artery):在外耳门前方上行,越颧弓根至颞部皮下,分支分布于腮腺和额、颞、顶部软组织。在活体外耳门前上方颧弓根部可摸到颞浅动脉搏动,可在此处进行压迫止血。

(3)**上颌动脉**(maxillary artery):平下颌颈高度起自颈外动脉,经下颌颈的深面入颞下窝,在翼内、外肌之间向前内走行至翼腭窝。沿途分支至外耳道、鼓室、牙及牙龈、鼻腔、腭和咀嚼肌等处。在下颌颈深面发出脑膜中动脉,行于翼外肌深面,穿耳颞神经两根之间垂直上行,经棘孔入颅腔,分前、后两支,紧贴颅骨内面走行,分布于颅骨和颞顶区内面的硬脑膜。前支经过颅骨翼点内面,颞骨骨折时易受损伤,引起硬膜外血肿(图10-14)。

2. 颈内动脉(internal carotid artery)　自颈外动脉的后外方行至其后方,经颈动脉管入颅中窝,分支分布于视器和脑。该动脉在颈部无分支(图10-15)。

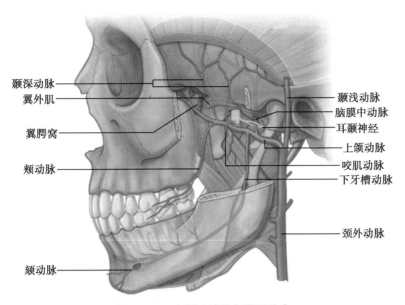

图 10-14　上颌动脉的行程及分支

颞深动脉
翼外肌
翼腭窝
颊动脉
颏动脉

颞浅动脉
脑膜中动脉
耳颞神经
上颌动脉
咬肌动脉
下牙槽动脉
颈外动脉

（二）锁骨下动脉

锁骨下动脉（subclavian artery）左侧起于主动脉弓，右侧起自头臂干。锁骨下动脉从胸锁关节后方斜向外至颈根部，呈弓状经胸膜顶前方，穿斜角肌间隙，至第 1 肋外缘延续为腋动脉。上肢出血时，可于锁骨中点上方的锁骨上窝处向后下将该动脉压向第 1 肋进行止血。

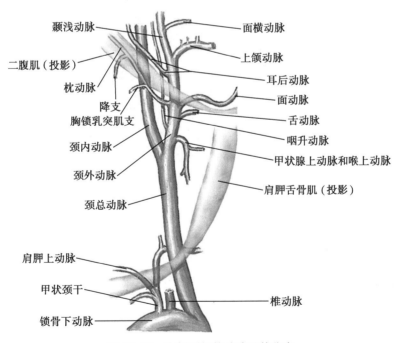

颞浅动脉
二腹肌（投影）
枕动脉
降支
胸锁乳突肌支
颈内动脉
颈外动脉
颈总动脉
肩胛上动脉
甲状颈干
锁骨下动脉

面横动脉
上颌动脉
耳后动脉
面动脉
舌动脉
咽升动脉
甲状腺上动脉和喉上动脉
肩胛舌骨肌（投影）
椎动脉

图 10-15　右侧颈部的动脉及其分支

锁骨下动脉的主要分支有：

1. 椎动脉（vertebral artery）　在前斜角肌内侧起始，向上穿第 6～1 颈椎横突孔，经枕骨大孔入颅腔，分支分布于脑和脊髓（详见第九章第三节）。

2. 甲状颈干（thyrocervical trunk） 为一短干，在椎动脉外侧，前斜角肌内侧缘附近起始，随即分为甲状腺下动脉、肩胛上动脉等数支，分布于甲状腺、咽和食管、喉和气管以及肩部肌、脊髓及其被膜等处。

此外，锁骨下动脉还发出肋颈干至颈深肌和第1、2肋间隙后部；肩胛背动脉至背部。

锁骨下动脉的直接延续——腋动脉是上肢的主要动脉干。

二、静脉

头颈部的静脉主要有颈内静脉、锁骨下静脉和它们的属支（图10-16）。

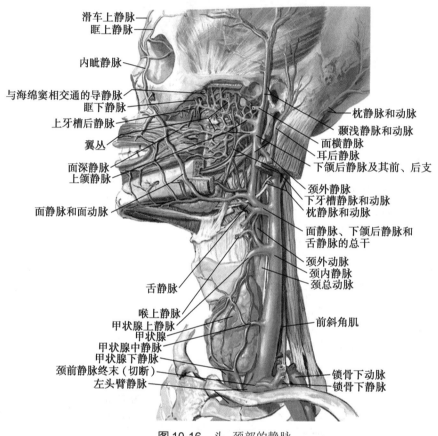

图10-16 头、颈部的静脉

（一）颈内静脉

颈内静脉（internal jugular vein）位于颈总动脉外侧，大部分为胸锁乳突肌所掩盖。其上端在颅底颈静脉孔处续于颅内乙状静脉窦，向下依次伴行于颈内动脉、颈总动脉的外侧。颈内静脉收集脑、脑膜、眼球及头颈部其他器官的静脉血。

颈内静脉颅外的主要属支有：

1. 面静脉（facial vein） 收集面静脉分布区的静脉血。起自内眦静脉，伴行于面动脉的后方，经下颌下三角内下颌下腺的浅面至下颌角的前下方，与下颌后静脉的前支汇合后，穿深筋膜注入颈内静脉。内眦静脉经眶内的眼上静脉和眼下静脉与颅内的海绵窦相交通，并通过面深静脉与**翼静脉丛**（pterygoid venous plexus）（简称翼丛，位于下颌支深面，翼肌周围）交通，继而与海绵窦交通。由于面部静脉无瓣膜，因此，面部发生化脓性感染时，若处理不当（如挤压等），面肌的收缩和挤压可促使血液逆流进入颅内，导致颅内感染。故将鼻根至两侧口角的三角区域称为"危险三角"（图 10-17）。

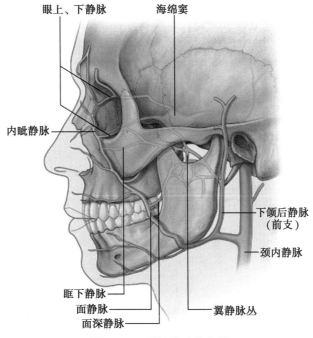

图 10-17　面静脉及其交通

2. **下颌后静脉**（retromandibular vein）　由颞浅静脉和上颌静脉在腮腺内汇合而成。上颌静脉起自翼静脉丛。下颌后静脉分为前、后二支，穿出腮腺。前支与面静脉汇合，注入颈内静脉；后支与耳后静脉和枕静脉汇合成颈外静脉（图 10-16）。

3. **甲状腺上、中静脉**　常直接注入颈内静脉。

4. **咽静脉**　起自咽静脉丛，沿咽外侧壁下行。注入颈内静脉。

5. **舌静脉**　甚短，与舌动脉伴行，注入颈内静脉。

（二）锁骨下静脉

锁骨下静脉（subclavian vein）是腋静脉的直接延续，由第一肋的外缘弓形行至胸锁关节后方，与颈内静脉汇合形成头臂静脉。锁骨下静脉后上方有同名动脉伴行，前方除有锁骨的内侧半及肌肉、皮肤等覆盖外，无重要结构。因此，临床上可在锁骨下缘施行锁骨下静脉穿刺，进行输血或输液。

1. **颈前静脉**（anterior jugular vein）　起自颏下方的浅静脉，沿颈前正中线两侧下行，汇入颈外静脉。左、右颈前静脉在胸骨上间隙内的吻合支，称为**颈静脉弓**（jugular venous arch），颈前静脉有时仅一支，位居中线，称颈前正中静脉。

2. **颈外静脉**（external jugular vein）　是颈部最大的浅静脉。由下颌后静脉的后支与耳后静脉和枕静脉在下颌角附近汇合而成（图 10-16）。沿胸锁乳突肌表面垂直下行，于该肌后缘中点处入颈后三角；在锁骨上缘中点上方 2～5cm 处穿深筋膜，约 2/3 汇入锁骨下静脉，1/3 汇入颈内静脉。该静脉末端虽有一对瓣膜，但不能阻止血液逆流；正常人站位或坐位时，颈外静脉常不显露，当心脏疾病或上腔静脉阻塞时引起颈外静脉回流不畅时，在体表可见静脉充盈轮廓，称颈静脉怒张。

（三）颅内、外静脉的交通

颅内的静脉血，除经乙状窦汇入颈内静脉外，尚有下列途径使颅内、外的静脉相互交通（图 10-18）。

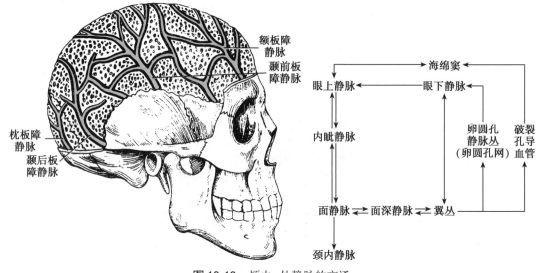

图 10-18　颅内、外静脉的交通

1. 通过面部静脉与翼丛的交通途径（图 10-17）。

2. 通过导静脉的交通途径　主要有顶导静脉通过顶孔，使颞浅静脉与上矢状窦相交通；乳突导静脉经乳突孔，使枕静脉与乙状窦相交通；有时存在髁导静脉通过髁管，使枕下静脉丛与乙状窦相交通；儿童及部分成人可见额导静脉通过盲孔，使额窦及鼻腔的静脉与上矢状窦相交通。

3. 通过板障静脉的交通途径　主要有额板障静脉使眶上静脉与上矢状窦相交通；颞前板障静脉使颞深前静脉与蝶顶窦相交通；颞后板障静脉使颅外浅静脉与横窦相交通；枕板障静脉使枕静脉与横窦相交通（图 10-18）。

三、淋巴

颈部淋巴结除收纳头、颈部淋巴之外，还收集胸部及下肢的部分淋巴。头颈部淋巴结群分环、纵二组。

（一）环组

环绕头颈交界处排列，计有枕淋巴结、耳后淋巴结（乳突淋巴结）、耳前淋巴结、下颌下淋巴结和颏下淋巴结等，分别位于枕动脉、耳后动脉、颞浅动脉和面动脉等的附近，收纳所在动脉分布范围的淋巴（图 10-19）。其中以下颌下淋巴结最重要，位于下颌下腺附近，收纳口、舌、鼻、腭扁桃体等处的淋巴。常易因上述区域发生炎症而肿大。

（二）纵组

位于颈的前方和两侧，分颈前和颈外侧淋巴结（图 10-19）。

1. 颈前淋巴结　分浅、深两群，沿颈前静脉和颈部脏器周围排列，包括喉前、甲状腺、气管前和气管旁淋巴结等，其输出管注入颈外侧浅、深淋巴结。

2. 颈外侧深淋巴结　主要沿颈动脉鞘排列，上至颅底，下达颈根部。以肩胛舌骨肌与颈内静脉交叉处为界，分为颈外侧深淋巴结上群和颈外侧深淋巴结下群。

（1）**颈外侧深淋巴结上群**：位于胸锁乳突肌深面和颈内静脉上段周围的淋巴结链。主要有：①**颈内**

静脉二腹肌淋巴结（jugulodigastric lymph node），位于二腹肌后腹下方、面静脉汇入颈内静脉的交角处，临床上又称角淋巴结。可在下颌角下方与胸锁乳突肌前缘摸到，收纳鼻咽部、腭扁桃体及舌根部的淋巴，是鼻咽癌及舌根部癌常首先转移的淋巴结。②咽后淋巴结，位于鼻咽部后方，收纳鼻腔，鼻咽部和咽鼓管等处淋巴。鼻咽癌时先转移至该淋巴结。③副神经淋巴结，沿副神经排列，常居其下内方，表浅易触及。上述淋巴结群，直接或间接地收纳头面部和颈上部的淋巴，其输出管汇入颈外侧深淋巴结下群。

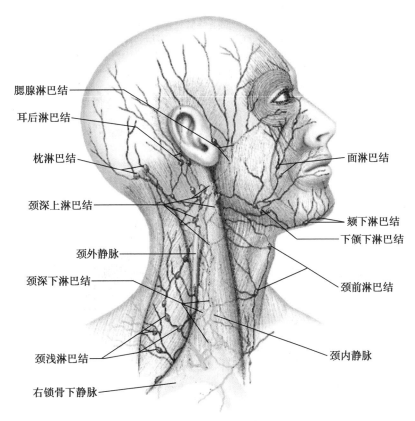

图 10-19　头颈部的淋巴

（2）**颈外侧深淋巴结下群**：是指位于颈内静脉下段周围的淋巴结。沿颈横血管分布的淋巴结称**锁骨上淋巴结**（supraclavicular lymph nodes），位于锁骨上大窝内。其中沿颈横血管排列紧靠前斜角肌前方的淋巴结，又称斜角肌淋巴结。其中位于左侧的斜角肌淋巴结，又称 Virchow 淋巴结。颈外侧深淋巴结下群不仅是头颈部的主要淋巴汇集处，而且还与胸部及上肢的淋巴管有交通。颈外侧深淋巴结下群最后汇成颈干，左颈干汇入胸导管；右颈干汇入右淋巴导管或直接注入右静脉角。当胃癌或食管下部癌等上腹部和胸腔脏器的癌肿，常沿胸导管转移到左侧颈外侧深淋巴结下群。故对于有胸腹部肿瘤的患者，必须仔细检查位于左胸锁乳突肌下端深面的斜角肌淋巴结。

第四节　头颈部的神经

主要有颈丛及第 Ⅴ、Ⅶ、Ⅸ、Ⅹ、Ⅺ、Ⅻ 对脑神经和颈交感干。

一、 颈丛的分支

由第1～4颈神经前支构成,位于胸锁乳突肌上部深面、中斜角肌和肩胛提肌浅面。其分支有皮支和肌支(图10-20)。

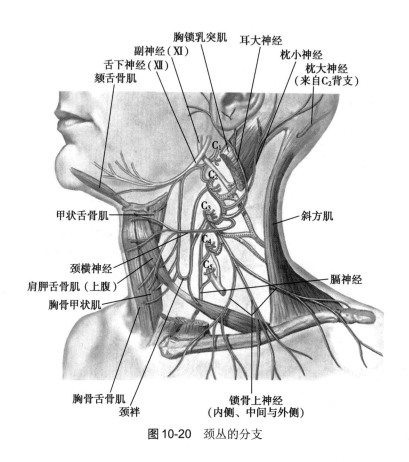

图 10-20　颈丛的分支

(一) 颈丛皮支

在胸锁乳突肌后缘中点,有4条皮神经浅出,呈放射状分布。此点是颈丛皮支阻滞麻醉的穿刺点,即神经点。枕小神经(C_2、C_3)沿胸锁乳突肌后缘行向后上,分布于枕部皮肤。耳大神经(C_2、C_3)沿胸锁乳突肌表面伴颈外静脉上行,分布于耳廓及腮腺区皮肤。颈横神经(C_2、C_3)横行向前,越过胸锁乳突肌中份,穿颈阔肌后,分布于颈前区皮肤。锁骨上神经(C_3、C_4)分为3支,在锁骨上缘处浅出,越过锁骨,分布于颈前外侧部、胸上部及肩部等处的皮肤。

(二) 颈丛肌支

有数支,除发小支支配颈深部肌肉外,主要有**膈神经**(phrenic nerve)。

膈神经为颈丛肌支中最长一支。在胸锁乳突肌深面,沿前斜角肌表面下行,并经锁骨下动、静脉之间进入胸腔,然后经肺根前方,紧贴心包下行进入膈肌,主要管理膈肌的运动,此外还管理膈肌中心腱附近的胸膜和腹膜的感觉。膈神经损伤可造成同侧半膈肌瘫痪。

二、 脑神经

包括三叉神经、面神经、舌咽神经、迷走神经、副神经和舌下神经（详见第九章第四节）。

（一）三叉神经

面部的感觉神经来自三叉神经。三叉神经3个主支在面部的分布以睑裂和口裂为界，睑裂以上为眼神经的分支分布，口裂以下为下颌神经分支分布，两者之间为上颌神经分支分布（图10-21）。

三叉神经的主要分支（图9-34）：

1. 眼神经（ophthalmic nerve）　其最上面的一条分支，较粗大，为额神经，在眶顶骨膜与上睑提肌之间前行，前行途中发出2～3支分支，其中经眶上切迹伴同名血管穿出者，称**眶上神经**，分布于额顶和上睑部皮肤。另一支向内前经滑车上方出眶，称**滑车上神经**，分布于鼻背和内眦附近的皮肤。

2. 上颌神经（maxillary nerve）　经圆孔出颅，进入翼腭窝上部、继续前行经眶下裂入眶，延续为**眶下神经**。上颌神经主要分布于上颌牙齿和牙龈、口腔顶和鼻腔及上颌窦黏膜、部分硬脑膜及睑裂与口裂之间的皮肤，接受其感觉。主要分支如下：

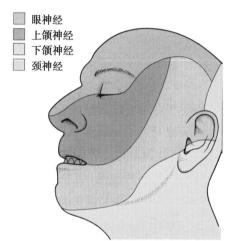

眼神经
上颌神经
下颌神经
颈神经

图10-21　三叉神经在头面部的分布区示意图

（1）**眶下神经**：为上颌神经主干的终末支，经眶下裂入眶，贴眶下壁向前，经眶下沟、眶下管出眶下孔分数支，分布于下睑、鼻翼、上唇的皮肤和黏膜。临床上颌部手术时常经眶下孔进行麻醉。

（2）**上牙槽神经**：分为上牙槽后、中、前三支，其中上牙槽后神经自翼腭窝内的上颌神经本干发出，在上颌体后方穿入骨质；上牙槽中、前支分别在眶下沟和眶下管内自眶下神经分出，三支在上颌骨内相互吻合形成上牙槽神经丛，由丛发支分布于上颌牙齿、牙龈及上颌窦黏膜。

（3）**颧神经**：较细小，在翼腭窝处分出，经眶下裂入眶后分两支，穿过眶外侧壁分布于颧、颞部皮肤。颧神经还借交通支将来源于面神经的副交感神经节后纤维导入泪腺神经内，控制泪腺分泌。

（4）**翼腭神经**：也称神经节支，为2～3条细小神经，始于上颌神经行至翼腭窝处，向下连于翼腭神经节（副交感神经节），穿过神经节后分布于腭、鼻腔的黏膜及腭扁桃体，传导这些区域的感觉冲动。

3. 下颌神经（mandibular nerve）　为三叉神经最大的分支，自卵圆孔出颅进入颞下窝，主干短，位于翼外肌的深面。下颌神经除发出的运动支支配咀嚼肌（包括翼内肌神经、翼外肌神经，颞深前、后神经和咬肌神经）外，还发出下述感觉支。

（1）**颊神经**：经翼外肌两头之间穿出，沿下颌支前缘的内侧下行至咬肌前缘，穿颊肌分布于颊黏膜、颊侧牙龈；另有分支穿颊脂体分布于颊区和口角的皮肤。

（2）**耳颞神经**：以两根起自下颌神经，环绕脑膜中动脉，然后合成一干，沿翼外肌深面；绕过下颌骨髁突的内侧至其后方转向上行，穿入腮腺鞘，于腮腺上缘处浅出，分布于外耳道、耳廓及颞区的皮肤。当耳颞神经因腮腺肿胀或受肿瘤压迫时，可引起由颞区向颅顶部的放射性剧痛。

（3）**舌神经**（lingual nerve）：经翼外肌深面下行，途中接受鼓索的味觉纤维和副交感纤维，继续向前下行，位于下颌支与翼内肌之间，达下颌下腺的上方，再沿舌骨舌肌的浅面前行至口底，分布于下颌舌侧牙龈、下颌下腺、舌下腺、舌前 2/3 及口底的黏膜。

（4）下牙槽神经：位于舌神经的后方，与同名动、静脉伴行，经下颌孔，入下颌管，发支分布于下颌骨及下颌诸牙，出颏孔后，称颏神经，分布于颏区皮肤。

一侧三叉神经周围性完全损伤时出现的感觉障碍，主要为同侧面部皮肤及口、鼻腔和舌前 2/3 黏膜的感觉丧失；角膜反射可因角膜感觉丧失而消失。运动障碍为同侧咀嚼肌瘫痪和萎缩，张口时下颌偏向患侧。

三叉神经痛是临床上常见的疾病，可以波及三叉神经全部分支或某一分支（多见于第 2、3 支，第 1 支较少见）。疼痛的部位和范围与被累及的三叉神经分支的皮肤分布区相一致。压迫相应的眶上孔（切迹）、眶下孔或颏孔时，可以诱发患支分布区特殊类型的疼痛发作（一种发作性、短暂放射状和剧烈疼痛），有助于诊断此病。行神经节或分支阻滞可解除病痛。

（二）面神经

面神经主要支配表情肌的运动及负责面部表情、流泪、唾液分泌、味觉及皮肤黏膜的感觉。

面神经的颈支由腮腺下端穿出，在下颌角附近至颈部，行于颈阔肌深面，并支配该肌。行腮腺手术时，可作为追踪面神经的标志。

面神经的行程复杂，损伤可发生在脑桥小脑三角处、鼓室附近的面神经管及腮腺区等处。在面神经管内和管外，面神经损伤的表现不同。面神经管外损伤主要表现为损伤侧表情肌瘫痪，患者表现出额纹消失，不能皱眉和闭眼，鼻唇沟变浅，不能鼓腮，发笑时口角偏向健侧、咀嚼时唾液和食渣从患侧口角漏出。眼轮匝肌瘫痪使闭眼困难、患侧角膜反射消失等症状。面神经管内损伤同时伤及面神经管段的分支，如病变在鼓索加入面神经处以上时，可有同侧舌前 2/3 味觉丧失。如在发出镫骨肌分支以上处受损，可出现同侧舌前 2/3 味觉丧失与听觉过敏。病变累及膝状神经节时，除有上述表现外，尚有瘫痪侧乳突部疼痛，耳廓与外耳道感觉减退。泪腺和唾液腺的分泌障碍等症状。

（三）舌咽神经

舌咽神经支配茎突咽肌和咽缩肌，传导自咽、舌后 1/3 等处黏膜的一般内脏感觉和舌后 1/3 的特殊内脏感觉（味觉）至孤束核。

（四）迷走神经

迷走神经在颈部行于颈动脉鞘内，位于颈内动脉、颈总动脉与颈内静脉之间的后方。在颈动脉三角内的分支有喉上神经，在气管食管沟内有左、右喉返神经上行。喉上神经在颈内、外动脉的内侧与咽中缩肌之间分为内、外两支；内支弯向前下，伴喉上动脉穿甲状舌骨膜入喉，司声门裂以上喉黏膜的感觉；外支伴甲状腺上动脉，沿咽下缩肌表面下降，支配该肌和环甲肌。喉返神经运动纤维支配喉内肌，感觉纤维分布于声门裂以下的喉黏膜。

（五）副神经

副神经自颈静脉孔出颅后，经二腹肌后腹深面，颈内静脉前外侧，在胸锁乳突肌上部的前缘穿入，并发肌支支配该肌。本干在胸锁乳突肌后缘上、中 1/3 交点处进入枕三角，有枕小神经钩绕，是确定副神经的标志。在枕三角内，副神经沿肩胛提肌表面，斜过三角中份，在斜方肌前缘中、下 1/3 交界处进入该肌深面，并支配该肌。

（六）舌下神经

舌下神经由躯体运动纤维组成，由舌下神经核发出，自延髓的前外侧沟出脑，经舌下神经管出颅。出颅后，支配全部舌内、外肌。在颈内、外动脉浅面，舌下神经弓形部向下发出降支，称为颈袢上根，沿颈总动脉浅面下降，参与颈袢组成（图9-33）。

颈袢（ansa cervicalis）：由第1~3颈神经前支的纤维组成。第1颈神经前支的部分纤维随舌下神经走行，在颈动脉三角内离开舌下神经，称舌下神经降支（即颈袢上根）。第2、3颈神经前支的纤维经过颈丛联合发出降支，称为颈袢下根，沿颈内静脉浅面或深面下行。颈袢上、下两根在肩胛舌骨肌中间腱上缘，适平环状软骨弓处，在颈动脉鞘浅面合成颈袢；自颈袢发支支配肩胛舌骨肌上腹、胸骨舌骨肌、胸骨甲状肌及肩胛舌骨肌下腹。甲状腺手术时，多平环状软骨切断舌骨下诸肌，可避免损伤颈袢的肌支。

一侧舌下神经受损，患侧半舌肌瘫痪，继而舌肌萎缩，伸舌时由于健侧颏舌肌牵拉力量强于患侧，故舌尖偏向患侧；缩舌时，健侧茎突舌肌过度牵拉，舌侧偏向健侧。多见于脑血管意外。

吞咽反射（swallowing reflex）是机体的一个重要反射活动。其传入纤维包括来自软腭（第V、IX对脑神经）、舌（第VII、IX、IX对脑神经）、咽后壁（第IX对脑神经）、会咽（第X对脑神经）和食管（第X对脑神经）等处；基本中枢位于延髓腹外侧网状结构内，传出神经为第V、VII、IX、XI、XII对脑神经，分别支配咀嚼肌、面肌、咽喉部肌和舌的活动。

三、颈交感干

颈交感干由颈上、中、下交感神经节及节间支组成。位于脊柱颈部两侧，椎前筋膜后方。颈上神经节最大，长约3cm，呈梭形，位于第2、3颈椎横突前方。颈中神经节较小，位于第6颈椎横突前方，但不恒定。颈下神经节多与第1胸神经节融合成颈胸神经节，又称星状神经节，位于第1肋颈的前方，长1.5~2.5cm。上述三神经节各发出一心支参与心丛的组成（图9-45）。

想一想

1. 颈椎的生物力学特性 脊柱颈段由7块颈椎及其间的连接组织构成，呈生理性前凸。相邻两节颈椎及其间软组织构成颈椎生物力学基本单位。多个基本单位相互协调，联合运动，共同完成颈部的生理活动。

椎体是椎骨受力的主体，完整椎体的强度随着年龄的增加而减低。软骨终板在脊柱的正常生理活动中承受着很大的压力。颈椎关节突关节平面近水平，这有利于颈椎屈、伸、侧屈和旋转运动。关节突关节的完整性对颈椎的稳定和承载能力具有重要意义。在脊柱运动过程中，从后伸到前屈，关节突关节承担的载荷从30%降到0。在极度前屈时，关节突不承担载荷，但承受关节囊的拉力。在扭转实验中发现，椎间盘、前后纵韧带与关节突关节囊各承担45%的扭转载荷，余下的10%则由椎间韧带承担。

颈椎椎间盘内部为液体团块状的髓核，外部为相互交叉编织的纤维形成的纤维环，主要生物力学功能是维持椎节高度，对抗纵向应力并对颈椎的活动具有重要的影响。颈椎间盘的高度随颈椎伸屈过程而变化。中立位时颈椎间盘前高后低，伸展位时颈椎间盘前侧高度明显增加，屈曲时椎间盘后侧高度增加的幅度小于伸展位。在外来压力作用下，髓核承受的压应力最大，单位面积为外来负荷的1.5倍，纤维环为0.5倍。正常压缩外力下，其椎间盘抵抗张力、弯曲和剪切力的能力很强，椎间盘不容易受损害，但其对扭曲力的抵抗力较弱。扭曲与压缩力共同作用下，造成纤维环破裂，髓核在破裂处突出。椎间盘退行性变性，弹性降低，抗载荷、扭曲的能力降低，容易发生纤维环破裂和髓核脱出。

颈椎的大部分张力载荷由颈椎的韧带承担。前纵韧带的强度是后纵韧带的两倍。黄韧带在颈椎伸展位时，缩短、变厚；屈曲位时延伸、变薄，而其张力保持恒定。青年人的黄韧带在压应力作用下缩短增厚，不易突入椎管。随着年龄的增加，黄韧带弹性降低，则易折曲而缩短，可突入椎管产生普髓压迫。颈椎前后的肌肉是维持颈椎稳定和活动的必需条件，同时又可承受作用于颈椎的一部分力，是完成颈椎生物力学功能必不可少的组成部分。

2. 颈椎病 颈椎病(cervical syndrome)是由于颈椎间盘退变、突出，颈椎骨质增生、韧带增厚、钙化等退行性变本身及其继发性改变刺激或压迫其周围的肌、神经根、椎动脉、交感神经、脊髓引起的一系列症状群。临床分为神经根型、脊髓型、椎动脉型、交感型、和混合型。常表现为颈肩臂、肩胛上背及胸前区疼痛，臂、手麻木，肌萎缩，甚至四肢瘫痪。长期伏案工作而劳累，或"落枕"等是引起颈部肌慢性劳损的常见诱因。康复治疗有牵引治疗、对功能减退或萎缩的肌群进行运动治疗、作业治疗等。

(1) 神经根型颈椎病：是由于颈椎间盘突出、骨赘形成等原因在椎间孔处刺激和压迫颈神经根所致。临床变现主要为与神经根分布区一致的感觉、运动障碍及反射变化。本病在各型颈椎病中发病率最高，占60%~70%，是临床上最常见的类型。多见于30~50岁者，一般起病缓慢，男性多于女性1倍。

(2) 脊髓型颈椎病：由于椎间盘突出、骨赘形成、后纵韧带黄韧带骨化等原因压迫脊髓所致。主要临床表现为损害平面以下脊神经的感觉、运动、反射、与排便功能障碍。

(3) 椎动脉型颈椎病：椎动脉遭受刺激或压迫，以致血管狭窄、折曲而造成以椎-基底动脉供血不全所致。头颅旋转时引发眩晕发作是本型疾病最大的特点。

(4) 交感型颈椎病：椎间关节退变累及交感神经，引发交感神经功能紊乱。

3. 吞咽困难 又称**吞咽障碍**(deglutition disorders or swallowing disorders)。任何疾病暂时或持久的引起吞咽通道(口腔、咽部、食管)的阻塞或狭窄、肌肉收缩力减弱或不协调，均可导致吞咽障碍的出现。吞咽障碍也可定义为由于下颌、唇、舌、软腭、咽喉、食管括约肌或食管功能受损，不能安全有效地把食物由口送到胃内取得足够营养和水分的一种进食障碍。吞咽通道结构(口、咽、食管)疾患，脑神经(第 V、VII、IX、X、XII 对)病变、延髓病变、假性延髓麻痹、锥体外系疾病、肌病等均可引起吞咽困难。吞咽困难常发生于脑卒中、脑部外伤及手术后。在脑卒中的急性期，吞咽困难的发生率高达40%~50%。多数患者吞咽功能可逐渐恢复，但是约近10%的患者，不能自行缓解，需要进行专门的康复治疗。

按照吞咽障碍的发生机制可分为3类：①机械性吞咽障碍多见于手术、外伤，吞咽通道及邻近器官的炎症、损伤、肿瘤等；②精神性吞咽障碍见于癔症等；③神经源性吞咽障碍由中枢神经系统或周围神经系统损伤、肌病等引起的运动功能异常。在各种吞咽障碍的原因中，神经源性吞咽障碍最为多见。另一种分类方法则是按照解剖结构是否存在异常，分为器质性吞咽障碍和功能性吞咽障碍。

吞咽障碍的临床症状和体征表现为：进食困难，下咽梗阻感，多次小口下咽，饮水呛咳或误吸，食物大量口内残留或吞咽时外流，流涎进食后声音的低沉，胸骨后灼烧感、阻塞感等；无诱因反复的肺部感染。由于老年人咳嗽反应机制的减弱，在出现吞咽障碍时没有表现出呛咳，但实际却有误吸的发生，导致出现反复的发热现象。

康复的运动治疗有间接和直接训练。前者不使用食物，旨在改善吞咽功能的训练(基础训练)，如口唇及颊的运动训练、下颌运动训练、舌的运动训练。后者通过摄食，观察、调整进食体位、选择适合的食物并应用辅助吞咽动作，改善吞咽功能的练习(摄食训练)。

4. 颅外颈动脉粥样硬化 颅外颈动脉粥样硬化，病变好发部位为颈总动脉分叉处，尤其是颈内动脉膨大部。病变早期的斑块为脂质性，是纯纤维型斑块，随着病变发展，脂质钙化，发生斑块内出血或在斑块中央形成溃疡。一般认为，颈动脉斑块诱发脑缺血的机制有二：一是严重狭窄引起血流动力学改变而导致大脑低灌注；二是斑块产生的微栓子或斑块表面微血栓脱落引起脑栓塞。

统计表明，美国约 83% 的脑卒中患者是由脑缺血引起，而缺血性脑卒中约 50% 患者存在颅外动脉硬化性病变。国内的研究也证实了颅外颈动脉动脉粥样硬化导致颈动脉血管狭窄闭塞是引起脑缺血性疾病的重要因。患者常常伴有高血压病、糖尿病、高脂血症、肥胖、吸烟等易导致心脑血管损害的危险因素。

主要症状为：①脑部缺血症状：可有耳鸣、视物模糊、头晕、头痛、记忆力减退、嗜睡或失眠、多梦等；②也可有短暂性脑缺血性发作如眩晕、黑矇，重者可有发作性昏厥甚至偏瘫、失语、昏迷，少数患者有视力下降、偏盲、复视甚至突发性失明。颈动脉狭窄以后可引起眼部的缺血表现，如角膜白斑、白内障、虹膜萎缩、视网膜萎缩或色素沉着、视盘萎缩等。斑块或血栓脱落可导致短暂性脑缺血和脑梗死。

狭窄度是评价颈动脉斑块危险程度的最重要指标，也是目前制定颈动脉内膜切除术的主要依据。血管造影片上的颈内动脉狭窄程度分为 4 级：①轻度狭窄：动脉内径缩小 <30%；②中度狭窄：动脉内径缩小 30%～69%；③重度狭窄：动脉内径缩小 70%～99%；④完全闭塞。

（翟丽东）

第十一章
胸部

胸（thorax）位于躯干的上部，介于颈部和腹部之间，包括胸壁、胸腔及胸腔内脏器。

第一节　概　述

一、境界与分区

（一）境界

胸部的上界为颈静脉切迹、锁骨上缘、肩峰至第 7 颈椎棘突的连线；下界为剑胸结合向两侧沿肋弓、第 11 肋前端、第 12 肋下缘至第 12 胸椎棘突的连线与膈组成。膈呈穹窿形凸向上，致使胸部下界与其胸腔的范围不一致，胸壁不仅容纳和保护胸腔器官，也掩盖上腹部的部分器官，如肝、脾等。故胸壁下份外伤时，可累及其深面的腹腔器官。

（二）分区

胸壁按胸部的标志线（图绪论 -8）分为胸前区、胸外侧区、胸背区三部分：胸前区介于前正中线和腋前线之间；胸外侧区位于腋前线与腋后线之间；胸背区是脊柱区的一部分，位于腋后线与后正中线之间。

二、表面解剖

（一）体表标志

1. 颈静脉切迹　为胸骨柄上缘的切迹，平对第 2、3 胸椎之间，皮下深面为气管通过。临床常借此切迹确定气管是否偏移。

2. 胸骨角　胸骨柄与胸骨体连接处微向前突的角。该角两侧平对第 2 肋软骨，是计数肋的标志；向后平对第 4 胸椎体下缘，纵隔内一些重要器官在此平面发生行程和形态的改变。如主动脉弓与升、降主动脉的分界；气管分为左、右主支气管；胸导管由右转向左行；左主支气管与食管交叉等。

3. 剑突　上接胸骨体处称剑胸结合，平第 9 胸椎，上端两侧与第 7 肋软骨相连，下端游离并伸至腹前壁上部。

4. 锁骨和锁骨下窝 锁骨从颈静脉切迹至肩峰全长均可触及，其中、外 1/3 交界处下方有一凹陷称锁骨下窝。窝深处有腋动、静脉和臂丛通过，于该窝内锁骨下方一横指处，可以摸到肩胛骨的喙突。

5. 肋弓和胸骨下角 剑突两侧向外下可触及肋弓，由第 7～10 肋软骨相连而成，是肝、脾的触诊标志。两侧肋弓与剑胸结合共同围成胸骨下角，角内有剑突。剑突与肋弓之间的角为剑肋角，左剑肋角是心包穿刺常用部位。肋弓的最低部位是第 10 肋，此处平对第 2、3 腰椎体之间（图 11-1）。

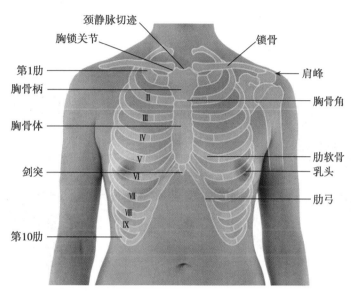

图 11-1 胸部体表标志（女性）

6. 肩胛下角 两臂下垂时，肩胛下角平对第 7 肋。

7. 乳头 男性乳头一般在锁骨中线与第 4 肋间隙交界处，女性乳头略低，偏外下方。

（二）乳房

乳房（breast）是皮肤的特化器官，具有明显的性别特征，儿童和男性的乳房不发达。人类女性乳房具有哺乳功能，受胚胎期、幼儿期、青春期、月经期、哺乳期、绝经后的老年期等不同阶段体内激素水平的影响较大。本章节介绍成年女性乳房：

1. 位置和形态 成年女性的乳房呈半球形或圆锥形，其基底部上界多起至第 2～3 肋，下界约 6～7 肋的胸大肌和胸筋膜的表面，胸骨旁线和腋中线之间。乳头的位置常因乳房体积和重量的不同而不固定，多位于第 4 肋间隙或第五肋与锁骨中线交界处（图 11-2）。

2. 结构 乳房由乳腺、纤维组织、脂肪和皮肤等构成（图 11-2）。乳腺被结缔组织分成 15～20 个腺叶。每一腺叶有一输乳管，行向乳头。以乳头为中心呈放射状排列的输乳管，在乳晕深面呈梭形膨大称输乳窦，末端开口于乳头的输乳孔。

乳腺脓肿在乳房近乳头处切开引流时，做放射状切口为宜，以防损伤输乳管，在乳房根部切口时，则可作环形切口。

3. 支持组织 腺叶间脂肪组织包于乳腺周围，称脂肪囊，其内有许多一端连于皮肤和浅筋膜浅层，一端连于浅筋膜深层的结缔组织纤维束，称**乳房悬韧带**或 Cooper 韧带。韧带两端固定，无伸展性。乳腺癌时，腺组织肿大而韧带相对缩短，牵引皮肤向内凹陷，皮肤表面呈橘皮样变，是乳腺癌的重要体征之一。乳房基底面稍凹陷，与胸肌筋膜间有一结缔组织间隙，称**乳房后隙**。因此，乳房可轻度移动，乳腺癌时，乳房被固定于胸前壁而影响移动。乳房后间隙脓肿易向下扩散，宜行低位切开引流术。

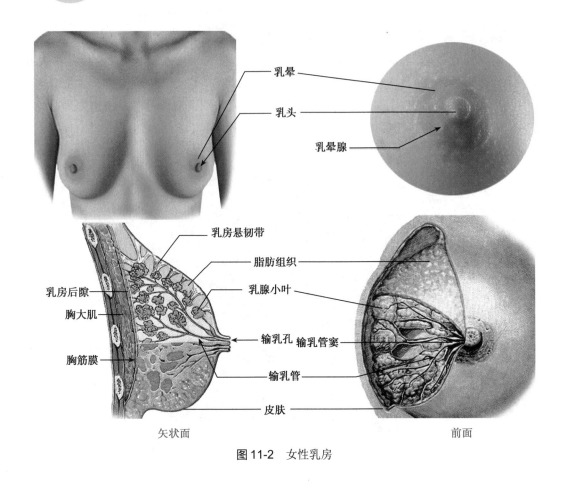

图 11-2　女性乳房

（三）胸部主要穴位

主要有天突、膻中、乳根、乳中、云门、天溪、璇玑、华盖、紫宫、玉堂、中庭、俞府、神封、气户等（图绪论-10）。如针刺天突可治咳嗽、咳痰不爽、恶心呕吐、小便不利，膻中穴可治胸闷、吐逆、咳喘。

第二节　胸部的肌及其功能分析

与胸部有关的肌有胸肌和膈肌。胸肌分为胸上肢肌和胸固有肌。

一、胸上肢肌

胸上肢肌均起自胸廓外面，止于上肢带骨或肱骨，包括胸大肌、胸小肌和前锯肌等（图 11-3）。

1. **胸大肌**（pectoralis major）　位于胸前区，按起始部位的不同，可分为锁骨部、胸肋部和腹部。由胸内、外侧神经支配。胸大肌近固定收缩使肱骨内收、内旋和屈，用力屈肩时，胸大肌锁骨部的纤维收缩明显；远固定收缩时可提肋牵引躯干向上臂靠拢。如：引体向上。用力吸气时，胸大肌还参与提肋。

2. **胸小肌**（pectoralis minor）　位于胸大肌深面。起自第 3～5 肋，止于肩胛骨的喙突。近固定收缩，拉肩胛骨向前下。远固定收缩可提肋，参与用力吸气。

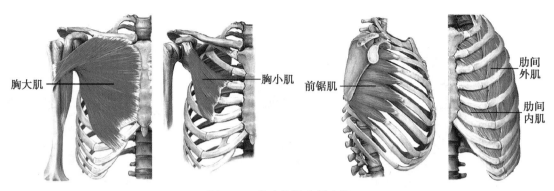

图 11-3 胸上肢肌和固有肌

3. **锁骨下肌**（subclavius） 位于锁骨下面，起于第一肋，止于锁骨。此肌拉锁骨向下内，协助固定胸锁关节。锁骨骨折时锁骨下肌可保护血管和神经免于受骨折断端刺伤。

4. **前锯肌**（serratus anterior） 位于胸外侧区，为一宽薄扁肌，起自上位第 8 或第 9 个肋骨，止于肩胛骨内侧缘和下角，近固定收缩，可拉肩胛骨向前和紧贴胸廓。远固定收缩，可提肋助吸气。由胸长神经支配、胸背动脉供血。若损伤胸长神经，前锯肌瘫痪致使肩胛骨下角翘起，称"翼状肩"。

二、 胸固有肌

胸固有肌主要有肋间肌和胸横肌（图 11-3）。

1. **肋间肌** 位于肋间隙内，由浅入深为肋间外肌、肋间内肌和肋间最内肌。

（1）**肋间外肌**（intercostales externi）：位于肋间隙浅层，从肋结节至肋骨前端接肋间外膜，后者向内侧至胸骨侧缘。肌纤维斜向前下，助吸气。

（2）**肋间内肌**（intercostales interni）：位于肋间外肌深面，自胸骨侧缘向后至肋角处接肋间内膜，后者向内侧与脊柱相连。肌纤维斜向前上，参与呼气。

（3）**肋间最内肌**（intercostales intimi）：位于肋间内肌深面，肌纤维方向和作用与肋间内肌相同，二肌间有肋间血管神经通过。该肌薄弱不完整，仅存在于肋间隙中 1/3 部，而前、后部无此肌，故肋间血管神经直接与其内面的胸内筋膜相贴，当胸膜感染时，可刺激神经引起肋间神经痛。

2. **胸横肌**（transversus thoracis） 起自胸骨下部，纤维向外上，止于 2～6 肋骨的内面。此肌拉肋骨向下，助呼气。

三、 膈

膈（diaphragm）是胸腔的底，为一向上膨隆呈穹窿形的肌性结构（图 11-4）。

（一）位置和分部

膈位于胸、腹腔之间，封闭胸廓下口。膈穹窿左低右高。膈上面覆以膈胸膜，隔着胸膜腔与肺底相邻，中央部与心包相愈着。膈下面左半与肝左外叶、胃和脾相邻，右半与右半肝和部分肝左叶相邻。

膈的肌纤维起自胸廓下口的周缘和腰椎前面。根据肌纤维起始部位不同，膈可分为胸骨部、肋部和腰部。胸骨部起自剑突后面；肋部起自下 6 对肋骨和肋软骨；腰部以左、右两个膈脚起自上位 2～3 个腰椎，并起自腰大肌表面的腱性组织。各部肌纤维向上、向内聚集，移行为**中心腱**（central tendon）。

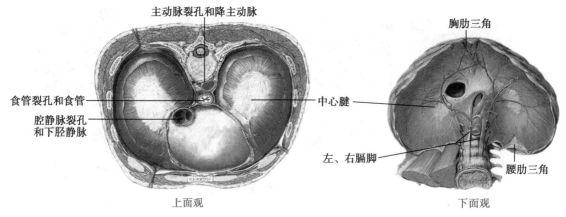

图 11-4 膈

（二）裂缝与薄弱区

膈肌各部起点间的肌纤维发育有不完善之处，常形成肌间裂隙（图 11-4）。裂隙的上、下面仅覆以筋膜和胸膜或腹膜，为膈的薄弱区，是膈疝的好发部位。

1. 腰肋三角（lumbocostal triangle） 位于膈的腰部与肋部起点之间，呈三角形，尖向上，底为第 12 肋。腹腔器官可经此三角突向胸腔形成膈疝。三角前方与肾后面相邻，后方有肋膈隐窝，故肾手术时应注意保护胸膜，以免撕裂导致气胸。

2. 胸肋三角（sternocostal triangle） 位于膈后的胸骨部与肋部起点之间，有腹壁上血管和来自腹壁和肝上面的淋巴管通过。

（三）膈的裂孔

主动脉、食管和下腔静脉穿经膈，故其上有 3 个裂孔。

1. 主动脉裂孔（aortic hiatus） 位于第 1 腰椎前方，由膈左、右脚围成，其内有降主动脉和胸导管通过。

2. 食管裂孔（esophageal hiatus） 位于主动脉裂孔的左前方，约平第 10 胸椎体平面，有食管和迷走神经前、后干通过。食管裂孔由来自膈肌脚（主要是膈右脚）的肌束组成，膈脚肌纤维收缩，可起到钳制食管的作用。若肌环发育不良，腹部器官可自此处突入胸腔形成食管裂孔疝。此处食管裂孔与食管壁之间有结缔组织形成的膈食管韧带，起固定食管和贲门的作用。由于吞咽时食管的运动和呼吸时膈的升降，此处的联系若不牢固，也是食管裂孔疝的解剖学基础。

3. 腔静脉裂孔（vena caval foramen） 位于食管裂孔的右前方，约在第 8 胸椎平面，居正中线右侧 2～3cm 处，有下腔静脉通过。

在中间脚与内侧脚之间的裂隙内有内脏大、小神经，交感干和腰升静脉通过，膈神经穿中心腱或腔静脉裂孔。

四、胸肌的功能分析

（一）呼吸过程中胸廓的运动

胸壁和膈的主要功能之一是通过运动改变胸腔容积，从而改变胸腔压力，确保空气能进、出肺。

在呼吸过程中，胸腔的纵径（上、下径）、横径和前后径发生改变。膈的上升（舒张时）能缩小胸腔纵径，膈的下降（收缩时）能扩大胸腔纵径。

由于肋的前端低于后端，当肋前端上提时，胸骨向上、向前移动，因此，胸骨柄和胸骨体间角度轻度减小（变直），这样增加了胸腔的前后径。反之，当肋下降时，胸骨向下、向后移动，胸腔前后径变小。这种运动类似于压水泵的手柄运动。

同样，因为肋的前端比后端低，肋干（中段）较前、端都低，当肋上抬时，肋干会向外侧扩张，胸腔的横径增大，这种移动类似于提桶的手环运动。

胸腔各径线扩大，胸腔内压力下降，有利于空气进入肺，形成吸气。反之，各径线缩小，胸腔压力增加，则有利于空气从肺中排出，形成呼气。

因此，任何附于肋的肌都能使肋骨产生相对运动，都属于辅助呼吸肌。

（二）胸肌功能分析

通常吸气是主动的，呼气是因胸廓和肺的弹性回缩力而被动完成的。维持肺通气量的肌群并不直接作用于肺和支气管，而主要是通过改变胸腔容积，使胸腔内压产生相应的变化，从而引起肺泡的扩张和回缩，驱使气体的出入。这些肌群主要是膈肌、肋间肌和辅助呼吸肌。

1. **膈肌**　膈的运动受第3～5胸神经前支纤维组成的膈神经支配。膈中间弯窿顶较高，外侧较低。膈肌收缩时，肌拉力牵引膈穹窿下降，下位肋骨逐级向外向上退让展开，从而增加胸腔容量，胸膜腔内压减小，助吸气。膈肌放松时，膈穹窿自动反弹上升，使胸腔容积缩小，胸膜腔内压增大，助呼气。

正常呼吸时，膈顶升、降活动范围为1～5cm。深呼吸时，可达7～10cm。

2. **肋间肌**　受胸神经前支支配。肋间外肌收缩时，肋骨前端上提，使胸廓向上、向外扩展，胸腔的前后径扩大，有利于吸气；肋间内肌、肋间最内肌和胸横肌收缩时，肋骨下降，胸腔容积缩小，利于呼气。肋间肌在平静呼吸时不起主要作用，只有在深呼吸时才起作用。

3. **辅助呼吸肌**　辅助呼吸肌主要有前锯肌、胸大肌、胸小肌和斜角肌等。前锯肌、胸大肌、胸小肌为远固定收缩，斜角肌为近固定收缩，可抬高和固定胸廓于最大前后径位置，并能提高膈肌的呼吸效能。在安静状态下，辅助呼吸肌几乎不工作，只有呼吸困难时，才开始收缩，即呼吸急促时功能显著。

4. **腹部肌**　腹部的肌肉也参与呼吸运动，是主动呼气的主要肌群。腹直肌、腹外斜肌、腹内斜肌和腹横肌收缩可使下位肋骨逐级下降，增加腹内压，使膈肌抬高，胸腔容积缩小，助深呼吸。腹部肌接受T_1～L_1神经的支配。

呼吸可在一定程度上受意识支配，因而，可以进行主观训练；由于吸气是主动相，呼气为被动相，所以在很多训练中应着重训练吸气肌，这也是呼吸系统疾病后康复治疗中呼吸训练的生理基础。

第三节　胸膜、胸腔及其主要脏器

胸腔（thoracic cavity）由胸壁和膈围成，内衬以壁胸膜。向上经胸廓上口通颈部，向下借膈与腹腔分隔。胸腔以纵隔为界可分为三部：中间部为纵隔，左、右两部容纳肺和胸膜腔。

胸腔脏器主要有前中部的心，心的前上方为胸腺，心的两侧为肺，后方有气管胸部和主支气管，气管后方为食管胸段。

一、 胸膜和胸膜腔

（一）胸膜

胸膜（pleura）是一层菲薄的浆膜，依据覆盖的部位不同分为脏胸膜和壁胸膜。**脏胸膜**被覆于肺的表面，与肺紧密结合，并伸入叶间裂内。**壁胸膜**贴附在胸内筋膜内面、膈上面和纵隔侧面，并突至颈根部。壁胸膜又根据分布部位的不同可分为相互连续的 4 部：衬于胸壁内表面的部分，为**肋胸膜**，与胸壁黏合的不紧，易于剥离；覆于膈上面并与之紧密相贴的部分为**膈胸膜**；贴覆纵隔两侧的为**纵隔胸膜**（见图 3-1）。**胸膜顶**（cupula of pleura）或颈胸膜，呈穹窿状覆于肺尖上方，最高点达锁骨内侧 1/3 段上方 2～3cm。

（二）胸膜腔

胸膜腔（pleural cavity）为脏、壁胸膜在肺根处相互延续共同围成的密闭潜在性腔隙，左右各一，腔内为负压，并有少量浆液。肺根下方脏、壁胸膜的移行部分形成双层的**肺韧带**（pulmonary ligament），它上连肺根，下部可达肺的下缘，有固定肺的作用。

当肺组织破裂等原因致空气进入胸膜腔，称为气胸。由于肺韧带的附着，肺固定于纵隔，而被压向内侧。在穿刺排气时，应选择胸腔上部，通常在第 2 肋间隙、锁骨中线附近进针。胸膜发生炎症时，胸膜表面变得粗糙，呼吸时，脏、壁层胸膜相互摩擦，听诊时可发现胸膜摩擦音。

（三）胸膜隐窝

壁胸膜与脏胸膜之间大部分互相贴近，故胸膜腔是潜在的腔隙，但在某些部位壁胸膜相互返折，称胸膜返折。胸膜的返折不随肺的运动而改变，且在返折处存在一定的间隙，即使肺充分扩张，也不能完全充满，这些间隙称为胸膜隐窝，主要有肋膈隐窝和肋纵隔隐窝（图 3-1）。

1. 肋膈隐窝（costodiaphragmatic recess） 位于肋胸膜与膈胸膜转折处，呈半环形，自剑突向后下至脊柱两侧，后部较深，是最大的胸膜隐窝，也是站立位时胸膜腔最低处，胸膜腔积液常积聚于此。胸膜腔穿刺抽液时，常选择肩胛线和腋后线第 8、9 肋之间将针刺入此隐窝内。因肋膈隐窝后部较深，引流和抽液比较彻底。

2. 肋纵隔隐窝（costomediastinal recess） 位于肋胸膜与纵隔胸膜前缘转折处下部，左侧较明显，在胸骨左侧第 4～5 肋间隙后方，心包前方，肺的心切迹内侧。

（四）胸膜界线的体表投影

胸膜界限的体表投影系指壁胸膜各部互相返折部位在体表的投影（图 11-5）。心包穿刺、胸骨劈开、肾手术、前纵隔手术等均涉及壁胸膜的界线，尤其是前界和下界，有较重要的临床意义。

1. 胸膜前界 为肋胸膜前缘与纵隔胸膜前缘的返折线。两侧均起自胸膜顶，向内下行经胸锁关节后方至第 2 胸肋关节的高度，两侧靠拢，于正中线稍左垂直向下，直达第 6 胸肋关节处移行为下界。两侧胸膜前界在第 2～4 胸肋关节高度互相靠拢，向上、向下又各自分开，形成两个三角形无胸膜区。上方的为**上胸膜间区**，又称**胸腺三角**，儿童较宽，内有胸腺；成人较窄，有胸腺遗迹和结缔组织。下方的称为**下胸膜间区**，内有心包和心，故又称**心包三角**，此处心包未被胸膜遮盖，直接与胸前壁相贴。

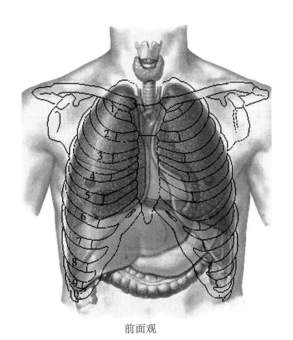
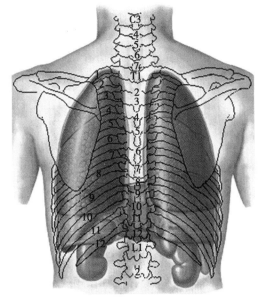

前面观　　　　　　　　　　　　　　后面观

图 11-5　胸膜与肺的体表投影

　　第 2~4 胸肋关节平面的两侧胸膜前界有时甚至出现重叠，出现率约为 26%，老年人可高达 39.5%。在开胸手术时，应注意此种情况，以防发生损伤，导致双侧气胸。右侧胸膜可向下跨过右剑肋角，约占 1/3，故肋弓下切口应注意，有损伤右胸膜的可能。左侧胸膜前界第 4 胸肋关节以下部分，位于胸骨后方者相对较少，因此，心包穿刺部位以左剑肋角处较为安全。

　　2. 胸膜下界　为肋胸膜与膈胸膜的返折线：在锁骨中线与第 8 肋相交，腋中线与第 10 肋相交，肩胛线上与第 11 肋相交，近后正中线上平第 12 胸椎棘突高度。国人下界后份在右侧第 12 肋颈下方者占 60%，左侧者占 40%，因右侧胸膜后份比左侧的低，故右侧腹后壁手术时，伤及右胸膜腔的可能性较大。

二、肺

肺位于胸腔内、纵隔两侧，左右各一，借肺根和肺韧带与纵隔相连。

（一）肺的体表投影

　　肺的前界几乎与胸膜前界一致，仅左肺前缘在第 4 胸肋关节高度沿第 4 肋软骨急转向外至胸骨旁线处弯向外下，至第 6 肋软骨中点续为肺下界。右肺的前界至下界的转折点约在第 6 胸肋关节平面。肺下界左右大致相同，较胸膜下界稍高。平静呼吸时，在锁骨中线与第 6 肋相交，在腋中线越过第 8 肋，在肩胛线与第 10 肋相交，近后正中线处平对第 10 胸椎棘突。儿童肺下界较成人高 1 肋（图 11-5）。

（二）肺门和肺根

　　两肺纵隔面中部的凹陷称**第一肺门**，有主支气管，肺动、静脉，支气管动、静脉，淋巴管和肺丛等出入；各肺叶的叶支气管和肺血管的分支或属支等结构出入肺叶处，称**第二肺门**。**肺根**（root of lung）为出入肺门各结构的总称，外包以胸膜。肺根主要结构的位置关系有一定规律，由前向后为上肺静脉、肺动脉、主支气管和下肺静脉；自上而下，左肺根依次为肺动脉、主支气管、上肺静脉和下肺静脉；右肺根为上叶支气管、肺动脉，中、下叶支气管，上肺静脉和下肺静脉。两肺门处有数个支气管肺门淋巴结。

肺根的毗邻（图11-6）：左肺根前方为膈神经和心包膈血管，后方为胸主动脉和迷走神经，上方为主动脉弓，下方为肺韧带。右肺根前方为膈神经、心包膈血管和上腔静脉，后方为迷走神经，上方为奇静脉，下方为肺韧带。

（三）支气管肺段

见呼吸系统。

（四）肺的血管

肺的血管有两个系统：一套是组成肺循环的肺动、静脉，起气体交换作用，为肺的功能血管；另一套为属于体循环的支气管动、静脉，供给肺的营养物质，为肺的营养血管。

肺的毗邻关系复杂，因此肺部与其周围结构的疾病常可以互相波及，产生复杂的临床症状。例如肺部的肿瘤，可因其发生的部位不同而累及附近的结构出现相应的症状：肺后部癌肿可能侵犯或压迫食管而导致吞咽异常感觉或困难；如果同时累及食管和气管，则可能导致气管、支气管与食管之间产生瘘管，形成气管-食管瘘；肺前部内侧的癌肿如侵犯纵隔压迫上腔静脉时，可导致头面部、颈部和上肢水肿，胸前壁淤血及静脉曲张；肺尖部的癌肿可能侵犯喉返神经而引起声音嘶哑，或压迫臂丛导致同侧肩关节、上肢内侧的疼痛；癌肿累及颈交感干时，可引起 **Horner 综合征**（同侧瞳孔缩小、上睑下垂、眼球内陷、额部少汗等）。

三、 纵隔

纵隔（mediastinum）位于胸腔的中部，是左、右纵隔胸膜之间器官和结构的总称。它的边界前为胸骨和肋软骨内侧部，后为脊柱胸段，两侧为纵隔胸膜，上为胸廓上口，下为膈。纵隔内的主要结构是血管、淋巴管、神经、脂肪、气管和食管，它们借疏松结缔组织相连，随着呼吸、吞咽等运动，可随之发生移位。

（一）分区

1. 四分法 以胸骨角至第4胸椎体下缘的平面为界，将纵隔分为上、下纵隔。下纵隔又以心包的前、后壁为界，分为前、中、后纵隔。胸骨与心包前壁之间为前纵隔，心包后壁与脊柱之间为后纵隔，心包、出入心的大血管和心所占据的区域为中纵隔。

2. 三分法 以气管、气管杈前壁和心包后壁的冠状面为界分为前、后纵隔。前纵隔又以胸骨角平面分为上、下纵隔。以下按四分法描述纵隔（图11-7）。

（二）上纵隔

从前向后，上纵隔的器官可分为3层：前层主要有胸腺，左、右头臂静脉和上腔静脉；中层有主动脉弓及其3大分支、膈神经和迷走神经；后层有食管、气管、胸导管和左喉返神经等（图11-8）。

1. 胸腺 位于上纵隔的前层，上至胸廓上口，乃至颈的下部，下可伸入前纵隔，前邻胸骨柄，后附着于心包和大血管。胸腺肿大时可压迫深面的气管、食管、头臂静脉和主动脉弓等而出现呼吸困难、吞咽困难和发绀等。

2. 上腔静脉及其属支 上腔静脉位于上纵隔右前部，沿升主动脉右侧下行注入右心房。此静脉右邻右膈神经、心包膈血管及纵隔胸膜，左邻升主动脉，前邻胸膜和肺，后邻气管、右迷走神经和奇静脉，奇静脉经右肺根上方注入上腔静脉（图11-9）。

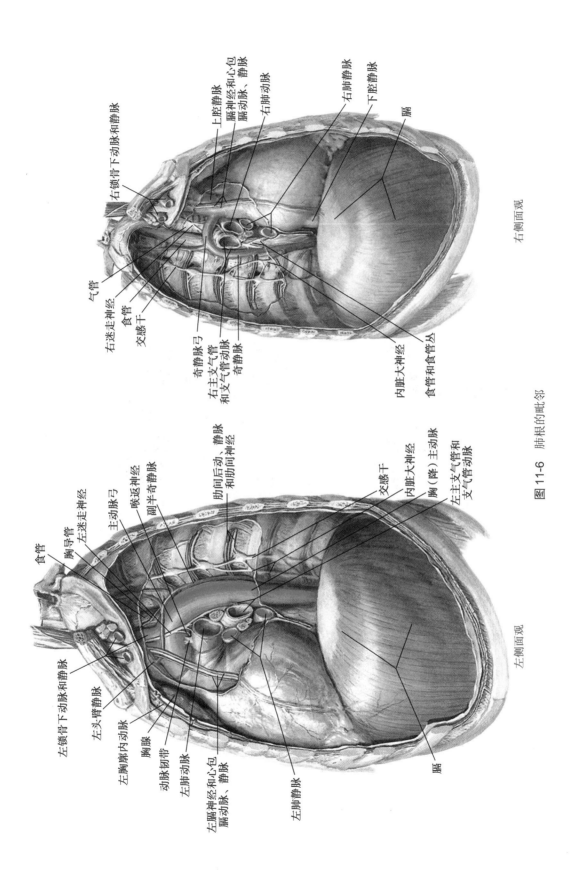

右侧面观

上腔静脉
膈神经和心包
膈动脉、静脉
右肺动脉
右肺静脉
下腔静脉
膈

右锁骨下动脉和静脉

气管
右迷走神经
食管
交感干
奇静脉弓
右主支气管
和支气管动脉
奇静脉
内脏大神经
食管和食管丛

图 11-6 肺根的毗邻

左侧面观

食管
胸导管
左迷走神经
主动脉弓
喉返神经
副半奇静脉

肋间后动、静脉
和肋间神经
交感干
内脏大神经
胸（降）主动脉
左主支气管和
支气管动脉

左锁骨下动脉和静脉
左头臂静脉
左胸廓内动脉
胸腺
动脉韧带
左肺动脉
左膈神经和心包
膈动脉、静脉
左肺静脉
膈

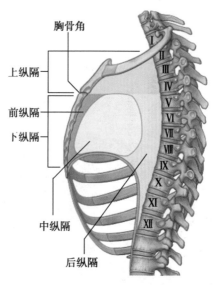

图 11-7 纵隔分区

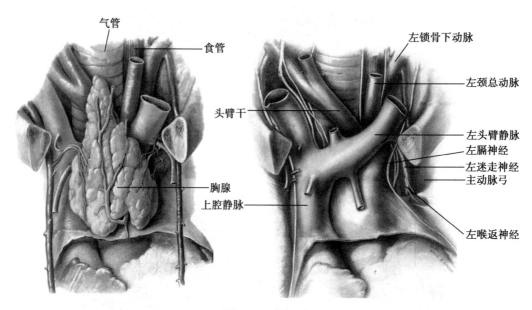

图 11-8 上纵隔

　　头臂静脉由锁骨下静脉和颈内静脉在胸锁关节后方汇合而成。头臂静脉前方紧贴胸骨舌骨肌、胸骨甲状肌、锁骨和胸腺，后方有肺、胸膜、膈神经，左头臂静脉后方还有头臂干、左颈总动脉和左迷走神经等。

　　3. 主动脉弓　　主动脉弓是升主动脉的延续，始于右侧第 2 胸肋关节后方，弯向左后到脊柱左侧第 4 胸椎体下缘移行为胸主动脉。主动脉弓的凸侧从左至右发出左锁骨下动脉、左颈总动脉和头臂干（图 11-9）。主动脉弓的上方有头臂静脉和胸腺；下方毗邻肺动脉杈、动脉韧带、左喉返神经、左主支气管和心浅丛；左前方有左肺、左纵隔胸膜、左心包膈血管、左膈神经、左迷走神经以及迷走神经的心支；右后方邻气管、食管、胸导管、左喉返神经和心深丛。

　　4. 动脉导管三角（ductus arteriosus triangle）　　前界为左膈神经，后界为左迷走神经，下界为左肺动脉。三角内有动脉韧带、左喉返神经和心浅丛等结构。临床上手术常在该三角寻找动脉导管。由于左喉返神经紧贴动脉韧带（或动脉导管）左侧绕主动脉弓凹侧上升，手术中也常以左喉返神经作为寻找动脉导管的标志（图 11-9）。

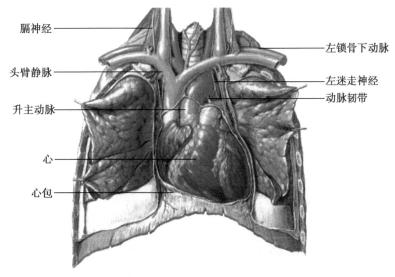

膈神经 —————

头臂静脉 —————

升主动脉 —————

心 —————

心包 —————

————— 左锁骨下动脉

————— 左迷走神经
————— 动脉韧带

图 11-9　纵隔的内容

在肺动脉干分叉处稍左侧，有一结缔组织索连至主动脉弓下缘，称动脉韧带，是胚胎时期动脉导管闭锁后的遗迹。若出生后 6 个月动脉导管仍未闭锁，则称动脉导管未闭，是常见的先天性心脏病之一。

5. 气管胸段　位于上纵隔后部正中，小儿时常稍偏向右方。上端在胸廓上口与气管颈部相续，下端平胸骨角平面分为左、右主支气管，分叉处称气管杈。气管和支气管的长度有年龄和性别的差异。

气管胸段前方从前向后依次有胸骨柄、胸骨甲状肌和胸骨舌骨肌的起始部、胸腺遗迹（小儿为胸腺）、左头臂静脉、主动脉弓及其分支（头臂干和左颈总动脉）和心丛等。后方邻食管，后外邻左喉返神经，右侧邻右头臂静脉、上腔静脉、奇静脉弓和右迷走神经，左侧邻左迷走神经和锁骨下动脉（图 11-9）。

6. 主支气管　位于气管杈与肺门之间。左主支气管前方为左肺动脉，后方为胸主动脉，上方有主动脉弓跨过。右主支气管前方为升主动脉、右肺动脉和上腔静脉，后上方有奇静脉弓钩绕。

（三）下纵隔

下纵隔以心包的前、后壁为界分为前、中、后纵隔。

1. 前纵隔　为位于胸骨与心包前壁之间的区域，内有胸廓内血管、胸腺、纵隔前淋巴结以及疏松结缔组织。

2. 中纵隔　位于心包前壁与后壁之间的区域，包含心、心包、出入心的大血管根部、奇静脉末端、膈神经、心包膈血管、心神经丛及淋巴结群等（图 11-9）。

（1）**心**：见脉管系统。

（2）**心包**（pericardium）：可防止心脏过度扩张和维持心脏正常位置。其为圆锥形纤维浆膜囊，包裹心和出入心的大血管根部，分为 2 层，即外层的纤维心包和内层的浆膜心包（图 11-10）。

1）**纤维心包**：由坚韧的结缔组织构成，向上包裹出入心的升主动脉、肺动脉干、上腔静脉和肺静脉的根部，并与这些大血管的外膜相延续；向下与膈中心腱愈着。

2）**浆膜心包**：分为脏、壁两层。壁层衬贴于纤维心包的内面并与纤维心包紧密相贴，脏层即心外膜。脏、壁两层在出入心的大血管根部相互移行，两层之间的潜在腔隙称心包腔，内含少量浆液，起润滑作用。在心包腔内，浆膜心包脏、壁两层返折处的间隙，称心包窦。主要有：①**心包横窦**，位于主动脉、肺动脉后方与上腔静脉、左心房前壁前方之间，其大小可容纳一指，心脏手术阻断血流，可经心包横窦钳夹升主动脉及肺动脉干；②**心包斜窦**，位于左心房后壁、左右肺静脉、下腔静脉与心包后壁之间，形似口向下的盲囊；③**心包前下窦**，位于心包腔前下部、心包前壁与膈之间的交角处。人体直立或半卧位时，该处位置最低，心包积液常积于此窦中，是心包穿刺比较安全部位。

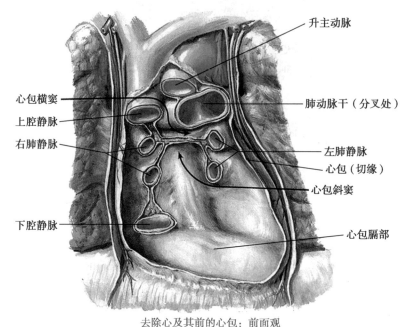

去除心及其前的心包：前面观

图 11-10　心包和心包窦

心包前面与胸骨体和第 2～6 肋软骨相邻。后面有主支气管、食管、胸导管、胸主动脉、奇静脉和半奇静脉。两侧为纵隔胸膜，并有膈神经和心包膈动、静脉。上方有升主动脉、肺动脉干及上腔静脉。下面邻膈并与膈中心腱紧密愈合，但周围大部分尚可分离。

3. 后纵隔　是指胸骨角平面以下、膈以上，心包后壁与下部胸椎之间的部分。在后纵隔内，上、下纵行排列的器官有：左、右主支气管位于最前面，后为食管，伴行迷走神经，食管后方为胸主动脉，最后方的结构位于脊柱前面和两侧，它们是胸导管、奇静脉、半奇静脉、副半奇静脉、胸交感干、内脏大、小神经以及纵隔后淋巴结。横行排列的结构有肋间后动、静脉和肋间神经（图 11-6）。

（1）**食管胸段**：于胸廓上口处接食管颈段。食管胸段位于气管与脊柱之间，稍偏左侧，经上纵隔进入后纵隔下行越过气管杈后方，位于胸主动脉的右侧。约在第 7 胸椎平面，食管再次向左偏斜，并斜跨胸主动脉前方，向左前下行达膈食管裂孔处与食管腹部相连（图 11-6）。

毗邻：在食管前方，由上而下分别与气管、左主支气管、左心房和膈等相邻；食管后方，食管与脊柱之间的间隙称食管后间隙。在第 5 胸椎以下，食管后间隙内有奇静脉、半奇静脉、副半奇静脉、胸导管、胸主动脉和右肋间后动脉。在食管胸段左侧，有两处（即食管进入和离开胸腔处）是和纵隔胸膜相贴的，这两处分别称食管上、下三角，是外科学的重要标志。食管上三角由左锁骨下动脉、脊柱前面和主动脉弓上缘围成，内除食管以外，还有胸导管。食管下三角由心包、胸主动脉和膈围成。食管右侧，除了肺根处未被纵隔胸膜覆盖外，在肺根以上和以下均与纵隔胸膜相贴，尤其在肺根以下右侧纵隔胸膜还深入到食管的后面，构成食管后隐窝。在肺根处，因食管的左侧有胸主动脉，右侧有奇静脉，故不与胸膜相贴（图 11-6）。

食管与主动脉相毗邻的特点，行食管手术时，应慎重考虑手术的入路；食管前面与左心房的后面毗邻，当左心房肥大时，可压食管向后向右。

（2）**胸主动脉、胸导管、奇静脉、半奇静脉和副半奇静脉**：胸主动脉先沿脊柱左侧下降，以后逐渐行于脊柱前方（图 11-6）。胸主动脉的前方从上向下为左肺根、心包、食管，右侧毗邻胸导管和奇静脉，左后方为半奇静脉和副半奇静脉（图 11-11）。

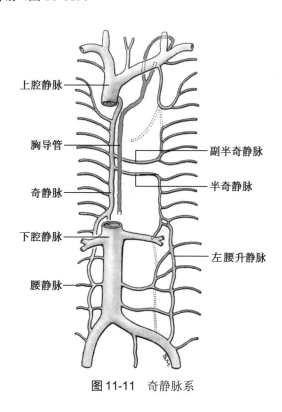

图 11-11 奇静脉系

胸导管（thoracic duct）起于乳糜池，向上经膈主动脉裂孔进入胸腔，在食管后面，胸主动脉与奇静脉之间上行。约至第 4、5 胸椎之间的平面往左经主动脉弓后方至食管左侧，继续上行至颈根部入左颈静脉角（见图 11-11）。

（四）纵隔间隙

纵隔间隙为纵隔内各器官之间的窄隙，由疏松结缔组织填充，以适应器官的活动和容积的改变，如呼吸时气管的活动和吞咽时食管容量的改变等。纵隔间隙的结缔组织向上与颈部结缔组织及间隙相延续，向下经主动脉裂孔、食管裂孔等与腹腔结缔组织及间隙相通。当纵隔气肿时空气可向上扩散到颈部；炎症积液可向下蔓延至腹膜后隙，颈部筋膜间隙的渗血、感染也可向下蔓延至纵隔。纵隔间隙包括胸骨后间隙、气管前间隙和食管后间隙。

第四节　胸部的血管和淋巴

一、动脉

营养胸壁及胸腔各脏器的主要动脉来自胸主动脉。其分支有壁支和脏支（图 11-12）。

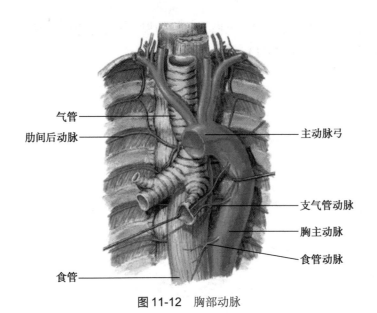

图 11-12 胸部动脉

（一）壁支

第 3～11 对肋间后动脉（第 1、2 对肋间后动脉来自锁骨下动脉的肋颈干）及一对肋下动脉。肋下动脉行于第 12 肋下。每对动脉沿相应肋骨下缘前行，分布于第 3 肋间隙以下的大部分胸壁及部分腹壁。此外，每对肋间动脉尚有小支分布到脊髓及背部软组织等处。

（二）脏支

支气管动脉多数起自胸主动脉起始部，紧贴左、右支气管后壁，并随之入肺；食管动脉发自胸主动脉前壁不同高度，斜向前下至食管。

此外，尚有起自锁骨下动脉的胸廓内动脉，该动脉入胸后，在距胸骨侧缘 1～2cm 处，经第 1～6 肋软骨后面下降，沿途发出：①穿支分布于胸前壁内侧；②肋间前支与肋间后动脉吻合；③心包膈动脉分布至心包及膈；④肌膈动脉分支营养胸、腹前壁及膈；⑤腹壁上动脉下行进入腹直肌鞘，营养腹直肌等。

二、 静脉

胸腔内静脉回流主要通过奇静脉系统。沿脊柱右侧上行的为奇静脉，它绕过肺根上方向前注入上腔静脉，沿途收集食管静脉、支气管静脉、右肋间后静脉。沿脊柱左侧走的为半奇静脉和副半奇静脉，它们在第 7～10 胸椎合并后或各自单独汇入奇静脉。肋间后静脉与肋间后动脉伴行，向前与胸廓内静脉及肌膈静脉的属支相吻合；右侧汇入奇静脉，左侧汇入半奇静脉或副半奇静脉。奇静脉上连上腔静脉，下借腰升静脉与下腔静脉系的髂总静脉相连，因此，它们是沟通上、下腔静脉的重要通路（图 11-11）。

当上腔静脉发生阻塞时（例如：因纵隔恶性肿瘤或主动脉瘤压迫所致），头颈部可因血液回流受阻而发生颈静脉怒张。若其阻塞部位在奇静脉入口平面以上，则其血流即通过胸壁静脉和上部肋间静脉进入奇静脉向心回流，故在胸壁可见静脉曲张。若其阻塞部位在奇静脉入口平面以下，血流则通过胸腹壁浅、深部静脉经下腔静脉向心回流，故胸腹壁均有静脉曲张。根据静脉曲张的情况，有助于鉴别病变的部位。

椎静脉丛（vertebral venous plexus）位于整个椎管内外，均有丰富的静脉丛，它们互相吻合，并与椎静脉、肋间静脉、奇静脉及腰静脉沟通，上通过枕骨大孔与颅内发生联系。因此，椎静脉丛既是沟通上、

图中标注：气管、肋间后动脉、主动脉弓、支气管动脉、胸主动脉、食管动脉、食管

下腔静脉的通道，又是感染、肿瘤及某种寄生虫蔓延或转移途径之一。临床上盆部和腹部的感染或肿瘤，可经椎静脉丛直接侵及颅内。

三、淋巴

胸部淋巴回流分胸壁和胸腔两类。

（一）胸壁淋巴

胸壁浅淋巴到腋窝淋巴结，胸壁深淋巴到胸骨旁淋巴结和肋间淋巴结。胸骨旁淋巴结沿胸廓内动脉排列，主要收集乳房内侧部和胸前壁深部的淋巴；肋间淋巴结位于胸后壁肋小头附近，收集胸后壁深部淋巴。

（二）乳房的淋巴

女性乳房的淋巴管十分丰富，互相吻合成网，可分浅、深二组。浅组位于皮内和皮下；深组位于乳腺小叶周围和输乳管壁内，两组有广泛吻合。乳腺癌时，主要沿淋巴途径扩散和转移。故了解女性乳房的淋巴流向及相应淋巴结的位置，具有重要的临床意义。

乳房各部的淋巴流向不同，大体可归纳如下（图11-13）：

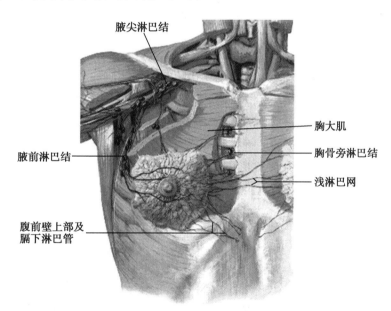

图 11-13　乳房的淋巴引流

1. 乳房外侧和上部的淋巴管多汇集注入腋尖淋巴结。乳腺癌时，可早期经此路径转移至同侧腋淋巴结。

2. 乳房内侧部的淋巴管可注入胸骨旁淋巴结。

3. 乳房下内侧部的淋巴管可与腹前壁上部及膈下的淋巴管相吻合。

4. 乳房深部的淋巴管可形成2～3条大淋巴管，穿胸大、小肌直接注入腋尖淋巴结。

5. 乳房浅淋巴网：两侧乳房可借浅淋巴网相互交通。

（三）胸腔淋巴

胸腔淋巴结分前、中、后3群。前群称纵隔前淋巴结，位于头臂静脉和主动脉弓周围，主要收集胸腺、心包和心脏的淋巴；中群的淋巴结很多，按所在位置分别称支气管肺（门）淋巴结、气管支气管淋巴结和气管旁淋巴结，主要收集肺、支气管和气管的淋巴；后群称纵隔后淋巴结，位于食管和胸主动脉周围，收集食管、胸主动脉及肝上面的淋巴。

上述淋巴结群除邻近胸导管的肋间淋巴结和纵隔后淋巴结可直接进入胸导管外，多向上汇入支气管纵隔干，然后再进入胸导管或右淋巴导管。

第五节 胸部的神经

一、胸壁的神经

（一）胸前、外侧区的皮神经

来自颈丛和上部肋间神经的分支。

1. **锁骨上神经** 有3~4支，属于颈丛皮支，自颈丛发出后向下跨越锁骨的前面，分布于胸前区上部和肩部皮肤。

2. **肋间神经的外侧皮支和前皮支** 肋间神经在肋间隙伴随血管走行，近腋前线处发出外侧皮支。第2肋间神经外侧皮支跨腋窝分布于臂内侧皮肤，称**肋间臂神经**，乳腺癌根治术应注意保护此神经。如术后臂内侧皮肤麻木，可能损伤该皮神经。肋间神经本干至胸骨外侧约1cm处浅出，易名为前皮支。第12对胸神经前支称肋下神经。行肋间神经阻滞或封闭时，可在肋间神经行程中的任何部位进针，临床首选肋角至腋后线之间，此处肋骨位置表浅，且在肋沟处。肋间神经呈重叠分布，应同时封闭上、下位肋间隙的神经（图11-14）。

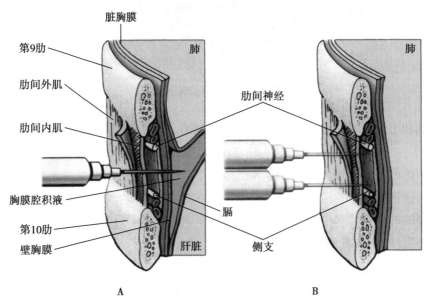

图11-14　胸膜腔穿刺（腋中线）（A）与肋间神经阻滞（B）示意图

（二）乳房的神经

主要有锁骨上神经分支及第 2~6 肋间神经的前、外侧皮支分布,司乳房的感觉。其交感神经纤维分布到乳房,司腺体分泌和平滑肌收缩。

二、 胸腔器官的神经

（一）膈的神经

膈主要由膈神经支配,膈神经起自颈丛,在锁骨下动、静脉之间入胸腔,经肺根前方、心包与纵隔胸膜之间下行至膈。左膈神经穿肌部,右膈神经穿经中心腱或腔静脉孔入膈内。沿途发出胸骨支、肋支,胸膜支和心包支。其运动纤维支配膈肌,感觉纤维分布至胸膜、心包和膈下中心腱部的腹膜,右膈神经还有分支至肝上面被膜和胆囊。

（二）胸膜的神经

脏胸膜由肺丛的内脏感觉神经司理,肺手术时可经肺根阻滞麻醉肺丛的传入冲动。壁胸膜由脊神经的躯体感觉神经支配,感觉灵敏。肋间神经分支至肋胸膜和膈胸膜周围部;膈神经分支分布到胸膜顶、纵隔胸膜及膈胸膜中央部。当胸膜受刺激时,疼痛可沿肋间神经向胸、腹壁放射,或沿膈神经向颈、肩部放射,引起牵涉痛。

（三）肺的神经

肺由内脏神经支配,交感神经来自第 2~5 胸髓节段的侧角,副交感纤维来自迷走神经。两者在肺根前、后方形成肺丛,随肺根入肺。副交感神经兴奋,使支气管平滑肌收缩,血管舒张和腺体分泌。交感神经兴奋则相反,故当哮喘时,可用拟交感神经性药物以解除支气管平滑肌痉挛。内脏感觉纤维分布于肺泡、各级支气管黏膜及脏胸膜,随迷走神经入脑。

（四）食管的神经

食管胸部的神经来自胸交感干和迷走神经,食管壁的平滑肌和腺体由交感和副交感神经支配,横纹肌由喉返神经支配,感觉冲动随交感神经和迷走神经传入脊髓和脑。

（五）心与心包的神经

心的神经包括交感神经、副交感神经和感觉神经。交感神经来源于第 1~4(或 5)胸髓节段侧角发出的节前纤维,至交感干颈上、颈中、颈下节和第 1~5 胸节中的神经元,由节中神经元发出纤维与副交感神经一起构成心丛,再分布于心脏。副交感神经由迷走神经背核和疑核发出,沿迷走神经行走,终止于心神经节,由心神经节发出纤维分布于心脏。传导心痛觉的纤维主要沿交感神经行走,至第 1~5 胸髓节段。参与心反射的感觉纤维,可能沿迷走神经行走,进入脑干。

心包的神经来源较多,有来自心丛、肺丛和食管丛,也来自膈神经、肋间神经和左喉返神经。

想 一 想

1. 胸部肌的功能 胸部的肌各自形态、大小、所处的部位、肌纤维方向及作用各不相同,大部分肌的起点范围大，止点范围小，呈扇形。位置较表浅，血供较丰富，可裁制成肌瓣或肌皮瓣，供创伤修复或美容整形使用。

胸部肌力是呼吸动力。胸肌参与胸壁和上肢的运动，而其重要功能是参与呼吸运动。使胸廓扩大产生吸气动作的肌称吸气肌，主要有肋间外肌及膈肌；使胸廓缩小产生呼气动作的肌称呼气肌，主要有肋间内肌和部分腹肌。如腹直肌、腹外斜肌、腹内斜肌。此外，一些辅助呼吸肌如前、中、后斜角肌、胸锁乳突肌、胸大肌、胸小肌、斜方肌和胸横肌，在用力呼吸时也参与呼吸运动。

在平静呼吸时，吸气是主动的，主要由膈收缩引起；呼气是被动的，它不是由呼气肌收缩引起，而是肺依靠本身的回缩力量，牵引胸廓缩小，产生呼气。老年人的呼吸肌肌力下降，是导致呼吸运动功能下降的原因之一。

2. 呼吸肌的锻炼方法　许多呼吸系统疾病患者均存在不同程度的呼吸困难，主要表现为在穿衣、洗澡、散步或登梯等日常活动中感到气短。通过有氧呼吸运动的康复治疗，不仅可以明显改善呼吸系统功能，更能促进全身血液循环和新陈代谢，增强抵抗力，加快全身疾病的康复进程。

对呼吸困难的康复治疗，其中一种重要而又方便的疗法是运动疗法，不同的疾病可以选择不同的运动疗法。运动疗法包括呼吸肌运动训练、上肢肌肉运动、下肢肌肉运动和全身肌肉运动训练。进行呼吸肌运动训练时应注意有效的通气压力产生于肋间吸气肌而不是膈肌，因此，练习腹式呼吸时，在吸气时要使胸廓运动保持最小，也可在腹部放一小重物进行抗阻力训练，呼气时手下压腹部，缩唇缓慢呼出空气。上肢肌肉运动包括仰卧推举、平板支撑、提物、举物、拉力器练习和握力器练习等，这些运动可以增强辅助呼吸肌的耐力和肌力；下肢肌肉运动有步行、登梯和踏车等；全身肌肉运动训练包括跑步、游泳和练健身操等亦有助于增强胸部肌肉的功能。

缩唇呼吸有利于膈肌锻炼。患者熟练地采用腹式呼吸后，开始胸肌锻炼，以增加胸肌活动度。

(1) 腹式呼吸练习：将双手置于肋弓下方，吸气时双手给徐徐隆起的腹部施加阻力，然后慢慢缩腹呼气，手掌加压用力以进一步增高腹内压，促进膈肌上抬。

(2) 吹烛练习：取坐位，嘴与蜡烛的火苗高度一致，相距 20cm，吸气后缩腹遂缓慢呼气，使火苗倒向对侧，每次练习距离增加 10cm，直至 90cm。

(3) 含、展胸练习：在做呼吸练习时，应选择空气优质的场所；练习者取站位，配以上肢动作，可先缓慢地呼气，同时做含胸体前屈动作——使胸廓容积达最小，以便于将胸内浊气"压干挤净"；然后再做展胸体后伸动作，同时尽可能多地吸入新鲜空气，享受充足的氧气。然后循环往复五遍以上，每天 1 次以上。

肋间肌锻炼：主要用于慢性限制性肺疾病患者，将手掌置于需扩张的胸部区域时手掌加压，引导胸廓对抗阻力以扩胸。

3. 胸廓出口综合征的康复治疗　胸廓出口综合征又称臂丛神经血管受压征、椎间孔外神经根卡压征、第 1 肋骨综合征、颈肋综合征、前斜角肌综合征、肋锁综合征、过度外展综合征。是指锁骨下动、静脉和臂丛神经在胸廓上口受压迫而产生的一系列症状。包括上肢和颈肩部疼痛、麻木、乏力、感觉异常、指尖刺痛、肌肉萎缩等综合征。多见于中年女性，与男性比例为 3.5∶1，20～40 岁占 80%。常见的骨性原因有颈肋、第 7 颈椎横突过长，第 1 肋骨变异（第 1 肋上缘异常结节性隆起或第 1 肋增宽），锁骨骨折后畸形愈合或骨痂形成致肋锁间隙狭窄；软组织因素包括：异常纤维束带、Sibson 腱膜（胸膜上腱膜）、前、中斜角肌肥大或止点变异，锁骨下肌、胸小肌等先天性或后天性改变、臂丛神经先天性变异、颈肩部的急性牵拉伤及慢性劳损、颈肩部的肌肉失衡、肥胖，以及长期的姿势不良，尤其长期取萎靡不振体位。由于尺神经居臂丛位置最低而最易受压。

该征可分 4 型：

（1）下干受压型：患肢酸痛、无力、怕冷，手部麻木。检查见患肢肌力稍差，手尺侧特别是前臂内侧针刺痛觉明显改变，鱼际和小鱼际肌可有萎缩。

（2）上干受压型：肩外展、屈肘无力，肌力减退，常伴有肩颈部疼痛不适，但被动活动正常。

（3）全臂丛受压型：为上、中、下干均有受压的表现，肩颈部疼痛不适、手麻痛。

（4）肩胛背神经受压型、交感神经刺激型、锁骨下动、静脉受压型等：会出现相应的症状。

一些特殊检查有：①肩外展试验：患者坐位，检查者扪及患者腕部桡动脉，令前臂旋后，肩外展90°～100°，屈肘90°，桡动脉搏动消失或减弱为阳性；②斜角肌挤压试验：患者坐位，检查者扪及腕部桡动脉，肩外展30°，略后伸，并令患者头颈后伸，逐渐转向患侧，桡动脉搏动消失或减弱为阳性；③锁骨上叩击试验：令患者头偏向健侧，叩击患侧颈部，出现手指发麻或触电感为阳性；④Rooes试验：双上肢放在肩外展试验的位置上用力握拳，再完全松开，每秒1次，45秒内就不能坚持者为阳性。

运动治疗主要有：休息体位：臂交叉抱于胸前，并略高于双肩，此姿势有利于臂丛神经处于放松位。

（1）深呼吸练习：仰卧屈膝位，两手指交叉置于头后，吸气时双肘向背侧伸展扩胸，呼气时双肘向前屈以含胸，重复8～10次。

（2）颈部练习：患者坐位，上肢自然下垂，挺胸，腰伸直。①颈部侧弯：眼睛直视前方，颈部弯向右侧，持续5秒，然后弯向左侧，再持续5秒，反复5次；②颈部旋转：头转向右侧，眼睛看右侧肩膀，持续5秒，然后转向左侧，眼睛看左侧肩膀再持续5秒，反复5次；③颈部前屈：低头，前屈颈部，眼睛看胸前，持续5秒，然后回到中立位，反复5次。

（3）肩部练习：①耸肩运动：双臂下垂，两肩耸肩向后旋，同时做头颈前伸，吸气。两肩下降放松还原，呼气。②弯腰提拉小杠铃，再直腰使肩向后并带动肩胛骨一起向上。③仰卧于长凳，推杠铃向上并使肩部升起离开凳面。④爬墙练习：患者以患侧手扶墙，用手指在墙上从低向高处爬动。

此外，还有推拿疗法、温热疗法、牵引疗法，对部分患者有效，可能由于牵引体位时颈部肌肉放松，减轻了对臂丛神经的压迫。

4. 乳腺癌术后的康复治疗 乳腺癌手术、放疗、化疗后，患者往往同时存在不同程度的身心障碍，如手术侧肩关节活动障碍，手术侧上肢淋巴肿（据统计进行腋窝淋巴结切除者有25.5%～38.3%的患者会出现此种淋巴肿），胸廓活动减少，呼吸功能下降，心理障碍表现为焦虑、幻觉，等，需进行康复治疗。妇女中乳腺癌占全身恶性肿瘤的20%。

运动治疗主要有肩关节体操（增大手术侧肩关节活动范围）。引流管拔除后可开始主动练习；拆线后可增加一些被动牵伸的动作。增大肩关节运动范围还常用以下练习：①持体操棒，两臂上举；②持体操棒两臂轮流向左右摆动；③两手在身后持体操棒，两臂后伸；④利用滑轮装置，两手持绕过滑轮的绳子两端，轮流拉起一侧肩臂；⑤在"肩轮"上作肩绕环练习；⑥靠墙站立，扶患手作"爬墙"练习；⑦患手反掌摸下背部（可用健手帮助）；⑧身体前倾，两臂轮流前后甩动。

对有淋巴肿的上肢做柔和的向心性按摩，可促进淋巴排空、回流。还可做呼吸体操：如胸式呼吸，深浅要适度。

（周学兰）

第十二章
腹部

腹部（abdomen）位于胸部和盆部之间，由腹壁、腹膜腔和腹腔内容物及腹部血管、神经、淋巴等组成。

一、境界与分区

（一）境界

腹壁的上界为剑突、肋弓、第 11 肋前端、第 12 肋及第 12 胸椎；下界为耻骨联合上缘、腹股沟韧带及髂嵴。以腋后线为界，将腹壁分为腹前外侧壁和腹后壁（腰区）两部分。腹腔的界线与腹壁的境界并非一致，其上界为膈，呈穹窿状突向胸腔，其下界以盆腔为界，小肠等腹腔器官也常降于骨盆腔内，故腹腔的范围远较腹壁境界大。

（二）分区

腹部分为 9 个区：即腹上区及左、右季肋区，脐区及左、右外侧区（腰区）、腹下区及左、右腹股沟区（髂区）（图绪论 -8，图 12-1）。

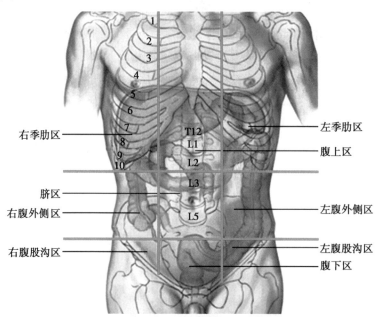

图 12-1　腹腔内主要器官在腹前壁的投影

二、 表面解剖

（一）体表标志

在腹前外侧壁的上界可以触到剑突、肋弓，在下界可触到髂前上棘、髂嵴、耻骨结节、耻骨联合等结构。在腹前壁正中线上，可见到一纵行浅沟，其深方为**白线**，脐下较窄，两侧为腹直肌。脐位于腹前正中线，相当于第3、4腰椎间的水平线上。髂前上棘与耻骨节结之间的浅沟为腹股沟，沟的深面为腹股沟韧带。在腹后壁于后正中线两旁可摸到竖脊肌外侧缘，它与第12肋形成的夹角称肾角或脊肋角，临床上的肾囊封闭术即在此进行。在皮下可摸到第12肋。在后正中线腰部可以逐个触及腰椎棘突。

腹部体表标志是腹部针灸取穴，判断腹前外侧壁神经及肌损伤等的解剖学根据。

（二）体表投影

腹壁的外形和腹腔器官的位置，随体型、体位、年龄、性别、肌和脂肪的发育以及消化道充盈程度的差异而有变化。矮胖者，肝、盲肠和阑尾的位置较高，瘦长型者较低。小儿肝的比例大于成人，故腹部显得膨隆。老年人常因腹肌和韧带松弛而至内脏下垂。因此，对腹腔器官掌握一般位置关系外，还应了解其个体差异。成人腹腔内主要器官在腹前壁的投影如图12-1、表12-1。

表12-1　腹腔主要器官在腹前壁的投影位置

右季肋区	腹上区	左季肋区
1. 肝右叶大部分	1. 肝右叶小部分及肝左叶大部分	1. 肝左叶小部分
2. 胆囊一部分	2. 胆囊	2. 胃贲门、胃底及部分胃体
3. 结肠肝曲	3. 胃幽门部及胃体一部分	3. 脾
4. 右肾上部	4. 胆总管、肝动脉、肝静脉及小网膜	4. 胰尾
	5. 十二指肠大部分	5. 结肠脾曲
	6. 胰头、胰体	6. 左肾上部
	7. 两肾一部分及肾上腺	
	8. 腹主动脉及下腔静脉	
	9. 腹腔神经节	
右腹外侧区（腰区）	**脐区**	**左腹外侧区（腰区）**
1. 升结肠	1. 胃大弯（胃充盈时）	1. 降结肠
2. 部分回肠	2. 横结肠	2. 部分空肠
3. 右肾下部	3. 大网膜	3. 左肾下部
4. 右输尿管	4. 十二指肠一部分	4. 左输尿管
	5. 空、回肠祥	
	6. 腹主动脉及下腔静脉	
右腹股沟区（髂区）	**腹下区**	**左腹股沟区（髂区）**
1. 盲肠	1. 回肠祥	1. 乙状结肠大部分
2. 阑尾	2. 膀胱（充盈时）	2. 回肠祥
3. 回肠末端	3. 子宫（妊娠期）	
	4. 乙状结肠一部分	

（三）腹部主要穴位

腹部的针灸穴位众多，主要有曲骨穴、关元穴、中脘穴、不容穴、天枢穴、大横穴、肺俞穴、心俞穴、_____

肝俞穴、胃俞穴、肾俞穴、京门穴、章门穴等（见图绪论 -10）。如曲骨穴主治小便淋沥、小便不通、遗尿、遗精、月经不调、痛经等；针刺中脘穴可治胃痛和消化不良等，也用于治疗癫、狂、痫等征。

第二节 腹部的肌及其功能分析

腹肌位于胸廓与骨盆之间，参与腹壁的组成，按部位分为前外侧群和后群。

一、前外侧群

前外侧群构成腹腔的前外侧壁。由带状的腹直肌和宽阔的腹外斜肌、腹内斜肌和腹横肌组成。

（一）腹直肌

腹直肌（rectus abdominis）为位于中线两侧的一对长带状肌，表面被腹直肌鞘包裹，起自耻骨联合和耻骨嵴，肌束向上止于胸骨剑突和第 5～7 肋软骨的前面。肌的全长被 3～4 条横行的腱划分成几个肌腹，腱划由结缔组织构成，与腹直肌鞘的前层紧密结合，为肌节愈合的痕迹。在腹直肌的后面，腱划不明显，未与腹直肌鞘的后层愈合，因此腹直肌的后面是完全游离的。腹直肌由下 6 或 7 对胸神经的前支支配。

（二）腹外斜肌

腹外斜肌（obliquus externus abdominis）为宽阔扁肌，位于腹前外侧部的浅层，以 8 个肌齿起自下 8 个肋骨的外面，与前锯肌、背阔肌的肌齿交错，肌纤维从外上斜向内下，后部肌束向下止于髂嵴前部，其余肌束向内移行于腱膜，经腹直肌的前面，并参与构成腹直肌鞘的前层，至腹正中线止于白线。腹外斜肌腱膜的下缘卷曲增厚连于髂前上棘与耻骨结节之间，称为**腹股沟韧带**（inguinal ligament）。腹股沟韧带的内侧端有一小束腱纤维向下后方返折至耻骨梳，称**腔隙韧带**（**陷窝韧带**），腔隙韧带延伸并附于耻骨梳的部分称**耻骨梳韧带**（即 Cooper 韧带），腹股沟疝修补术可将腹直肌的弓状下缘和腹股沟镰与耻骨梳韧带缝合用来加强腹股沟管壁后壁。在耻骨结节外上方，腱膜形成三角形的裂孔，为**腹股沟管浅（皮下）环**。腹外斜肌由下 6 对胸神经的前支支配。

（三）腹内斜肌

腹内斜肌（obliquus internus abdominis）在腹外斜肌深面。起自胸腰筋膜、髂嵴和腹股沟韧带的外侧 1/2，肌束呈扇形，后部肌束几乎垂直向上止于下位 3 个肋骨，大部分肌束向前上方延为腱膜，在腹直肌外侧缘分为前、后两层包裹腹直肌，参与构成腹直肌鞘的前层及后层，在腹正中线终于白线。腹内斜肌下部起于腹股沟韧带的肌束行向前下，越过精索前面，延为腱膜，与腹横肌的腱膜会合形成**腹股沟镰或称联合腱**，止于耻骨梳的内侧端及耻骨结节附近。腹内斜肌的最下部发出一些细散的肌纤维，包绕精索、睾丸和阴囊，称为**提睾肌**，收缩时可上提睾丸。此肌虽属骨骼肌，但不受意志支配。提睾肌附于精索内筋膜的表面，是修补腹股沟疝显露疝囊时，切开精索内筋膜的标志。在女性，该肌非常薄弱，仅少许纤维沿子宫圆韧带表面下降，相当于男性提睾肌外侧部的纤维。腹内斜肌由下 6 对胸神经及第 1 对腰神经的前支支配。

（四）腹横肌

腹横肌（transversus abdominis）在腹内斜肌深面，起自下 6 个肋软骨的内面、胸腰筋膜、髂嵴和腹股沟韧带外侧 1/3，肌束横行向前延为腱膜，腱膜越过腹直肌后面参与组成腹直肌鞘后层，止于白线。腹横肌由下 6 对胸神经及第 1 对腰神经的前支支配（图 12-2）。

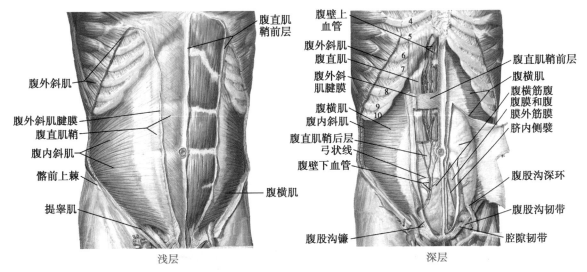

图 12-2　腹部肌肉、血管和神经

二、后群

腹后壁的中部为脊柱腰段，两侧自内而外有腰大肌、腰方肌和腹壁 3 层扁阔肌的后部及其筋膜。腰方肌下方为髂窝，内有髂肌及其筋膜。

（一）腰方肌

腰方肌（quadratus lumborum）位于腹后壁腰椎体两侧，起自髂嵴的后部，向上止于第 12 肋和第 1～4 腰椎横突，腰方肌下降和固定第 12 肋，并使脊柱侧屈。腰方肌由第 12 对胸神经及第 1 对腰神经支配。

（二）腰大肌

腰大肌（psoas major）起自腰椎体侧面，经腹股沟韧带深面到达股部，止于小转子，由第 2、3 对腰神经的前支支配。

背阔肌、下后锯肌、竖脊肌也参与构成腹后壁。

三、肌间结构

（一）腹直肌鞘

腹直肌鞘（sheath of rectus abdominis）由三块扁肌的腱膜构成。分前、后两层，前层由腹外斜肌腱膜与腹内斜肌腱膜的前层构成；后层由腹内斜肌腱膜的后层与腹横肌腱膜构成。在脐以下 4～5cm 处 3 块扁肌的腱膜全部转到腹直肌的前面构成腹直肌鞘的前层，使后层缺如，因此，腹直肌鞘的后层由于腱膜中断而形成一凸向上方的弧形边界线,称**弓状线或半环线**,此线以下腹直肌后面与腹横筋膜相贴(图12-2)。

(二)白线

白线(linea alba)为三块扁肌的腱膜在前正中线相互交织而成,上方起自剑突,下方止于耻骨联合(图12-2)。约在白线的中点有**脐环**,在胎儿时期,有脐血管通过,是腹壁薄弱点之一,若腹腔脏器由此处膨出,称为脐疝。

(三)腹股沟管

腹股沟管(inguinal canal)为男性精索或女性子宫圆韧带通过的一条肌和腱之间的裂隙,位于腹前外侧壁的下部,在腹股沟韧带内侧半的上方,由外上斜贯向内下,长4～5cm。腹股沟管有两口,内口称腹股沟管深(腹)环,位于腹股沟韧带中点上方约1.5cm处,为腹横肌腱膜向外的突出口。外口即腹股沟管浅(皮下)环,位于耻骨嵴外上方(图12-2、图12-3)。

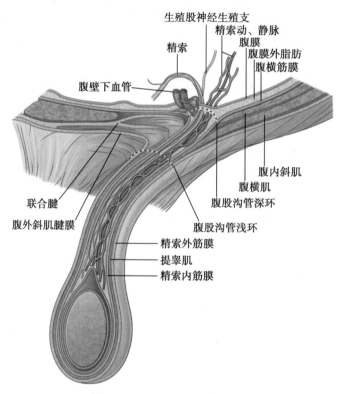

图12-3　腹股沟管结构示意图

(四)腹股沟三角

腹股沟三角(inguinal triangle)又称 Hesselbach 三角,位于腹前壁下部,是由腹直肌外侧缘、腹股沟韧带和腹壁下动脉围成的三角区。

腹股沟管和腹股沟三角都是腹壁下部的薄弱区。在病理情况下,如腹膜形成的鞘突未闭合或腹壁肌薄弱、长期腹内压增高等,可致腹腔内容物由此区突出形成腹股沟疝。

腹壁下动脉是鉴别腹股沟斜疝与直疝的解剖标志;而腹股沟韧带则是腹股沟疝与股疝的鉴别标志。腹股沟区疝的形成除与腹壁薄弱有关外,还与营养状况、体力劳动、妊娠、快速减肥等因素有关。幼儿腹股沟管短,腹股沟管的深、浅环相对接近,也是疝的好发人群。临床上腹股沟疝是不能自愈的。婴幼儿可复性疝可考虑疝带治疗,用这种方法婴幼儿大多可获得治愈。但大多数患者则应考虑手术疗法,但在接受手术疗法之前及时使用疝带亦很有益,既能阻止病情进一步发展,又可有效预防疝嵌顿、肠梗阻等急危并发症的发生。

四、 腹肌功能分析

腹前外侧肌群的功能:①具有保护和固定腹腔器官的作用。3块扁肌肌纤维互相交错,薄而坚韧,与腹直肌共同形成牢固而有弹性的腹壁,保护腹腔脏器。②收缩时缩小腹腔,助呼吸,维持腹腔脏器位置和增加腹内压,协助排便、分娩、呕吐和咳嗽等生理功能,增加腹压还可以使膈穹窿上升,还可降肋协助呼气。③腹肌是背部伸肌的拮抗肌,两侧同时收缩,可使躯干(脊柱)前屈,单侧收缩,使躯干侧屈和旋转。

腹后群肌的腰方肌有降第12肋和使腰椎侧屈作用;腰大肌能屈并外旋下肢。固定下肢时,能屈躯干、单侧肌收缩可屈腰部。

因此,腰部肌既是腰椎活动的动力源泉,又是稳定脊柱、保持腰椎平衡的重要结构。腹部肌在维持脊柱腰段的稳定中发挥重要作用,腰椎间盘突出患者腰腹部屈伸肌力出现明显下降,又以腰部伸肌肌力下降更为突出。腰腹肌功能锻炼已被证明对腰椎间盘突出治疗有促进作用,增强腹肌功能可稳定保护脊椎。

第三节 腹膜、腹膜腔及脏器

一、 腹膜和腹膜腔

(一)腹膜和腹膜腔

腹膜(peritoneum)为覆盖于腹、盆腔壁内和腹、盆腔脏器表面的一层薄而光滑的浆膜,由间皮和少量结缔组织构成,呈半透明状。衬于腹腔、盆腔壁的腹膜称为**壁腹膜**,由壁腹膜返折并覆盖于腹腔、盆腔脏器表面的腹膜称为**脏腹膜**。壁腹膜和脏腹膜互相延续、移行,共同围成不规则的潜在性腔隙,称为**腹膜腔**(peritoneal cavity)(图12-4)。男性腹膜腔为一封闭的腔隙;女性腹膜腔则借输卵管腹腔口,经输卵管、子宫、阴道与外界相通。

壁腹膜较厚,与腹、盆腔壁之间有一层疏松结缔组织,称为**腹膜外组织**。脏腹膜紧贴脏器表面,从组织结构和功能方面都可视为脏器的一部分,如胃和肠壁的脏腹膜即为该器官的外膜。

腹膜腔和腹腔是两个完全不同的概念。腹腔是指小骨盆上口以上由腹壁和膈围成的腔,而腹膜腔是脏腹膜和壁腹膜相互移行围成的潜在性腔隙,腔内无任何器官,仅含有少量浆液。腹腔内的脏器实际上位于腹膜腔之外(见图12-4)。

正常情况下,腹膜有以下生理作用:①产生少量浆液(100~200ml),浆液不仅能润滑和减少脏器间的摩擦还有促进伤口的愈合的作用;②腹膜具有很强的修复和再生能力,它所分泌的浆液可促使伤口的愈合,但若手术操作粗暴,也可造成肠襻纤维性粘连等后遗症;③腹膜所形成的韧带、系膜等结构对脏器有支持和固定作用;④腹膜和腹膜腔内浆液中含有大量巨噬细胞,有防御功能;⑤吸收功能,腹膜能吸收腹膜腔内的液体和空气等,腹上部腹膜吸收能力比下部强,因此,临床对腹膜炎或手术后的康复治疗过程中患者多采取半卧位,使炎性渗出流入下腹部,以延缓腹膜对毒素的吸收。

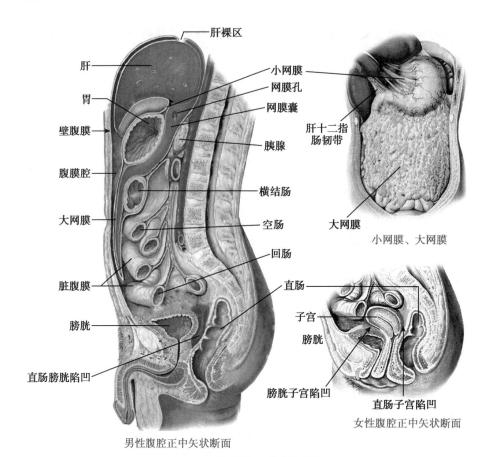

图 12-4　腹膜及其形成的结构

（二）腹膜形成的主要结构

腹膜从腹盆壁内面移行于器官表明或由一个器官移行到另一个器官的过程中，形成网膜、系膜和韧带。这些腹膜结构不仅对器官起连接和固定作用，也是血管和神经出入脏器的途径。

1. 网膜（omentum）　由双层腹膜构成，薄而透明，两层腹膜间夹有血管、神经、淋巴管和结缔组织等。包括小网膜、大网膜和网膜囊（见图 12-4）。

（1）**小网膜**（lesser omentum）：是由肝门向下移行于胃小弯和十二指肠上部的双层腹膜结构。从肝门连于胃小弯的部分称**肝胃韧带**，其内含有胃左、右血管、胃上淋巴结及至胃的神经等；从肝门连于十二指肠上部的部分称**肝十二指肠韧带**，其内有进出肝门的 3 个重要结构通过，胆总管位于右前方，肝固有动脉位于左前方，两者之后为肝门静脉。上述结构周围伴有淋巴管、淋巴结和神经丛。小网膜的右缘游离，其后方为网膜孔，经此孔可进入网膜囊。

（2）**大网膜**（greater omentum）：形似围裙覆盖于空、回肠和横结肠的前方。构成小网膜的两层腹膜分别贴被胃和十二指肠上部的前、后两面向下延伸，至胃大弯处互相愈合，形成大网膜的前两层，后者降至脐平面稍下方，然后向后返折向上，形成大网膜的后两层，连于横结肠并叠合成横结肠系膜，贴于腹后壁。随着年龄的增长，大网膜前两层和后两层常粘连愈合，致使其间的网膜囊下部消失，而连于胃大弯和横结肠之间的大网膜前两层则形成**胃结肠韧带**。

大网膜前两层或后两层之间含有许多血管分支，是心冠状动脉搭桥术中的常用供体血管来源；大网膜中含有丰富脂肪和巨噬细胞，有包围炎症病灶和限制脓液扩散作用，是腹膜腔内的重要防御装置。小儿的大网膜短，一般在脐平面以上，因此，小儿阑尾炎或下腹部炎症易扩散成为弥漫性腹膜炎。

（3）**网膜囊和网膜孔**：网膜囊（omental bursa）是小网膜和胃后壁与腹后壁的壁腹膜之间的一个扁

窄间隙,为腹膜腔的一部分,也称小腹膜腔。**网膜孔**(omental foramen)(Winslow 孔)的高度在第 12 胸椎至第 2 腰椎体的前方,成人可容 1～2 指通过。其上界为肝尾状叶,下界为十二指肠上部,前界为肝十二指肠韧带,后界为覆盖在下腔静脉表面的腹膜。网膜囊是腹膜腔的一个盲囊,位置较深,毗邻关系复杂,器官的病变相互影响(图 12-4)。

2. **系膜**(mesentery) 是将器官固定于腹、盆壁的双层腹膜,由壁、脏腹膜相互移行而成,内含出入器官的血管、神经和淋巴等。主要有**小肠系膜**、**阑尾系膜**、**横结肠系膜**和**乙状结肠系膜**。小肠系膜面积最大,呈扇形,**肠系膜根**长约 15cm,自第 2 腰椎左缘,斜向右下,全程先后位于十二指肠水平部、腹主动脉、下腔静脉、右输尿管和右腰大肌前方,终于右骶髂关节前方。由于小肠系膜长,因此,空、回肠活动性大,有利于食物在肠腔内充分消化和吸收,但也是发生肠扭转、肠套叠的因素之一。

3. **韧带** 是指连接腹、盆壁与脏器之间或连接相邻脏器之间的腹膜结构,多数为双层,少数为单层腹膜构成,对脏器有固定作用。有的韧带内含有血管和神经等。

(1)**肝的韧带**:肝脏面有肝胃韧带、肝十二指肠韧带和肝圆韧带;肝膈面有镰状韧带、冠状韧带和左、右三角韧带。

(2)**脾的韧带**:包括胃脾韧带、脾肾韧带和膈脾韧带。

(3)**胃的韧带**:包括肝胃韧带、胃脾韧带、胃结肠韧带和胃膈韧带。

4. **腹膜襞、腹膜隐窝和陷凹** 腹、盆壁与脏器之间或脏器与脏器之间腹膜形成的皱襞称**腹膜襞**,其深部常有血管走行。在腹膜襞之间或腹膜襞与腹、盆壁之间形成的腹膜凹陷称**腹膜隐窝**,较大的隐窝称**陷凹**。

(1)**肝肾隐窝**(hepatorenal recess):或称 Morison 窝,位于肝右叶与右肾之间。仰卧时,是腹膜腔的最低部位,腹膜腔内的液体易积存于此。

(2)**腹膜陷凹**:主要的腹膜陷凹位于盆腔内,为腹膜在盆腔脏器之间移行返折形成。男性的膀胱与直肠之间有**直肠膀胱陷凹**(rectovesical pouch),凹底距肛门约 7.5cm。女性膀胱上面的腹膜向后折转到子宫前面,形成**膀胱子宫陷凹**(vesicouterine pouch),转折处约在子宫峡的水平。子宫后面的腹膜从子宫体向下覆盖子宫颈,再转至阴道穹后部的上面,然后返折至直肠的前面,形成一个较深的**直肠子宫陷凹**(rectouterine pouch),又称 Douglas 腔。凹底距肛门约 3.5cm,与阴道穹后部之间仅隔以阴道后壁和腹膜(见图 12-4)。站立或坐位时,男性的直肠膀胱陷凹和女性的直肠子宫陷凹是腹膜腔的最低部位,故腹膜腔内的积液多聚积于此。临床上可进行直肠穿刺和阴道穹后部穿刺进行诊断和治疗。

(三)腹膜腔的分区和间隙

腹膜腔借横结肠及其系膜分为结肠上区和结肠下区(图 12-5)。

1. **结肠上区** 介于膈与横结肠及其系膜之间的区域,又称**膈下间隙**(subphrenic space),主要有胃、十二指肠、肝、肝外胆道、胰、脾等器官。结肠上区以肝为界分为肝上间隙和肝下间隙。上述各间隙发生脓肿时均称膈下脓肿。

2. **结肠下区** 介于横结肠及其系膜与小骨盆上口之间的区域,有空肠、回肠、盲肠、阑尾、升结肠、横结肠、降结肠、乙状结肠等器官。结肠下区常以肠系膜根和升、降结肠为标志分为 4 个间隙:**左、右结肠旁沟**和**左、右肠系膜窦**。

胃后壁穿孔时,早期常局限于网膜囊内,给诊断带来一定困难。一经确诊,早期应采取保守疗法。原则是:①禁食水;②左侧卧位;③止血、抗感染治疗。而当胃内容物或网膜囊内积液(脓)经网膜囊→网膜孔→肝肾隐窝→右结肠旁沟到达右髂窝,甚至盆腔,可引起腹膜炎;反之,阑尾的穿孔和脓肿,脓液可经右结肠旁沟到达肝肾隐窝,甚至形成膈下脓肿。

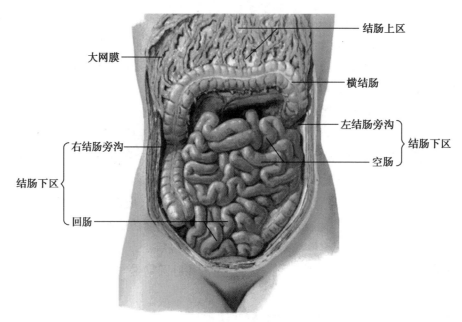

图 12-5 腹膜腔的分区及其脏器

（四）腹膜与腹腔器官的关系

根据腹、盆腔器官被腹膜覆盖范围的大小不同,可以分为 3 类:

1. 腹膜内位器官 是指器官表面几乎全被腹膜覆盖的器官。如胃、十二指肠、空肠、回肠、盲肠、阑尾、横结肠、乙状结肠、脾、卵巢和输尿管等。

2. 腹膜间位器官 是指器官大部分被腹膜覆盖的器官。如肝、胆囊、升结肠、降结肠、子宫和充盈的膀胱等。

3. 腹膜外位器官 是指器官仅一面被腹膜所覆盖的器官。如肾、肾上腺、输尿管、胰、十二指肠降部和下部,直肠中下部及空虚的膀胱等(图 12-4)。

了解腹膜与器官的关系,有重要的临床意义。可根据腹部内脏器官与腹膜的关系,在不同的器官疾患时可采取不同的手术入路、治疗以及康复措施。如腹膜内位器官,若进行手术必须通过腹膜腔,而肾、输尿管等腹膜外位器官的手术则不必打开腹膜腔而在腹膜外便可进行手术,这样,可以避免腹膜腔的感染和术后器官的粘连等。

二、 腹腔主要脏器

所有腹腔器官均不位于腹膜腔内。掌握腹腔器官的位置和毗邻有利于判断某一器官疾患时,对邻近器官的影响以及应采取的治疗和康复措施。

（一）胃

1. 毗邻 胃(stomach)中等程度充盈时大部分位于位于左季肋区,小部分位于腹上区。胃前壁的前方,右侧邻肝,左侧接膈,其余部分直接与腹前壁接触,是胃的触诊部位。胃后壁隔网膜囊与胰、左肾上腺、左肾、脾、横结肠及其系膜相毗邻,这些器官共同构成**胃床**(stomach bed)。胃后壁溃疡易与胰腺等粘连,并可穿入胰腺形成穿通性溃疡;同样胰腺的病变也可侵犯胃(图 12-6)。

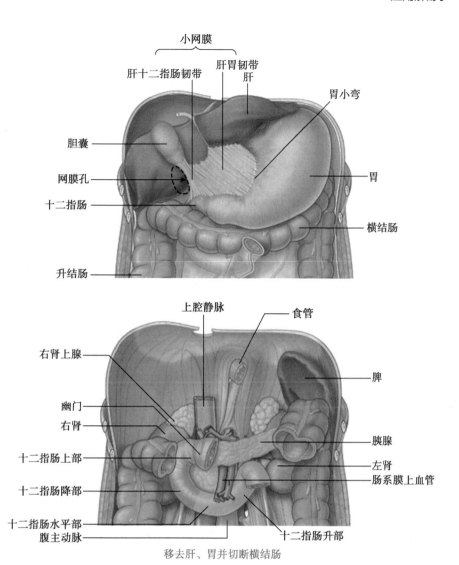

图 12-6　腹上部脏器的位置和毗邻

2. 胃的动脉　来自腹腔干及其分支,胃左动脉及胃右动脉、胃网膜左动脉及胃网膜右动脉分别沿胃大、小弯形成两个动脉弓,再由弓上发出许多小支至胃前、后壁,在胃壁内进一步分支,吻合成网。

此外,还有胃短动脉(又称胃底动脉)、胃后动脉及左膈下动脉发出的 1～2 条小支分布。这些分布于胃底的小支,对胃大部切除术后保证残胃的血供有一定临床意义。

3. 胃的静脉　与同名动脉伴行,均汇入肝门静脉系统。其中,胃右静脉沿胃小弯右行,途中收纳幽门前静脉,后者在幽门与十二指肠交界处前面上行,是辨认幽门的标志。胃后静脉在门静脉高压症中可引起胃底部静脉曲张,是造成消化道出血的主要血管之一,做断流手术时应结扎此静脉。

(二)肝

肝(liver)大部分位于右季肋区,小部分位于腹上区和左季肋区。肝的脏面与腹腔脏器毗邻:左叶毗邻胃底和胃体上部,后缘毗邻食管;方叶邻接幽门和十二指肠上部;右叶脏面从前向后毗邻结肠右曲、横结肠、十二指肠上部和降部的上段、右肾及右肾上腺(图 12-6)。肝的膈面邻膈,膈的上面与右膈胸膜、右肺及心毗邻。在腔静脉沟的上部,肝左、中、右静脉在腔静脉沟的上端出肝处称**第二肝门**,在腔静脉沟的下部肝右后下静脉和尾状叶静脉出肝处称**第三肝门**。

肝的动脉来源于**肝固有动脉**,是肝总动脉的延续,在肝十二指肠韧带内分左、右支(间或有中间支)

入肝，各支入肝后再分为叶间动脉和小叶间动脉。右支短而粗，入肝前发出胆囊动脉到胆囊。肝动脉供应肝需氧量的40%～60%。

肝门静脉的左、右支在肝门处分别注入左、右半肝，肝静脉系统的各级属支行于各肝段之间，主干肝右、中间和左静脉则行于相应的肝叶间裂之间，最后在第二肝门出肝分别注入下腔静脉。

（三）十二指肠

十二指肠（duodenum）介于胃与空肠之间，呈马蹄形包绕胰头，大部分位于第1～3腰椎的右侧，紧贴腹后壁，绝大部分为腹膜外位，十二指肠按其位置分为4部，各部的毗邻关系不同（图12-6）：

1. **上部**　上方邻接肝方叶和肝十二指肠韧带；下方为胰头；前方为胆囊，胆囊炎时常互相粘连；后方有胆总管、胃十二指肠动脉、肝门静脉和下腔静脉等重要结构。

2. **降部**　左侧与胰头相贴，胆总管与胰管在降部的后内侧合并成**肝胰壶腹**（Vater壶腹），并穿过肠壁开口于十二指肠大乳头；右侧为升结肠和结肠右曲；前方有横结肠及其系膜越过；后面有右肾门和出入肾门的结构。

3. **水平部**　前方有肠系膜上动、静脉和横结肠越过；后方有右侧输尿管、下腔静脉和腹主动脉经过；上方有胰头和胰体。由于此部位于肠系膜上动脉和腹主动脉的夹角内，肠系膜上动脉起点过低时，可压迫肠管甚至导致梗阻，引起肠系膜上动脉压迫综合征（Wilkie综合征）。

4. **升部**　升部的上方为胰体；前面有横结肠及其系膜；后面有左腰交感干和腰大肌；右侧毗邻胰头和腹主动脉；左侧有左肾和左输尿管。

十二指肠动脉主要来自胰十二指肠上、下动脉。

（四）胆囊与胆总管

1. **胆囊**　上方为肝；下方与结肠右曲和十二指肠上部相邻；左为幽门；前贴腹前壁。胆囊颈较细，其起始部膨大称Hartmann囊，胆囊结石多停留于此囊中。胆囊管长3～4cm，宫腔内有螺旋状黏膜皱襞称螺旋襞，可控制胆汁出入。胆囊管多在肝总管的右侧与之汇合而成胆总管。

胆囊动脉（cystic artery）一般发自肝右动脉，经**胆囊三角**（Calot三角）到胆囊。胆囊三角由右侧的胆囊管、左侧的肝总管、上方的肝围成（图12-7）。胆囊三角内除有胆囊动脉、胆囊淋巴结外，可能还有副肝管和副肝动脉，三角内结构复杂，是胆道、十二指肠上部手术的不安全区。

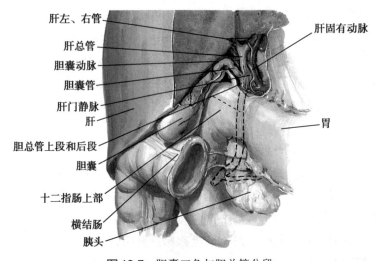

图12-7　胆囊三角与胆总管分段

2. 胆总管 由肝总管和胆囊管在肝十二指肠韧带内汇合而成，伸缩性较大，在结石或蛔虫阻塞时，管腔可扩张数倍而不破裂。

胆总管长 7～8cm，直径 0.6～0.8cm，依据其行程与毗邻关系分为 4 段（图 12-7）：

（1）**十二指肠上段**：十二指肠上缘以上，位于肝十二指肠韧带内，其左侧为肝固有动脉，右后方有肝门静脉。胆总管切开探查引流术即在此段进行。

（2）**十二指肠后段**：位于十二指肠上部的后方，下腔静脉之前，肝门静脉的右前方和胃十二指肠动脉的右侧。

（3）**胰腺段**：多数在胰头后方经过，下部有时被一薄层胰腺组织或胰腺被膜覆盖，位于胆总管沟内，故胰头肿瘤或炎症可导致胆总管下段受阻而出现梗阻性黄疸。胰腺部后方为下腔静脉。

（4）**十二指肠壁段**：即胆总管穿入十二指肠降部中份后内侧壁内的一段。胆总管末端与胰管汇合后膨大开口于十二指肠大乳头。该乳头位于十二指肠纵襞的下端，依此标志，可在逆行性胰胆管造影术及肝胰壶腹切开形成术时寻找乳头。

（五）胰

胰位于腹上区，横过第 1～2 腰椎前面，网膜囊后方，紧贴腹后壁。胰头为胰右端的膨大部分，三面被十二指肠环抱，后方有胆总管、肝动脉和肝静脉（图 12-6），故当胰头肿大时，可压迫胆总管产生梗阻性黄疸，压迫肝门静脉引起腹水等体征。胰体前面隔着网膜囊与胃后壁相邻，后方有腹主动脉、脾静脉、肠系膜下静脉以及左肾和左肾上腺等重要结构，胰体上缘紧邻腹腔干并有脾动脉向左行，腹腔干周围有腹腔丛，当胰腺癌侵及时，可引起难以缓解的背腹疼痛。

（六）肾

肾隔着它的被膜与腹膜后间隙的脏器相邻，还隔着壁腹膜与腹腔脏器相邻（图 12-8）。左肾：左肾上极内侧区隔着疏松结缔组织与左肾上腺相贴；前面近肾门处邻接胰尾和脾血管；前外侧自上而下邻接胃、脾、结肠左曲及空肠；内侧与腹主动脉之间相邻；内下方以肾盂续连左输尿管。右肾：右肾上极内侧区邻接右肾上腺，近肾门处邻接十二指肠降部；前外侧自上而下邻接肝右叶、结肠右曲及空回肠；内侧有下腔静脉；内下方以肾盂续连右输尿管。两肾后面上 1/3 借膈与肋膈隐窝相邻，下 2/3 由内至外毗邻腰大肌及前方的生殖股神经、腰方肌及前方的肋下神经血管、髂腹下神经和髂腹股沟神经。两肾内后方还分别有左、右腰交感干。

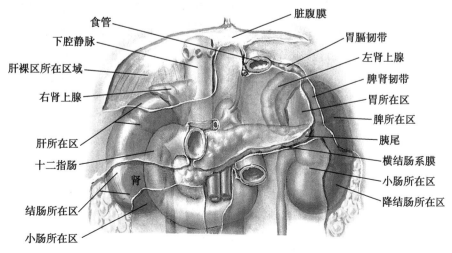

图 12-8 肾的毗邻

由于肾的毗邻关系复杂，肾周围炎或脓肿时，可刺激腰大肌和腰方肌发生痉挛，使髋关节的活度幅度缩小，产生疼痛以及髋关节屈曲挛缩。肾手术时，应注意勿伤及后面的肋膈隐窝，以免造成气胸。右肾手术时还应注意十二指肠降部，它比较固定易于撕裂。

（七）脾

脾的膈面与膈、膈结肠韧带接触，并借膈与左肋膈隐窝邻接；脏面前上份与胃底相邻，后下份与左肾、左肾上腺相邻；脾门邻近胰尾，下份邻接胰尾和结肠左曲。

（八）小肠、结肠

见第二章消化系统。

（九）输尿管腹部

输尿管（ureter）位于脊柱两侧，上端起自肾盂，沿腰大肌前面下行，越髂血管入盆腔，下端终于膀胱。全长可分为腹部、盆部和壁内部。腹部下行至其中点附近，与睾丸血管（男性）或卵巢血管（女性）交叉，在向下达骨盆入口处。在此处，左输尿管越过左髂总动脉末端前方；右输尿管则经过右髂外动脉起始部的前方。左右输尿管的壁内部行向下内至膀胱底，斜穿膀胱壁，开口于膀胱。

第四节　腹部的血管与淋巴

一、腹前外侧壁的血管

浅筋膜内有腹壁浅动、静脉。腹前壁上半部的浅动脉细小，是肋间后动脉的分支；腹前壁下半部有两条较大的浅动脉：**腹壁浅动脉**起自股动脉，越过腹股沟韧带中、内 1/3 交界处走向脐部，浅动脉的外侧，尚有起自股动脉走向髂嵴的**旋髂浅动脉**。

腹前外侧壁的浅静脉较为丰富，彼此吻合成网，尤其在脐区更为丰富，且浅、深部的静脉相互有交通（图 12-9）。脐以上的静脉经胸腹壁静脉和腹壁上静脉汇入腋静脉及头臂静脉；脐以下的静脉经腹壁浅静脉和腹壁下静脉分别注入大隐静脉和髂外静脉，从而构成了上、下腔静脉系统之间的联系。当上腔静脉或下腔静脉阻塞时，借此途径沟通部分血流。在脐区，浅静脉还与**附脐静脉**相吻合，由于附脐静脉汇入门静脉，故在门静脉高压症时，血流可经脐周静脉网与体循环的静脉相交通，形成脐周静脉曲张，又称"海蛇头"。

腹壁深层的动脉有穿行于腹内斜肌和腹横肌之间的下 5 对肋间后动脉、肋下动脉及 4 对腰动脉。腹上部还有腹壁上动脉，系胸廓内动脉的终支之一，位于腹直肌及腹直肌鞘后层之间。腹下部有腹壁下动脉及旋髂深动脉两者在邻近腹股沟韧带处起自髂外动脉。腹壁下动脉行于腹横筋膜与壁腹膜之间，斜向上内穿腹横筋膜，上行于腹直肌与腹直肌鞘后层之间，在脐附近与腹壁上动脉相吻合，并与肋间后动脉的终末支在腹直肌的外侧缘相吻合。腹壁下动脉的体表投影为腹股沟韧带中点稍内侧与脐的连线。行腹腔穿刺术宜在此线的外上方，可避免损伤此动脉。

旋髂深动脉与腹壁下动脉约在同一水平发自髂外动脉，向外上方斜行，达髂前上棘，穿腹横肌分布于腹部三扁肌、腰大肌、髂肌等。腹壁的深静脉与同名动脉伴行。

二、腹后壁和腹腔脏器的血管

营养腹后壁和腹腔脏器的动脉主要来自腹主动脉。腹主动脉在膈的主动脉裂孔处续于胸主动脉，沿腰椎左前方下行，在第4腰椎处分为左、右髂总动脉。腹主动脉分为脏支和壁支。

（一）腹部的动脉

1. 不成对的脏支 均从腹主动脉前面发出，营养腹部脏器（图 12-9）。

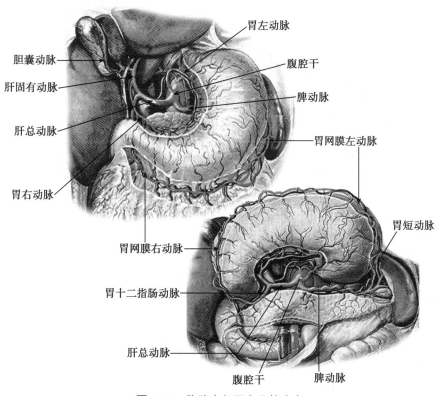

图 12-9 腹腔上部器官血管分布

（1）**腹腔干**（coeliac artery）：起自腹主动脉的起始部，是一短干，分支营养胃、肝、胆囊、胰和脾等器官。

1）**胃左动脉**（left gastric artery）：发出后行向左上方，至贲门处分支分布于食管，再沿胃小弯、小网膜两层之间向右行，与胃右动脉吻合成动脉弓，分布于胃前、后壁。

2）**肝总动脉**（common hepatic artery）：发出后向右行进入肝十二指肠韧带内，分为肝固有动脉和胃十二指肠动脉。

肝固有动脉：在胆囊管的左侧向肝门方向走行，发出胃右动脉后，在肝门处分为左、右两支，经肝门入肝。一般从右支发出胆囊动脉，分布于胆囊。胃右动脉沿胃小弯向左行，与胃左动脉吻合。

胃十二指肠动脉：在幽门的后下方下降，发出胃右动脉和胰十二指肠上动脉，分布于大网膜、胃、胰和十二指肠。

3）**脾动脉**（splenic artery）：发出后沿胰的上缘向左行，至脾门处分成数支，经脾门入脾。脾动脉还分出胰支、胃短动脉和胃网膜左动脉，分布于胰、胃底和大网膜。

（2）**肠系膜上动脉**（superior mesenteric artery）：在腹腔干起始处的稍下方、约平第1腰椎高度起自腹主动脉，向下行于小肠系膜中。其分支有空、回肠动脉、回结肠动脉、右结肠动脉和中结肠动脉，分布于由十二指肠下半段至横结肠右2/3段的消化管道：如小肠、盲肠、阑尾、升结肠和横结肠。阑尾动脉发自回结肠动脉。

（3）**肠系膜下动脉**（inferior mesenteric artery）：平第3腰椎处自腹主动脉发出，较细。其分支有左结肠动脉、乙状结肠动脉和直肠上动脉，分布丁横结肠左1/3段、横结肠、降结肠、乙状结肠和直肠上部（图12-10）。

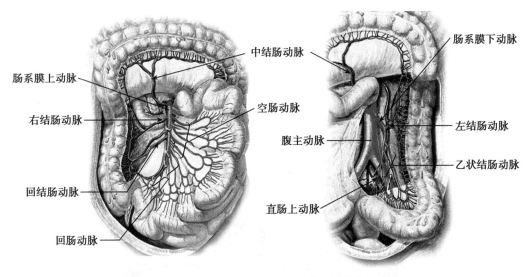

图12-10 小肠、结肠、肠系膜血管分布

2. 成对的脏支

（1）**肾上腺中动脉**：约平第1腰椎高度发出至肾上腺中部，营养肾上腺。

（2）**肾动脉**（renal artery）：较粗，平第2腰椎发出，向外侧走行，至肾门处，分为4～5支，进入肾内，入肾门前发出肾上腺下动脉至肾上腺。

（3）**睾丸动脉**（testicular artery）、**卵巢动脉**（ovarian artery）：在肾动脉稍下起自腹主动脉前面，细长，在腰大肌前面往下外与同名静脉伴行。睾丸动脉经输尿管前方下降进入腹股沟管腹环，穿行于精索供应睾丸（图6-10），而卵巢动脉则经卵巢悬韧带，供应卵巢。

3. 壁支 营养腹壁，包括：

（1）**膈下动脉**：成对，在腹腔干上方起自腹主动脉，分布于膈下面。

（2）**腰动脉**：共4对，向两侧走行，分布于腹后壁。

（3）**骶正中动脉**：多为1支，多起自腹主动脉分叉的后上方，贴第5腰椎体向外行走，供应邻近组织。

（二）腹部的静脉

1. 下腔静脉（inferior vena cava） 由左、右髂总静脉在第5腰椎高度汇合而成，沿腹主动脉右侧上行，穿膈腔静脉裂孔进入右心房。腹主动脉分支的伴行静脉皆注入下腔静脉，但下列情况宜予注意：①由消化道及脾静脉来的静脉血要经肝门静脉入肝，再经肝静脉汇入下腔静脉；②右侧睾丸静脉（或卵巢静脉）直接汇入下腔静脉，左侧睾丸静脉则成直角汇入左肾静脉后再入下腔静脉；③自下而上连接4支腰静脉的腰升静脉向下连于髂总静脉，向上穿膈脚进入胸腔与肋下静脉汇合，右侧移行为奇静脉，左侧移行为半奇静脉；④膈下静脉除引流膈肌静脉血外，尚收纳肾上腺和肾脂肪囊的静脉血。

2. **肝门静脉系**　由**肝门静脉**(hepatic portal vein)及其属支组成,收集腹盆部消化道(包括食管腹段,但齿状线以下肛管除外)、脾、胰和胆囊等腹腔不成对脏器及脐旁的静脉血。其起始端和末端均与毛细血管相连,无功能性瓣膜,可将消化道吸收的营养物质运输至肝,在肝内进行合成、分解、解毒和贮存。

(1)**肝门静脉的组成与位置**:肝门静脉多由脾静脉和肠系膜上静脉在胰头和胰体交界处后方汇合而成,向右上方经下腔静脉前方进入肝十二指肠韧带,在肝固有动脉和胆总管的后方上行至肝门,分为两支,分别进入肝左、右叶。肝门静脉在肝内反复分支,最终注入肝血窦。肝血窦含有来自肝门静脉和肝固有动脉的血液,后经肝静脉注入下腔静脉。

(2)**肝门静脉的属支**:包括肠系膜上静脉、脾静脉、肠系膜下静脉、胃左静脉、胃右静脉、胆囊静脉和附脐静脉等,多与同名动脉伴行。**脾静脉**(splenic vein)起自脾门处,经脾动脉下方和胰后方右行,与**肠系膜上静脉**(superior mesenteric vein)汇合成肝门静脉。**肠系膜下静脉**(inferior mesenteric vein)注入脾静脉或肠系膜上静脉。**胃左静脉**在贲门处与奇静脉和半奇静脉的属支吻合。**胃右静脉**接受幽门前静脉。**幽门前静脉**经幽门与十二指肠交界处前面上行,为手术是区别幽门和十二指肠上部的标志。**胆囊静脉**注入肝门静脉主干或肝门静脉右支。**附脐静脉**起自脐周静脉网,沿肝圆韧带上行至肝下面注入肝门静脉(图 12-11)。

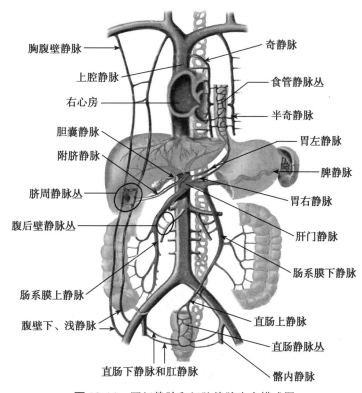

图 12-11　肝门静脉和门腔静脉吻合模式图

(3)**肝门静脉系与腔静脉系统之间的交通途径**:肝门静脉与一般静脉不同,它的始末均为毛细血管。一端始于胃、肠、胰、脾的毛细血管网,另一端终于肝小叶内的肝血窦,且肝门静脉及其属支均缺乏瓣膜。鉴于以上特点,无论肝内(如肝硬化)或肝外的静脉阻塞,均可导致肝门静脉高压,导致血液逆流,部分血液可通过肝门静脉系统与腔静脉系统之间的吻合,经腔静脉回流入心。肝门静脉系与上、下腔静脉系之间的交通途径有:

1)通过食管腹段黏膜下的**食管静脉丛**形成肝门静脉系的胃左静脉与上腔静脉系的奇静脉和半奇静脉之间的交通。

2）通过**直肠静脉丛**形成肝门静脉系的直肠上静脉与下腔静脉系的直肠下静脉和肛静脉之间的交通。

3）通过**脐周静脉网**形成肝门静脉系的附脐静脉与上腔静脉系的胸腹壁静脉和腹壁上静脉或与下腔静脉系的腹壁浅静脉和腹壁下静脉之间的交通。

4）通过椎内、外静脉丛形成腹后壁前面的肝门静脉系的小静脉与上、下腔静脉系的肋间后静脉和腰静脉之间的交通。此外,肝门静脉系在肝裸区、胰、十二指肠、升结肠和降结肠等处的小静脉与上、下腔静脉系的膈下静脉、肋间后静脉、肾静脉和腰静脉等交通。

在正常情况下,肝门静脉系与上、下腔静脉系之间的交通支细小,血流量少。肝硬化、肝肿瘤、肝门处淋巴结肿大或胰头肿瘤等可压迫肝门静脉,导致肝门静脉回流受阻,此时肝门静脉系的血液经上述交通途径形成侧支循环,通过上、下腔静脉系回流。由于血流量增多,交通支变得粗大和弯曲,出现静脉曲张,如食管静脉丛、直肠静脉丛和脐周静脉丛曲张。如果食管静脉丛和直肠静脉丛曲张破裂,则引起呕血和便血。当肝门静脉系的侧支循环失代偿时,可引起收集静脉血范围的器官淤血,出现脾大和腹水等。

肝门静脉高压时,可见脐周围浅静脉曲张,呈现以脐为中心的放射状静脉曲张,又称美杜莎头(caput medusae,又称"海蛇头"),是肝门静脉高压的典型体征。

三、　腹部的淋巴

（一）腹壁的淋巴

腹前外侧壁脐以上浅淋巴管注入腋淋巴结,脐以下的注入腹股沟浅淋巴结。深淋巴管则注入胸骨淋巴结和髂外淋巴结。腹后壁的淋巴管注入腰淋巴结。

（二）腹腔内的淋巴结

包括下列几群(图12-12):

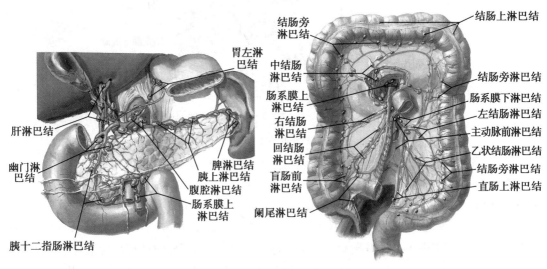

图12-12　腹部的淋巴结分布

1. 腰淋巴结　位于腹主动脉和下腔静脉周围,收纳腹后壁淋巴管、髂总淋巴结输出管以及成对脏器(肾、肾上腺、卵巢、睾丸)的淋巴管。其输出管组成左、右腰淋巴干,汇入乳糜池。

2. **腹腔淋巴结** 位于腹腔干根部。收纳沿腹腔动脉分支而排列的各淋巴结的输出管,这些淋巴结收集各相应动脉供应区的淋巴。

3. **肠系膜上、下淋巴结** 分别位于肠系膜上、下血管的根部。收纳沿肠系膜上、下血管及其分支而排列的淋巴结输出管,这些淋巴结收集各相应动脉供应区的淋巴。肠系膜上、下淋巴结的输出管和腹腔淋巴结的输出管汇成肠干,注入乳糜池。

乳糜池(cisterna chyli)位于脊柱的前面,并稍偏于右侧,相当于第 11 胸椎至第 1 腰椎之间。其前面被右侧膈肌脚的左缘与下腔静脉所覆盖。约有 25% 的人无乳糜池而由吻合支形成的淋巴丛所代替。乳糜池向上经过主动脉裂孔,进入胸腔,续于**胸导管**(thoracic duct)(见图 6-14)。

肠干中的淋巴含有经肠道吸收的脂肪微粒而呈乳糜状。若由于寄生虫阻塞了淋巴管,造成引流区域的淋巴回流困难,可致淋巴管曲张、破裂,形成乳糜腹水。若阻塞胸导管下段,淋巴可经乳糜池反流至肾淋巴管,使肾内淋巴管曲张破裂,形成乳糜尿。

第五节 腹部的神经

腹部的神经主要有下 6 对胸神经前支、腰丛和腹腔内脏神经。

一、腹壁的神经

(一)腹前外侧壁神经分布的节段性

腹前外侧壁神经来自第 7~12 对胸神经及第 1 腰神经前支,皮肤的感觉神经分布有明显的节段性:第 6 肋间神经分布于剑突平面;第 10 肋间神经分布于脐平面;第 1 腰神经分布于腹股沟韧带的上方。胸椎或脊髓胸段发生病变时,可根据腹壁感觉障碍的平面来判定病变的部位。第 7~12 胸神经前支斜向前行于腹内斜肌与腹横肌之间,至腹直肌外侧处进入腹直肌鞘,沿途发出肌支,支配腹前外侧壁诸肌,其前皮支向前穿过腹直肌、腹直肌鞘前层,分布于皮肤。上述神经的外侧皮支分布于外侧壁的皮肤(图 9-41)。

第 10 对胸神经分布于脐两侧皮肤,可作为临床神经检查的一个定位标志。根据下 6 对肋间神经在腹前外侧壁的节段性分布,在腹前外侧壁感觉和运动麻痹时,可诊断脊神经损伤的节段,也可采各种刺激(电刺激、按摩、温热等)方法促进神经再生,防止肌萎缩。

(二)腰丛的分支

1. **髂腹下神经**(iliohypogastric nerve) 起自第 12 胸神经及第 1 腰神经前支,在腹内斜肌和腹横肌之间,经髂前上棘内上方约 2.5cm 处穿过腹内斜肌,向内下方达腹外斜肌腱膜的深面,在浅环上方约 2.5cm 处穿过腹外斜肌腱膜,前皮支常经浅环的内侧脚上方穿出分布到耻骨上方的皮肤(图 9-42)。

2. **髂腹股沟神经**(ilioinguinal nerve) 在髂腹下神经下方,相距约一横指并与其平行,经腹股沟管穿至皮下分布于阴囊(或大阴唇)的皮肤。

3. **生殖股神经**(genitofemoral nerve) 生殖支沿精索内侧下行,出腹股沟管分布于提睾肌及阴囊肉膜。

4. 股外侧皮神经、股神经与闭孔神经等。

二、 腹腔的内脏神经

腹腔脏器的神经有内脏运动神经和内脏感觉神经。除肾上腺髓质和脾只接受交感神经支配外,其余脏器均接受交感神经和副交感神经的双重支配。其来源和分布如下:

1. **交感神经** 支配腹部脏器的交感神经来源有:

(1) **腰交感干**(lumbar sympathetic trunk):由3个或4个腰交感神经节和节间支构成,位于脊柱与腰大肌之间,并被椎前筋膜所覆盖,上方连于胸交感干,下方延续为骶交感干。左、右交感干之间有交通支(图12-13)。行腰交感神经节切除术时,不可单纯切除交感神经节,须同时切除交感干间的交通支,否则不能达到治疗效果。

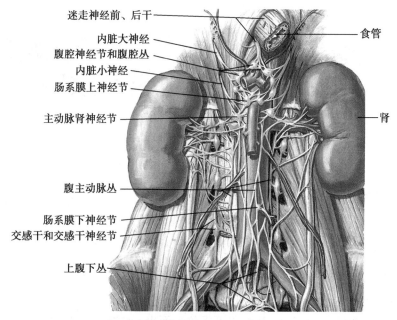

迷走神经前、后干
内脏大神经
腹腔神经节和腹腔丛
内脏小神经
肠系膜上神经节
主动脉肾神经节
腹主动脉丛
肠系膜下神经节
交感干和交感干神经节
上腹下丛
食管
肾

图 12-13　腹部交感干及内脏神经丛

(2) **内脏大神经、内脏小神经**:分别为起自第5～9或10、第10～11或12胸交感节的节前纤维,沿椎体表面下行,穿膈脚,终止在腹腔神经节、肠系膜上神经节和主动脉肾节,交换神经元后发出节后纤维,沿同名动脉至动脉所分布的结肠左曲以上的消化管和腹腔脏器。

(3) **腰内脏神经**:亦为节前纤维组成,起自腰交感节 $L_{1～3}$ 而止于肠系膜下动脉根部的肠系膜下节。再由此节发出节后纤维,除沿肠系膜下动脉至动脉所支配的器官外,还沿腹主动脉下行参加构成上腹下丛,支配盆腔脏器。

2. **副交感神经** 腹腔干和肠系膜上动脉供应的脏器由迷走神经支配。其余的腹、盆腔脏器由骶副交感神经的盆内脏神经支配。

腹部内脏器官的副交感神经节位于各器官旁或器官壁内,其发出的节后纤维也伴随血管分布于器官。一般认为副交感神经的分布不如交感神经广泛,大部分血管、汗腺、竖毛肌、肾上腺髓质均没有副交感神经支配。**腹腔丛**(celiac plexus)是最大的内脏神经丛,位于腹腔干和肠系膜上动脉根部周围。丛内主要含有腹腔神经节、肠系膜上神经节、主动脉肾神经节等。此丛由来自两侧的胸交感干的内脏大、小神经和迷走神经后干的腹腔支以及腰上部交感神经节的分支共同构成。来自内脏大、小神经的交感节前纤维在丛内神经节交换神经元，来自迷走神经的副交感节前纤维则到所分布的器官附近或肠管壁内交换神经元。腹腔丛及丛内神经节发出的分支伴动脉的分支分布，可分为许多副丛，如肝丛、胃丛、脾丛、肾丛以及肠系膜上丛等，各副丛则分别沿同名血管分支到达各脏器。

3. 内脏神经丛　交感神经、副交感神经和内脏感觉神经在到达所支配的脏器的行程中，常互相交织共同构成内脏神经丛（自主神经丛）。这些神经丛主要攀附于头、颈部和胸、腹腔内动脉的周围，或分布于脏器附近和器官之内。另外，在这些丛内也有内脏感觉纤维。由这些神经丛发出分支，分布于胸、腹及盆腔的内脏器官。

（1）**腹主动脉丛**：位于腹主动脉前面及两侧，是腹腔丛在腹主动脉表面向下延续部分，接受第 1～2 腰交感神经节的分支。此丛分出肠系膜下丛，沿同名动脉分支分布于结肠左曲至直肠上段的肠管。腹主动脉丛的一部分纤维下行入盆腔，参加腹下丛的组成；另一部分纤维沿髂总动脉和髂外动脉组成与动脉同名的神经丛，随动脉分布于下肢血管、汗腺、竖毛肌。

（2）**腹下丛**：可分为上腹下丛和下腹下丛。上腹下丛位于第 5 腰椎体前面，腹主动脉末端及两髂总动脉之间，是腹主动脉丛向下的延续部分，两侧接受下位 2 腰神经节发出的腰内脏神经，在肠系膜下神经节交换神经元。下腹下丛即盆丛由上腹下丛延续到直肠两侧，并接受骶部交感干的节后纤维和第 2～4 骶神经的副交感节前纤维。此丛伴随髂内动脉的分支组成直肠丛、精索丛、输尿管丛、膀胱丛、前列腺丛、子宫阴道丛等，并随动脉分支分布于盆腔各脏器。

4. 内脏感觉神经　腹部内脏感觉神经元位于第 X 对脑神经（迷走神经）下节和下胸部及腰部脊神经节内。发自迷走神经下节的腹部内脏感觉纤维和迷走神经的副交感神经纤维一起经过胸腔，进入腹腔并分布于腹部脏器。发自脊神经节的感觉纤维伴随交感神经纤维，分布于腹部脏器和血管。内脏的感觉冲动经脑干和脊髓传至大脑皮层，产生感觉。

内在感觉与躯体感觉不同。内脏对牵拉、膨胀等刺激敏感，而对切割、烧灼等刺激不敏感，内脏疼痛往往弥散而且定位模糊。此外，当某些内脏病变时，有时在躯体皮肤的不同部位产生疼痛或感觉过敏，这种现象称为**牵涉性痛**。例如患肝病时，可感到第 8、9 胸神经分布的皮肤区疼痛或感觉过敏。了解各器官疾患时在体表出现的牵涉性痛区，可帮助诊断某些内脏疾病（图 12-14、表 12-2）。

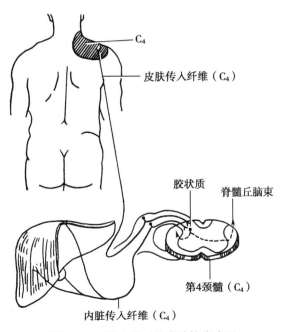

图 12-14　肝疾病时的牵涉性痛皮区
（肝传入神经与肩部皮肤传入神经的相互关系）

表 12-2　牵涉性痛内脏器官与脊髓节段的关系

内脏器官	产生疼痛或感觉过敏区的脊髓节段	内脏器官	产生疼痛或感觉过敏区的脊髓节段
膈	C_4	肾、输尿管	$T_{11} \sim L_1$
心	$C_8 \sim T_5$	膀胱	$S_2 \sim S_4$ 及 $T_{11} \sim L_2$
胃	$T_6 \sim T_{10}$	睾丸、附睾	$T_{12} \sim L_3$
小肠	$T_7 \sim T_{10}$（脐的周围）	卵巢及附件	$L_1 \sim L_3$
阑尾	$T_{(8,9)10} \sim L_1$（右）	子宫体部	$T_{10} \sim L_1$
肝、胆囊	$T_7 \sim T_{10}$，沿膈神经至 C_3，C_4（肩部）	子宫颈部	$S_1 \sim S_4$（沿骶副交感神经）
胰	T_8（左）	直肠	$S_1 \sim S_4$

想 一 想

1. 腹式呼吸　腹式呼吸是常见的两种呼吸方式之一。腹式呼吸以膈运动为主，吸气时胸廓的上、下径增大。腹式呼吸能够增加膈的活动范围，而膈的运动直接影响肺的通气量。研究证明：膈每下降 1cm，肺通气量可增加 250～300 毫升。坚持腹式呼吸半年，可使膈活动范围增加 4cm，这对于肺功能的改善大有好处，是老年性肺气肿及其他肺通气障碍的重要康复手段之一。腹式呼吸有利于：①扩大肺活量，改善心肺功能；能使胸廓得到最大限度的扩张，使肺下部的肺泡得以扩张，让更多的氧气进入肺部，改善心肺功能；②减少肺部感染，尤其是降低患肺炎的可能；③可以改善腹部脏器的功能。它能改善脾胃功能，有利于舒肝利胆，促进胆汁分泌。腹式呼吸可以通过降腹压而降血压，对高血压患者很有好处；④可安神益智。

2. 神经源性大肠功能障碍　正常近侧结肠有蠕动、逆蠕动、摆动等运动，以促进肠内容物的混合和流动。远侧结肠通过吸收水分，使肠内容物变硬。排便时排便指令由大脑皮层经过脊髓下达到位于 $S_2 \sim S_4$ 的排便中枢，使整个大肠产生集团运动，将肠内容物推送至乙状结肠，再至直肠。同时乙状结肠和直肠收缩及增加腹压，加上肛提肌收缩和肛门括约肌松弛而产生排便。与排便有关的神经损伤后，由于排便低级中枢与高级中枢的联系中断，缺乏胃结肠反射，肠蠕动减慢，肠内容物水分吸收过多，最后导致排便障碍，是为神经源性大肠功能障碍，后者在单侧性神经损伤较少见，但多见于双侧性损伤，故在脊髓损伤时较多见。

$S_2 \sim S_4$ 以上的脊髓损伤，即排便反射弧及中枢未受损伤的患者，因其排便反射存在，可通过反射自动排便。但缺乏主动控制能力，这种大肠功能状态称为反射性大肠。表现为便秘、腹胀，局部刺激（如手指刺激、甘油栓剂等）能排出大便，但不能控制。大便间隔相对固定，大便失禁较少。

$S_2 \sim S_4$ 及其以下的脊髓损伤，以及马尾损伤，破坏了排便反射弧，无排便反射，这种大肠功能状态叫做弛缓性大肠。表现为局部刺激（如手指刺激、甘油栓剂等）不能排出大便，常常需要用手抠出大便，由于括约肌张力降低，且括约肌张力对腹内压的增高无应答使大便间隔不固定，常失禁。

临床康复处理：对急性及脊髓休克期的患者，由于脊髓与马尾的完全性损伤，甚或严重的不全损伤，可导致休克期反射性的肠道功能丧失，表现为麻痹性肠梗阻，肠鸣音消失，腹部膨胀（T_{10} 以下少见），可引起食物反流并可能影响膈肌运动，因而在四肢瘫患者可产生呼吸困难。这一过程可持续 2～3 天或更长。此类患者需小心监护，同时应用胃肠减压、肠外营养支持，必要时可用新斯的明肌内注射，以帮助恢复肠道运动。

（乔海兵）

第十三章
盆部与会阴

第一节 概 述

盆部（pelvis）位于躯干的下部，由骨盆、盆壁、盆底和盆腔脏器组成。骨盆构成盆部的支架、其内面有盆壁肌及其筋膜，骨盆下口有盆底肌及其筋膜封闭，骨与肌围成盆腔。盆腔借骨盆上口与腹腔相通连，消化、泌尿和生殖系统的器官位于盆腔内。

一、境界与分区

盆部的前界：以耻骨联合上缘、耻骨结节、腹股沟韧带和髂嵴前份的连线与腹部分界；后界：以髂嵴后份和髂后上棘至尾骨尖的连线与腰区及骶尾区分界。

会阴（perineum）是指盆膈以下封闭骨盆下口的全部软组织，亦即广义的会阴。会阴境界略呈菱形，耻骨联合下缘为前角，尾骨尖为后角，两侧角为坐骨结节，前外侧边为坐骨支和耻骨下支，后外侧边为骶结节韧带。两侧坐骨结节之间的假想连线将会阴分为前、后两个三角区，前方为尿生殖三角（尿生殖区），后方为肛门三角（肛区）（图 13-1）。

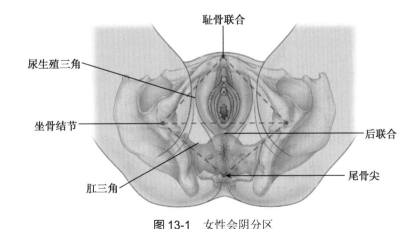

图 13-1 女性会阴分区

狭义的会阴在男性系指阴囊根与肛门之间的软组织，在女性是指阴道前庭后端与肛门之间的软组织，又称产科会阴。

二、　表面解剖

（一）体表标志

从腹前正中线下端向外，依次可触得耻骨联合上缘、耻骨嵴、耻骨结节、腹股沟韧带、髂前上棘、髂嵴。在后方，可触得髂后上棘和骶角。左、右骶角之间是骶管裂孔，骶角为骶管麻醉穿刺的标志。两侧髂嵴最高点连线通过第 4 腰椎棘突。两侧髂后上棘连线平第 2 骶椎棘突。会阴部的耻骨弓、坐骨结节及尾骨尖也可扪及，是产科常用的骨性标志。

（二）体表投影

髂总动脉和髂外动脉的投影：自脐左下方 2cm 处至髂前上棘与耻骨联合连线中点间的连线，此线的上 1/3 段为髂总动脉的投影，下 2/3 段为髂外动脉的投影。

（三）盆部与会阴部主要穴位

主要有龟尾、七节骨、悬枢、腰俞、命门、关元俞、秩边、胞盲、腰阳门、子宫等（图绪论 -10）。如揉龟尾可主治泄泻、便秘、脱肛和遗尿。

第二节　盆部和会阴的肌及其功能分析

盆部和会阴的肌肉均附着于骨盆，可分为盆壁肌、盆底肌和会阴肌。

一、　骨盆结构的功能分析

骨盆是人体躯干与下肢之间的骨性成分，由两侧的髋骨、后方的骶骨和尾骨，并借助骨之间的连接（耻骨联合、骶髂关节及骶尾关节、骶结节韧带和骶棘韧带）而围成（图 1-49）。骨盆的功能主要有：

（一）骨盆起着传递重量的作用

两侧髂骨与骶骨构成骶髂关节，并借腰骶关节与脊柱相连；两侧髋臼与股骨头构成髋关节，与下肢相接。因此，骨盆是脊柱与下肢间的桥梁，是将头部、躯干和上肢重力传到下肢的主要结构，且有将下肢的震荡传达到脊柱的承上启下作用。比如人在站立位时，骨盆以上的身体重量从腰椎经骶骨、两侧的骶髂关节、髋骨特别是髋臼传导至股骨头；而在坐位时，体重则从髋臼上方、坐骨体而传导至坐骨结节。

（二）支持和保护盆腔内脏器、神经、血管

骨盆支持和保护着一些重要的盆腔脏器，如膀胱、子宫、卵巢等，使这些脏器免受一些外界暴力的直接损伤。盆腔内脏器虽男女不同，但其排列顺序基本一致，由前向后分别为泌尿、生殖和消化三个系统的器官，位于前方的膀胱、尿道和后方的直肠极易受损伤。

（三）骨盆是下肢的一个重要组成部分，为下肢肌和躯干肌提供了宽阔的附着部。

（四）骨盆为生殖器官的所在地，骨盆的大小与妊娠、分娩有密切关系。

小骨盆是胎儿娩出的必经通道，因而其大小、形状对分娩有直接影响。妇女在妊娠期间，由于内分泌激素的影响，骶结节韧带和骶棘韧带变得松弛，各关节的活动性也有所增加，这样，有利于胎儿的娩出。

除此之外，人们平常坐、穿裤子等活动也与骨盆有关。

骨盆呈一环形，其前半部（耻骨和坐骨支）称为前环；后半部（骶骨、髂骨和坐骨结节）称为后环。骨盆的后环部起负重支持作用，故后环骨折较前环更为重要。骨盆环的稳定性有赖于后方负重的骶髂复合体的完整性。骶髂复合体包括骶髂关节、骶髂骨间韧带、骶髂后韧带、骶结节韧带和骶棘韧带以及骨盆底的肌及筋膜。骶髂前韧带很薄弱，如外力致使耻骨联合分离、骶棘韧带断裂、髂骨外翻致使骶髂前韧带损伤，则造成骶髂关节分离，此时骨盆环不稳定。

骨盆可被一垂直通过髋臼的平面分为 2 个弓：后弓主要与传递重力有关，由上 3 个骶椎和从骶髂关节至髋臼窝的异常有力的支柱构成；前弓由耻骨和耻骨上支组成，并连接两侧的支柱形成一条横梁，防止其分离，还可作为一个压力支柱抵抗两侧股骨向内的侧向压力。骶骨是后弓的顶点，负重部位在腰骶关节。从理论上讲，压力有 2 个部分组成：一个力推着骶骨在两髂骨之间向下、向后；另一个力推骶骨的上端向下、向前。

通过骶髂关节的切面显示骶骨的关节分为 3 段：前上段包括第一骶椎，两关节面轻度纡曲，并几乎平行；中段关节后部的斑纹比前部宽，中央部骶骨的凹面与髂骨相对应的凸面相适合，这种交锁机制减轻了由于身体重力引起的韧带紧张；在后下段，骶骨前部比后部宽，此处骶骨表面轻度凹陷。由于中段本身呈楔形及其交锁机制，防止了第二种力造成的骶骨向前下方脱位，但是可发生骶骨前上段向下旋转，后下段向上旋转。由于嵌合作用，向下的运动幅度小，主要是由于骶结节韧带和骶棘韧带紧张性的限制所致。在全部运动中，骶髂韧带、髂腰韧带和耻骨联合对两髂骨的分离起约束作用。

若骶髂连结的稳固性降低，其承担体重的应力将转移到韧带，常会造成骶髂韧带过度疲劳。像骶髂关节"半脱位"就是由于异常的韧带紧张引起疼痛。

二、盆壁肌

覆盖骨性盆壁内面的肌有闭孔内肌和梨状肌（图 13-2）。闭孔内肌位于盆侧壁的前份，肌束汇集成腱穿经坐骨小孔至臀区。梨状肌位于盆侧壁的后份，穿经坐骨大孔至臀区，它与坐骨大孔之间有梨状肌上孔和梨状肌下孔，该两孔有神经血管进出盆腔。

三、盆底肌

盆底肌主要由肛提肌和尾骨肌组成（图 13-2）。由此两扁肌及覆盖其上、下表面的筋膜构成**盆膈**（pelvic diaphragm）。其上表面的筋膜称为盆膈上筋膜，下表面的筋膜称为盆膈下筋膜。盆膈封闭骨盆下口的大部分，仅在其前方两侧肛提肌的前内侧缘之间留有一狭窄裂隙，称盆膈裂孔，由下方的尿生殖膈封闭。

（一）肛提肌

肛提肌（levator ani）为一对四边形的薄片肌，起于耻骨后面与坐骨棘之间的肛提肌腱弓，纤维向下、向后、向内，止于会阴中心腱、直肠壁、尾骨和肛尾韧带，左右联合成漏斗状，按纤维起止及排列可将其

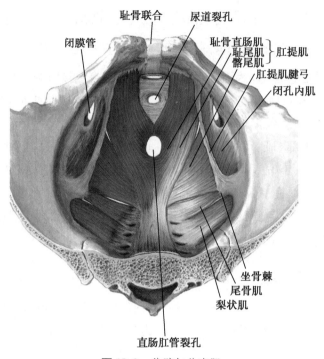

图 13-2　盆壁与盆底肌

分为 4 部分：①前列腺提肌（女性为耻骨阴道肌）起自耻骨体后面和肛提肌腱弓的前份，纤维几乎水平向后，夹持前列腺尖的两侧，止于会阴中心腱，有固定前列腺的作用。女性此肌纤维向后夹持尿道及阴道两侧，并与尿道壁和阴道壁的肌纤维交织，在阴道后方两侧的肌纤维联合止于会阴中心腱，有固定和收缩阴道的作用。②耻骨直肠肌起自耻骨盆面和肛提肌腱弓的前份，肌纤维位于其他部分的上方，行向后，绕过直肠肛管交界处的两侧和后方，止于肛管侧壁、后壁及会阴中心腱，并与对侧的肌纤维连接，构成 U 形袢。还有部分纤维与肛门外括约肌深部的纤维相融合。③耻尾肌和髂尾肌分别起自耻骨盆面及肛提肌腱弓中份、后份和坐骨棘盆面，止于尾骨侧缘及肛尾韧带，都有固定直肠的作用。

耻骨直肠肌是肛直肠环的主要组成部分。具有重要的肛门括约肌功能，又可牵拉直肠肛管交界处向前，阻止粪便由直肠进入肛管，对肛门自制有重要作用。肛瘘手术时，切勿伤及此肌束，以免引起大便失禁。

（二）尾骨肌

尾骨肌（coccygeus）位于肛提肌的后方，呈三角形，紧贴骶棘韧带的上面，起自坐骨棘盆面，止于尾骨和骶骨下部的侧缘（图 13-2）。

（三）尿生殖膈

尿生殖膈（urogenital diaphragm）由会阴深横肌、尿道括约肌（女性为尿道阴道括约肌）和尿生殖膈上、下筋膜构成。

四、会阴中心腱

会阴中心腱（perineal central tendon）又称会阴体，男性位于肛门与阴茎根之间，女性位于肛门与阴道前庭后端之间。在矢状位上，呈楔形，尖朝上，底朝下，深 3～4cm。于此处起止的肌有肛门外括约肌、球海绵体肌、会阴浅横肌、会阴深横肌、尿道阴道括约肌（男性为尿道括约肌）、肛提肌等（图 13-3）。

会阴中心腱具有加固盆底承托盆内脏器的作用。女性的会阴中心腱较男性发达，分娩时伸展扩张较大，且此处受到很大的张力易于破裂，所以在分娩时要注意保护会阴，避免撕裂，若认为撕裂不可避免时，应早作会阴侧切。一旦发生会阴撕裂，应尽早分层缝合，以免发生会阴变形。

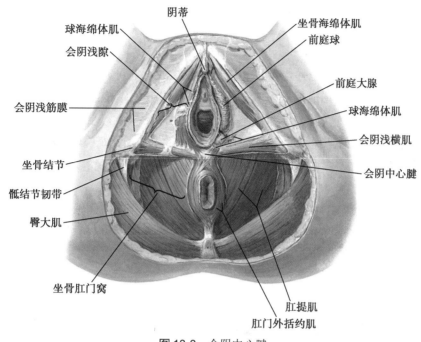

图 13-3　会阴中心腱

五、　盆底结构的软组织功能分析

肛提肌内侧部的肌纤维都是内脏管道外的压缩肌，耻骨直肠肌也加强肛门与尿生殖膈裂孔之间的距离，这样看来，所有的肛提肌内侧纤维都有助于节制物质的排泄，但也必需松弛，以允许物质排出。肛提肌构成了肌性盆膈的大部分。盆膈的主要作用是支持盆脏脏器，并可与腹肌、膈肌协同收缩，提高腹内压。也可以在平静呼吸的吸气过程中参与活动，这一点像膈肌，但与腹肌不同。

女性盆底解剖与功能特点：女性骨盆底由3层肌肉和筋膜组成，封闭骨盆出口，并承载和支持盆腔内的器官。①外层由会阴浅筋膜及肌肉组成，包括会阴前横肌、球海绵体肌、坐骨海绵体肌和肛门外括约肌。上述肌肉群会合于阴道出口与肛门之间，形成会阴中心腱。②中层为尿生殖膈，覆盖在耻骨弓及两坐骨结节间所形成的骨盆出口前部的三角平面上，包括会阴深横肌及尿道括约肌。③内层为盆膈，由肛提肌、盆筋膜组成，其内贯穿尿道、阴道和直肠。

（一）肛提肌

肛提肌收缩时，将前面的直肠、阴道、膀胱全部拉向耻骨，并收缩这些盆腔脏器的管腔，在维持排尿、排便和支持脏器（阴道、宫颈、子宫）正常位置中起重要作用。肛提肌的中间部分经过盆壁筋膜腱弓的侧面后，附着在阴道周围的盆筋膜，此处恰好正对尿道上部。在这个区域内耻骨内脏肌不是直接附着于尿道壁，而是与盆筋膜呈网状交错。这部分肌肉（耻骨直肠肌）包含了大量的I型肌纤维，可以持续地保持张力性收缩，对尿道提供了持久的弹性支持。同时肛提肌的II型肌纤维对腹内压快速改变能够做出迅速的反应性收缩，使尿道保持闭合状态。肛提肌还具有恒定的基础张力以抵消增加的腹压，这种功能对于盆底支持十分重要。

（二）骨盆韧带

骨盆韧带由结缔组织、血管、肌纤维组成，其主要作用是在肌肉活动的支持下，维持盆腔脏器于正常位置。失去肌肉的正常支持后，会使尿生殖裂孔松弛变宽，容易发生盆腔器官的脱垂。

（三）结缔组织

结缔组织主要由含多糖基质的弹性蛋白和胶原纤维组成。它可以形成包膜，保持各个器官结构的完整性。也可以包绕肌和肌腱形成筋膜，并使之附着于体内其他结构。如结缔组织失去功能，肌的支持功能将因无可靠的附着体而减弱。结缔组织会随着张力的变化不停地转化重建，在伤口愈合和手术恢复中发挥重要作用。激素的变化对胶原蛋白产生极大的影响，以妊娠、分娩期及绝经后最为显著。运动能增加胶原蛋白的转化，维生素 C 缺乏使胶原蛋白的合成和修复功能降低，从而导致正常的结缔组织断裂。

在孕妇，盆底肌的作用是引导婴儿的头部进入盆腔出口的前后径线上，在分娩常伤及盆底的肌肉和神经。如会阴体撕裂可使肛提肌裂开，从而导致子宫阴道下垂，可以通过会阴切开术形成一个清洁而又易修复的伤口来防止上述损伤。

第三节 盆腔主要脏器及会阴解剖

一、盆腔主要脏器

（一）盆腔脏器的位置安排

盆腔主要容纳泌尿生殖器和消化管的末段。膀胱位于盆腔的前下部，在耻骨联合的后方、男性膀胱与盆底之间还有前列腺。直肠在正中线上，沿耻骨、尾骨的凹面下降，穿盆膈与肛管相延续。膀胱与直肠之间有生殖器官和输尿管。男性生殖器官所占范围小，有两侧的输精管壶腹、精囊、射精管。女性的生殖器官所占范围大，正中线上有子宫和阴道上部，两侧有子宫阔韧带包裹的卵巢和输卵管。

（二）盆腔主要脏器

1. **直肠**（rectum） 位于盆腔的后部。

直肠后面借疏松结缔组织与骶骨、尾骨和梨状肌邻接，在疏松结缔组织内有骶正中血管、骶外侧血管、骶静脉丛、骶丛、骶交感干和奇神经节等。直肠两侧的上部为腹膜腔的直肠旁窝，两侧下部与盆丛、直肠上血管、直肠下血管及肛提肌等邻贴（图 13-4）。

男女两性直肠前方的毗邻关系有很大的差别。在男性，腹膜返折线以上的直肠隔直肠膀胱陷凹与膀胱底上部和精囊相邻，返折线以下的直肠借直肠膀胱隔与膀胱底下部、前列腺、精囊、输精管壶腹及输尿管盆部相邻。在女性，腹膜返折线以上的直肠隔直肠子宫陷凹与子宫及阴道穹后部相邻，返折线以下的直肠借直肠阴道隔与阴道后壁相邻。

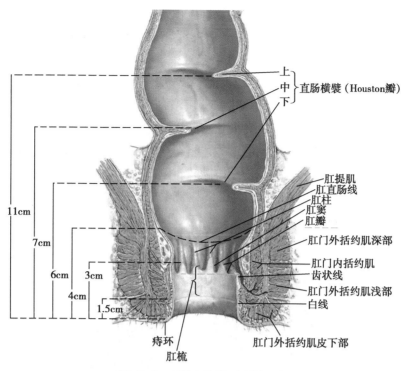

图 13-4　直肠与肛管（冠状切面）

上
中　直肠横襞（Houston瓣）
下

11cm
7cm
6cm　3cm
4cm
1.5cm

痔环
肛梳

肛提肌
肛直肠线
肛柱
肛窦
肛瓣
肛门外括约肌深部
肛门内括约肌
齿状线
肛门外括约肌浅部
白线
肛门外括约肌皮下部

　　由于"直肠不直"及其内部有直肠横襞的原因在进行直肠或乙状结肠镜检查时,应注意直肠弯曲、横襞的位置和方向,缓慢推进,以免损伤肠壁。

　　男女两性的直肠与盆腔内结构有密切的毗邻关系,而这些盆腔内结构又在体表摸不到,因此临床上常采用直肠指检的方法以帮助诊断。如直肠膀胱陷凹或直肠子宫陷凹内有液体聚集,还可穿刺或切开直肠前壁进行引流。

　　直肠由直肠上、下动脉及骶正中动脉分布,彼此间有吻合。支配直肠的交感神经来自肠系膜下丛和盆丛,副交感神经来自盆内脏神经,它们随直肠上、下血管到达直肠。排便反射像排尿一样均受意识控制,由于乙状结肠与直肠的充盈与扩张所激起的神经冲动传至圆锥部的骶髓的中枢,就开始了反射活动。传出冲动从骶髓中枢发出,此时乙状结肠和直肠收缩而肛门括约肌协调性松弛,引起排便过程。在肛管排空后,肛门括约肌与肛提肌收缩而直肠与下段结肠松弛。这一过程反复进行直至下段肠道排空为止。在静息的情况下,肛门外括约肌显示连续的电活动和张力性收缩。

　　2. 膀胱（urinary bladder）　位于盆腔的前部。

　　男性膀胱底上部借直肠膀胱陷凹与直肠相邻,下部与精囊和输精管壶腹相贴。女性的膀胱底与子宫颈和阴道前壁直接相贴。男性膀胱与前列腺接触的部分为膀胱颈,女性膀胱颈与尿生殖膈相邻;膀胱尖与膀胱底之间的部分为膀胱体,其上面有腹膜覆盖,下外侧面紧贴耻骨后隙内的疏松结缔组织,以及肛提肌和闭孔内肌（见图4-6）。

　　膀胱充盈时呈卵圆形,膀胱尖上升至耻骨联合以上,这时腹前壁折向膀胱的腹膜也随之上移,膀胱的下外侧面直接与腹前壁相贴。临床上常利用这种解剖关系,在耻骨联合上缘之上进行膀胱穿刺或作手术切口,避免伤及腹膜。儿童的膀胱位置较高,上界超过骨盆上口,位于腹腔内,6岁左右才逐渐降至盆腔内。

　　膀胱的交感神经来自第11、12胸髓和第1、2腰髓节段,经盆丛随血管分布至膀胱,使膀胱平滑肌松弛,尿道内括约肌收缩而储尿。副交感神经来自第2～4骶髓节段,经盆内脏神经到达膀胱,支配膀胀逼尿肌,是与排尿有关的主要神经,膀胱排尿反射的传入纤维也通过盆内脏神经传入。

3. 输尿管盆部与壁内部 盆部左、右输尿管腹部在骨盆上口处分别越过左髂总动脉末段和右髂外动脉起始部的前面进入盆腔,与输尿管盆部相延续。

输尿管盆部位于盆侧壁的腹膜下,行经髂内血管、腰骶干和骶髂关节前方,向后下走行,继而经过脐动脉起始段和闭孔血管、神经的内侧,在坐骨棘平面,转向前内穿入膀胱底的外上角。男性输尿管盆部到达膀胱外上角之前有输精管在其前上方由外侧向内侧越过,然后输尿管经输精管壶腹与精囊之间到达膀胱底。女性输尿管盆部位于卵巢的后下方,在经子宫阔韧带基底部至子宫颈外侧约 2cm 处(适对阴道穹侧部的上外方)时,有子宫动脉从前上方跨过,恰似"水在桥下流"。施行子宫切除术结扎子宫动脉时,慎勿损伤输尿管(图 13-5)。输尿管盆部的血液供应有不同的来源,接近膀胱处来自膀胱下动脉的分支,在女性也有子宫动脉的分支分布。

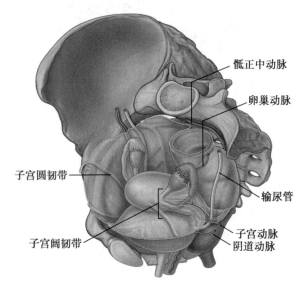

图 13-5 输尿管盆部与子宫动脉关系

输尿管壁内部行至膀胱底外上角处,向内下斜穿膀胱壁,开口于膀胱三角的输尿管口。此段长约1.5cm,即壁内部,是输尿管最狭窄处,也是常见的结石滞留部位。膀胱充盈时,压迫输尿管壁内部,可阻止膀胱内的尿液向输尿管逆流。

4. 前列腺(prostate) 位于膀胱颈与尿生殖膈之间。前列腺底上接膀胱颈,尖的两侧有前列腺提肌绕过。前列腺体的前面有耻骨前列腺韧带,连接前列腺鞘与耻骨盆面;后面借直肠膀胱隔与直肠壶腹相邻。直肠指检时,向前可扪及前列腺(图 4-6)。

5. 输精管盆部,射精管及精囊 见生殖系统。

6. 子宫(uterus) 位于小骨盆腔中央,正常时呈前倾、前屈位,子宫颈不低于坐骨棘水平。

子宫前面隔膀胱子宫陷凹与膀胱上面相邻,子宫颈阴道上部的前方借膀胱阴道隔与膀胱底部相邻,子宫后面借直肠子宫陷凹及直肠阴道隔与直肠相邻。子宫的两侧有输卵管、卵巢、子宫阔韧带、子宫圆韧带、卵巢固有韧带、子宫动脉、静脉丛和输尿管末端等,了解这些关系对于施行子宫手术有重要意义。

子宫经阴道脱出阴道口,为子宫脱垂。引起子宫脱垂的主要原因常为肛提肌、子宫的韧带、尿生殖膈及会阴中心腱等在分娩时受到损伤,使盆底对盆腔脏器的支持功能减弱或消失。

7. 子宫附件(uterine appendage) 包括子宫外后方的卵巢及输卵管,临床上的子宫附件炎主要指输卵管炎和卵巢炎。

子宫底外侧短而细直的输卵管峡，为输卵管结扎术的部位，炎症可能导致此部管腔堵塞，是女性不孕的一个原因。输卵管外侧端呈漏斗状膨大的输卵管漏斗有输卵管腹腔口，通向腹膜腔。借卵子的运送途径，女性腹膜腔经输卵管腹腔口、输卵管、子宫腔以及阴道与外界相通，故女性腹腔感染几率比男性大。

8. **阴道**（vagina）　上端环绕子宫颈，下端开口于阴道前庭。子宫颈与阴道壁之间形成的环形腔隙，称**阴道穹**（fornix of vagina）。阴道穹后部较深，与直肠子宫陷凹紧邻。腹膜腔内有积液存在时，可经此部进行穿刺或切开引流。

阴道前壁短，长6～7cm，上部借膀胱阴道隔与膀胱底、颈相邻，下部与尿道后壁直接相贴，也有学者提出部分女性尿道完全包埋在阴道前壁内。阴道后壁较长，为7.5～9.0cm，上部与直肠子宫陷凹相邻，中部借直肠阴道隔与直肠壶腹相邻，下部与肛管之间有会阴中心腱。

二、会阴解剖

（一）肛区

又称为肛门三角，主要结构为位于中线的肛管及其两侧的坐骨肛门窝（图13-4）。

1. 肛管

（1）**肛管**（anal canal）：于盆膈处上接直肠，向后下方绕尾骨尖终于肛门，长约4cm。环绕肛管周围有肛门括约肌，呈环状收缩封闭肛门。

（2）**肛门**（anus）：为肛管末段的开口，约位于尾骨尖下4cm处，在会阴中心腱的稍后方。肛门周围皮肤形成辐射状皱褶。

（3）齿状线上、下方血管、淋巴和神经其区别有：①动脉：齿状线以上血液供应主要来自直肠上动脉，其次为直肠下动脉和骶正中动脉。齿状线以下来自肛动脉。它们之间有丰富的吻合；②静脉：与伴行动脉同名。齿状线以上的静脉主要经直肠上、下静脉分别汇入门静脉系和髂内静脉；齿状线以下的静脉经肛静脉汇入阴部内静脉；③淋巴引流：齿状线以上的淋巴管主要注入肠系膜下淋巴结、髂内淋巴结；齿状线以下的淋巴管注入腹股沟淋巴结。齿状线上、下的淋巴管互相吻合成淋巴网，彼此相通；④神经：齿状线以上由交感和副交感神经支配，齿状线以下则由躯体性的阴部神经的分支支配。

2. **坐骨肛门窝**（ischiorectal fossa）　位于肛管的两侧，略似尖朝上、底朝下的锥形间隙（图13-4）。窝尖由盆膈下筋膜与闭孔筋膜汇合而成、窝底为肛门三角区的浅筋膜及皮肤。内侧壁的下部为肛门外括约肌，上部为肛提肌、尾骨肌以及覆盖它们的盆膈下筋膜。外侧壁的下份为坐骨结节内侧面，上份为闭孔内肌和筋膜。前壁为尿生殖膈，后壁为臀大肌下份及其筋膜和深部的骶结节韧带。坐骨肛门窝向前延伸到肛提肌与尿生殖膈会合处，形成前隐窝。向后延伸至臀大肌、骶结节韧带与尾骨肌之间，形成后隐窝。

坐骨肛门窝内有大量的脂肪组织，称坐骨肛门窝脂体。此体具有弹簧垫作用，排便时允许肛门扩张。窝内脂肪的血供较差，感染时容易形成脓肿或瘘管。

（二）尿生殖区

尿生殖区又称尿生殖三角。结构有性别差异，并形成会阴浅隙和会阴深隙，男性有尿道穿过；女性有尿道、阴道穿过。尿生殖三角的层次，男女均有3层主要筋膜和2个间隙。但男性此区的层次结构特点明显，具有临床意义（图13-6）。

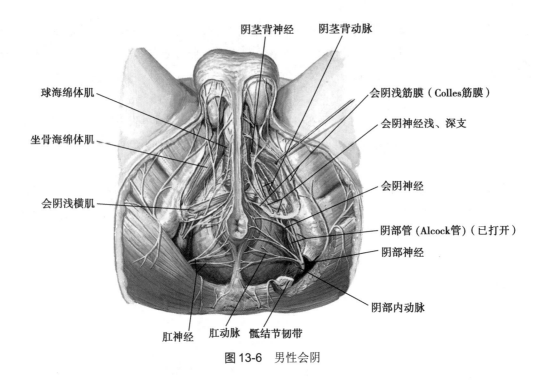

图 13-6 男性会阴

球海绵体肌
坐骨海绵体肌
会阴浅横肌
阴茎背神经　阴茎背动脉
会阴浅筋膜（Colles筋膜）
会阴神经浅、深支
会阴神经
阴部管（Alcock管）（已打开）
阴部神经
阴部内动脉
肛神经　肛动脉　骶结节韧带

1. 筋膜　由浅至深：第一层筋膜称会阴浅筋膜（又称 Colles 筋膜），居皮下脂肪的深面，较薄，在男性该筋膜向前包被阴囊、阴茎，向上延至腹前壁，与腹壁浅筋膜的膜性层（又称 Scarpa 筋膜）相连续。两侧附于耻骨弓，后缘则与深层筋膜融合。第二、三层筋膜分别为尿生殖膈下和上筋膜。后二层筋膜的外缘与第一层筋膜一起附于耻骨弓。三层筋膜的后缘在尿生殖膈后缘彼此愈合。它们向后亦移行于深层筋膜（盆膈下筋膜）。三层筋膜之间形成两个间隙即会阴浅隙（袋）和会阴深隙（袋）（图 13-6）。

2. 会阴浅隙和会阴深隙

（1）**会阴浅隙**（superficial perineal pouch）：位于会阴浅筋膜与尿生殖膈下筋膜之间，此隙向前开放。男、女性会阴浅隙结构不同（图 13-3、图 13-6、表 13-1）。

表 13-1　男、女性会阴浅隙（袋）内容比较

	男性	女性
海绵体	尿道球和左、右阴茎脚	前庭球和左、右阴蒂脚
会阴浅层肌	3 对：球海绵体肌、坐骨海绵体肌和会阴浅横肌	同左
腺体		前庭大腺
血管、神经	会阴血管、神经	会阴血管、神经

（2）**会阴深隙**（deep perineal pouch）：位于尿生殖膈上、下筋膜之间的间隙。男、女性会阴深隙结构不同（图 13-7，表 13-2）。

表 13-2　男、女性会阴深隙（袋）内容比较

	男性	女性
会阴深层肌	会阴深横肌、尿道括约肌	会阴深横肌、尿道阴道括约肌
腺体	尿道球腺	
血管、神经	阴茎背神经	阴蒂背神经
	阴茎背动脉、阴茎深动脉	阴蒂背动脉、阴蒂深动脉

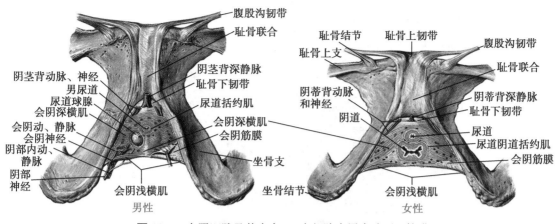

图 13-7　会阴深隙及其内容（已大部除去尿生殖膈下筋膜）

第四节　盆部与会阴部的血管和淋巴

一、盆部的血管和淋巴

（一）动脉

盆部和会阴的血液供应主要来自髂内动脉以及腹主动脉的分支。

髂总动脉沿腰大肌内侧斜向外下，至骶髂关节前方分成髂内、外动脉。左髂总动脉的内后方有左髂总静脉伴行，右髂总动脉的后方与第4、5腰椎体之间有左、右髂总静脉的末段和下腔静脉起始段。

1. 髂外动脉（external iliac artery）　沿腰大肌内侧缘下行，穿血管腔隙至股部。在男性，髂外动脉外侧有睾丸血管和生殖股神经与之伴行，其末段前方有输精管越过。在女性，髂外动脉起始部的前方有卵巢血管越过，其末段的前上方有子宫圆韧带斜向越过。近腹股沟韧带处，髂外动脉发出腹壁下动脉和旋髂深动脉，后者向外上方贴髂窝走行，分布于髂肌和髂骨。

2. 髂内动脉（internal iliac artery）　为一短干，长约4cm，分出后斜向内下进入盆腔，为盆部的主要动脉。其前方有输尿管，后方邻近腰骶干，髂内静脉和闭孔神经行于其内侧。主干行至坐骨大孔上缘处分为前、后两干，前干分支多至脏器，后干分支多至盆壁（图13-8）。

（1）**前干**：由上而下发出。

1）**脐动脉**（umbilical artery）：是胎儿时期的动脉干，出生后远侧段闭锁，形成动脉索，其近侧尚保留一段流通的血管，自此发出2～3支膀胱上动脉，分布于膀胱前上大部分。

2）**闭孔动脉**（obturator artery）：与闭孔神经伴行，沿盆侧壁走向前下方穿闭膜管至股部。闭孔动脉在穿闭膜管之前发出耻骨支与腹壁下动脉的耻骨支在耻骨上支后面吻合。有时吻合支很粗大，代替原来的闭孔动脉，形成异常闭孔动脉，行经股环或腔隙韧带的深面，向下进入闭膜管。在施行股疝手术需切开腔隙韧带时，应特别注意有无异常闭孔动脉，避免伤及，以防引起大出血。

3）**子宫动脉**（uterine artery）：（男性没有相应血管）沿盆腔侧壁下行，在子宫颈旁2cm处从输尿管前上方跨过，再沿子宫侧缘迂曲上升至子宫底。子宫动脉分支营养子宫、阴道、输卵管和卵巢。

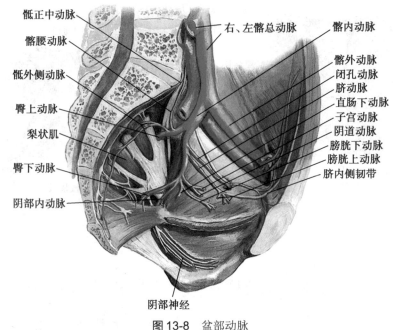

图 13-8　盆部动脉

4）**膀胱下动脉**（inferior vesical artery）：有 1～2 支，有时缺如。分布于膀胱底、精囊、前列腺和输尿管盆部。此动脉相当于女性的阴道动脉。

5）**直肠下动脉**（inferior rectal artery）：较粗，有时与阴部内动脉共干，分布于直肠下部。

6）**臀下动脉**（inferior gluteal artery）：为前干的终末支，经梨状肌下孔离开盆腔至臀部。

阴部内动脉在臀下动脉前方下行，经梨状肌下孔出盆腔，其中阴部内动脉再绕过坐骨棘后面经坐骨小孔入坐骨肛门窝内。

（2）**后干主要分出**

骶外侧动脉：沿骶前孔内侧下行，分布于梨状肌、尾骨肌和肛提肌等。

1）**臀上动脉**（superior gluteal artery）：为后干的延续，穿腰骶干和第 1 骶神经之间，向下穿梨状肌上孔离开盆腔至臀部。

2）**髂腰动脉**：发自后干，向后外方斜行，分布于髂腰肌和腰方肌等。

3.**骶正中动脉**　自腹主动脉分叉处后壁发出，在骶、尾骨前面下降，发支至直肠。

4.**直肠上动脉**（superior rectal artery）　为肠系膜下动脉的终末支，为直肠的主要动脉。

5.**卵巢动脉**（ovarian artery）　在肾动脉起点的下方起自腹主动脉，经腹后壁下降，在卵巢悬韧带内进入盆腔。输尿管适居卵巢悬韧带后内侧入盆，在结扎卵巢血管时注意勿误伤输尿管。

（二）静脉

盆腔的静脉多围绕各脏器形成静脉丛，如膀胱静脉丛、直肠静脉丛、以及男性的前列腺静脉丛、女性的子宫静脉丛和阴道静脉丛等。由静脉丛汇合成与同名动脉伴行的静脉，最后大部分静脉汇入髂内静脉（图 13-9）。

髂内静脉（internal iliac vein）位于髂内动脉的后内侧，由盆部的静脉在坐骨大孔的稍上方会聚而成，在骨盆缘、骶髂关节前方与髂外静脉汇合成髂总静脉（图 13-9）。髂内静脉的属支较多，可分为脏支和壁支。壁支的臀上、下静脉和闭孔静脉均起自骨盆外，骶外侧静脉位于骶骨前面，它们与同名动脉伴行。脏支起自盆内脏器周围的静脉丛，它们分别环绕在相应器官的周围，并各自汇合成干，最后大部注入髂内静脉。女性卵巢和输卵管附近的卵巢静脉丛汇集为卵巢静脉伴随同名动脉，上行注入到左肾静脉和下腔静脉。

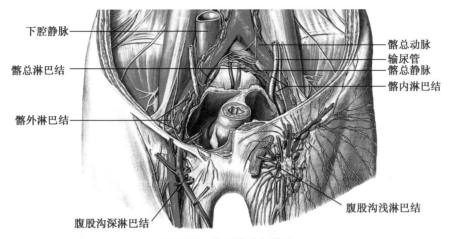

图 13-9　盆部静脉与淋巴

直肠静脉丛可分为内、外两部分，直肠内静脉丛位于直肠和肛管黏膜上皮的深面，直肠外静脉丛位于肌层的外面，两丛之间有广泛的吻合。直肠内静脉丛主要汇入直肠上静脉，经肠系膜下静脉注入肝门静脉。直肠外静脉丛向下经直肠下静脉和肛静脉与直肠上静脉吻合，回流入髂内静脉，成为肝门静脉系和腔静脉系之间的侧支循环途径之一。

盆腔内静脉丛腔内无瓣膜，各丛之间的吻合丰富，可自由交通，有利于血液的回流。

临床上进行盆腔手术时，应特别注意脏器周围的静脉丛，以免因撕破静脉而引起难以控制的渗血现象。

（三）淋巴

盆腔内淋巴结一般沿血管排列，其数目、大小和位置均不恒定，可分为 3 群（见图 13-9）。

1. 髂外淋巴结　沿髂外动脉排列，收纳腹股沟浅、深淋巴结的输出管，以及下肢和腹前壁下部、膀胱、前列腺和子宫等部分盆内脏器。

2. 髂内淋巴结　沿髂内血管排列，主要收纳盆内所有脏器、会阴深部、臀部和股后部的淋巴。位于髂内、外动脉间的闭孔淋巴结还收纳子宫体下部及宫颈的淋巴。患宫颈癌时，该淋巴结累及较早。

3. 骶淋巴结　沿骶正中和骶外侧动脉排列，收纳盆后壁、直肠、子宫颈和前列腺的淋巴。

上述三组淋巴结的输出管注入沿髂总动脉排列的髂总淋巴结，它的输出管注入左、右腰淋巴结。

二、 会阴部的血管和淋巴

（一）动脉

阴部内动脉（internal pudendal artery）为坐骨肛门窝内主要动脉。主干沿此窝外侧壁上的**阴部管**（pudendal canal）（为阴部内血管和阴部神经穿经闭孔筋膜的裂隙，又称 Alcock 管）前行。阴部内动脉在管内发出 2～3 支肛动脉，横过坐骨肛门窝脂体，分布于肛门周围的肌和皮肤。阴部内动脉行至阴部管前端时，即分为会阴动脉和阴茎动脉（女性为阴蒂动脉）进入尿生殖区（见图 13-6）。

会阴动脉（perineal artery）分布于会阴部肌肉和阴囊（或大阴唇）皮肤；阴茎（蒂）动脉向前到尿生

殖三角前端分为阴茎（蒂）背动脉及阴茎（蒂）深动脉，前者分布于阴茎（蒂）的背面，后者进入阴茎（蒂）海绵体内。

（二）静脉

阴部内静脉（internal pudendal vein）及其属支均与同名动脉伴行，阴部内静脉汇入髂内静脉。

（三）淋巴

会阴部的淋巴一部分注入腹股沟淋巴结，另一部分注入髂内淋巴结。齿状线以下肛管的淋巴及肛门外括约肌、肛门周围皮下的淋巴汇入腹股沟浅淋巴结，然后至髂外淋巴结。部分末段直肠的淋巴穿过盆膈至坐骨肛门窝内，沿肛血管、阴部内血管走行，入髂内淋巴结（图13-9）。

第五节　盆部与会阴的神经

一、盆部的神经

盆部的神经由分布到盆壁的躯体神经和分布到盆内脏器的内脏神经两部分组成。

（一）躯体神经

1. 闭孔神经（obturator nerve）　腰丛发出，在腰大肌内侧下行至小骨盆侧壁，与闭孔血管伴行，穿经闭膜管至股内侧部。

2. 骶丛的分支　骶丛由腰骶干和骶、尾神经的前支组成。**腰骶干**（lumbosacral trunk）在骶髂关节前方由第4腰神经前支的一部分和第5腰神经前支合成，在腰大肌内侧深面下降进入盆部，与骶尾神经前支组成骶丛。骶丛位于髂内动脉的后面、梨状肌的前方。骶丛除发出细小的肌支支配盆壁各肌外，还发出臀上神经、臀下神经、股后皮神经、坐骨神经和阴部神经，分别经梨状肌上、下孔出盆，分布于臀部、下肢及会阴。

（二）内脏神经

1. 骶交感干　由腰交感干延续而来，沿骶前孔内侧下降。至尾骨前方，两侧骶交感干连接在单一的奇神经节上。该节又称尾神经节。

2. 下腹下丛　又称骶前神经。由腹主动脉丛经第5腰椎体前面下降而来。此丛发出左右下腹下神经行至第3骶椎高度与同侧的盆内脏神经和骶交感的节后纤维共同组成左、右下腹下丛，又称**盆丛**（图13-10）。该丛位于直肠、精囊和前列腺（女性为子宫颈和阴道穹）的两侧，膀胱的后方。其纤维随髂内动脉的分支分别形成膀胱丛、前列腺丛、子宫阴道丛和直肠丛等，分布于盆内脏器。

3. 盆内脏神经（pelvic splanchnic nerve）　又称盆神经，较细小，共3支，由第2~4骶神经前支中的副交感神经节前纤维组成。此神经加入盆丛，与交感神经纤维一起走行至盆内脏器、在脏器附近或壁内的副交感神经节交换神经元，节后纤维分布于结肠左曲以下的消化管、盆内脏器及外阴等。

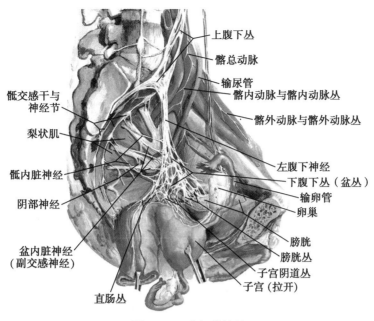

上腹下丛
髂总动脉
输尿管
髂内动脉与髂内动脉丛
髂外动脉与髂外动脉丛
左腹下神经
下腹下丛（盆丛）
输卵管
卵巢
膀胱
膀胱丛
子宫阴道丛
子宫（拉开）

骶交感干与神经节
梨状肌
骶内脏神经
阴部神经
盆内脏神经（副交感神经）
直肠丛

图 13-10　盆部的神经

　　直肠手术时要防止盆丛的损伤：盆丛位于直肠的两侧，在直肠癌切除直肠时要防止盆丛的损伤。在盆腔侧壁切除直肠侧韧带时，损伤其上侧的盆丛可导致长期尿潴留和阳痿。当手术中直肠下动脉出血时，如钳夹不当也易损伤盆丛。

二、会阴部的神经

　　会阴部主要由来自骶丛的**阴部神经**（pudendal nerve）支配（图 13-10），阴部神经与阴部内动脉伴行经坐骨大孔离开盆腔至臀部，绕坐骨棘经坐骨小孔进入坐骨肛门窝，行于坐骨肛门窝外侧壁的阴部管内，并在管内分支：①肛神经 2～3 支，分布于肛门外括约肌和肛管下部及肛周皮肤；②会阴神经至会阴部肌肉和阴囊（唇）皮肤；③阴茎（蒂）背神经至阴茎（蒂）皮肤。

　　由于阴部神经在行程中绕坐骨棘，故会阴手术时、常将麻药由坐骨结节与肛门连线的中点经皮刺向坐骨棘下方，以进行阴部神经阻滞。

想一想

　　1. 产科会阴的保护　　肛门和阴道前庭后端之间的会阴中心腱临床上习惯称为会阴（狭义）或产科会阴。它是骨盆底的一部分，也是骨盆底的重要支持组织。分娩时，会阴部承受的压力很大，若不注意保护，常发生不同程度的撕裂伤。轻者只限于大阴唇后方的会阴浅横肌纤维；中度撕裂可达肛门外括约肌；严重时可从阴道撕裂至肛门，甚至直肠阴道隔也被撕裂。因此接产时，必须注意保护会阴，防止撕裂发生，会阴保护的方法通常包括：托肛法和按肛法。一旦发生撕裂，应分层缝合修补，以免发生变形。

　　2. 产后盆底功能康复治疗　　女性盆底功能障碍性疾病（pelvic floor dysfunction，PFD）又称为盆底缺陷或盆底支持组织松弛，表现为盆腔器官脱垂、压力性尿失禁等疾病。随着人口老龄化，PFD 发病率呈上升趋势，正常妇女 PFD 的发生率为 11%，PFD 是影响人类生活质量的慢性疾病之一。

　　盆腔器官脱垂（pelvic organ prolapsed，POP）是指盆腔脏器下降进入甚至超出阴道、会阴或肛门。是盆底支持结构缺陷、损伤与功能障碍造成的主要后果，它与压力性尿失禁有密切关系。

对于无症状的 POP 妇女，改变生活方式可能降低她们发展成有症状 POP 的可能性，这些建议也符合健康生活方式的一般考虑。生活方式的干预如下：①足够的水量摄入，并且有正确的排尿习惯；②调整饮食，增加水和纤维素摄入；③调整排便习惯，以保证肠蠕动规律而排便时不需过分用力；④避免过多负重和用力；⑤降低体重，减少吸烟；⑥对伴发疾病如糖尿病、咳喘、便秘等进行有效的治疗以减少对盆底功能的影响。

对于有症状的中度 POP，可放置子宫托进行试验性治疗，如果主诉症状缓解，患者就可以选择继续应用子宫托，被认为是 POP 的一线治疗。目前普遍认为，盆底肌肉锻炼、生物反馈指导的盆底肌肉锻炼、电刺激、磁刺激治疗等联合治疗的方法优于单一治疗方法，对产后发生的 POP 采取非手术疗法，效果确实且不良反应小。

女性盆底功能障碍性疾病表现复杂多样，盆底功能障碍是由于其解剖结构异常，进而发生功能障碍，以致引起症状，因此，治疗的基本点是从解剖结构的恢复达到功能的恢复。

（李艳君）

第十四章
脊柱区

第一节 概　述

一、境界与分区

（一）境界

脊柱区（vertebral region）又称背区，是指脊柱及其后方、两侧的软组织所共同配布的区域。上自枕外隆凸和上项线，下至尾骨尖；两侧为斜方肌前缘、三角肌后缘上份、腋后襞与胸壁交界处、腋后线、髂嵴后份、髂后上棘、尾骨尖的连线。

（二）分区

脊柱区可分为项区、胸背区、腰区和骶尾区。项区上界即脊柱区的上界，下界为第7颈椎棘突至两侧肩峰的连线；胸背区上界即项区下界，下界为第12胸椎棘突、第12肋下缘、第11肋前份的连线；腰区上界即胸背区下界，下界为两侧髂嵴后份及两侧髂后上棘的连线；骶尾区为两侧髂后上棘与尾骨尖三点间所围成的三角形区域。

二、表面解剖

（一）体表标志

1. **棘突**　在后正中线上可摸到大部分椎骨棘突。第7颈椎棘突较长，常作为辨认椎骨序数的标志；胸椎棘突斜向后下，呈叠瓦状；腰椎棘突呈水平位，第4腰椎棘突平两侧髂嵴的最高点；骶椎棘突融合成骶正中嵴。

2. **骶管裂孔和骶角**　见第十三章盆部与会阴。

3. **尾骨**　由3~4块退化的尾椎融合而成，位于骶骨下方，肛门后方，有肛尾韧带附着。

4. **髂嵴和髂后上棘**　髂嵴为髂骨翼的上缘，是计数椎骨的标志。两侧髂嵴最高点的连线平对第4腰椎棘突。髂后上棘是髂嵴后端的突起，两侧髂后上棘的连线平第2骶椎棘突。左、右侧髂后上棘与第5腰椎棘突和尾骨尖的连线，构成一菱形区（图14-1）。当腰椎或骶、尾椎骨折或骨盆畸形时，菱形区会变形。菱形区上、下角连线的深部为骶正中嵴，其外侧的隆嵴为骶外侧嵴，后者是经骶后孔作骶神经阻滞麻醉的标志。

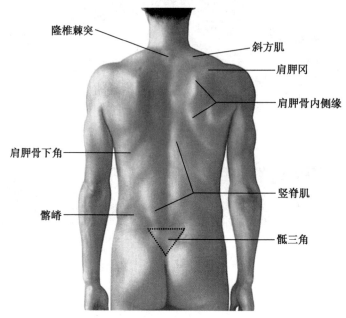

图 14-1　背部体表标志

5. **肩胛冈**　为肩胛骨背面高耸的骨嵴。两侧肩胛冈内侧端的连线,平第 3 胸椎棘突。外侧端为肩峰,是肩部的最高点。

6. **肩胛下角**　当上肢下垂时易于触及。两侧肩胛下角的连线,平对第 7 胸椎棘突。

7. **第 12 肋**　是背部与腰部的分界标志。在竖脊肌外侧可触及此肋,但应注意有时甚短,易将第 11 肋误认为第 12 肋,以致腰部的切口过高,有损伤胸膜的可能。

8. **竖脊肌**　在棘突两侧可触及的纵行隆起。该肌外侧缘与第 12 肋的交角,称**脊肋角**。肾位于该角深部,是肾囊封闭常用的进针部位。

（二）体表投影

在枕外隆凸外侧约 2.5cm 处可寻找枕大神经和枕动脉;在髂嵴上方距正中线 4～5cm 处可寻找臀上皮神经。

骨纤维孔又称脊神经后支骨纤维孔,体表投影相当于同序数腰椎棘突外侧的下述两点连线上:上位点在第 1 腰椎平面后正中线外侧 2.3cm,下位点在第 5 腰椎平面后正中线外侧 3.2cm。骨纤维孔内有腰神经后支通过。

骨纤维管又称腰神经后内侧支骨纤维管,体表投影在同序数腰椎棘突下外的两点连线上:上位点在第 1 腰椎平面后正中线外侧约 2.1cm,下位点在第 5 腰椎平面后正中线外侧约 2.5cm。管内有腰神经后内侧支通过。

（三）背部常用穴位

主要有:风池、天柱、肩井、肺俞、脾俞、肾俞、环跳、秩边等(图绪论 -10)。

第二节 脊柱区的肌及其功能分析

一、脊柱区软组织结构特点

脊柱区由浅入深有皮肤、浅筋膜、深筋膜、肌层、血管神经等软组织和脊柱、椎管及其内容物等结构。在脊柱区，康复治疗手段较多，如推拿、按摩、针灸治疗等，因此，熟悉脊柱区层次结构特点有临床实际意义。

（一）浅层结构特点

项背部皮肤厚而致密，移动性小，有较丰富的毛囊和皮脂腺；浅筋膜厚而致密，含有较多脂肪组织，并通过结缔组织纤维束与深筋膜相连，移动性小。项区上部的浅筋膜特别坚韧，腰区的浅筋膜可分为两层，其间有丰富的脂肪组织。

脊柱区皮神经均来自脊神经后支，呈节段性配布（图 14-2）：①项区：来自颈神经后支，主要由枕大神经和第 3 枕神经分布。**枕大神经**（greater occipital nerve）是第 2 颈神经后支的皮支，较粗大，在上项线高度穿斜方肌及深筋膜浅出，分支分布于枕部皮肤；第 3 枕神经是第 3 颈神经后支的皮支，穿斜方肌及深筋膜浅出，分布于项部和枕外隆凸附近的皮肤。②胸背区和腰区：来自胸、腰神经后支的分支。背部的皮神经为胸神经后支的皮支，上半部者在靠近正中线的两侧穿出斜方肌至皮下，几乎呈水平位向外侧走行；下半部者则距正中线 4～5cm 处穿出，分支斜向外下，分布于胸背区和腰区的皮肤。第 12 胸神经后支的分支可分布于臀区。腰部的皮神经来自第 1～3 腰神经后支，它们从竖脊肌外侧缘穿胸腰

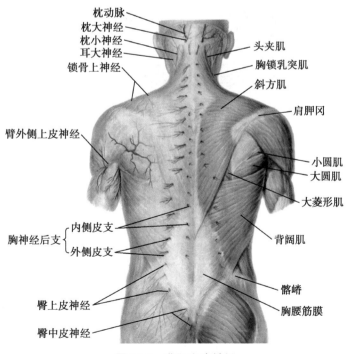

图 14-2 背肌和皮神经

筋膜浅出，除分支布于腰部外，其外侧支组成臀上皮神经，越过髂嵴，分布于臀区上部。③骶尾区：来自骶、尾神经后支的分支。自髂后上棘至尾骨尖连线上的不同高度分别穿臀大肌起始部浅出，分布于骶尾区的皮肤。其中第1～3骶神经后支的外侧支组成臀中皮神经。

臀上皮神经在髂嵴上方浅出处比较集中，此部位在竖脊肌外侧缘附近。当腰部急剧扭转时，该神经易被拉伤，是导致腰腿痛的常见原因之一。

项区的浅动脉主要来自枕动脉、颈浅动脉和肩胛背动脉等的分支。胸背区则来自肋间后动脉、肩胛背动脉和胸背动脉等的分支。腰区来自腰动脉的分支。骶尾部来自臀上、下动脉等的分支。各动脉均有伴行静脉。

（二）深筋膜层结构特点

项区的深筋膜分为浅、深两层，包裹斜方肌，是封套筋膜的一部分。浅层覆盖在斜方肌表面；深层在该肌的深面，称项筋膜。胸背区和腰区的深筋膜也分浅、深两层。浅层薄弱，位于斜方肌和背阔肌的表面；深层较厚，称**胸腰筋膜**（thoracolumbar fascia）。骶尾区的深筋膜较薄弱，与骶骨背面的骨膜相愈着。

1. **项筋膜** 位于斜方肌深面，包裹夹肌和半棘肌，内侧附于项韧带，上方附于上项线，向下移行为胸腰筋膜后层。

2. **胸腰筋膜** 在胸背区较为薄弱，覆于竖脊肌表面，向上续项筋膜，内侧附于胸椎棘突和棘上韧带，外侧附于肋角，向下至腰区增厚，并分为前、中、后三层（图14-3）。前层位于腰方肌前方，称腰方肌筋膜，内侧附于腰椎横突尖，向下附于髂腰韧带和髂嵴后份，上部增厚形成内、外侧弓状韧带；中层上部张于第12肋与第1腰椎横突之间的部分增厚，形成腰肋韧带；后层覆于竖脊肌的后方，与背阔肌和下后锯肌腱膜愈着，向下附于髂嵴，内侧附于腰椎棘突和棘上韧带，外侧在竖脊肌外侧缘与中层愈合，形成竖脊肌鞘；中层位于竖脊肌与腰方肌之间，内侧附于腰椎横突尖和横突间韧带，外侧在腰方肌外侧缘与前层愈合，形成腰方肌鞘，并作为腹横肌起始部的腱膜，向上附于第12肋下缘，向下附于髂嵴。

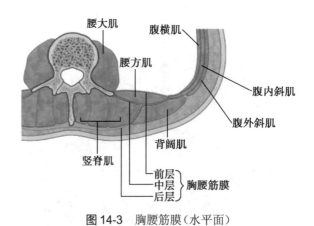

图14-3 胸腰筋膜（水平面）

由于项、腰部活动度大，在剧烈活动中，项筋膜和胸腰筋膜均可被扭伤，尤以腰部的胸腰筋膜损伤更为多见，是腰腿痛的原因之一。

腰脊柱周围有许多韧带和骨骼肌等软组织，对维持体位、增强脊柱稳定性、平衡性和灵活性均起着重要作用，如某些原因引起这些韧带、筋膜、骨骼肌、脊柱关节突间关节滑膜等软组织发生病变时，则可发生腰痛，临床上统称软组织性腰痛（劳损性腰痛）。引起腰部软组织疼痛的原因很多，也很复杂，临床上最常见的是以局部疾患（外伤、扭伤、劳损、退行性病变、炎症等）及体位姿势不良为主。另外，非腰部组织的疾患也可导致腰部软组织疼痛，如腹腔肿瘤、内脏疾患、代谢病、心血管病和急性传染病等。

二、 脊柱区的肌

脊柱区的骨骼肌由背肌和部分腹肌组成(见图14-2)。

(一)脊柱区骨骼肌的层次

脊柱区的骨骼肌分浅层和深层肌。浅层肌由浅至深大致分为两层:第1层有背阔肌、斜方肌和腹外斜肌后部;第2层有夹肌、肩胛提肌、菱形肌、上后锯肌、下后锯肌和腹内斜肌后部。深层肌又分为三层:第1层有夹肌(头夹肌和项夹肌)、竖脊肌(髂肋肌、最长肌和棘肌)和腹横肌后部;第2层有横突棘肌(半棘肌、多裂肌和回旋肌);第3层有枕下肌(头前直肌、头外侧直肌、头后大直肌、头后小直肌、头下斜肌和头上斜肌)、横突间肌和棘间肌等。

1. 背阔肌(latissimus dorsi) 是位于胸背区下部和腰区浅层宽大的扁肌,由胸背神经支配。起自下部胸椎、全部腰椎棘突、骶正中嵴和髂嵴,止于肱骨小结节嵴;使肩关节后伸、旋内和内收。背阔肌的血液供应主要来自胸背动脉、肋间后动脉和腰动脉的分支;以肩胛线为界,外侧主要由胸背动脉的分支供血,内侧则由节段性的肋间后动脉和腰动脉供血。

2. 斜方肌(trapezius) 是位于项区和胸背区上部的扁肌,宽大且血供丰富,由副神经支配。血液供应主要来自颈浅动脉和肩胛背动脉,其次来自枕动脉和肋间后动脉。斜方肌可用于肌瓣或肌皮瓣移植。

3. 竖脊肌(erector spinae) 是背肌中最长、最大的肌,纵列于脊柱全部棘突两侧的沟内。下起自骶骨背面、骶结节韧带、腰椎棘突和髂嵴后部腰背筋膜,向上分三群肌束沿途止于椎骨、肋骨的横突和棘突,并达枕骨和颞骨乳突。一侧竖脊肌收缩,使脊柱向同侧屈;两侧同时收缩,使脊柱后伸,竖直躯干。

竖脊肌深部为短肌,有明显的节段性,连于相邻两个椎骨或数个椎骨间,加强椎骨间的连结和脊柱运动的灵活性,由脊神经后支支配。在腰区,该肌两侧有腰上三角和腰下三角(图14-4)。

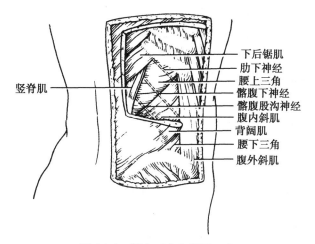

图14-4 腰上三角和腰下三角

竖脊肌

下后锯肌
肋下神经
腰上三角
髂腹下神经
髂腹股沟神经
腹内斜肌
背阔肌
腰下三角
腹外斜肌

4. 夹肌和半棘肌 位于斜方肌深面。半棘肌在颈椎棘突的两侧,夹肌在半棘肌的后外方。两肌上部的深面为枕下三角(图14-5)。

5. 上、下后锯肌 上后锯肌起自第6~7颈椎和第1~2胸椎棘突,止于第2~5肋骨的肋角外侧面;下后锯肌起自第11~12胸椎、第1~2腰椎棘突,止于第9~12肋骨外侧面。两肌分别有上提肋骨助吸气和下降肋骨助呼气的作用。

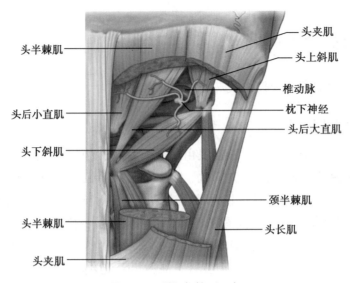

头半棘肌
头夹肌
头上斜肌
椎动脉
头后小直肌
枕下神经
头下斜肌
头后大直肌
颈半棘肌
头半棘肌
头长肌
头夹肌

图 14-5　颈肌与枕下三角

其他骨骼肌见颈肌和腹肌节。

（二）脊柱区肌间形成的三角

脊柱区各肌间形成一些相对薄弱区，为项背部的局部特区。

1. 枕下三角（suboccipital triangle）　位于枕下、项区上部深层，是由枕下肌围成的三角（图 14-5）。其内上界为头后大直肌，外上界为头上斜肌，外下界为头下斜肌。三角的底为寰枕后膜和寰椎后弓，浅面借致密结缔组织与夹肌和半棘肌相贴，枕大神经行于其间。三角内有枕下神经和椎动脉经过。椎动脉穿寰椎横突孔后转向内侧，行于寰椎后弓上面的椎动脉沟内，再穿寰枕后膜进入椎管，最后经枕骨大孔入颅腔。颈椎的椎体钩骨质增生、头部过分旋转或枕下肌痉挛都可压迫椎动脉，使脑供血不足。枕下神经是第 1 颈神经的后支，在椎动脉与寰椎后弓间穿出，行经枕下三角，支配枕下肌。

2. 听诊三角（triangle of auscultation）　在斜方肌的外下方，肩胛骨下角的内侧有一肌间隙，临床称听诊三角或肩胛旁三角。其内上界为斜方肌的外下缘，外侧界为肩胛骨脊柱缘，下界为背阔肌上缘，三角的底为薄层脂肪组织、深筋膜和第 6 肋间隙，表面覆以皮肤和浅筋膜，是背部听诊呼吸音最清楚的部位（图 14-2）。当肩胛骨向前外移位时，该三角的范围会扩大。

3. 腰上三角（superior lumbar triangle）　位于背阔肌深面，第 12 肋的下方。三角的内侧界为竖脊肌外侧缘，外下界为腹内斜肌后缘，上界为第 12 肋（图 14-4）。有时，由于下后锯肌在第 12 肋的附着处与腹内斜肌后缘相距较近，则下后锯肌亦参与构成一个边，共同围成一个不等四边形的间隙。三角的底为腹横肌起始部的腱膜，腱膜深面有三条与第 12 肋平行排列的神经，自上而下为肋下神经、髂腹下神经和髂腹股沟神经；腱膜的前方有肾和腰方肌。肾手术的腹膜外入路必经此三角。当切开腱膜时，应注意保护上述 3 支神经。第 12 肋前方与胸膜腔相邻，为扩大手术野，常需切断腰肋韧带，将第 12 肋上提，此时，应注意保护胸膜，以免损伤造成气胸。

4. 腰下三角（inferior lumbar triangle）　位于腰区下部，腰上三角的外下方（图 14-4）。由髂嵴、腹外斜肌后缘和背阔肌前下缘围成。三角的底为腹内斜肌，表面仅覆以皮肤和浅筋膜。

腰上、下三角均是腹后壁的薄弱区之一，腹腔器官可经此三角向后突出，形成腰疝。

在右侧，腰上三角前方与阑尾和盲肠相对应，故盲肠后位阑尾炎时，此三角区会有明显压痛。腰区深部脓肿也可经腰下三角出现于皮下。

三、 脊柱区肌功能分析

脊柱区骨骼肌数目众多，且呈分层排列。从脊柱区骨骼肌的配布上看可分为 3 类：第一类为背部上肢带肌，起于项背部，止于上肢带骨或肱骨，参与上肢的运动，当上肢固定时，则可运动躯干，如斜方肌、背阔肌、肩胛提肌、菱形肌等；第二类为背部肋骨肌，起于背部，止于肋骨，参与呼吸运动，如上后锯肌和下后锯肌；第三类为项背部固有肌，如竖脊肌、椎枕肌、横突棘肌、横突间肌等。这 3 类骨骼肌依次分浅、深 2 层：浅层有斜方肌、背阔肌、头颈夹肌、肩胛提肌、菱形肌、上后锯肌和下后锯肌；深层有竖脊肌、椎枕肌等。

一般来说，构成脊柱区浅层肌群的主要为扁肌；深层肌群主要位于棘突两侧的脊柱沟内，有夹肌和节段性较明显的短肌，运动相邻的椎骨和加强椎骨间的连结。这些骨骼肌均直接作用于脊柱引起不同的运动形式。

躯干肌功能小结　①屈脊柱（躯干）的骨骼肌主要有腹直肌、腹内斜肌、腹外斜肌和髂腰肌；②伸脊柱（躯干）的骨骼肌主要有竖脊肌、斜方肌和臀大肌；③侧屈脊柱（躯干）的骨骼肌主要有同侧的腹直肌，腹内斜肌、腹外斜肌和竖脊肌；④回旋脊柱（躯干）的骨骼肌主要有同侧的腹内斜肌和对侧的腹外斜肌。

第三节　脊柱区深层血管和神经

一、 动脉

项区主要由枕动脉、颈浅动脉、肩胛背动脉和椎动脉等供血；胸背区由肋间后动脉、胸背动脉和肩胛背动脉等供血；腰区由肋下动脉和腰动脉等供血；骶尾区由臀上、下动脉等供血。

（一）枕动脉

枕动脉（occipital artery）起自颈外动脉，向后上经颞骨乳突内面进入项区，在夹肌深面、半棘肌外侧缘处越过枕下三角分出数支。本干继续向上至上项线高度穿斜方肌浅出，与枕大神经伴行分布于枕部。分支中有一较大的降支，向下分布于项区诸肌，并与椎动脉、肩胛背动脉等分支吻合，形成动脉网。

（二）肩胛背动脉

肩胛背动脉（dorsal scapular artery）起自锁骨下动脉，向外侧穿过或越过臂丛，经中斜角肌前方至肩胛提肌深面，与同名神经伴行转向内下，在菱形肌深面下行，分布于背肌和肩带肌，并参与形成肩胛动脉网。有时肩胛背动脉与颈浅动脉共干起自甲状颈干，称颈横动脉，颈浅动脉即颈横动脉的浅支，肩胛背动脉即其深支。

（三）椎动脉

椎动脉（vertebral artery）起自锁骨下动脉第一段，沿前斜角肌内侧上行，穿第6～1颈椎横突孔，继而经枕下三角入颅腔。按其行程可分为4段：第一段自起始处至穿第6颈椎横突孔以前；第二段穿经上6个颈椎横突孔；第三段经枕下三角入颅腔；第四段为颅内段。椎动脉旁有丰富的交感神经丛。当颈椎骨质增生导致第二段椎动脉受压时，可引起颅内供血不足，即椎动脉型颈椎病。椎动脉周围有静脉丛，向下汇成椎静脉。

二、 静脉

脊柱区的深部静脉与动脉伴行。项区的静脉汇入椎静脉、颈内静脉或锁骨下静脉。胸背区者经肋间后静脉汇入奇静脉，部分汇入锁骨下静脉或腋静脉。腰区者经腰静脉汇入下腔静脉。骶尾区者经臀区的静脉汇入髂内静脉。脊柱区的深静脉可通过椎静脉丛，广泛与椎管内外、颅内以及盆部等处的深部静脉相交通。

三、 神经

脊柱区的神经主要来自31对脊神经后支、副神经、胸背神经和肩胛背神经。

（一）脊神经后支

1. **行程**　腰神经后支（背支）分出后向后行，经骨纤维孔至横突间肌内侧缘分为内侧支（后内侧支）和外侧支（后外侧支）（图14-6、图14-7）。后内侧支在下位椎骨上关节突根部的外侧斜向后下，经骨纤维管至椎弓板后面转向下行，分布于背深肌和脊柱的关节突关节等。第5腰神经后内侧支经腰椎下关

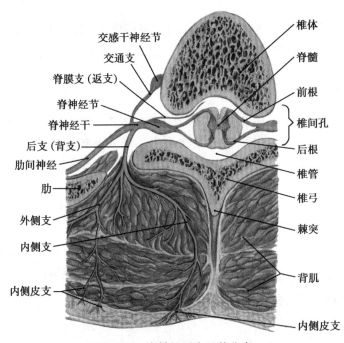

图14-6　脊神经后支及其分支

节突的下方,向内下行;后外侧支在下位横突背面进入竖脊肌,然后在肌的不同部位穿胸腰筋膜浅出,斜向外下行。第1~3腰神经的后外侧支参与组成臀上皮神经,跨越髂嵴后部达臀区上部,有时由于外伤等因素,可引起腰腿痛。腰部横突间韧带较发达,呈膜状,内下方有腰神经后支通过。该韧带增生肥厚时,可压迫该神经,是腰腿痛常见的椎管外病因之一。

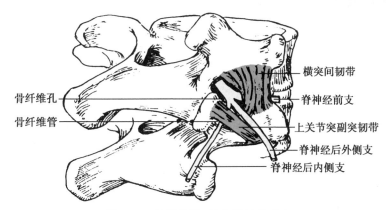

左侧标注(从上到下):骨纤维孔、骨纤维管
右侧标注(从上到下):横突间韧带、脊神经前支、上关节突副突韧带、脊神经后外侧支、脊神经后内侧支

图 14-7　骨纤维孔、管和脊神经后支

2. **分布**　颈神经后支分布于项区皮肤和深层肌;胸神经后支分布于胸背区皮肤和深层肌;腰神经后支分布于腰区、臀区的皮肤和深层肌;骶、尾神经后支分布于骶骨背面和臀区的皮肤。脊神经后支呈明显的节段性分布,故手术中横断背部深肌时,不会引起骨骼肌瘫痪。

3. **骨纤维孔**　又称脊神经后支骨纤维孔(图14-6、图14-7)。该孔位于椎间孔的后外方,开口向后,与椎间孔的方向垂直。其上外侧界为横突间韧带的内侧缘,下界为下位椎骨横突的上缘,内侧界为下位椎骨上关节突的外侧缘。骨纤维孔内有腰神经后支通过。

4. **骨纤维管**　又称腰神经后内侧支骨纤维管(图14-7)。该管位于腰椎乳突与副突间的骨沟处,自外上斜向内下,由前、后、上、下四壁构成。前壁为乳突副突间沟,后壁为上关节突副突韧带,上壁为乳突,下壁为副突。管的前、上、下壁为骨质,后壁为韧带,故称为骨纤维管。但有时后壁韧带骨化,则形成完全的骨管。骨纤维管内有腰神经后内侧支通过。

　　腰神经后支及其分出的后内侧支和后外侧支在各自的行程中,都分别经过骨纤维孔、骨纤维管或穿胸腰筋膜裂隙。在正常情况下,这些孔、管或裂隙有保护通过其内的血管和神经的作用,但由于孔道细小,周围结构坚韧而缺乏弹性,且腰部活动度大,故在病理情况下,这些孔道会变形、变窄,压迫通过的血管和神经,而导致腰腿痛。

(二)副神经、胸背神经和肩胛背神经

1. **副神经**(accessory nerve)　自胸锁乳突肌后缘中、上1/3交点处斜向外下,经枕三角至斜方肌前缘中、下1/3交点处(或斜方肌前缘附着锁骨处以上2横指)深面进入该肌,分支支配胸锁乳突肌和斜方肌。

2. **胸背神经**(thoracodorsal nerve)　起自臂丛后束,与同名动脉伴行,沿肩胛骨外侧缘下行,支配背阔肌。

3. **肩胛背神经**(dorsal scapular nerve)　起自臂丛锁骨上部,穿中斜角肌斜向外下至肩胛提肌深面,再沿肩胛骨内侧缘下行,与肩胛背动脉伴行,支配肩胛提肌和菱形肌。

第四节 椎管及其内容物

一、椎管

椎管（vertebral canal）是由椎骨的椎孔、骶骨的骶管与椎骨之间的骨连结共同连成的骨纤维性管道，上通过枕骨大孔与颅腔相通，下达骶管裂孔。内容物有脊髓、脊髓被膜、脊神经根、血管及结缔组织等。

（一）椎管壁的构成

椎管的前壁由椎体后面、椎间盘后缘和后纵韧带构成，后壁为椎弓板、黄韧带和关节突关节，两侧壁为椎弓根和椎间孔。构成椎管壁的任何结构发生病变，如椎骨骨质增生、椎间盘突出以及黄韧带肥厚等因素，均可使椎管腔变形或狭窄，压迫内容物引起一系列症状。

1. 寰枢关节（atlantoaxial joint） 包括寰枢外侧关节和寰枢正中关节。前者由寰椎下关节面与枢椎上关节面组成，关节囊和周围韧带松弛，在一定限度内允许有较大范围的运动；后者位于齿突前后，前方由齿突与前弓的关节面组成，后方为齿突与寰椎横韧带间的滑膜囊。寰椎横韧带张于寰椎侧块的内侧面，将寰椎的椎孔分为前、后两部。前部容纳齿突，后部容纳脊髓及其被膜。寰椎横韧带中部向上、向下各发出一纵行纤维束，分别附着于枕骨大孔前缘和枢椎体后面；纵横纤维共同构成**寰椎十字韧带**，有限制齿突后移的作用。一旦寰椎十字韧带损伤，齿突向后移位，压迫脊髓，有致命的危险（图 14-8）。

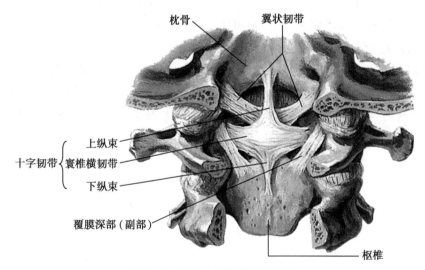

枕骨　　　翼状韧带

上纵束

十字韧带〈寰椎横韧带

下纵束

覆膜深部（副部）

枢椎

图 14-8 寰椎十字韧带（后面观）

2. 钩椎关节 第 3～7 颈椎的椎体上面侧缘有明显向上的嵴样突起，称**椎体钩**（uncus of vertebral body）；下面侧缘的相应部位有呈斜坡样的唇缘，二者共同参与组成钩椎关节（见图 1-25、图 14-9）。**钩椎关节**又称 Luschka 关节，椎体钩可限制上一椎体向两侧移位，增加颈椎椎体间的稳定性，并防止椎间盘向外后方脱出。在正常情况下，位于下颈段的第 5～7 颈椎的椎体钩受力最大。椎体钩外侧为椎动、静脉及其周围的交感神经丛,后方有脊神经;后外侧部参与构成颈椎间孔的前壁。故椎体钩发生不同方向的骨质增生可分别压迫上述结构,引起椎动脉型、脊髓型、神经根型和混合型等颈椎病的不同表现。

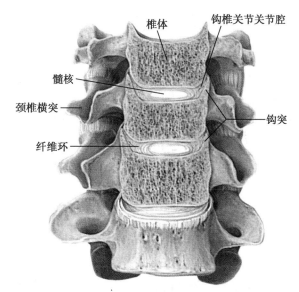

图 14-9　颈部钩椎关节(磨除部分颈椎体前部)

　　颈椎病是颈椎间盘发生退行变性后,椎体间松动,椎体缘产生骨赘(骨刺或骨嵴),或椎间盘破裂脱出等压迫神经根、脊髓或椎动脉而引起的各种症状。一般认为椎间盘是人体最易随年龄而发生退行改变的组织,与劳损和外伤有重大关系。根据颈椎病的不同类型可选用非手术治疗或手术治疗。

　　椎动脉行程长而曲折,颈椎的椎体钩骨质增生、头部过度旋转或枕下肌痉挛都可压迫椎动脉引起脑供血不足。

　　相邻颈椎椎弓根的上、下切迹围成颈椎间孔,是骨纤维性管道。其前内侧壁为椎体钩、椎间盘和椎体的下部,后外侧壁为颈部椎间关节突关节。颈椎的椎体钩、横突和关节突构成一复合体,有颈神经和椎动脉等在此通过。复合体的任何组成结构的病变均可压迫颈脊神经和血管。

　　颈椎横突根部有横突孔,孔内有椎动、静脉和交感神经丛(图 14-10)。横突末端分为横突前、后结节,结节间有颈神经前支通过。第 6 颈椎前结节前方有颈总动脉。前结节是肋骨的遗迹,有时第 7 颈椎前结节长而肥大,形成颈肋,可伸达斜角肌间隙或第 1 肋上方,压迫臂丛、锁骨下动脉和锁骨下静脉,产生严重的临床症状。

　　3. 关节突关节(zygapophyseal joints)　由相邻上、下关节突的关节面组成,也称椎间关节,为平面关节,只能作轻微滑动。关节囊松紧不一,颈部松弛易于脱位,胸部较紧张,腰部又紧又厚。关节前方有黄韧带,后方有棘间韧带加强。关节突关节参与构成椎管和椎间孔的后壁,前方与脊髓和脊神经相邻,所以关节突关节的退变可压迫脊髓或脊神经根。关节突关节在维持脊柱稳定性和运动方面起重要作用,椎管手术时应尽量保存或植骨融合。

　　4. 后纵韧带(posterior longitudinal ligament)　位于椎体和椎间盘后方,上自枢椎、下至骶骨、窄细而坚韧,与椎体上、下缘和椎间盘纤维环连结紧密,而在椎体后面的中部附着较松,它跨过椎骨的后面,骨表面凹陷使血管结构得以进出。该韧带有防止椎间盘向后突出和限制脊柱过度前屈的作用。由于韧带窄细,椎间盘纤维环的后外侧部又相对较为薄弱,故后外侧是椎间盘突出的好发部位。

　　5. 椎间盘(intervertebral disc)　随年龄的增长,椎间盘易发生退行性变,过度负重或剧烈运动可导致纤维环破裂,髓核脱出,称椎间盘突出症,以第 4~5 腰椎间者多见。由于椎间盘前方有宽的前纵韧带,后方中部有窄的后纵韧带加强,后外侧薄弱并对向椎间孔,因此,髓核常向后外侧脱出,压迫脊神经。

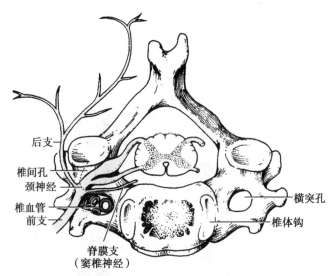

后支
椎间孔
颈神经
椎血管
前支
脊膜支
（窦椎神经）
横突孔
椎体钩

图 14-10　颈椎间孔及脊神经分支

6. 黄韧带（ligamenta flava）　又称弓间韧带，连于相邻两椎弓板之间，主要由弹性纤维组成的弹性结缔组织。黄韧带向前外侧延伸至关节突关节内侧，加固关节囊，其外侧参与围成椎管的后壁和神经根管的后外侧壁。黄韧带厚度和宽度在脊柱的不同部位有所差异：颈段薄而宽，胸段窄而稍厚，腰段最厚。腰穿或硬膜外麻醉，需穿经此韧带才达椎管。随年龄增长，黄韧带可出现退变，增生肥厚，以腰段为多见，常可导致腰椎椎管狭窄，压迫马尾和腰脊神经根，引起腰腿痛。

黄韧带正常厚度 2～mm，腰骶部稍厚 3～5mm。在水平断面上，黄韧带位于椎弓板内侧，呈 V 形，在 CT 扫描图像上，CT 值与骨骼肌相似，在 MRI 图像上，其信号强度与周围脂肪组织的信号易于区别。

（二）椎管腔横断面形态

1. 椎管腔的形态　在横断面，各段椎管的形态和大小不完全相同。颈段上部近枕骨大孔处近似圆形，往下逐渐演变为三角形，矢径短，横径长；胸段大致呈椭圆形；腰段上、中部由椭圆形逐渐演变为三角形；腰段下部椎管的外侧部逐渐出现侧隐窝，使椎管呈三叶形；骶段呈扁三角形。

2. 侧隐窝　是椎管两侧的延伸部，内有从硬膜外隙穿出的神经根通过，而后向外进入椎间孔。腰椎有无侧隐窝及侧隐窝的深浅，与椎管的形态有关。第 1 腰椎椎孔以椭圆形为主，基本无侧隐窝；第 2、3 腰椎椎孔以三角形为主，大部有不明显的侧隐窝；第 4、5 腰椎椎孔以三叶草形为主，大部有明显的侧隐窝。由于腰脊神经根走行于侧隐窝内，故腰椎间盘突出、关节突关节退变和椎体后缘骨质增生等引起侧隐窝狭窄的因素，均可压迫腰脊神经，造成腰腿痛。

椎管以第 4～6 胸椎最为狭小，颈段以第 7 颈椎、腰段以第 4 腰椎较小。

腰椎管狭窄症：腰椎管因骨性或纤维性增生导致一个或多个平面管腔狭窄，压迫马尾或神经根而产生临床症状者为椎管狭窄症。按狭窄发生部位可分为中央椎管狭窄、侧隐窝狭窄、神经根管狭窄和混合性狭窄四类，临床表现和治疗方法不尽相同。引起椎管狭窄的因素是多方面的，最主要的有椎体后缘骨质增生，后纵韧带肥厚、骨化，椎间盘后突，关节突肥大增生，椎弓根缩短或内聚，黄韧带和椎弓板增厚。

二、脊膜腔

椎管内有脊髓及其被膜等结构。脊髓上端平枕骨大孔连于脑，下端终于第 1 腰椎下缘（小儿平第 3

腰椎),向下以终丝附于尾骨背面。脊髓表面被覆 3 层被膜,由外向内为硬脊膜、脊髓蛛网膜和软脊膜(图 14-11)。各层膜间及硬脊膜与椎管骨膜间均存在腔隙,由外向内依次有硬膜外间隙、硬膜下间隙和蛛网膜下间隙。

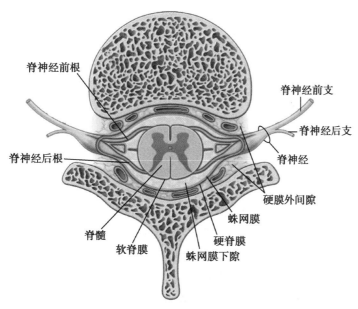

图 14-11 脊髓被膜和脊膜腔

三、脊神经根

(一)行程和分段

脊神经根丝离开脊髓后,即横行或斜行于蛛网膜下隙,汇成脊神经前根和后根,穿过蛛网膜和硬脊膜,行于硬膜外隙中。脊神经根在硬脊膜以内的一段,为蛛网膜下隙段;穿出硬脊膜的一段,为硬膜外段。

(二)与脊髓被膜的关系

脊神经根离开脊髓时被覆以软脊膜,当穿脊髓蛛网膜和硬脊膜时,带出此二膜,形成蛛网膜鞘和硬脊膜鞘。此三层被膜向外达椎间孔处,逐渐与脊神经外膜、神经束膜和神经内膜相延续。蛛网膜下隙可在神经根周围向外侧延伸,至脊神经节近端附近,一般即逐步封闭消失。有时可继续沿神经根延伸,如果此时进行脊柱旁注射,药液就可能由此进入蛛网膜下隙的脑脊液内。

(三)与椎间孔和椎间盘的关系

脊神经根的硬膜外段较短,借硬脊膜紧密连于椎间孔周围,以固定和保护脊神经根不受牵拉。此段在椎间孔处最易受压。椎间孔的上、下壁为椎弓根上、下切迹,前壁为椎间盘和椎体,后壁为关节突关节和黄韧带。颈部的椎间孔呈水平位,较长,约 1.2cm。下腰部的脊神经根需先在椎管的侧隐窝内斜向下方走行一段距离后,才紧贴椎间孔的上半出孔(图 14-12)。所以,临床上有时将包括椎间孔在内的脊神经根的通道称为椎间管或神经根管。椎间盘向后外侧突出、黄韧带肥厚和椎体边缘及关节突骨质增生是压迫脊神经根的最常见原因。

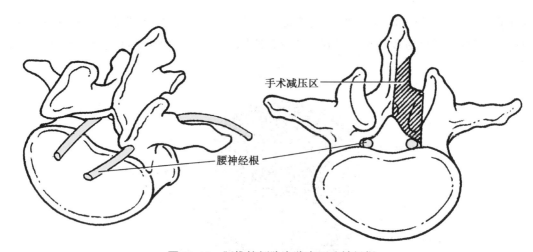

手术减压区

腰神经根

图 14-12 腰椎管侧隐窝狭窄压迫神经根

椎间盘突出时，为了减轻受压脊神经根的刺激，患者常常处于强迫的脊柱侧弯体位。此时，脊柱侧弯的方向，取决于椎间盘突出的部位与受压脊神经根的关系。当椎间盘突出从内侧压迫脊神经根时，脊柱将弯向患侧；如果椎间盘突出从外侧压迫脊神经根时，脊柱将可能弯向健侧。有时，椎间盘突出患者会出现左右交替性脊柱侧弯现象，其原因可能是突出椎间盘组织的顶点正巧压迫脊神经根。无论脊柱侧弯弯向何方，均可缓解突出椎间盘对脊神经根的压迫。

四、 脊髓及其血管和窦椎神经

（一）脊髓

见神经系统。

（二）动脉

有两个来源，即起自椎动脉的脊髓前、后动脉和起自节段性动脉（如颈升动脉、肋间后动脉等）的根动脉（图 9-8、图 14-13）。

1. **脊髓前动脉**（anterior spinal artery） 起自椎动脉颅内段，向内下行一小段距离即合为一干，沿脊髓前正中裂下行至脊髓下端，沿途发出分支营养脊髓灰质（后角后部除外）和侧、前索的深部。行程中常有狭窄甚至中断，其供应范围主要是第 1～4 颈节，第 5 颈节以下则由节段性动脉加强和营养。脊髓前动脉在脊髓下端变细，于脊髓圆锥高度向侧方发出圆锥吻合动脉，向后与脊髓后动脉吻合。圆锥吻合动脉在脊髓动脉造影时是确定脊髓圆锥平面的标志之一。

2. **脊髓后动脉**（posterior spinal artery） 起自椎动脉颅内段，斜向后内下，沿脊髓后外侧沟下行，沿途发出分支，互相吻合成网；营养脊髓后角的后部和后索。

3. **根动脉**（radicular artery） 起自节段性动脉的脊支。颈段主要来自椎动脉和颈升动脉等，胸段来自肋间后动脉和肋下动脉，腰段来自腰动脉，骶、尾段来自骶外侧动脉。根动脉随脊神经穿椎间孔入椎管，分为前、后根动脉和脊膜支（图 9-8）。

前根动脉沿脊神经前根至脊髓，发出分支与脊髓前动脉吻合，并分出升、降支与相邻的前根动脉相连。前根动脉主要供应下颈节以下脊髓的腹侧 2/3 区域，其数量不等，少于后根动脉，较多出现在下颈节、上胸节、下胸节和上腰节。其中有两支较粗大，称大前根动脉，也称 Adamkiewicz 动脉；一支出现

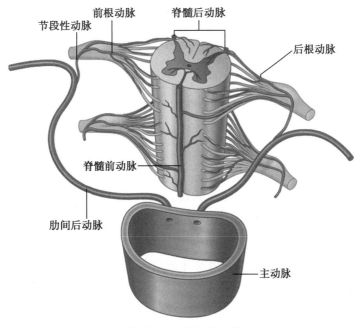

图 14-13　脊髓的血管

在第 5～第 8 颈髓和第 1～第 6 胸髓，称颈膨大动脉，供应第 1 颈髓～第 6 胸髓；另一支出现在第 8～第 12 胸髓和第 1 腰髓，以第 11 胸髓为多见，称腰骶膨大动脉，主要营养第 7 胸髓以下的脊髓。在施行主动脉造影时，如造影剂进入腰骶膨大动脉，可能阻断该部脊髓的血液循环，有导致截瘫的可能。

后根动脉沿脊神经后根至脊髓，与脊髓后动脉吻合，分支营养脊髓侧索的后部。在脊髓表面有连接脊髓前、后动脉，前、后根动脉和两条脊髓后动脉的环状动脉血管，称**动脉冠**，发出分支营养脊髓的周边部。营养脊髓的动脉吻合，在第 4 胸髓和第 1 腰髓常较缺乏，故此二段脊髓为乏血区，易发生血液循环障碍（图 9-8）。

（三）静脉

脊髓表面有 6 条纵行静脉，行于前正中裂、后正中沟和前、后外侧沟内。纵行静脉之间有许多交通支互相吻合，并穿硬脊膜与椎内静脉丛相交通（图 9-8）。

（四）窦椎神经

硬脊膜的神经来自脊神经的脊膜支，称**窦椎神经**或 Luschka 神经。窦椎神经自脊神经干发出后，与来自椎旁交感干的交感神经纤维一起，经椎间孔返回椎管内，分布于硬脊膜、脊神经根的外膜、后纵韧带、椎管内血管表面、椎骨骨膜等结构。窦椎神经含有丰富的感觉纤维和交感神经纤维。

第五节　脊柱的生物力学

脊柱构成人体的一个杆状支柱，不仅承载体重和保护脊髓，参与组成胸廓和骨盆，而且还产生各种类型的运动。脊柱在三个轴向做各种复杂的联合运动，需要椎骨本身的几何形状，周围肌和韧带的共同协调，维持相对稳定。从生物力学角度看，脊柱只用很少的材料，合理的配置，发挥最大的力学效益。

一、 运动节段

脊柱的功能单元是运动节段（功能节段），分前、后两部，前部包括相邻的椎体及其间的椎间盘；后部为椎间关节。

（一）前部运动节段

1. 椎体 是椎骨受力的主体，各部椎体形状及大小不等，横断面由上向下逐渐增大，与负荷逐渐增加有关。体重既产生垂直方向的压应力，也产生水平方向的拉应力，因此椎体内部就产生了纵横两种呈 90° 交叉排列的骨小梁。压应力最大的部位，骨小梁呈垂直方向走行，厚度大，能传递重力；拉应力最大的部位，骨小梁呈水平方向走行，能有效防止因负荷而发生的变形。

2. 椎间盘 为一密闭弹簧垫，相邻各层纤维相互交叉编织，髓核好似被纤维环密闭的气囊，其内产生的液体静压力，能均匀分布于椎体及整个脊柱。椎间盘退变后，椎间隙变窄，这个节段与相邻节段的活动变少，活动只能在椎间关节进行，结果是椎体间出现不稳定，可发生滑脱。椎间盘失去功能时，其相邻运动节段必然要承担更大的弯应力和形变，而产生应力集中，造成损伤。由于各椎间盘的截面由上向下逐渐增加，所以，椎间盘的承载能力由上向下也逐渐增加，椎间盘一直处于由重力、肌张力及肌运动共同产生的压力之下。

椎间盘的强度（弹性模数）比椎体骨质小 100 倍，当应力低于破坏骨质所需要的应力时，椎间盘发生的压应变比椎体大 100 倍，几乎所有实际压缩位移都发生在椎间盘上，只有椎间盘的形变达到最大应变，骨质才开始破坏。一个运动节段承受低负荷或中负荷时，椎间盘因不如骨质硬，首先变形；在承受高负荷时，椎体骨质强度则比椎间盘低。在轴向负荷下，如纤维环的弹性模数限度已超过而纤维环仍保持完整，软骨板首先受到损害，发生裂缝，其次是椎体，可发生断裂或塌陷，而髓核和纤维环最后才受到损害。

（二）后部运动节段

脊柱运动节段的后部即椎间关节（关节突关节），不同部位椎骨关节突关节面的方向有很大差异，决定了椎间关节的活动度。颈椎关节突关节面呈水平位，可作屈伸、侧屈和旋转运动；胸椎关节突关节面呈冠状位，可作旋转、侧屈，少量屈伸；腰椎关节突关节面呈矢状位，可作屈伸、侧屈，几乎不能旋转。根据脊柱结构特点和杠杆原理，脊柱病变多发于活动度较大的节段与比较固定节段的交界处，像 $C_2 \sim C_3$、$C_5 \sim C_6$、$T_{11} \sim L_1$ 和 $L_4 \sim S_1$ 椎体等处。各种引起脊柱过度屈伸、侧屈和旋转的暴力可造成脊柱不同部位和不同程度的损伤。

关节突关节允许脊柱在一定方向上进行有限的活动，同时为每一节段提供了两个稳定点。棘突和横突犹如杆状支柱的横支杆，肌肉和韧带附着其上，使脊柱具有了三维空间的运动功能，并能维持脊柱的形态、增强其稳定性的作用。

二、 脊柱曲度的生物力学

脊柱的曲度受姿势的影响，并随年龄、体质、劳动和疾病等条件而改变。儿童站立时，腰椎前凸增加，习惯性姿势不良可产生特发性脊柱侧弯。身体肥胖者，腹部前凸，腹壁肌因重力影响张力减弱，此时腰背伸肌收缩增强，导致腰椎前凸增大，同时椎间关节相互挤压，负荷增大，进而破坏腰椎间盘与椎间关节间的平衡。脊柱各曲度顶点，由于椎体彼此移动及旋转应力较大，磨损较多，老年人易在此处形成椎体边缘骨唇。强直性脊柱炎及老年性骨质疏松均可产生驼背，胸段脊柱后凸加大。

三、 脊柱周围肌和韧带的生物力学

（一）脊柱周围的肌

脊柱周围肌很多，启动和控制脊柱运动，增强脊柱稳定性及承受作用于躯干的外力。脊柱肌可分为直接作用于脊柱的肌和间接作用于脊柱的肌。脊柱肌运动形式有两种：肌收缩时肌缩短，做功，称等张收缩，可使脊柱屈伸，或将重物提起；另一种收缩时，肌长度不变，产生张力，不做功，称等长收缩，维持直立姿势或持物，以对抗重力。直接作用于脊柱的肌中，最重要的是竖脊肌。

脊柱前后的屈伸肌及两侧的侧屈肌平时均维持一定的平衡，当腹直肌收缩使脊柱屈曲时，竖脊肌同时有一定程度收缩，二者紧密配合，非常协调。脊柱深层短肌主要为协调及稳定各椎骨间的运动，以利整个脊柱自下而上顺序作链状运动。

（二）脊柱周围的韧带

椎骨间由许多长短不等的韧带相互连接，维持骨骼肌静力位置，补充肌力不足，并控制与防止不同方向的过度运动，调整重心，加强稳定。韧带本体感觉的神经传到中枢神经，能反射性引起骨骼肌收缩，保持稳定，避免脊柱损伤。

四、 腰骶部的生物力学

腰骶部位于腰椎前凸与骶骨后凸的连接处，下部有骨盆固定，恰好在脊柱的活动部位与不活动部位之间，负荷最大。$L_5 \sim S_1$ 椎间关节向前倾斜，屈伸范围较大，又可作少量侧屈和旋转。腰骶部虽有坚韧的胸腰筋膜、髂腰韧带和腰骶韧带维持稳定，但下部腰椎的棘上韧带很弱，甚至缺如。身体直立时，重力所产生的脱位分力有使其向前滑脱的趋势。

想 一 想

1. 腰肌劳损 又称腰背肌肉筋膜炎、腰背肌肉纤维织炎、姿势性腰痛。急性腰扭伤未获得适当治疗或治疗不彻底，或因长期不良姿势的影响，均能导致腰部软组织劳损，使腰肌易疲劳并出现疼痛，称腰肌劳损。据估计，80%的人在一生中会经历过一次或多次的腰痛发作，在形成慢性腰痛的患者中，腰肌劳损属最常见。

原因有3类：①积累性损伤：腰部肌肉、韧带在日常生活和劳动中，经常受到牵拉。受力大而频繁的肌组织，会出现小的纤维断裂、出血和渗出。断裂组织修复后和出血、渗出被吸收后，遗留瘢痕和组织间粘连；②迁延的急性腰扭伤：急性腰扭伤在急性期治疗不彻底，致损伤的肌肉、筋膜、韧带修复不良，产生较多的瘢痕和粘连，使腰部功能减低且易出现疼痛；③肌筋膜无菌性炎症：长期弯腰或坐位工作，使腰背肌长期处于牵张状态，出现痉挛、缺血、水肿、粘连等无菌性炎症征象。

症状与体征特点：①骶棘肌横突部、腰骶及其两旁酸痛、钝痛，休息时轻，劳累后重；晨起时重，经常改变体位时轻。②偶尔波及臀部及大腿后，久站后出现腰部下坠感，无下肢放射痛。其压痛点常不局限，但找到压痛点常能提示受损部位或组织。③腰部疼痛与天气变化有关，阴雨天气潮湿环境或感受风寒，疼痛常常加重。④有时可触及到肌筋膜结节，重压有酸痛感。⑤有固定压痛点，常在肌肉起止点附近，例如骶棘肌腱在髂骨嵴上的止点或神经肌肉结合点。叩击压痛点时疼痛反可减轻，这是与深部骨疾患区别之一。可有单侧或双侧腰肌痉挛征，并可使腰部活动受限。

运动治疗方法有：

(1)腰背前屈运动：坐位。腰前屈，同时两手抱膝，先抱一侧膝，稍停，缓慢复原，再抱另侧膝。

(2)增强腰背和腹肌的练习：①仰卧位，两膝屈曲贴腹，用手抱膝，使腰部平贴床上；②俯卧位，两手扶床，抬起头及上体；③俯卧位，直腿抬起，两侧交替；④俯卧位，两手放背后，抬起头及上体；⑤俯卧位，两手放背后，同时抬起两腿和头及上体；⑥仰卧位，挺胸，使背部离床；⑦仰卧位，抬起臀部离床；⑧立位，两手叉腰，转体运动，同时外展该侧上肢，眼望掌心，两侧交替。

2. 特发性脊柱侧弯　从背面观察，正常脊柱各椎骨都在一条直线上，该直线可以枕骨后中点至骶中间嵴的连线为代表。若脊柱的一段或多段向侧方偏离此中线，则称为脊柱侧弯。脊柱侧弯是脊柱最常见的畸形之一，虽称脊柱侧弯，它通常是脊柱冠状面、矢状面及轴向的三维畸形。脊柱向侧方弯曲可以引起肋骨、胸骨、内脏器官位置、形态及功能的改变，出现病理状态，故又称脊柱侧弯综合征。

脊柱侧弯在我国青少年中的发生率约为1%。而特发性脊柱侧弯占脊柱侧弯畸形80%以上，按年龄分为三型：即婴儿型、幼儿型和青少年型，以后者最常见。年龄越小，畸形发展越快。但病因仍不十分清楚。有基因因素、生长异常、激素学说(褪黑激素和生长激素异常)和脊柱旋转畸形。

临床检查脊柱侧弯：患者裸露背部，自然站立，双目平视，手臂下垂，掌心向内。检查：双肩是否等高、双肩胛下角是否在同一平面、两侧腰凹是否对称、两侧髂嵴是否等高、棘突连线是否偏离中线。

脊柱前屈试验：被检查者双下肢直立，低头，躯干徐徐前弯，检查者从患者背部中线切线观察患者的上胸段、胸段、胸腰段及腰段背部两侧是否等高对称，不对称者为前屈试验阳性。

运动治疗有进行矫正体操：①肘膝着地位或膝胸着地位，前后爬行或匍匐环行；②跪位，左、右偏坐，轮流进行。左侧凸者，重点练右侧偏坐，右侧凸者，重点练左侧偏坐；③俯卧位，头近墙。双肘屈曲在前支地。头尽力向前伸，使头顶触墙壁(矫正上胸段侧凸)；④俯卧位，双手置额前，双臂向前平伸。准备姿势同上。一侧上下肢同时伸直举起(矫正胸椎向对侧凸)；⑤俯卧位，双肘半屈在前支地，双下肢后伸抬起；⑥仰卧位，轮流直腿举起或双腿同时直腿举起；⑦仰卧位，深呼吸(缓慢进行)；⑧立位，靠墙，双髋及肩紧贴墙壁，挺拔头颈及躯干直立。

3. 椎间盘突出症　腰椎间盘突出症是常见病和多发病，是腰腿痛最常见的原因。一般认为腰椎间盘突出症是在椎间盘退变的基础上发生的，而外伤则常为其发病的重要原因。变性的髓核组织由纤维环薄弱处或破裂处突出，纤维环损伤本身可引起腰痛，而突出物压迫脊神经根或马尾，引起腰痛和放射性下肢痛，以及神经功能损害的症状和体征。

椎间盘突出为什么好发于颈椎和腰椎呢？这是因为人体脊柱椎间盘各部厚薄不一，中胸部最薄，颈部较厚，腰部最厚，所以颈、腰椎的活动度最大，而且成人的椎间盘可发生退行性变。颈椎是头部的支柱，在头颈作屈伸活动时，下颈椎作为运动杠杆的支点受力作用很大，而腰椎在活动度和受力上比颈椎承受着更大的负荷，所以腰椎椎间盘突出症的发生率比颈椎还要高。

90%以上的腰椎间盘突出症涉及最下两个腰椎间隙。这一方面是因下位两个间隙劳损重，退变多，易突出；另一方面是第5腰神经及第1骶神经在椎管内分别跨越下位两个椎间盘，当椎间盘突出时，压迫牵拉神经根产生典型的临床症状，易于被临床发现。

有人通过研究髂嵴间线高低与下腰椎间盘退变的临床相关问题，证明第5腰椎与第1骶椎间或第4腰椎与第5腰椎间椎间盘退变率与髂嵴间线的位置高低有关。髂嵴间线高者，第4腰椎与第5腰椎间椎间盘退变重；髂嵴间线低者，第5腰椎与第1骶椎间椎间盘退变重。

另外，多数统计资料显示，腰椎间盘突出容易发生在左侧，主要原因可能是多数人在运动和劳动时，右手用力，右侧腰背肌肉紧张力较强，椎间盘相应在右侧所受的压力较大，挤压的力量传导至左侧，可使左侧纤维环撕裂，并将髓核挤至左侧而造成突出。

4. 强直性脊柱炎 强直性脊柱炎是一种多见于青少年、以中轴关节慢性炎症为主，也可累及内脏及其他组织的慢性进展性风湿性疾病。典型病例X线片表现骶髂关节明显破坏，后期脊柱呈"竹节样"变化。患病率在我国约0.3%。病因迄今未明，一般认为由遗传因素和环境因素相互作用所致。多见于10～40岁人群，以20～30岁为发病高峰年龄。男性多于女性。

症状和体征特点为：①早期常为腰骶痛或不适，或臀部、腹股沟酸痛或不适，静止、休息后加重，活动后可以缓解。常有夜间痛、晨僵，且和疾病活动性相关；②约半数患者以下肢大关节如髋、膝、踝炎症为首发症状；③典型表现为腰背痛、晨僵、腰椎各方向活动受限和胸廓活动度减少。后期整个脊柱可自下而上发生强直，胸廓硬化；④骶髂关节压痛，脊柱及胸廓活动度受限，枕墙距>0（患者直立，足跟、臀、背贴墙，收颌，眼平视，测量枕骨结节与墙之距，正常为0）。

常用Schober试验检查腰椎活动度方法：患者直立，在背部正中线髂嵴水平作一标记为零，向上作10cm标记。令患者弯腰（保持双腿直立），测量上下两个标记间距离，增加少于4cm为阳性。检查胸廓活动度方法：患者直立，用刻度软尺测其第4肋间隙水平（女性乳房下缘）深呼吸之胸围差，小于5cm为异常。

运动治疗：

（1）维持胸廓活动度的运动：①扩胸运动：双足与肩等宽，面墙角而站，双手平肩支两面墙上，伸展头及上背，坚持5秒，恢复原位；②呼吸运动：取站位或坐位，双手抱头，作呼吸练习。

（2）保持脊柱最佳生理姿态和灵活性的运动：①伸展运动：立位、双臂上举，设想自己正在爬梯。②猫背运动：趴跪如猫状，低头尽量放松，同时背上拱如弓形、垂直拉伸满意为止；回复原位后，塌背仰头抬臀部，尽量拉伸至满意为止。③转颈运动：取坐位，双足着地，头轮流向左右转，每侧重复5次。④转体运动：取坐位，屈臂平举，轮流向左右转体，坚持5秒后复原，每侧重复5次。⑤颈部伸展运动：下颌尽量向胸靠，复原；仰头，尽量向后，复原；均重复5次。

（3）游泳：游泳可以利用水的浮力减轻关节的压力和紧张度，有利于关节充分活动。

（赵小贞）

第十五章

上肢

第一节　概　　述

随着人类直立行走，上肢从负重状态下解放出来成为劳动器官，与下肢相比，上肢骨骼变得轻巧；骨关节面浅小，关节囊薄而松弛，侧副韧带少，关节形式多样；肌形较小、数目较多、运动灵活；但病损也随之增多。

一、境界和分区

（一）境界

上肢通过肩部与颈、胸和背部相连。上为锁骨上缘外侧 1/3 段及肩峰至第 7 颈椎棘突的连线与颈部为界；以三角肌前、后缘上份与腋前、后襞下缘中点的连线与胸、背区为界。

（二）分区

上肢可分为肩、臂、肘、前臂、腕和手部。肩部又分为三角肌区、肩胛骨区和腋区。手分为手掌、手背和手指 3 部分。臂、肘、前臂和腕各分为前、后 2 区。

二、表面解剖

（一）体表标志

1. 肩部　外侧观可见由肱骨近侧端和三角肌形成的圆形隆起。肩下为腋窝。

（1）肩胛骨：在标准姿势下，肩胛骨的**下角**较上角、外侧角及内、外侧缘更为明显，为脊柱缘与腋缘汇合处，平对第 7 肋或第 7 肋间隙，是背部计数肋骨的标志。**肩胛冈**在皮下可被触及，向外为肩峰，沿肩峰外下可摸到肱骨大结节。**喙突**位于锁骨中、外 1/3 交界处下方约 2.5cm 处的锁骨下窝内。当肩关节后伸时，易于触及。喙突是喙肱肌和肱二头肌的起点，胸小肌的止点，在肩关节脱位时，易发生骨折。

正常时，肩峰、肱骨大结节和喙突之间形成一等腰三角形。当肩关节脱位时，上述位置关系发生变化。

（2）锁骨：沿颈根部可触及锁骨全长，锁骨细而弯曲，位置表浅，易发生骨折，位置多见于中、外 1/3 交界处。如骨折移位，有可能损伤臂丛、锁骨下血管等。

2. 臂部　臂前区可见肱二头肌腹形成的隆起和两侧的浅沟。

（1）肱二头肌：为臂部前面重要的肌性标志，发达者可见明显隆起，屈肘时更加突出。

（2）肱二头肌内、外侧沟：为位于肱二头肌内、外侧的浅沟。内侧沟深面有肱动脉、肱静脉和正中神经走行其全程；尺神经走行于内侧沟的上半部，贵要静脉行于内侧沟的下半部。外侧沟沟内有头静脉自下而上沿三角肌前缘注入腋静脉或锁骨下静脉。该静脉在肱静脉发生血栓性静脉炎时，是保持上肢静脉回流的重要血管。桡神经在三角肌止点下方2.5cm处从肱骨肌管内穿出进入该沟。

3. 肘部 前方为肘窝，两侧可触及肱骨内、外上髁。外上髁下方可触及桡骨头，内上髁后下可触及尺神经沟，内有尺神经走行（图15-1）。

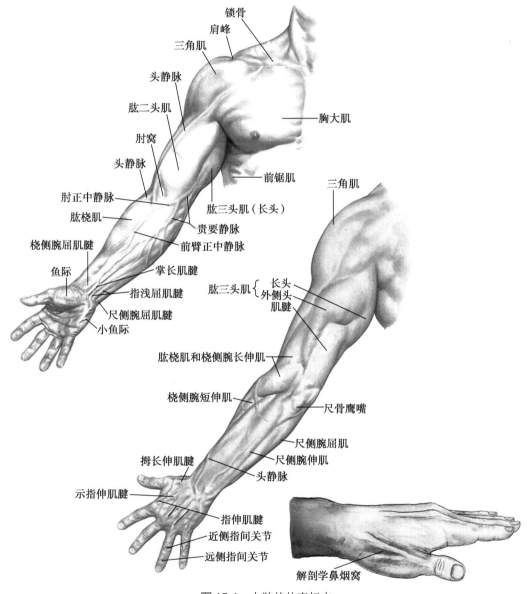

图 15-1　上肢的体表标志

肱骨内上髁的骨折和骺干分离，常见于儿童，多由间接暴力所致。此种骨折常合并尺神经损伤，或骨折后期因骨痂包埋、尺神经沟粗糙继发出现尺神经损伤。

尺骨鹰嘴位于尺骨上端后方的骨性突起，可随关节屈伸而上、下滑动，易于触及。该处为肱三头肌抵止处，其前面为滑车切迹，切迹中部狭窄，为骨折好发部位。骨折后骨折端常明显移位，造成伸肘功能受限或无力。

正常肘关节伸直时，尺骨鹰嘴，肱骨内、外上髁三个骨性标志位于同一直线上，称肘后直线；屈肘时，上述3点形成一底边在上的等腰三角形，即肘后三角。

当发生肱骨髁上骨折或肱骨下端骺干分离时，肘后三角3点位置关系保持不变。而发生肘关节脱位或鹰嘴骨折时，三者关系则发生改变，即伸肘时，尺骨鹰嘴移至肱骨内、外上髁连线以上；而屈肘时，三者的关系几乎接近在一条直线上。

4. 腕和手

（1）尺骨茎突和桡骨茎突：为位于腕部桡侧和尺侧的骨性突起。桡骨下端渐宽，骨质较为疏松，易发生骨折，称为Colles骨折；如骨折远端向上移位，则形成嵌插性骨折。尺、桡骨下端的茎突位置表浅，易于触及，正常尺骨茎突高于桡骨茎突，两茎突之间的连线斜向外下。

（2）腕横纹和腱隆起：腕前区有3条横行的皮肤皱纹，屈腕时明显。腕近侧纹约平尺骨头，腕中纹不恒定，腕远侧纹平对屈肌支持带近侧缘，其中点深面为掌长肌腱和正中神经入腕管处。当握拳屈腕时，腕前区有3条纵行的肌腱隆起，近中线者为掌长肌腱，其桡侧为桡侧腕屈肌腱，尺侧为尺侧腕屈肌腱。

（3）手掌纹和肌隆起：手掌主要有3条掌横纹。鱼际纹斜行于鱼际尺侧，深面有正中神经通过。掌中纹略斜行于掌中部，中份对掌浅弓凸部。掌远纹横行，适对第3～5掌指关节的连线。手掌内、外侧的肌性隆起分别称鱼际和小鱼际，其间的凹陷称掌心。

（4）**解剖学鼻烟窝**（anatomical snuff-box）：是位于手背桡侧部的三角形浅窝，在拇指充分外展和后伸时特别明显（图15-1）。其桡侧界为拇长展肌腱和拇短伸肌腱，尺侧界为拇长伸肌腱，近侧界为桡骨茎突。窝底为手舟骨和大多角骨，窝内可触及桡动脉搏动。当手舟骨骨折时，此窝因肿胀而消失，并有压痛。此处也是切开拇指伸肌腱鞘和结扎桡动脉的部位。

（二）上肢的测量

测量上肢长度时，应在左、右对称的姿势下进行，并双侧对比，以求得到正确结果。

1. 上肢全长 由肩峰至中指尖的长度。

2. 臂长 由肩峰至肱骨外上髁的长度（或由肩峰至尺骨鹰嘴的长度）。上臂长度缩短常见于肱骨骨折、肩关节脱位和肩峰骨折等。

3. 前臂长 由肱骨外上髁至桡骨茎突的长度（或由肱骨内上髁至尺骨茎突；或由尺骨鹰嘴至尺骨茎突的长度）。前臂长度缩短，可见于桡骨骨折或脱位（或尺骨骨折或脱位）。

4. 上肢轴线和提携角 上肢轴线是经肱骨头→肱骨小头→尺骨头中心的连线。肱骨的纵轴，称臂轴，尺骨的长轴，称前臂轴。该二轴的延长线在肘部构成向外开放的夹角，正常时为165°～170°，其补角为10°～15°，称提携角（或外偏角）（图15-2），可因性别、身高、体型而不同，女性大于男性。

提携角大于20°，称肘外翻，小于0°，称肘内翻，0°～10°，称直肘，均属肘畸形。肘外翻或内翻影响上肢的功能，可累及尺神经，造成摩擦性尺神经炎或麻痹。肘关节正常者，臂附于体侧，前臂旋后。肱骨下端骨折可改变提携角，治疗时应获得前臂与臂的直线对位并恢复提携角，即应在完全屈肘时使前臂旋后，手指对向锁骨内侧端固定患肢。

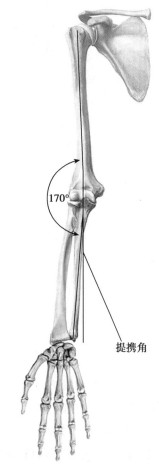

图15-2 上肢轴线和提携角

（三）体表投影

1. **腋动脉和肱动脉**　在上肢外展90°，掌心向上，自锁骨中点至肘前横纹中点远侧2cm处（或至肱骨内、外上髁之间连线的中点稍下方）的连线，为腋动脉和肱动脉的体表投影，以大圆肌下缘为二者的分界（图15-3）。

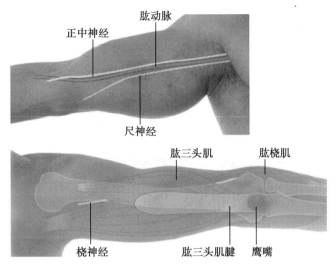

图15-3　上肢动脉干和神经干的体表投影

2. **桡动脉和尺动脉**　自肘前横纹中点远侧2cm处，分别至桡骨茎突前方和豌豆骨桡侧的连线，为桡动脉和尺动脉的体表投影。

3. **掌浅弓和掌深弓**　掌浅弓的突缘约平掌骨中部，相当于经过充分外展的拇指基底部远侧缘所做的横线。掌深弓约平腕掌关节高度，在距掌浅弓近侧2cm处。

4. **腋神经**　在肩峰下方约9cm处，腋神经紧贴肱骨外科颈内侧向后，经四边孔至三角肌深面，支配该肌。

5. **正中神经**　在臂部与肱动脉一致，在前臂为从肱骨内上髁与肱二头肌腱连线的中点至腕远侧纹中点稍外侧的连线。此处是该神经易受损伤部位，也是麻醉时的阻滞点。正中神经在腕管紧贴屈肌支持带桡侧端的深面，腕骨骨折时可压迫正中神经，导致腕管综合征。

6. **尺神经**　自腋窝顶，经尺神经沟至豌豆骨桡侧缘的连线。尺神经可因肘部的骨折、手术或关节脱位而受损。

7. **桡神经**　从腋后襞下缘外侧端与臂交点处起，向下斜过肱骨后方至肱骨外上髁的连线。在前臂前面，桡神经浅支位于自肱骨外上髁至桡骨茎突的连线上；而桡神经深支则位于外上髁至前臂背侧面中线的中、下1/3交点处的连线上。在臂部对桡神经进行阻滞麻醉时，常在外上髁上方四横指处向肱骨进针。

（四）上肢能触及的神经

臂丛大部分分支可被触及，且有柔软的实体感。

1. 臂丛的干在锁骨上窝贴第1肋处能粗略摸到，压迫该处产生一种不适的异常感觉。

2. 在锁骨前缘能触到滚动的锁骨上神经。

3. 肘窝处在肱动脉的内侧能触到正中神经。

4. 在内上髁后方能触及尺神经。按压时可产生酸痛等不适感。

5. 桡神经浅支,当其跨越拇长伸肌腱表面时能触及,此处拇长伸肌腱形成解剖学"鼻烟窝"的尺侧界。

(五)上肢主要穴位

主要有天泉、手三里、天府、侠白、曲泽、尺泽、列缺、极泉、内关、小海、曲池、外关等(图绪论-10)。列缺位于桡骨茎突上方凹陷中,主治中风后遗症引起的上肢不遂等;极泉位于腋窝正中,腋动脉搏动处,主治肘臂冷痛、肩臂疼痛、肩周炎等;内关位于腕横纹上三横指,桡侧腕屈肌肌腱和掌长肌肌腱之间,主治肘臂挛痛、手指麻木等;小海位于尺骨鹰嘴与肱骨内上髁之间凹陷中,主治肘臂疼痛、上肢不举、舞蹈病等;曲池在屈肘成直角,肘横纹外侧端与肱骨外上髁连线的中点,主治肩、肘关节炎、偏瘫等;外关位于手腕背侧腕横纹上三横指,尺桡骨之间,主治肘臂屈伸不利、手指疼痛等。

第二节 上肢的肌及其功能分析

上肢肌按部位分为上肢带肌、臂肌、前臂肌和手肌。

肩属于上肢的一部分,是把臂连接到胸的一组结构,其功能是使肱骨定位并在一定空间运动。广义而言,按功能与肩关节运动和稳固性有关的肌统称为肩部肌。由于位置的关系,在此仅介绍上肢带肌。

一、上肢带肌

上肢带肌配布于肩关节周围,均起自上肢带骨(肩胛骨和锁骨),跨越肩关节,止于肱骨上端,能运动肩关节并增强关节的稳固性。

(一)三角肌

三角肌(deltoid)位于肩部。为厚而浅表的三角形肌,起自锁骨外侧段、肩峰和肩胛冈,止于三角肌粗隆。肌束从前、后、外侧三面包围肩关节,使肩部外观呈钝圆形。功能为使肩关节外展,前、后部肌束使肩关节屈与旋内、伸与旋外,下部肌腱可防止肱骨头向上脱位,起到了稳固肩关节的作用(图15-4)。

脊髓灰质炎可造成肩带肌麻痹,包括三角肌的前部、中部,而后部累及较小。在做推和拉的动作中,三角肌的前部和后部相拮抗,前部拉臂向前而后部拉臂向后。肩关节旋内、旋外和外展运动对三角肌瘫痪的诊断最有价值。当肩胛骨保持不动时,肩关节外展的正常范围约为90°。

(二)冈上肌

冈上肌(supraspinatus)位于三角肌和斜方肌深面,起自冈上窝,止于大结节最上方。在冈上窝可经斜方肌触及其浅部。功能为外展肩关节,不需要三角肌协助就能做全部的外展运动。因此在脊髓灰质炎和腋神经损伤所致三角肌瘫痪的患者,肩关节仍可外展。该肌肌腱是肩关节周围各肌腱中最易损伤的肌腱之一。

冈上肌腱与喙肩韧带、肩峰与三角肌之间有一大的肩峰下滑膜囊,感染时,两层间发生粘连,影响滑动,外展肩关节可引起疼痛并使运动受限(图15-5)。

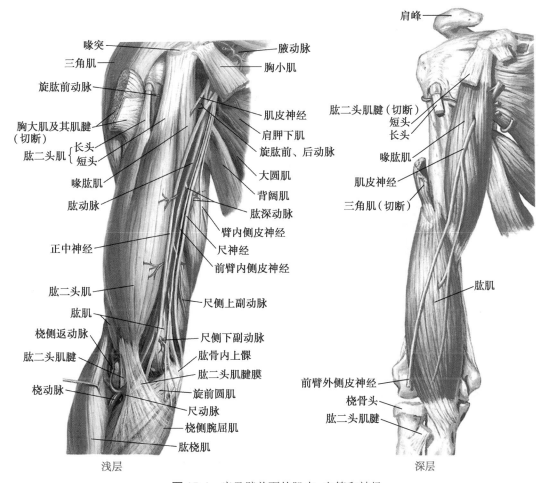

浅层   深层

图 15-4　肩及臂前面的肌肉、血管和神经

（三）冈下肌和小圆肌

冈下肌（infraspinatus）位于小圆肌上方、肩关节的后面，占据冈下窝的大部分；起自冈下窝，止于肱骨大结节上部，功能为旋外并内收肩关节。小圆肌（teres minor）起自冈下窝下部，止于肱骨大结节中部，功能为旋外并内收肩关节。冈上、下肌和小圆肌肌腱均有部分纤维与关节囊交织，其止点是损伤易发生部位，是引起肩部疼痛的原因之一。冈下肌和小圆肌大部分位置表浅，部分被三角肌和斜方肌覆盖。在臂充分外展和三角肌后部放松的情况下，可触及这两块肌的大部分。

（四）大圆肌

大圆肌（teres major）位于小圆肌的下方，起自肩胛骨下角背面，止于肱骨小结节嵴。其下缘后面被背阔肌遮盖，肌腹易被触及。肌束经臂内侧斜向上外方。功能为内收、旋内和后伸肩关节。

（五）肩胛下肌

肩胛下肌（subscapularis）位于肩关节后方，不易触及。起自肩胛下窝，止于肱骨小结节，功能为内收、旋内和后伸肩关节。当躯干前屈、手掌旋向后外使肩内旋时，在腋窝内，背阔肌前缘内侧可较明显触及的圆形隆起即为该肌肌腹。

肩胛下肌、冈上肌、冈下肌和小圆肌的肌腱连成腱板，围绕肩关节的前、上和后方，肌腱纤维与关节囊纤维相互交织，形成肌腱袖，又称肩袖，可增加肩关节的稳固性。

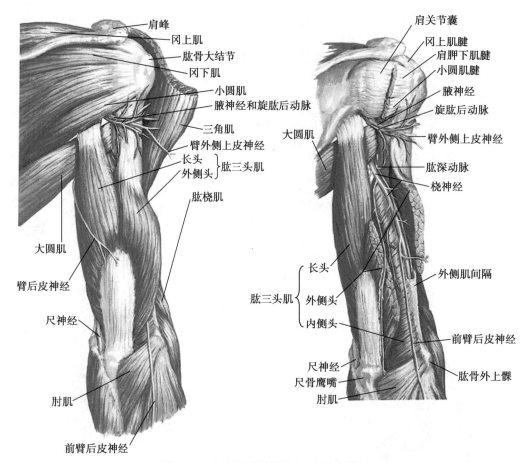

图 15-5　肩及臂后面的肌肉、血管和神经

肩关节的特点是头大盂浅，关节囊松弛，以适应范围较大的关节运动，但稳固性较差，其稳固性主要依靠周围肌腱来维持，关节囊下壁最为薄弱，临床上易发生肩关节脱位。固定肩关节时应采取肩关节的功能位置，一般是使臂外展45°左右，前屈45°左右为宜。

肩关节脱位或扭伤多发生在青壮年，常伴有肌腱袖撕裂；退行性变所致功能障碍多见于中老年。当肩关节在极度外展情况下进行运动时，如进行排球、棒球、游泳和举重等运动时，易出现肌腱袖的损伤。表现为局部疼痛、肿胀和肩关节运动受限。

二、 臂肌

臂肌位于肱骨周围，以内、外侧两个肌间隔将其分成前、后两群。前群为肩、肘关节的屈肌，包括浅层的肱二头肌、深层的喙肱肌和肱肌；后群为伸肌，只有肱三头肌。

（一）臂肌前群

前群包括浅层的肱二头肌和深层的肱肌和喙肱肌。

1. 肱二头肌（biceps brachii）　位于肱骨前方，长头以长腱起自肩胛骨盂上结节，通过肩关节囊，经结节间沟下行；短头在内侧，起自肩胛骨喙突。两头在臂下部合成一个肌腹，向下移行为肌腱止于桡骨粗隆和前臂筋膜，功能为屈肩关节、肘关节和前臂旋后。肱二头肌极易触及，肌肉发达者可见臂前面隆起的肌腹，在屈肘、前臂旋后时，肘部可见隆起的肱二头肌腱。

2. 喙肱肌（coracobrachialis）　在肱二头肌短头的内后方，起自肩胛骨喙突，止于肱骨中部的内侧，

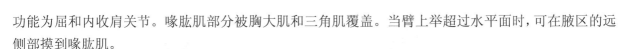

功能为屈和内收肩关节。喙肱肌部分被胸大肌和三角肌覆盖。当臂上举超过水平面时,可在腋区的远侧部摸到喙肱肌。

3. **肱肌**(brachialis) 位于肱二头肌下半的深面,起自肱骨下半的前面,下端以短肌腱经肘关节之前止于尺骨粗隆。无论前臂在旋前位、旋后位,其屈肘作用均不受影响。

(二)臂肌后群

臂肌后群位于肱骨后方,仅有 1 块强大的**肱三头肌**(triceps brachii)。肱三头肌有三个头:长头、外侧头和内侧头,分别起自肩胛骨盂下结节和桡神经沟上、下骨面,集中合成肌腹后,以一总腱止于尺骨鹰嘴。部分腱性纤维向外延伸止于前臂筋膜,覆盖在肘肌的表面,并与肘关节和桡尺近侧关节紧贴,对上述关节具有保护作用。肱三头肌功能为伸肘关节,长头还能伸和内收肩关节。

当肩关节外展 90°,同时屈肘 90° 时,伸肘并给以阻力,在臂后面中上部可见肱三头肌的外侧头和长头的隆起。当将手背放于平面支撑物并向下压,可触及内侧头的收缩。

肱骨在三角肌止点以上骨折时,骨折近侧端常因胸大肌、背阔肌和大圆肌的作用而内收,骨折远侧断端受三角肌的牵拉向外上方移位;在三角肌止点以下骨折时,骨折近侧端因三角肌、喙肱肌和冈上肌的作用向外前方移位,骨折远侧断端则因肱三头肌和肱二头肌的作用向上移位。

三、 前臂肌

前臂肌位于尺、桡骨周围,分前、后两群。前群肌分 4 层,共 9 块;后群肌分 2 层,共 10 块。前臂肌大多数是长肌,肌腹厚而宽,位于近侧,细长的腱位于远侧。前臂肌主要运动腕关节和指骨间关节。

(一)前臂肌前群

第一层有 5 块,自桡侧向尺侧依次为**肱桡肌**(brachioradialis)、**旋前圆肌**(pronator teres)、**桡侧腕屈肌**(flexor carpi radialis)、**掌长肌**(palmaris longus)和**尺侧腕屈肌**(flexor carpi ulnaris)。除肱桡肌起自肱骨外上髁,止于桡骨茎突外,其余 4 块肌以屈肌总腱起自肱骨内上髁以及前臂深筋膜;第二层仅有**指浅屈肌**(flexor digitorum superficialis);第三层 2 块,即**拇长屈肌**(flexor pollicis longus)和**指深屈肌**(flexor digitorum profundus);第四层为**旋前方肌**(pronator quadratus)。

肱骨内上髁为前臂屈肌总腱起始处,如果腕部反复屈曲用力,可致使该处反复受到牵拉进而发生损伤,引起疼痛或压痛,当握拳抗阻力作屈腕并旋前运动时,疼痛可加剧,临床上称肱骨内上髁炎,又称"高尔夫球肘"。

肱桡肌构成肘窝的外下界,有较恒定的血供和神经支配,切除后不影响前臂的功能,是良好的肌瓣及肌皮瓣移植供体。旋前圆肌有 2 个头,斜向外下,位置表浅,在肘部易于触及,为肘窝内下界。掌长肌肌腹短小,肌腱细长,连于掌腱膜,临床可取其肌腱用作移植。指浅、深屈肌均位于尺侧半,拇长屈肌位于桡侧半,旋前方肌位于尺、桡骨远端的前面,位置较深,不能触及(图 15-6)。

前臂前群肌收缩时,除两块旋前肌使前臂旋前、肱桡肌屈肘关节外,其余各肌分别有屈肘、屈腕、屈掌指关节和屈指间关节的作用。

当尺骨中份骨折,肱肌向上方牵拉近侧端;远侧端因旋前方肌的作用而偏向桡侧。若桡骨骨折发生在旋前圆肌止点以下,骨折近侧端因旋前圆肌与旋后肌、肱二头肌的作用相抵消,处于正中位,骨折远侧端因旋前方肌的作用呈旋前位;骨折发生在旋前圆肌止点以上时,近侧端由于肱二头肌和旋后肌的作用而屈曲并旋后;远侧端则因旋前圆肌和旋前方肌的作用而旋前。

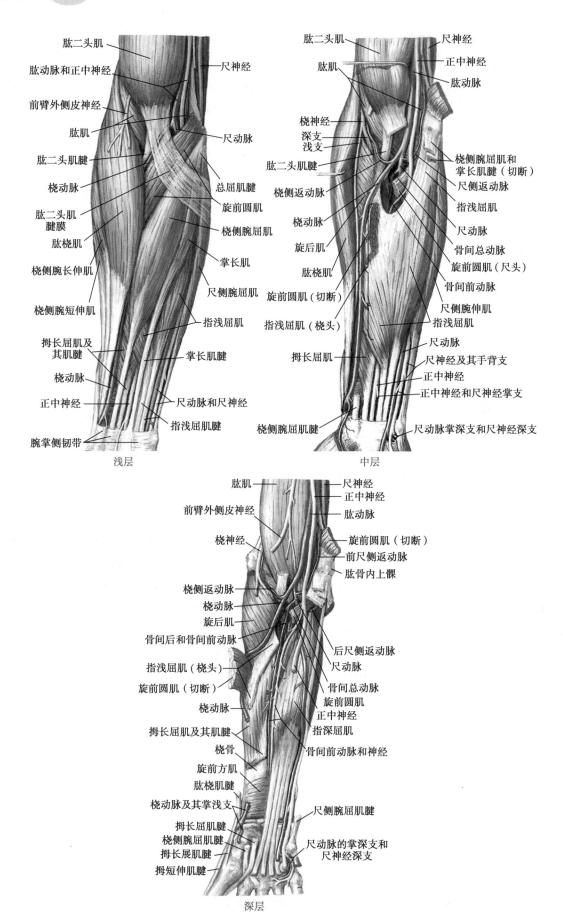

肱二头肌
尺神经
肱动脉和正中神经
前臂外侧皮神经
肱肌
尺动脉
肱二头肌腱
桡动脉
总屈肌腱
旋前圆肌
肱二头肌腱膜
桡侧腕屈肌
肱桡肌
掌长肌
桡侧腕长伸肌
尺侧腕屈肌
桡侧腕短伸肌
指浅屈肌
拇长屈肌及其肌腱
掌长肌腱
桡动脉
正中神经
尺动脉和尺神经
指浅屈肌腱
腕掌侧韧带

浅层

肱二头肌
尺神经
肱肌
正中神经
肱动脉
桡神经
深支
浅支
肱二头肌腱
桡侧腕屈肌和掌长肌腱（切断）
桡侧返动脉
尺侧返动脉
桡动脉
指浅屈肌
旋后肌
尺动脉
肱桡肌
骨间总动脉
旋前圆肌（切断）
旋前圆肌（尺头）
骨间前动脉
指浅屈肌（桡头）
尺侧腕伸肌
拇长屈肌
指浅屈肌
尺动脉
尺神经及其手背支
正中神经
正中神经和尺神经掌支
桡侧腕屈肌腱
尺动脉掌深支和尺神经深支

中层

肱肌
尺神经
正中神经
前臂外侧皮神经
肱动脉
桡神经
旋前圆肌（切断）
前尺侧返动脉
肱骨内上髁
桡侧返动脉
桡动脉
旋后肌
骨间后和骨间前动脉
后尺侧返动脉
尺动脉
指浅屈肌（桡头）
骨间总动脉
旋前圆肌（切断）
旋前圆肌
桡动脉
正中神经
指深屈肌
拇长屈肌及其肌腱
桡骨
骨间前动脉和神经
旋前方肌
肱桡肌腱
尺侧腕屈肌腱
桡动脉及其掌浅支
拇长屈肌腱
桡侧腕屈肌腱
尺动脉的掌深支和尺神经深支
拇长展肌腱
拇短伸肌腱

深层

图 15-6　前臂前面的肌肉、血管和神经

在握拳屈腕抗阻屈肘时，在腕前区可见 3 条肌腱隆起，位于中央的是掌长肌腱；桡侧可触及桡侧腕屈肌腱；其尺侧豌豆骨的近端可触及尺侧腕屈肌腱。因为指浅、深屈肌各有四条肌腱，所以当上述二肌肌腱在腕部断裂需要进行临床缝合时，要注意区分。牵拉断裂肌腱的远端，如手指末节屈曲，则为指深屈肌腱，否则为指浅屈肌腱。

（二）前臂肌后群

浅层有 5 块，以一个共同的伸肌总腱起自肱骨外上髁的后面以及邻近的深筋膜，由桡侧向尺侧依次为**桡侧腕长伸肌**（extensor carpi radialis longus）、**桡侧腕短伸肌**（extensor carpi radialis brevis）、**指伸肌**（extensor digitorum）、**小指伸肌**（extensor digiti minimi）和**尺侧腕伸肌**（extensor carpi ulnaris）。其中伸腕的 3 块肌分别止于第 2、3、5 掌骨底，收缩时可伸腕关节。桡侧腕长伸肌和桡侧腕短伸肌还可使腕关节外展，尺侧腕伸肌可内收腕关节。伸指的 2 块肌分别止于小指和第 2～5 指的中节及远节指骨背面，先形成指背腱膜，继而向每指的远侧分出 3 束。收缩时，分别可伸小指、伸腕和伸第 2～5 指（图 15-7）。

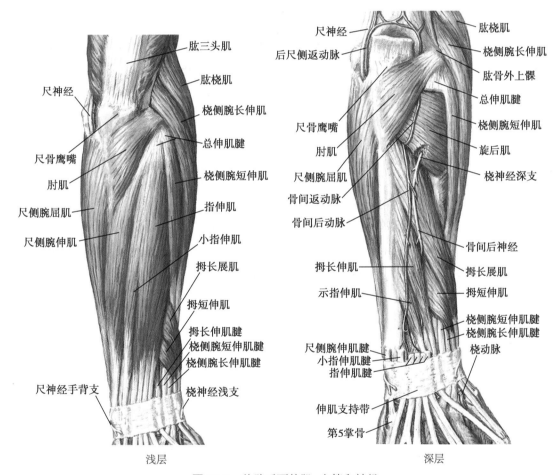

图 15-7　前臂后面的肌、血管和神经

深层也有 5 块，由近侧向远侧依次为**旋后肌**（supinator）、**拇长展肌**（abductor pollicis longus）、**拇短伸肌**（extensor pollicis brevis）、**拇长伸肌**（extensor pollicis longus）和**示指伸肌**（extensor indicis）。除旋后肌起自肱骨外上髁、止于桡骨的近侧 1/3 前面外，其余 4 肌均起自尺、桡骨和骨间膜的背面，分别止于第 1 掌骨底、拇指近、远节指骨底和示指。收缩时除旋后肌使前臂旋后并伸肘、拇长展肌外展拇指与掌指关节外，其余各肌分别伸拇指和示指（见图 15-7，图 15-8）。

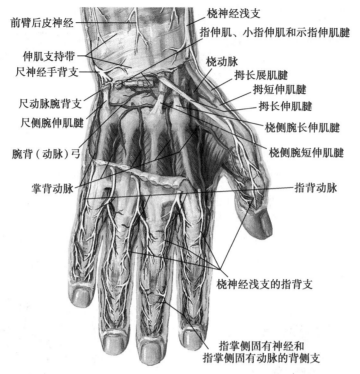

前臂后皮神经

伸肌支持带

尺神经手背支

尺动脉腕背支

尺侧腕伸肌腱

腕背（动脉）弓

掌背动脉

桡神经浅支

指伸肌、小指伸肌和示指伸肌腱

桡动脉

拇长展肌腱

拇短伸肌腱

拇长伸肌腱

桡侧腕长伸肌腱

桡侧腕短伸肌腱

指背动脉

桡神经浅支的指背支

指掌侧固有神经和
指掌侧固有动脉的背侧支

图 15-8　手背面的肌、血管和神经

当握拳伸腕时，可在第 2 掌骨基底部摸到抬起的桡侧腕长伸肌腱；在尺骨头和第 5 掌骨基底部的结节之间突起的是尺侧腕伸肌腱；腕极度过伸，桡侧腕长伸肌腱和指伸肌腱均隆起；当拇指保持伸位，皮下可见隆起的拇长伸肌腱；握拳时，腕伸肌协同收缩可防止屈腕。在临床上，肌肉的起止点、作用、功能和运动常被用来分析损伤发生的部位。

指伸肌腱的断裂可使手出现各种畸形。如指伸肌腱中间束末端断裂，近侧指间关节伸，远端指间关节屈曲，呈"锤状指"；当近侧指间关节中间束断裂时，掌指关节过伸、近侧指间关节屈曲，远侧指间关节过伸，呈"纽扣指"；类风湿性关节炎等可引起手肌的挛缩，造成掌指关节屈曲，近侧指间关节过伸，远侧指间关节屈曲，呈"鹅颈指"。

四、手肌

手是重要的劳动器官，具有多个关节，运动灵巧，功能复杂，可随上肢的运动触及身体的任意地方。手肌均为短肌，集中配布于掌侧面，由 3 个骨筋膜鞘分隔并包绕，将手肌分为外侧群、内侧群和中间群。在中间鞘内还存在 2 个筋膜间隙。

（一）外侧群

较为发达，位于手掌拇指侧，形成隆起，称**鱼际**，故外侧群又称鱼际肌。共有 4 块，分浅、深两层，包括拇短展肌、拇短屈肌、拇收肌和拇对掌肌。收缩时分别具有外展、屈曲、内收拇指和对掌的作用（图 15-9）。

（二）内侧群

位于手掌小指侧，亦形成隆起，称小鱼际，共 3 块，故内侧群又称小鱼际肌。主要有 3 块，分浅、深两层，包括小指展肌、小指短屈肌和小指对掌肌。收缩时具有外展、屈曲小指和对掌的作用。

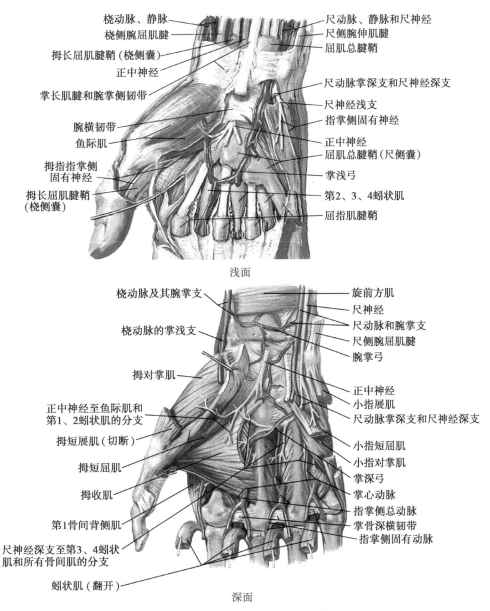

图 15-9　手掌面的肌、血管和神经

（三）中间群

位于掌心和掌骨之间，包括 4 块蚓状肌、3 块骨间掌侧肌和 4 块骨间背侧肌。收缩时，蚓状肌可屈第 2～5 掌指关节、伸指间关节；骨间掌侧肌可使第 2、4、5 指内收；骨间背侧肌可使第 2、4 指外展、第 3 指向内侧和外侧倾斜。

上述手肌因为起止均位于手部，因此又称为内在肌，而其他起于前臂至于手部的肌肉称为手外在肌，如前臂后群中止于手指的指伸肌等。在某些疾病中，如果指伸肌损伤、力弱或瘫痪，使蚓状肌和骨间肌张力较指伸肌高，从而出现掌指关节屈曲的同时近、远侧指间关节伸的形态，称为"内在肌优势手"。当蚓状肌和骨间肌张力较指伸肌高时，会出现掌指关节伸的同时近、远侧指间关节屈曲的形态，称为"内在肌劣势手"。

来自前臂的长肌完成手和手指的用力运动，而手肌主要完成精细的技巧性动作。两部分肌的协同和配合，使手能够完成提、抓、握和捏等一系列复杂动作。

（四）手的功能位置

手处于自然放松状态下的位置称"休息位"，此时手指和桡腕关节的屈、伸以及拇指的外展、内收等肌力，均处于平衡和稳定状态，表现为腕关节背伸10°～15°，轻度尺偏，掌指关节和指间关节半屈，拇指轻度外展（图15-10A）。手"功能位"表现为腕关节背伸30°，掌指关节屈曲30°～45°，指关节半屈位，手指呈半握拳状，第2～5指指尖指向舟骨结节；拇指微曲，呈对掌位，拇指的指尖接近示指的远侧指间关节处（图15-10）。当手部骨折需要固定时，多采取此种姿势。在掌骨骨折作牵引时，牵引方向应对着舟骨结节，否则易继发手指扭转畸形。

当上肢发生损伤或者病变需要固定或限制活动时，应将损伤部位及关节保持在功能位，以防挛缩；同时应保证关节最有效的、最低标准的活动范围。肩关节的功能位是外展50°，前屈20°，内旋25°；肘关节是屈曲90°，活动范围在60°～120°；前臂联合关节的活动范围是旋前、旋后各45°。腕关节的功能位是背伸20°。

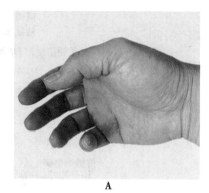
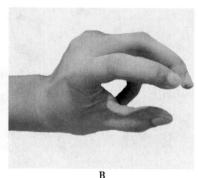

图15-10　手的休息位（A）功能位（B）

第三节　上肢的血管和淋巴

一、动脉

上肢的动脉是锁骨下动脉的延续，分为腋动脉、肱动脉、尺动脉、桡动脉和手部的动脉，多数位于深部。

（一）腋动脉

腋动脉（axillary artery）自第1肋外侧缘续锁骨下动脉，行于腋窝深部，至大圆肌下缘移行为肱动脉。全长以胸小肌上、下缘为标志分为3段（图15-11）。

腋动脉的第一、二段被臂丛神经的3个束所包绕；第二段的前方有胸小肌及其筋膜覆盖。第三段由臂丛神经各个束及分支所包绕，后方有桡神经、腋神经；外侧为正中神经、肌皮神经；内侧为尺神经和前臂内侧皮神经。腋动脉的前内侧有腋静脉伴行，被腋鞘包裹，前方有胸大肌及其筋膜等覆盖。在腋窝内可触及腋动脉的搏动，在腋动脉的上、下方可行臂丛神经的阻滞麻醉。

腋动脉第一段发出胸上动脉，分布于第1、2肋间隙。第二段发出胸肩峰动脉和胸外侧动脉。胸肩峰动脉分支营养胸大、小肌、三角肌和肩峰等处。胸外侧动脉分布于前锯肌、胸大、小肌和女性乳房。第三段发出肩胛下动脉、旋肱前动脉和旋肱后动脉。肩胛下动脉又分为旋肩胛动脉和胸背动脉，前者穿三边孔至冈下肌，后者与胸背神经伴行入背阔肌。旋肱前、后动脉分别经肱骨外科颈的前、后方，形成吻合，分布至肩关节及邻近肌。旋肱后动脉穿四边孔，与腋神经伴行。

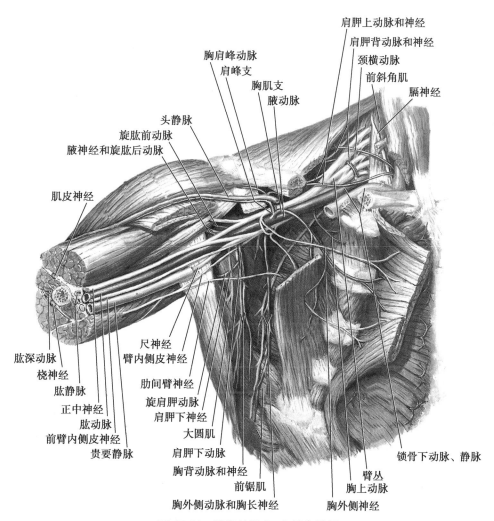

图 15-11　腋窝的肌肉、血管和神经

肩胛动脉网由甲状颈干分出肩胛上动脉、肩胛下动脉的旋肩胛动脉和颈横动脉的肩胛背动脉及其分支在肩胛骨的周围吻合形成，该动脉网是肩部重要的侧支循环途。

当外科手术需要结扎腋动脉时，一般在第一段或第三段进行。第一段位置较深，操作时要注意不可损伤伴行于内侧的头静脉。为了保证术后有较好的侧支循环，在肩胛下动脉起点的近侧或肩胛下动脉和旋肱前、后动脉之间结扎腋动脉。

（二）肱动脉

肱动脉（brachial artery）在大圆肌下缘续于腋动脉，与两条肱静脉、正中神经和尺神经伴行，沿肱二头肌内侧沟深面的臂前骨筋膜鞘内下行转至肘窝前方，约在肘窝中点远侧 2cm 处（平桡骨颈高度），分为内侧的尺动脉和外侧的桡动脉。肱动脉的主要分支包括肱深动脉、尺侧上、下副动脉和肱骨滋养动脉。**肱深动脉**（deep brachial artery）与桡神经伴行，行于**肱骨肌管**（humeromuscular tunnel）（又称桡神经管）内，分支营养肱三头肌和肱肌，并参与肘关节动脉网；尺侧上、下副动脉营养臂肌并参加肘关节动脉网；肱骨滋养动脉极其细小，在臂中份经滋养孔进入肱骨（图 15-4）。肱骨骨折如果伴有此动脉损伤将影响骨折愈合。

肘关节动脉网存在于肘关节的周围，由肱动脉发出的尺侧上、下副动脉，肱深动脉发出的中副动脉和桡侧副动脉，桡动脉发出的桡侧返动脉，尺动脉发出的尺侧返动脉和骨间总动脉发出的骨间返动脉等吻合而成。此动脉网对在肱深动脉发出点以下结扎肱动脉时，可起到侧支循环的作用。

在臂下部、肘关节上方可触及肱动脉的搏动，此处也是测量血压的部位。在肘窝横纹稍上方处可作动脉插管。当前臂和手外伤出血时，可在臂中部内侧将该动脉压向外侧的肱骨以暂时止血。

肱骨骨折后，断端移位易损伤正中神经和肱动脉。此外，在肘关节过度屈曲、固定臂部的夹板过紧以及固定时间过长时，都可导致因肱动脉损伤或血流受阻引起的前臂肌缺血，可出现缺血性肌肉挛缩、感觉障碍，甚至瘫痪，严重影响手的功能。

（三）桡动脉

桡动脉（radial artery）自肱动脉发出后，先在肱桡肌与旋前圆肌间下行，营养前臂肌，绕桡骨茎突至手背，穿第1掌骨间隙到手掌。桡动脉除发出分支参与肘关节动脉网和营养前臂肌外，主要分支有掌浅支和拇主要动脉。后者分为3支，分布于拇指掌面两侧缘和示指桡侧缘（见图15-6）。桡动脉下段表浅，位于桡骨下端前面、桡侧腕屈肌腱和桡骨茎突之间，此处易触及，是临床中医诊脉和西医计数脉搏的常用部位。

（四）尺动脉

尺动脉（ulnar artery）自肱动脉分出后，经旋前圆肌尺侧头深面内下，与正中神经伴行穿行于指浅屈肌深面并至其内侧缘，在尺侧腕屈肌深面下行。尺动脉近侧段发出尺侧前、后返动脉，下行中发出肌支至前臂前面内侧肌。骨间总动脉是尺动脉发出的动脉短干，在前臂骨间膜上方分为骨间前、后动脉，分别供应尺、桡骨和前臂肌尺侧。最后，尺动脉经腕豆骨桡侧入手掌。主要发出掌深支和骨间总动脉，分布于手掌和手指（图15-6）。

（五）手的动脉

1. 掌浅弓（superficial palmar arch） 由尺动脉末端与桡动脉掌浅支吻合而成，位于掌腱膜深面。从弓凸侧发出3条指掌侧总动脉和1条小指尺掌侧动脉。每条指掌侧总动脉再分为2支指掌侧固有动脉，分别分布到第2~5指相对缘；小指尺掌侧动脉分布于小指掌面尺侧缘。

2. 掌深弓（deep palmar arch） 由桡动脉末端和尺动脉的掌深支吻合而成，位于屈指肌腱深面，由弓发出3条掌心动脉，行至掌指关节附近，分别注入相应的指掌侧总动脉。

手部的动脉吻合：①通过掌心动脉掌浅、深弓互相交通；②发出返支和穿支，分别与腕掌动脉网和腕背动脉网相交通。这些吻合建立了丰富的侧支循环，使手抓握物体局部受到挤压时，不至于缺血（图15-9）。

二、静脉

上肢的静脉分为浅、深两类，浅静脉又称皮下静脉，深静脉与同名动脉伴行（图15-12）。

（一）上肢的浅静脉

1. 头静脉和贵要静脉 头静脉起于手背静脉网的桡侧，在臂前区，行于肱二头肌、外侧沟内，经三角胸大肌间沟穿深筋膜入腋静脉或锁骨下静脉；贵要静脉起于手背静脉网的尺侧，逐渐转至前臂上行，至肘窝处接受肘正中静脉，继而沿肱二头肌内侧沟上行达臂中点稍下方穿深筋膜入肱静脉或腋静脉。分别收集手和上肢浅层结构的静脉血。

2. 肘正中静脉 变异多，在肘窝处连于头静脉和贵要静脉或由起自手掌静脉的前臂正中静脉以Y形分别汇入头静脉和贵要静脉，收集手掌侧和前臂前面浅层结构的静脉血。

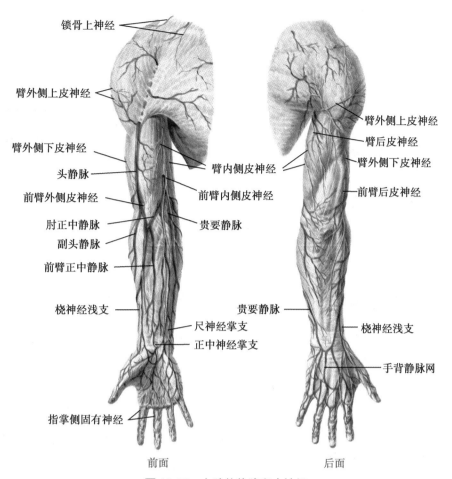

图 15-12 上肢的静脉和皮神经

上述静脉管腔粗大，位置表浅而固定，是临床静脉穿刺及导管插入的常用血管。手掌的静脉血一般由掌侧流向背侧，从深层入浅层，自手背静脉回流（图 15-12）。

（二）上肢的深静脉

上肢深静脉与同名动脉伴行，多为两条。腋静脉位于腋动脉的内侧，由两条肱静脉在大圆肌下缘汇合而成。收集上肢深、浅静脉血。腋静脉的管壁与腋鞘和锁胸筋膜相愈着，无瓣膜，压力低，损伤后易呈开放状态，容易发生空气栓塞。

三、 淋巴

上肢浅淋巴管起自指掌面和背面，于手掌和手背汇成淋巴管网。分别与头静脉和贵要静脉伴行，注入腋淋巴结，小部分可先汇入肘浅淋巴结。肘浅淋巴结位于肱骨内上髁上方，又称**滑车上淋巴结**，收纳手和前臂尺侧半的浅淋巴管，其输出管注入腋淋巴结。**锁骨下淋巴结**又称三角胸肌淋巴结，收纳沿头静脉上行的浅淋巴管，其输出管注入腋淋巴结或锁骨上淋巴结。手背浅淋巴管与浅静脉伴行，淋巴回流与静脉相似，故当手指和手掌感染时，手背较手掌肿胀明显。

肘深淋巴结位于肱动脉分叉处，收纳手和前臂尺侧半的深淋巴管，其输出管伴肱静脉注入腋淋巴结。**腋淋巴结**位于疏松结缔组织中，沿血管排列，可分 5 群，按位置命名。外侧淋巴结收纳上肢浅、深淋巴管；胸肌淋巴结收纳胸、腹前外侧壁及乳房外侧部和中央部的淋巴管；肩胛下淋巴结引流颈后部和背部的淋巴；以上三群淋巴结输出管注入中央和尖淋巴结。尖淋巴结收纳中央群和乳房上部的淋巴管，输出管合成锁骨下干，左侧注入胸导管，右侧注入右淋巴导管。

第四节 上肢的神经

支配上肢的神经由臂丛发出，其分支发出的部位分为锁骨上部和锁骨下部，锁骨下部分支多且粗大。根据是否有胸大肌、背阔肌受累将臂丛损伤分为锁骨上部损伤（神经根、神经干）与锁骨下部损伤（神经束、神经支）。

一、锁骨上部的分支

主要包括胸长神经、肩胛上神经和肩胛背神经。**胸长神经**（long thoracic nerve）沿前锯肌表面伴胸外侧动脉下行，分布于前锯肌和乳房。损伤此神经可引起前锯肌瘫痪，肩胛骨脊柱缘翘起出现"翼状肩"体征。**肩胛上神经**（suprascapular nerve）经肩胛上切迹至肩胛骨背侧，分布于冈上、下肌和肩关节。**肩胛背神经**（dorsal scapular nerver）在肩胛骨和脊柱间伴肩胛背动脉下行，支配菱形肌和肩胛提肌（见图15-11）。

在临床乳癌根治术清扫腋窝前群淋巴结时，勿伤及胸长神经（$C_5 \sim C_7$），以免发生前锯肌麻痹，造成患肢不能高举过头，肩胛骨脊柱缘翘起呈"翼状肩"。肩胛上神经（C_5、C_6）在肩胛上切迹处最易受损，出现冈上肌、冈下肌无力或肩关节疼痛等症状。

二、锁骨下部分支

（一）肌皮神经

肌皮神经（musculocutaneous nerve）（$C_5 \sim C_7$）发自外侧束，斜穿臂肌前群，发出分支支配该肌群；在肘关节附近穿出深筋膜移行为**前臂外侧皮神经**，分布于前臂外侧皮肤（图15-11）。肌皮神经单纯损伤少见，多伴有关节损伤，肱骨骨折时易受累。损伤后出现肱二头肌萎缩、反射消失，屈肘及旋后力均弱，前臂外侧皮肤感觉障碍。

（二）腋神经

腋神经（axillary nerve）（C_5、C_6）发自后束，向后外绕肱骨外科颈至三角肌。肌支支配三角肌和小圆肌，皮支分布于肩部和臂外侧区上部的皮肤。肱骨外科颈骨折可能损伤腋神经而导致三角肌瘫痪，表现为肩关节外展无力，肩部、臂上部皮肤感觉障碍，由于三角肌萎缩，肩部圆隆的外形消失，外观呈"方肩"。

（三）桡神经

桡神经（radial nerve）（$C_5 \sim T_1$）发自后束，在腋窝位于腋动脉后方，伴肱深动脉向下外行，沿桡神经沟绕肱骨中段背侧旋向外下，在肱骨外上髁上方穿外侧肌间隔至肘窝前面，分为浅、深支（见图15-5）。**浅支**为皮支，经肱桡肌深面，至前臂桡动脉的外侧下行，转至手背，分成4～5支指背神经，分布于手背桡侧半和桡侧 2 个半手指的手背面皮肤。深支穿旋后肌至前臂后区，改称**骨间后神经**，经浅、深伸肌之间下行至腕关节，支配全部前臂伸肌和肱桡肌。桡神经主干在臂部发出肌支支配肱三头肌和肱桡肌，皮支分布于前臂背面。

桡神经在臂部最易受损的部位是桡神经沟处，如肱骨中段骨折、臂部压迫过久等。如果肱三头肌支在损伤平面以上发出，伸肘功能将不受影响；如果损伤在肱骨下段，肱桡肌、旋后肌和伸腕肌的功能保存；如果前臂中 1/3 以下损伤时，伸指功能丧失；如果在腕关节处损伤，各肌支已发出，因此无肌麻痹症状，只表现为手背桡侧半和桡侧 2 个半手指背面的皮肤感觉障碍。桡骨颈骨折时，易损伤桡神经深支，不能伸腕、伸指，抬前臂时呈"垂腕"征（图 15-13）。

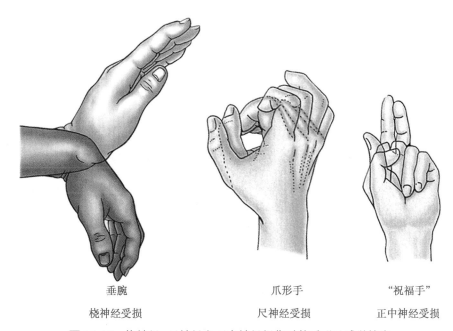

垂腕	爪形手	"祝福手"
桡神经受损	尺神经受损	正中神经受损

图 15-13 桡神经、尺神经和正中神经损伤时的手形及感觉缺失

（四）尺神经

尺神经（ulnar nerve）（$C_8 \sim T_1$）发自内侧束，在肱动脉内侧随肱动脉下行，在臂中部转向后下，经尺神经沟转至前臂内侧，沿尺动脉的内侧下行达腕部，在桡腕关节上方发出手背支，在豌豆骨桡侧分浅、深两支，经掌腱膜深面、腕管浅面入手掌（图 15-6）。尺神经在臂部无分支，在前臂分支支配尺侧腕屈肌、指深屈肌尺侧半。在手掌，发肌支支配小鱼际肌、拇收肌、骨间肌和第 3、4 蚓状肌；皮支分布于小鱼际和尺侧 1 个半手指的皮肤，在手背，分布于手背尺侧半和尺侧 2 个半手指的皮肤。

尺神经在臂部最易受损的部位是尺神经沟处。如果尺神经干受损，其支配的所有肌肉瘫痪。表现为屈腕力弱，环指和小指末节不能屈曲，拇指不能内收，手偏向桡侧，第 4、5 掌指关节过伸，指间关节过屈，拇指外展，各指不能内收，第 2～5 指不能外展，小鱼际萎缩平坦，掌骨间隙变深，呈"爪形手"；手掌、手背内侧缘和尺侧一个半指皮肤感觉障碍。在腕和手部低位损伤仅造成第 2～5 指不能内收、外展，拇指不能内收（图 15-12）。

（五）正中神经

正中神经（median nerve）（$C_6 \sim T_1$）分别由臂丛内、外侧束发出两根，夹持腋动脉，后其与肱动脉伴行下降至肘窝。然后穿旋前圆肌至前臂，向下经前臂前群浅、深层肌之间至腕部，经腕管入手掌。

正中神经在臂部无分支,在前臂分支较多,发出骨间前神经,在肘部和前臂发出肌支,支配除尺侧腕屈肌、肱桡肌和指深屈肌尺侧半以外的所有前臂肌前群(图15-4、图15-6)。在手掌发出**返支**进入鱼际,支配除拇收肌以外的全部鱼际肌;发出3支**指掌侧总神经**,下行至掌骨头附近各分为2支**指掌侧固有神经**,沿手指相对缘至指尖,分布于掌心、鱼际、桡侧3个半手指的掌面及中、远节指背面的皮肤。肌支还支配第1、2蚓状肌。

正中神经受损可使手的功能受到严重影响。正中神经在臂部受损或穿旋前圆肌处受压,可出现旋前圆肌综合征。表现为前臂不能旋前,屈腕力弱,拇指、示指及中指不能屈曲,拇指不能对掌和外展,握拳及前臂旋前功能丧失;由于鱼际肌萎缩,手掌变平,示、中指掌指关节过伸,称"猿手"或"祝福手"(图15-13);感觉障碍以拇指、示指和中指的远节最为明显。正中神经在腕管内常因炎症、肿胀而受压迫,形成腕管综合征,除鱼际皮肤感觉正常外,其余功能的丧失与前臂中、下部损伤造成的手肌运动障碍相同。

锁骨下部除上述主要分支外,臂丛尚有其他分支。胸背神经沿肩胛骨外侧缘伴胸背动脉下行,支配背阔肌,乳癌根治术清除淋巴结时,注意勿伤此神经。肩胛下神经支配肩胛下肌及大圆肌;胸内、外侧神经支配胸大、小肌;臂内侧皮神经和前臂内侧皮神经支配与其同名分布区的皮肤。

第五节 上肢的重要局部结构

一、腋窝

在腋区的肩关节下方、胸外侧壁上部与臂上段之间有一向上呈穹窿状的皮肤凹陷,其深部的四棱锥体形腔隙,称**腋窝**(axillary fossa)。由顶(尖)、底和四壁构成,称为腋腔,是分布到上肢的血管和神经经过的通道(图15-10)。

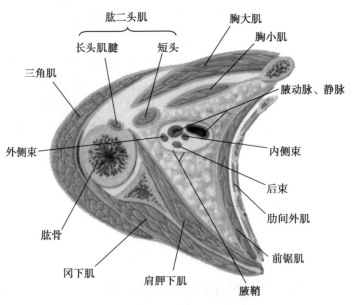

图15-14 腋窝横断面模式图

（一）腋腔的构成

1. **顶** 是腋窝的上口，向内上通颈根部，由锁骨中 1/3 段、第 1 肋外缘和肩胛骨上缘围成的三角形间隙，由颈部通向上肢的腋动、静脉和臂丛等经腋窝上口进入腋窝（图 15-14）。

2. **底** 由浅入深为皮肤、浅筋膜和腋筋膜。成人生有腋毛，有大量的皮脂腺和大汗腺，少数人有腋臭。

3. **四壁** 有前、后壁和内、外侧壁。

前壁由胸大肌、胸小肌和锁胸筋膜构成。后壁由背阔肌、大圆肌、肩胛下肌与肩胛骨构成。内侧壁由前锯肌及其深面的上 4 个肋、肋间肌构成；外侧壁由肱骨上部的内侧面、肱二头肌和喙肱肌构成。在腋窝的后壁，形成**三边孔**（trilateral foramen）和**四边孔**（quadrilateral foramen）（图 15-5）。小圆肌或肩胛下肌构成 2 孔的上界，大圆肌构成 2 孔的下界，肱三头肌长头即为三边孔的外侧界，又是四边孔的内侧界，四边孔的外侧界为肱骨的外科颈。三边孔内有旋肩胛血管通过，四边孔内有腋神经和旋肱后血管通过。

（二）腋窝的内容

腋窝内主要有腋动脉及其分支、腋静脉及其属支、臂丛及其分支、腋淋巴结群和疏松结缔组织等结构。颈深筋膜深层包绕腋动脉和臂丛神经形成延续至腋窝的筋膜鞘，称**腋鞘**（axillary sheath）。临床作臂丛神经麻醉时，可将麻药注入腋鞘。腋窝内充满疏松结缔组织，为蜂窝组织，感染可经此四处蔓延。当上肢或胸部有炎症或此区有肿瘤时，则可触及肿大的腋淋巴结。

二、 肘窝

肘窝位于肘前区、略呈三角形的凹陷，尖向远侧。其上界为肱骨内、外上髁的连线，下内侧界是旋前圆肌，下外侧界为肱桡肌，窝顶由浅入深依次为皮肤、筋膜及肱二头肌腱膜，窝底由肱肌、旋后肌和肘关节囊构成（图 15-6）。

当屈肘成直角、前臂完全旋后时，在肘窝内可轻易地触及位于桡侧的肱二头肌腱，其与旋前圆肌之间的沟内，可触到肱动脉的搏动，此处是临床测量血压放置听诊器的部位，肱静脉及其属支与肱动脉伴行。肘深淋巴结位于肱动脉分叉处。在最尺侧可触及正中神经，正中神经越过尺动脉前方，穿旋前圆肌两头之间，进入指浅屈肌深面。桡神经位于肘窝外侧的肱肌与喙肱肌之间。来自肌皮神经的前臂外侧皮神经在肱二头肌腱外侧穿出深筋膜。

三、 腕管

腕管为腕掌侧的通道，由屈肌支持带即腕横韧带和腕骨围成。管内有 9 条肌腱（指浅、深屈肌腱、拇长屈肌腱）和正中神经通过，其掌侧以较为坚韧的腕横韧带为界，背侧则以腕骨为界（图 15-9）。

四、 手掌的筋膜间隙

手掌的筋膜间隙位于手掌深部的掌中间鞘。被自掌腱膜桡侧缘发出的掌中隔分为尺侧的**掌中间隙**和桡侧的**鱼际间隙**。

（一）掌中间隙

掌中间隙（midpalmar space）位于掌中间鞘的尺侧半，位于掌中第3～5指屈肌腱第2～4蚓状肌与骨间掌侧筋膜之间。前界由桡侧到尺侧，依次为第3～5指屈肌腱及第2～4蚓状肌；后界为掌中隔后部，第3、4掌骨，骨间肌及其前面的骨间掌侧筋膜；内侧界为内侧肌间隔，外侧界为掌中隔。掌中间隙向远侧沿第2～4蚓状肌管与第2～4指蹼间隙相通，进而通向手背。掌中间隙的近侧达屈肌总腱鞘的深面，可经腕管与前臂屈肌后间隙相交通。此间隙感染时，可经上述渠道蔓延。第3～5指的腱鞘炎也可向掌中间隙扩散（图15-15）。

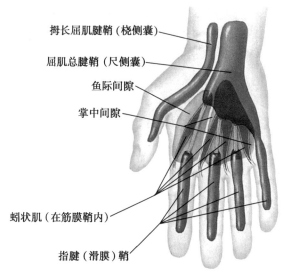

拇长屈肌腱鞘（桡侧囊）
屈肌总腱鞘（尺侧囊）
鱼际间隙
掌中间隙
蚓状肌（在筋膜鞘内）
指腱（滑膜）鞘

图 15-15 手的筋膜间隙

（二）鱼际间隙

鱼际间隙（thenar space）位于掌中间鞘的桡侧半，位于掌中隔、外侧肌间隔与拇收肌筋膜之间。前界为掌中隔前部、示指屈肌腱、第1蚓状肌；后界为拇收肌筋膜；外侧界为外侧肌间隔；内侧界为掌中隔后部。鱼际间隙向远侧端经第1蚓状肌管通向示指背侧，其近端为盲端。示指腱鞘炎可蔓延至鱼际间隙。

掌中间隙和鱼际间隙的感染均可沿蚓状肌鞘扩散至手背。当间隙感染化脓时，掌中间隙可在3、4指蹼处切开引流；鱼际间隙可在第1指蹼处切开引流。

五、 手部穴位及按摩

祖国医学的大量临床实践证明，手与人体其他器官系统，尤其是"五脏六腑"，即肝、心、脾、肺、肾、胆、胃、大小肠、膀胱、心包、三焦之间存在着十分密切的联系，内脏诸器官在手部均有相应的代表区（或反射区）。十二经脉中，手三阴经由胸到手，手三阳经由手到头，均与手相关，如：肺经的少商穴，大肠经的商阳穴，心包经的中冲穴，三焦经的关冲穴，心经的少冲穴，及小肠经的少泽穴等等。手部经穴共有60多个，占全身经穴的1/6（图15-16）。手指的形态、指甲、指腹、指纹、鱼际、掌纹、掌线及手的色泽等的变化，从不同的角度传输着内脏诸器官的生理和病理信息。中医师诊病时观察患者手掌是常规检查项目之一，通过观察"手象"，对疾病作出正确的诊断。通过手部相应代表区穴位的适度刺激，如：

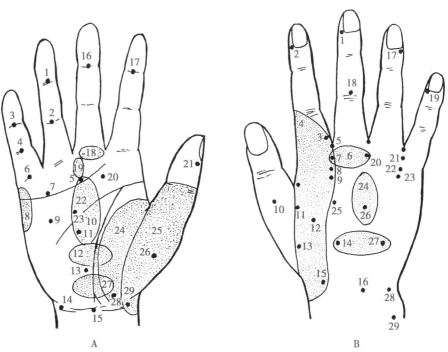

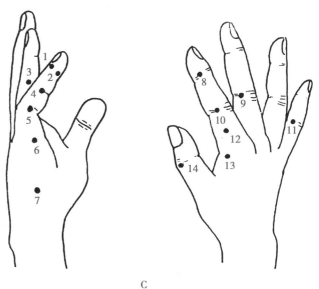

图 15-16　手部穴位

A. 手掌侧穴位　1. 肺穴（荨麻疹、皲裂、过敏性鼻炎、感冒）；2. 肝穴（牙痛、落枕、眼睛疲劳、荨麻疹、假性近视、恶心）；3. 肾穴（牙痛、更年期综合征、荨麻疹、贫血）；4. 命门（畏寒、月经不调、更年期综合征、阳痿）；5. 牙痛点（牙痛）；6. 老眼点（老花眼）；7. 心悸点（心悸、气急、肩酸、痛经、月经不调）；8. 生殖区（更年期综合征、痛经、月经不调）；9. 少府（痛经、月经不调）；10. 手心（食欲缺乏、畏寒、晕车、贫血）；11. 多汗点（多汗症）；12. 健理三针区（脾胃虚弱、腹泻、食欲缺乏）；13. 胃肠点（胃灼热、胃痛、胃溃疡）；14. 神门（心悸、气急、低血压、自主神经功能失调、贫血）；15. 大陵（焦虑、低血压、肩周炎、贫血、自主神经功能失调）；16. 心穴（头痛、焦虑、荨麻疹、头发干枯、自主神经功能失调）；17. 大肠（腹泻、感冒、过敏性鼻炎）；18. 耳、咽区（眩晕、咽异物感）；19. 手掌区（失眠、焦虑）；20. 咳喘点（肩酸、哮喘）；21. 少商（自主神经功能失调）；22. 心包区（心悸、气急、失眠、更年期综合征）；23. 劳宫（假性近视、多汗症）；24. 胃、脾、大肠区（食欲缺乏、粉刺、肥胖症、鼻旁窦脓肿、体乏）；25. 胸腔、呼吸器区（感冒、哮喘）；26. 鱼际（眼睛充血、感冒）；27. 足腿区（腰痛）；28. 地神（阳痿）；29. 太渊（感冒、肩周炎、过敏性鼻炎）

B. 手背侧穴位　1. 中冲（心悸、气急、失眠、焦虑）；2. 商阳（感冒、恶心、眼睛疲劳）；3. 第二二间（便秘、粉刺）；4. 血压反应区（高血压、低血压）；5. 八邪（关节炎）；6. 颈、咽区（落枕）；7. 颈顶点（肩酸、落枕）；8. 落枕（落枕）；9. 落零五（胃痛、高血压、落枕）；10. 虎金寸（关节炎）；11. 虎边（焦虑）；12. 合谷（肩酸、粉刺、牙痛、假性近视、过敏性鼻炎）；13. 鼻痛点（鼻旁窦脓肿、过敏性鼻炎）；14. 脊、腰、腿区（腰痛）；15. 阳溪（焦虑、高血压、肩周炎）；16. 阳池（畏寒、感冒、更年期综合征、荨麻疹、关节炎）；17. 关冲（畏寒、眩晕、耳鸣、痛经）；18. 中魁（胃痛、胃灼热、胃溃疡）；19. 少冲（心悸、气急、焦虑）；20. 咽头点（咽异物感）；21. 液门（眩晕、肩周炎）；22. 坐骨神经点（腰痛）；23. 中渚（低血压、眩晕）；24. 胸腹区（胃灼热、肥胖症、胃溃疡）；25. 外劳宫（腹泻）；26. 下痢点（腹泻）；27. 腰痛点（腰痛）；28. 阳谷（眩晕、耳鸣、贫血）；29. 养老（老花眼）

C. 指侧面穴位　1. 少泽（眼睛疲劳、落枕）；2. 二明（假性近视）；3. 片头点（头痛）；4. 后头点（头痛）；5. 前谷（感冒）；6. 后溪（肩周炎）；7. 腕骨（高血压、肩周炎、假性近视）；8. 二明（假性近视）；9. 头顶点（头痛）；10. 前头点（胃溃疡、头痛）；11. 会阴点（痔疮）；12. 二间（感冒）；13. 三间（脾胃虚弱、哮喘）；14. 眼点（眼睛充血）

注：括号内为可能有改善作用的疾病

针灸、推拿、按摩等,改善局部血液循环,增强机体神经和内分泌调节功能,增强免疫功能,使病变器官功能得到改善和恢复。平时坚持用揉、搓、旋转、握、拍、拉、吊等手法对手部进行按摩,可起到通经活络、有病治病和无病防病的保健作用。

附表 作用于上肢各主要关节的肌及其神经支配

关节	作用	主作用肌(神经支配)	辅作用肌(神经支配)
肩关节	屈	三角肌前部(腋神经) 胸大肌锁骨部(胸外侧神经) 喙肱肌(肌皮神经)	肱二头肌(肌皮神经)
	伸	背阔肌(胸背神经) 三角肌后部(腋神经)	大圆肌(下肩胛下神经) 肱三头肌长头(桡神经)
	外展	三角肌(腋神经) 冈上肌(肩胛上神经)	
	内收	胸大肌(胸内、外侧神经) 背阔肌(胸背神经) 大圆肌(下肩胛下神经)	三角肌前、后部(腋神经) 喙肱肌(肌皮神经) 肱三头肌长头(桡神经)
	外旋	冈下肌(肩胛上神经) 小圆肌(腋神经)	三角肌后部(腋神经)
	内旋	肩胛下肌(肩胛下神经)	三角肌前部(腋神经) 大圆肌(下肩胛下神经) 胸大肌(胸内、外侧神经) 背阔肌(胸背神经)
肘关节	屈	肱二头肌(肌皮神经) 肱肌(肌皮神经) 肱桡肌(桡神经)	旋前圆肌(正中神经) 桡侧腕长伸肌(桡神经)
	伸	肱三头肌(桡神经)	肘肌(桡神经)
桡尺关节	旋前	旋前圆肌(正中神经) 旋前方肌(正中神经)	肱桡肌(桡神经) 桡侧腕屈肌(正中神经) 掌长肌(正中神经)
	旋后	旋后肌(桡神经) 肱二头肌(肌皮神经)	肱桡肌(桡神经) 桡侧腕长伸肌(桡神经)
腕关节	屈	桡侧腕屈肌(正中神经) 尺侧腕屈肌(尺神经) 掌长肌(正中神经)	指浅层肌(正中神经) 指深屈肌(正中神经及尺神经) 拇长屈肌(正中神经)
	伸	桡侧腕长伸肌(桡神经) 桡侧腕短伸肌(桡神经) 尺侧腕伸肌(桡神经)	指伸肌(桡神经) 食指伸肌(桡神经) 小指伸肌(桡神经) 拇长伸肌(桡神经)
	外展	拇长展肌(桡神经) 拇短伸肌(桡神经)	桡侧腕长伸肌(桡神经) 桡侧腕短伸肌(桡神经) 桡侧腕屈肌(正中神经) 拇长伸肌(桡神经)
	内收	尺侧腕伸肌(桡神经) 尺侧腕屈肌(尺神经)	

想 一 想

1. 上肢结构的特点 与下肢相比,上肢骨骼变得轻巧,关节面浅小,关节囊薄而松弛,侧副韧带少,关节形式多样,肌较细小、数目较多、运动灵活,但病损也随之增多。

2. 臂丛神经损伤 臂丛神经损伤是指从第5颈神经至第1胸神经根、神经干、神经束和神经分支的损伤。此种损伤能引起臂、前臂和手的运动和感觉功能障碍。其发病率远超过颈、腰、骶等神经丛损伤。多由直接损伤引起,如上肢过度牵拉或过度伸展、肩部挤压伤、锁骨骨折、第1肋骨骨折、肩关节脱位、锁骨上窝外伤、子弹贯穿伤、刀刺伤及颈部手术等。

损伤可按照损伤引起功能障碍的范围分臂型、前臂型和全臂型。①臂型:为第5~6颈神经受损。此型较多见,可引起腋神经和肌皮神经功能障碍及桡神经部功能障碍。臂肌瘫痪,臂及前臂外侧面有感觉障碍,肱二头肌反射及桡骨膜反射减弱或消失;②前臂型:为第8颈神经~第1胸神经受损。较少见,可引起尺神经、臂及前臂内侧皮神经功能障碍以及正中神经部分功能障碍,臂肌前群瘫痪,臂及前臂内侧皮神经感觉障碍;③全臂型:臂丛神经束从第5颈神经~第1胸神经都有不同程度的损伤。此型最重,累及整个上肢肌和感觉传导,腱反射消失。

肌电图检查有助于判断肌失神经支配情况,并可作为示踪检查手段。感觉神经动作电位检查有助于分辨损伤部位属脊神经节前损伤(神经根撕脱)或节后损伤。

姿势治疗:仰卧位,肩外展15°加内旋。避免肩外展>90°加外旋,以免臂丛神经在肩与第1肋之间受压。

运动治疗:①被动运动(上肢各关节,从肩至指间关节逐个作屈伸被动运动),如无合并骨折,应尽早开始。②按摩:早期对瘫痪及萎缩的肌肉作揉捏手法按摩;伤后2个月可施行"神经按摩",从颈后三角开始,沿受患神经行程,用轻柔的指捏法由上而下施行按摩,手法要轻柔,以不引起疼痛为度。③主动运动:包括在助力器帮助下的主动运动。主动运动需循序渐进,可进行肌肉再教育(训练)法及正中神经、桡神经、尺神经损害后的运动康复治疗。初期只限于小范围、无痛的关节运动;肩部运动有障碍者,恢复期可作患臂钟摆式前后摆动;后期可作肩带练习和矫正姿势练习。还可用针刺治疗及电针疗法促进神经肌肉运动功能恢复。

3. 网球肘 肱骨外上髁为前臂伸肌总腱的起始处,由于反复活动,引起的肌腱撕裂、扭伤、钙化等无菌性炎症。表现为肘部外侧酸痛,可波及两侧,并可向前臂外侧远方放射。握物无力,容易掉落,握拳拧毛巾时尤甚。在肱骨外上髁到桡骨颈的范围内,有一局限、敏感的压痛点。当肘部伸直时,令手指和腕抗阻屈曲(掌屈),然后使前臂旋前,可引起外上髁疼痛(Mills试验阳性)。但不影响肘关节的屈伸以及前臂的旋前和旋后。常见于进行某些特殊活动的人员,如打字员、刺绣工、木工、泥瓦工和用反手击球的网球运动员,临床上称为肱骨外上髁炎。

病因与单一反复动作(腕背屈、前臂旋后)致局部负荷过度有关,以及由指总伸肌腱的退行性变引起。

康复运动治疗:①前臂伸肌牵拉训练:患者面对墙30~50cm处站立,上肢伸直向前,手指向下,手背触及墙面并加压,然后将伸直的手和前臂向上缓慢滑动,此时即可感觉到前臂伸肌有紧张感,继续抗阻力向上滑动,伸肌牵张感更明显,当达到最大的牵拉感觉时,保持该位置不动约1分,重复多次;②肌力增强训练:患者患手抓握重量为2~4kg物体进行缓慢的腕屈伸练习,先屈,后伸,每方向保持1分,重复多次。③被动伸展训练:治疗师一手握住臂,另一手抓住腕部使腕关节屈曲,前臂完全旋前,肘关节屈曲,然后牵伸肘关节使其伸直,重复数次。

也可以选用康复工具,如肘部支具,可用夹板或石膏托固定肘关节,使关节制动,减轻疼痛、缓解无菌性炎症。网球肘患者常规应用宽度为6~8cm的带搭扣的弹性绷带固定肘部。

4. 伸拇肌腱狭窄性腱鞘炎 又称桡骨茎突部狭窄性腱鞘炎、奎尔曼肌腱炎（de Quervain tendinitis）和洗衣妇腕扭伤等。本病为拇短伸肌及拇长展肌在腕背第一腔隙处肌腱炎及狭窄性腱鞘炎，表现为腕桡侧的疼痛及不适。常见于 30～50 岁的中老年女性。由重复性的手腕工作／劳动（尤其扭绞动作）引起手及腕慢性损伤。

可表现为腕背桡骨茎突桡侧处疼痛、压痛，并可伴有肿胀（因腱鞘发炎积液）。触诊有泥泞感，拇指活动时可闻捻发音（因腱鞘干燥、缩窄），并于屈、展拇指时伴有疼痛（炎症肌腱与狭窄腱鞘摩擦作痛）。芬克尔斯泰因征（Finkelstein sign）阳性：检查者用手紧握患者前臂下段近腕关节处，然后嘱患者在拇指内收于掌心姿势下作握拳及向尺侧偏屈动作可听到腕桡侧处有摩擦音并伴发疼痛。

治疗：急性期局部休息，用夹板或绷带制动患肢，冷敷，必要时服消炎止痛药数天。

5. 腕管综合征 反复劳动、持续移位和振动引起腕管区域发生肿胀或结构损伤可造成腕管综合征，常见于裁缝、医务工作者和矿工等职业，有腕部职业性反复过度屈伸活动，是最常见的局灶性神经卡压综合征。产生对正中神经的压迫而引起正中神经分布区（示指、中指和无名指桡侧）的特异性疼痛与感觉异常（刺痛痛、灼痛和麻木感），并可出现乏力，鱼际肌萎缩，是周围神经受压综合征中最常见的一种。疼痛位于腕和手部，也可发生于前臂、肘和肩部。疼痛症状常由于过度用手，特别是在用力抓握或反复进行手、腕部运动而引发。患者常主诉有夜间发作，甩手可使之缓解。腕管综合征多见于中年人，发病几率女性比男性高 3～5 倍。

根据发病原因可分为：①原发性腕管综合征：由于腕横韧带处的滑膜、肌腱、腱鞘炎症或腕骨关节炎症等病变，使腕管内正中神经受压。②外伤性腕管综合征：外伤造成腕部骨折脱位或外伤性腱鞘炎等，使正中神经受压。③继发性腕管综合征：继发于结缔组织的炎性疾病、糖尿病、黏液性水肿、肢端肥大症、周围神经病或局部良性肿瘤等；此外也可发生在妊娠期的妇女；但是大多数原因不清楚。

主要体征：

正中神经叩击试验（Tinel 征）：用手指轻叩腕部屈侧正中部位之正中神经，在正中神经分布的手指有放射性触电样麻刺感觉，但无疼痛为阳性。

屈腕试验（Phalen 征）：手指伸直，被动屈腕 1 分，在正中神经分布的手指麻木和麻刺感觉为阳性。也可让患者自己做，两手手指伸直向下，两手手背相互接触，尽力屈腕，如在正中神经分布的手指麻木和麻刺感觉为阳性。

拇指压迫试验：检查者用拇指直接压迫患者腕部正中神经 30 秒，手部正中神经感觉分布区出现麻木和疼痛。

两点辨别觉：钝头分规纵向检查，腕管综合征 >4mm，严重者 >10～15mm。

电生理检查可发现正中神经运动或感觉传导速度在腕部以下减慢和诱发的反应电位潜伏期延长，大鱼际肌有失神经电位。

6. 肘管综合征 肘管在肘内侧，是尺骨内侧近端与肱骨内上髁之间的一条骨纤维管。当尺神经在肘管内受到卡压时，称为**肘管综合征**（cubital tunnel syndrome）。常见于上肢卡压性神经疾患中，患病率仅次于腕管综合征。早期患者前臂和手的内侧边缘常会出现疼痛和感觉异常，小指指腹麻木、不适，精细动作不灵活。症状加重时，尺侧腕屈肌及环指、小指指深屈肌力弱，手内在肌萎缩，出现轻度爪形指畸形。可能的病因主要有：①邻近骨关节炎症、骨质增生；②习惯性姿势使肘部尺侧受压；③肘外翻畸形。

主要体征：

肘管叩击试验阳性：于肘管尺神经走行处叩击，引起针刺样疼痛并放射至小指和无名指尺侧。

屈肘试验阳性：令患者尽力屈肘至最大限度，腕保持中立位或半伸位坚持 1 分钟，引起尺神经支配区域疼痛、麻木感。

Froment 征阳性：令患者以小指和环指用力夹持一张纸，并向后拽，而检查者则向相反方向能把纸拽走为阳性。

保守治疗适用于患病的早期、症状较轻者。可调整臂部的姿势、防止肘关节长时间过度屈曲，避免枕肘睡眠，戴护肘。手术治疗适用于手内在肌萎缩、保守治疗效果不好者。

7. 手外伤　手外伤康复是在手外科的诊断和处理的基础上，针对手功能障碍的各种因素，例如瘢痕、粘连、肿胀、关节挛缩僵硬、肌萎缩、感觉丧失或异常等情况，采取相应的物理疗法、运动疗法、作业疗法以及手夹板、辅助具等手段，使伤手恢复最大程度的功能，以适应每天日常生活和工作学习。

一般手外伤分为皮肤软组织损伤、骨折（包括腕骨骨折、掌骨骨折和指骨骨折）、肌腱损伤（包括屈肌腱和伸肌腱损伤）、神经损伤（包括正中神经损伤、尺神经损伤和桡神经损伤）。康复治疗要点：

（1）一般性康复治疗：

1）伤手包扎和固定：若无特殊要求，一般应将伤手包扎固定于功能位。否则将会影响手的功能恢复。手的功能位与"握水杯"姿势相似。即：腕背伸 20°～25°；拇指外展位对掌位、掌指及指间关节微屈；其余手指略分开，掌指关节和近侧指间关节半屈位、远侧指间关节稍微屈曲。

2）手腕及手指一般运动功能练习：在恢复早期重点训练提物或钩物、手指夹物、手持物、手钳物、握圆柱状物体和抓物等非力量性练习，以保留和恢复关节的基本功能。

3）手腕及手指力量和耐力练习：在恢复后期可使用弹簧器、弹力带、手运动器等进行上述运动功能的阻抗练习，促进肌力的恢复。

（2）神经损伤后肌肉康复训练：是指在一般性康复治疗的基础上，针对某特定神经损伤后对其支配的肌肉进行的康复运动训练。

1）桡神经损伤重建伸腕伸指功能，主要进行：伸腕屈指练习；伸指屈腕练习；手指模仿弹钢琴练习；分指练习，五指分开；伸腕伸指，推开放在桌上的小球；拇指水平面外展，推开放在桌上的小球以及前臂旋后练习，手掌向上。

2）尺神经损伤内在肌功能重建，主要进行进行手指开合练习；夹持练习，以两手的拇指和示指夹持一纸；手伸屈练习；各指逐一进行（手旋前位置桌上），伸展一指时，注意不让其他手指的掌指关节过伸以及设法把示指和小指置于中指和无名指之前等练习。

3）正中神经损伤拇外展功能重建，主要进行：握住和挤压橡皮球；用手握柱状物件，如棒或笔，使之在掌中滚动；对指练习，各指尖轮流与拇指围成 O 字以及搓球练习等。

（3）肌腱修复术后的运动功能练习：

1）屈肌腱功能重建：术后在手夹板保护下进行主动伸指、被动屈指练习，在除去夹板后单个手指以及第 2～5 指联合作屈指、钩指、握拳、直角握拳等练习。

2）伸肌腱功能重建：术后在手夹板保护下进行主动屈指、被动伸指练习，除去夹板后，谨慎进行掌指关节、指间关节的屈曲活动。

（4）作业治疗：包括感觉再训练、脱敏训练和日常生活活动练习。

1）实体觉训练（对感觉减退的手指）。质地识别练习：训练识别不同质地衣料，如棉布、丝绸、毛皮。形状识别练习：训练识别不同形状的铁广木、橡胶、塑泥。不同硬度、大小、粗滑度识别练习：训练识别不同大小和粗滑度的硬币，砂纸，光滑纸。

2）定位觉训练：用音叉、铅笔胶擦头，自近而远定位在手部感觉减退区刺激，训练患者能准确识别刺激部位。定位觉评估：可用 Weber 两点分辨觉（2PD）试验。

方法：用双尖型两脚规或用普通别针头测试，起始两点距离为 8mm，沿手纵轴线，自手指近端向远端测试，每区测 10 次，若其中有 7 次能辨清两点距离者可确定其结果。

2PD 能力分 3 级：正常 <6mm 2PD（即能区别 6mm 以内距离的两点感觉）；一般：7～10mm 2PD；差：11～15mm 2PD。

3）脱敏训练：适用于感觉过敏的新鲜愈合创面或植皮区。用初愈的伤手插入装有硬度不同的物质的布袋或其他容器中，最初插入质软的塑料、海绵粒中，其次为橡皮胶粒，再其次为豆，以后用玻璃珠、硬沙粒等，作为适应性脱敏训练。

4）日常生活活动练习（包括辅助器具的使用）及手艺文娱活动。手艺练习：打字、编织、泥塑。文娱治疗：打扑克、下棋、弹琴、投环。

（5）矫形器及夹板治疗：根据不同受损的神经或肌腱，在康复期佩戴不同功能的夹板，常用的有：动力型尺神经麻痹夹板，可在环指、小指指间关节伸直时，防止掌指关节过伸。动力型桡神经麻痹夹板，可被动伸腕伸指，预防垂腕垂指畸形。

康复治疗中需进行手功能综合评估。Moberg 拾物试验能代表手的感觉和运动综合功能，并可通过相应的活动测定感觉的精确度。试验方法：在桌上放一个 12cm×15cm 的纸盒，旁边放上螺母、回形针、硬币、别针、尖头螺丝、钥匙、铁垫圈、5.0cm×2.5cm 的双层绒布块、直径为 2.5cm 左右的绒布制棋子或绒布包裹的圆钮等 9 种物品，让患者尽快地、每次一件将桌上的物品拾起放到纸盒内，计算每次拾完物体所需的时间，并观察患者拾物时用哪几个手指，用何种捏法。正常睁眼下用利手拾完 9 种物品需 10 秒，非利手需 11 秒；若闭眼情况下，利手需 13～17 秒，非利手需 14～18 秒。

肌腱康复疗效评估可通过关节总活动度测量完成。包括掌指关节（MCP）、近侧指间关节（PIP）、远侧指间关节（DIP）主动屈曲度减去上述关节伸直受限角度之和，即为总主动活动度。

（马坚妹）

第十六章
下肢

第一节　概　述

与上肢相比较，下肢的主要形态结构特征是：骨骼粗大、关节面宽、关节辅助结构多而坚韧；稳定性大于灵活性；肌肉发达；具有支持体重、负重和行走的功能。

一、境界与分区

（一）境界

下肢与躯干直接相连，以腹股沟、髂嵴、髂后上棘至尾骨尖的连线及股会阴沟与躯干的腹部、脊柱区和会阴分界。

（二）分区

下肢可分为臀部、股部、膝部、小腿部和足部。股部又分为股前区、股内侧区和股后区；膝部分为膝前区和膝后区；小腿部分为小腿前区、小腿外侧区和小腿后区；足部分为踝、足背、足底和足趾。

二、表面解剖

（一）体表标志

1. 臀部

（1）**髂嵴**：位于腰与臀的交界处，是髂骨的上缘，全长位于皮下，其前端与后端分别为髂前上棘与髂后上棘。两侧髂嵴最高点的连线平第4腰椎棘突（图16-1）。

（2）**坐骨结节**：站立时被臀大肌覆盖，由臀褶下缘向上可触及。坐位时（屈髋时），坐骨结节在臀大肌下缘位于皮下，是重力的支撑点，易于扪及。

2. 股部

（1）**髂前上棘**：为髂嵴前端的突起，于腹股沟的上外侧端可触及。

（2）**耻骨结节**：位于腹股沟的内侧端，耻骨联合上缘外侧约2.5cm处，为腹股沟韧带内侧端的附着点。

（3）**大转子**：为股外侧上方的明显隆起，当下肢前后摆动或下肢被动外展时易于扪到。

3. 膝部

（1）**髌骨与股骨内、外侧髁**：位于膝关节前面皮下的为髌骨。髌骨后内侧与后外侧的骨性隆起为股

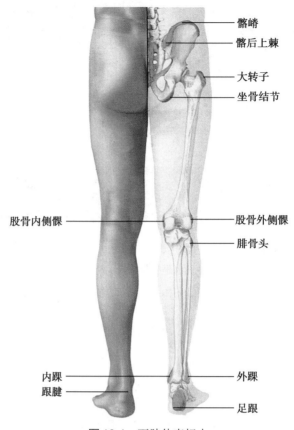

图 16-1　下肢体表标志

骨内、外侧髁，两髁外侧的最突出部分为股骨内、外上髁。

（2）**髌韧带**：位于髌骨下方，上端起自髌骨，下端止于胫骨粗隆，在半屈膝时最为明显，其两侧的浅凹为膝关节腔最薄处。

（3）**收肌结节**：是股骨内上髁上方的一个小骨性隆起，为大收肌腱的附着处。

4. 小腿部和足部

（1）**胫骨粗隆**：为胫骨体上端向前突出的隆起。平胫骨粗隆水平是腘动脉分为胫前动脉和胫后动脉处，胫骨粗隆与腓骨头亦处于同一水平。

（2）**胫骨前缘**：为小腿前面明显的骨嵴，全长在皮下可扪及，起于胫骨粗隆，向下至内踝前方。

（3）**内踝**和**外踝**：内踝与外踝分别为踝关节内、外侧的明显骨突。内踝扁突，外踝略成三角形，其位置低于内踝。

（4）**跟腱**：即小腿三头肌腱，位于小腿后区下部的皮下，止于跟骨结节。

在人体长时间处于某一体位时，以上骨性标志表面的皮肤因受压致血液循环障碍，可发生压疮。当卧床患者长期处于侧卧时，髂嵴、大转子、股骨和胫骨的内、外侧髁以及内踝和外踝等处表面易发生压疮；而长期处于俯卧时，则髂前上棘、耻骨结节及髌骨等处表面易发生压疮。因此，鼓励和协助患者经常更换卧位，每2小时翻身1次，必要时每30分钟翻身1次，是预防压疮的主要措施。

（二）下肢的测量

通过 X 线片或体表可以测量正常的下肢力线、颈干角和膝外翻角等，当发生骨折、脱位或先天畸形时，它们会有所改变或超出正常值范围。

1. **下肢长度**　测量下肢长度必须保持在左、右侧对称的姿势下进行，并将双侧结果予以对比。否则结果有误。

（1）下肢全长：下肢伸直时由髂前上棘至内踝尖的长度。

（2）大腿长：由髂前上棘至股骨内侧髁收肌结节的长度。

（3）小腿长：由股骨收肌结节至内踝尖的长度。

2. **下肢力线**　为通过股骨头中点至髌骨中点、由髌骨中点至踝关节中心的连线。是下肢承受重力的轴线。在临床实际测量中，常以骨骼突起作为标志进行测量，即下肢力线是从髂前上棘至踝关节保持中立位的第1趾蹼的连线，该线正常应通过髌骨中点。此线的测定可核对股骨骨折和胫、腓骨骨折的复位情况。

3. **颈干角、前倾角与膝外翻角**　股骨颈与股骨体之间形成的一个向内的夹角称为颈干角（图16-2），在儿童此角较大，可达160°。随着体重的增加和下肢运动的不断发展，此角逐渐减少，至成人平均为127°，正常范围为125°～130°，男性略大于女性。正常的颈干角是保持髋关节正常功能的必要条件。

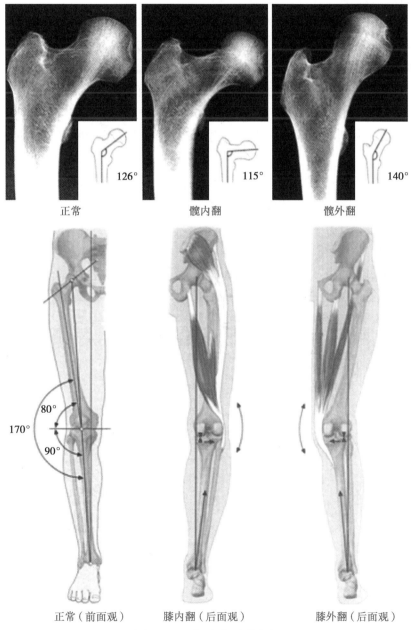

图 16-2　颈干角与膝外翻角

颈干角小于 125° 者称髋内翻,颈干角大于 130° 者称髋外翻。

股骨颈的纵轴线与股骨两髁冠状面之间所形成的角度,称为**前倾角**,在成年人,其正常范围,平均为 12°～15°。如前倾角大于此平均数,会使一部分股骨头失去髋臼的覆盖。行走时,为了保持股骨头在髋臼窝内,以致下肢有内旋倾向。步行时与"内八字"步态有关。前倾角小于正常平均数时,步行时会产生下肢的外旋倾向,其步态与"外八字"有关。前倾和后倾在儿童期常见,但通常会消失(图 16-2)。

股骨体长轴线与胫骨体长轴线在膝关节处相交形成向外的夹角,正常约 170°,其补角称为膝外翻角。男性略小于女性。若外侧夹角小于 170° 称膝外翻,呈 X 形腿;大于 170° 称膝内翻,呈 O 形腿(图 16-2)。

(三)体表投影

1. 坐骨神经 出盆点位于髂后上棘至坐骨结节连线的中点外侧 2～3cm 处。而坐骨结节与大转子之间的中点偏内到股骨内、外髁之间中点的连线的上 2/3 段为坐骨神经干在臀部及股后部的体表投影。坐骨神经痛时,常在此投影线上出现压痛(图 16-1)。

2. 股动脉 当大腿微屈并处外展、外旋位时,自髂前上棘与耻骨联合之间的中点至收肌结节连线的上 2/3 即为股动脉的投影。活体在腹股沟韧带中点稍内侧、韧带下方可摸到股动脉的搏动,临床上常在此行股动脉穿刺或紧急时的压迫止血,在此处也可以行小腿动脉或主动脉造影。

3. 腘动脉 从股后中、下 1/3 交界线与股后正中线交点内侧约 2.5cm 处起,向下方至腘窝中点再至腘窝下角的连线为腘动脉的体表投影。

4. 胫前动脉 腓骨头、胫骨粗隆连线的中点与内、外踝前面连线的中点之间的连线为胫前动脉的体表投影。

5. 胫后动脉 自腘窝下角至跟腱与内踝之间中点,两者之间的连线为胫后动脉的体表投影。

6. 足背动脉 自内、外踝前面连线的中点至第 1、2 跖骨底之间的连线为足背动脉的体表投影。

(四)下肢主要穴位

主要有阳陵泉、百虫、涌泉、鬼眼、曲泉、血海、足三里、丰隆、前承山、三阴交、解溪、昆仑、委中、阴谷、委阳等(见图绪论 -10)。如推或揉涌泉可主治发热、呕吐;针刺足三里可主治腹胀、腹痛和泻泄。

临床测定股骨大转子向上移位的两种方法

正常情况下,下肢许多骨性标志之间的位置关系较为恒定,当发生股骨颈骨折或髋关节脱位时,其位置关系可发生变化(图 16-3):

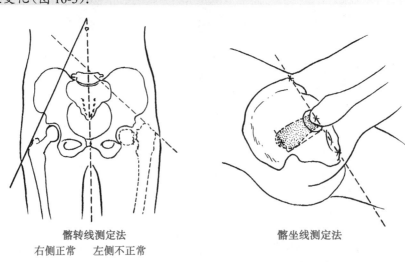

髂转线测定法　　　　　　　　髂坐线测定法
右侧正常　左侧不正常

图 16-3　临床测定股骨大转子向上移位的两种方法

1. **髂坐线（Nelaton 线）测定法** 侧卧位，髋关节半屈位（屈髋关节 90°～120°），自髂前上棘至坐骨结节的连线，称 **Nelaton 线**。正常情况下此线恰通过股骨大转子尖或略偏下，当髋关节脱位或股骨颈骨折时，大转子尖向此线上方移位。

2. **髂转线测定法（Schoemaker 征）** 仰卧位，两腿自然伸直并拢，两髂前上棘处于同一平面。自左、右两侧大转子尖经同侧髂前上棘分别作两条直线并向上内延长，正常情况下，两延长线相交于脐或脐的正上方，相交点称为 **Kaplan 点**。当髋关节脱位或股骨颈骨折时，该点常移至脐以下并偏向健侧。

第二节　下肢的肌及其功能分析

下肢肌按部位可分为髋肌、大腿肌、小腿肌和足肌。由于下肢的功能主要是支持体重、维持直立姿势和行走，故下肢肌较上肢肌粗大。

一、髋肌

髋肌配布于髋关节周围，主要起自骨盆，止于股骨的上端，主要作用是运动髋关节。髋肌可分为前群和后群。

（一）前群

髋肌前群包括髂腰肌和阔筋膜张肌（图 16-4）。

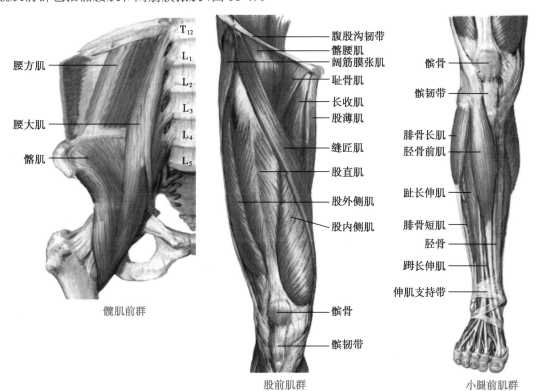

图 16-4　下肢肌（前面）

1. **髂腰肌**（iliopsoas） 由腰大肌和髂肌组成。腰大肌起自腰椎体侧面和横突；髂肌呈扇形，位于腰大肌外侧，起自髂窝，向下与腰大肌合并，经腹股沟韧带深面，止于股骨小转子。作用：使髋关节前屈和外旋；下肢固定时能使躯干和骨盆前屈。

2. **阔筋膜张肌**（tensor fasciae latae） 位于大腿上部外侧，起自髂前上棘，肌腹包于阔筋膜两层之间，向下移行为髂胫束，止于股骨外侧髁。作用：紧张阔筋膜并协助屈髋关节。

（二）后群

髋肌后群又称臀肌（图16-5），包括臀大肌、臀中肌、臀小肌、梨状肌、闭孔内肌、闭孔外肌和股方肌等，这些肌除运动髋关节外，还对保持髋关节的稳定性具有重要作用。

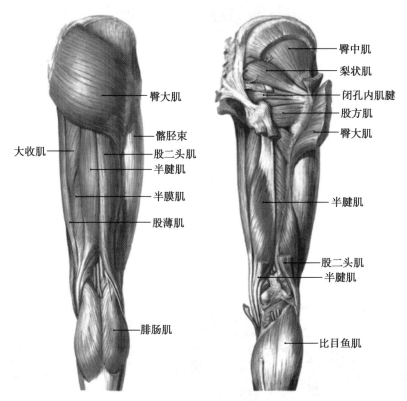

图16-5 臀部和股后肌群

1. **臀大肌**（gluteus maximus） 位于臀部浅层，呈不规则的四边形，大而肥厚，几乎覆盖整个臀部，形成特有的臀部隆起。该肌起自骶骨背面和髂骨外面，肌束向下外止于股骨的臀肌粗隆和髂胫束。作用：使髋关节后伸和旋外，在人体直立时，可防止躯干前倾。是维持人体直立的重要肌。

在臀大肌腱膜与大转子之间有臀大肌转子滑膜囊，在臀大肌与坐骨结节之间有臀大肌坐骨滑膜囊。

2. **臀中肌**（gluteus medius）和**臀小肌**（gluteus minimus） 均位于臀大肌深面，皆呈扇形，起自髂骨翼外面，向下汇聚，共同止于股骨大转子。作用：使髋关节外展，前部肌束可内旋髋关节、后部肌束可外旋髋关节。

3. **梨状肌**（piriformis） 位于臀中肌内下方，起自骨盆腔内，骶骨前面，经坐骨大孔出骨盆，止于股骨大转子窝。作用：使髋关节外展和旋外。梨状肌将坐骨大孔分为**梨状肌上孔**和**梨状肌下孔**，此两孔是盆部至臀部的血管、神经穿行径路。

4. **闭孔内肌**（obturator internus） 起自闭孔膜内面及闭孔周围的骨面，肌束向后集中成为肌腱，自坐骨小孔出骨盆转折向外，止于股骨大转子窝。作用：外旋髋关节。

5. 闭孔外肌（obturator externus） 起自闭孔膜外面及闭孔周围的骨面，经股骨颈的后方止于股骨转子窝。作用：外旋髋关节。

6. 股方肌（quadratus femoris） 起自坐骨结节，止于股骨转子间嵴。作用：使髋关节旋外。

二、 大腿肌

大腿肌位于股骨周围，分前、后和内侧三群（图 16-4、图 16-5）。

（一）前群

1. 缝匠肌（sartorius） 是全身跨度最长的肌，呈扁带状，起自髂前上棘，斜向内下方，越过髋关节前方和膝关节内后方，止于胫骨上端内侧面。作用：屈髋关节和膝关节，并使已屈的膝关节旋内。

2. 股四头肌（quadriceps femoris） 为全身体积最大的一块肌，有 4 个头，即股直肌、股内侧肌、股外侧肌和股中间肌。除股直肌起自髂前下棘外，其余 3 头均起自股骨，4 头合并向下形成一腱，止于髌骨，在髌骨下端借髌韧带止于胫骨粗隆。作用：是膝关节强有力伸肌，股直肌除伸膝外，还有屈髋关节的作用。

（二）后群

股后肌群位于股骨的后方，包括股二头肌、半腱肌和半膜肌，临床上常称上述肌为**腘绳肌**。这些肌除股二头肌短头起自股骨粗线外，其余均起自坐骨结节（见图 16-5）。

1. 股二头肌（biceps femoris） 位于股后外侧，有长、短两个头，长头起自坐骨结节，短头起自股骨粗线，两头会合后经膝关节后外侧以长腱止于腓骨头。

2. 半腱肌（semitendinosus）和半膜肌（semimembranosus） 前者位于股后内侧，向下移行为细长的肌腱，约占肌长的一半，止于胫骨上端的内侧。后者在前者深面，上部是扁薄的肌腱，几乎占该肌的一半，下端止于胫骨内侧髁的后面。

作用：股后肌群可以伸髋关节、屈膝关节。屈膝时股二头肌可使小腿旋外，而半腱肌和半膜肌可使小腿旋内。

（三）内侧群

股内侧肌群位于股内侧上部，共有 5 块肌，浅层有**耻骨肌**、**长收肌**和**股薄肌**，其中股薄肌呈长带状，位于股部最内侧；深层有**短收肌**和**大收肌**，大收肌最大，呈三角形，位于股内侧的深部。股内侧肌群均起自耻骨上、下支和坐骨结节等骨面，除股薄肌止于胫骨上端内侧以外，其他各肌都止于股骨粗线，大收肌还有一个肌腱止于股骨内上髁上方的收肌结节，此腱与股骨之间形成一裂孔，称**收肌腱裂孔**，有股血管通过。股内侧肌群能使髋关节内收并外旋，其中股薄肌还有使膝关节屈曲及旋内的作用（图 16-4）。

三、 小腿肌

小腿肌位于胫、腓骨周围，分前、后和外侧 3 群。

（一）前群

该群肌位于小腿的前面（图 16-4），共有 3 块肌组成，由胫侧向腓侧依次为：胫骨前肌、踇长伸肌和趾长伸肌。

1. **胫骨前肌**（tibialis anterior） 起自胫骨上 2/3 的外侧面和小腿骨间膜，止于足内侧楔骨内侧面和第 1 跖骨底。作用是使足背屈和足内翻。

2. **趾长伸肌**（extensor digitorum longus） 起自腓骨前面、胫骨上端和骨间膜前面，向下经伸肌支持带深面到足背分为 4 条肌腱止第 2～5 趾中、远节趾骨底，其作用为伸踝关节、伸第 2～5 趾。

3. **姆长伸肌**（cxtcnsor hallucis longus） 位于上述两肌之间，起自腓骨内侧面下 2/3 和骨间膜，向下穿经伸肌上、下支持带的深面，止于蹈趾远节趾骨底。作用为伸踝关节和蹈趾。

（二）后群

该肌群位于小腿后方，分浅、深两层（图 16-5、图 16-6）。

1. **浅层** 有强大的**小腿三头肌**（triceps surae），包括浅表的腓肠肌和位置较深的比目鱼肌。**腓肠肌**（gastrocnemius）以两个头分别起自股骨内、外侧髁后上方，内、外侧头向下会合，约在小腿中部移行为腱性结构；**比目鱼肌**（soleus）以一个头起自胫骨的比目鱼肌线和腓骨上端的后面，肌束向下移行为肌腱，与腓肠肌腱合成粗大的跟腱，止于跟骨结节。小腿三头肌的作用：屈踝关节和屈膝关节，助步行、跑跳等，并对维持直立姿势有重要作用。

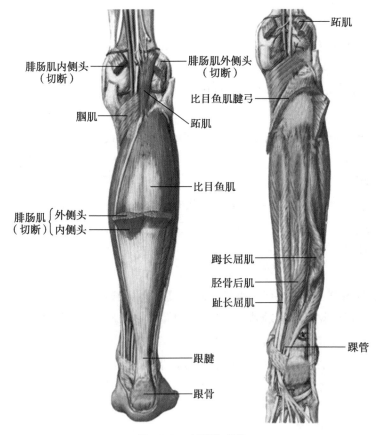

图 16-6 小腿肌后群

2. **深层** 有 4 块肌。

（1）**腘肌**（popliteus）：位于腘窝底，起自股骨外侧髁的外侧，止于胫骨比目鱼肌线以上的骨面。作用：屈膝关节并使小腿旋内。

（2）**趾长屈肌**（flexor digitorum longus）和**姆长屈肌**（flexor hallucis longus）：分别起自胫骨、腓骨后

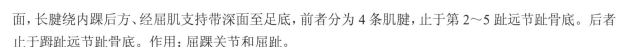

面,长腱绕内踝后方、经屈肌支持带深面至足底,前者分为 4 条肌腱,止于第 2～5 趾远节趾骨底。后者止于踇趾远节趾骨底。作用:屈踝关节和屈趾。

(3) **胫骨后肌**(tibialis posterior):位于趾长屈肌和踇长屈肌之间,起自胫骨、腓骨和小腿骨间膜的后面,肌腱经内踝后方、屈肌支持带深面到足底内侧,止于舟骨粗隆和内侧、中间及外侧楔骨。作用:屈踝关节并使足内翻。

(三)外侧群

此群有**腓骨长肌**(peroneus longus)和**腓骨短肌**(peroneus brevis),位于腓骨外侧(图 16-4),前者位于浅层,后者位于深层,二肌腱经外踝后方至足底。其中腓骨短肌肌腱止于足外侧缘第 5 跖骨粗隆;腓骨长肌肌腱斜行向内横过足底,止于足内侧楔骨和第 1 跖骨底。作用:使足外翻和跖屈。此外,腓骨长肌腱和胫骨前肌腱共同形成"腱环",对维持足横弓,调节足的内翻、外翻有重要作用。

四、足肌

足肌分为足背肌和足底肌。足背肌包括踇短伸肌和趾短伸肌,助伸踇趾和伸第 2～5 趾。足底肌的配布和作用与手肌相似,亦分为内侧群、外侧群和中间群,其主要作用是协助足趾运动并维持足弓(表 16-1)。

表 16-1 足肌的起止点、作用和神经支配

肌群		肌名	起点	止点	主要作用	神经支配
足背肌		趾短伸肌	跟骨前端的上面和外侧面	第 2～4 趾近节趾骨底	伸第 2～4 趾	腓深神经
		踇短伸肌		第 1 趾近节趾骨底	伸踇趾	
足底肌	内侧群	踇展肌	跟骨、足舟骨	踇趾近节趾骨底	外展踇趾	足底内侧神经
		踇短屈肌	内侧楔骨		屈踇趾	
		踇收肌	斜头:第 2、3、4、跖骨底的下面 横头:第 3、4、5 跖骨头的下面		内收和屈踇趾	
	外侧群	小趾展肌	跟骨	小趾近节趾骨底	屈和外展小趾	足底外侧神经
		小趾短屈肌	第 5 跖骨底		屈小趾	
	中间群	趾短屈肌	跟骨	第 2～5 中节趾骨	屈第 2～5 趾	足底内侧神经
		足底方肌	跟骨	趾长屈肌腱		足底外侧神经
		蚓状肌	趾长屈肌腱	趾背腱膜	屈跖趾关节、伸趾骨间关节	足底内、外侧神经
		骨间足底肌	第 3～5 跖骨内侧半	第 3～5 近节趾骨底和趾背腱膜	内收第 3～5 趾	足底外侧神经
		骨间背侧肌	每肌以两个头起于跖骨相对缘	第 2～4 近节趾骨底和趾背腱膜,第 1 骨间背侧肌止于第 2 趾内侧,其他 3 块肌止于第 2、3、4 趾的外侧	外展第 3、4 趾	

第三节　下肢的血管和淋巴

一、动脉

（一）股动脉

股动脉（femoral artery）是下肢的动脉主干（图 16-7），在腹股沟韧带中点的深面直接延续于髂外动脉，在股三角内下行，经收肌管，最后穿收肌腱裂孔至腘窝，移行为腘动脉。在腹股沟韧带稍下方，股动脉位置表浅，活体可扪及搏动。当下肢出血时可在该处将股动脉压向耻骨上支而止血。股动脉的最大分支为**股深动脉**，该动脉在腹股沟韧带下方 2～5cm 处起于股动脉后外侧壁，经股动脉后方行向后内下方。其主要分支有：①**旋股外侧动脉**：较粗大，向外行于缝匠肌和股直肌深面分为升支和降支。升支转向臀部与旋股内侧动脉相吻合，参与构成髋关节动脉网；降支分布于股四头肌下部和膝关节。②**旋股内侧动脉**：经耻骨肌和髂腰肌之间向后方走行至深部，分支至邻近的肌肉，并与臀下动脉、旋股外侧动脉和第 1 穿动脉相吻合。③**穿动脉**通常有 3～4 支，贴近股骨穿大收肌至股后区，分布于大腿后群肌、内侧群肌和股骨。

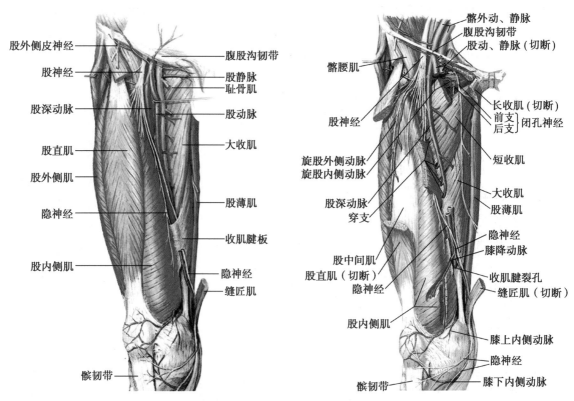

图 16-7　股前区深层结构

此外，在股动脉起始部还发出**腹壁浅动脉**、**旋髂浅动脉**和**阴部外动脉**等浅动脉，分别分布于脐以下的腹前壁、髂前上棘周围和外阴部的皮肤和浅筋膜。

（二）腘动脉

腘动脉（popliteal artery）在腘窝深部下行至腘肌下缘分为胫前、胫后动脉两个终末支（见图 6-10）。腘动脉在腘窝内的分支有：①肌支，供应邻近肌肉；②关节支，主要有膝上内侧动脉、膝上外侧动脉、膝中动脉、膝下内侧动脉、膝下外侧动脉，分布于膝关节并构成膝关节动脉网（图 16-8）。

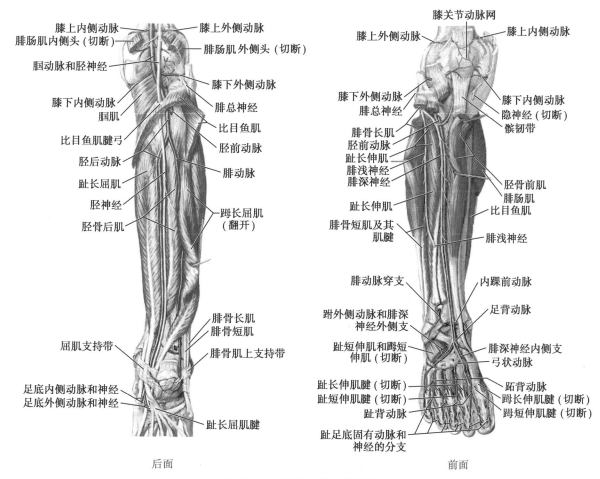

图 16-8 小腿和足的血管神经束

（三）胫后动脉

胫后动脉（posterior tibial artery）于腘肌下缘起自腘动脉，沿小腿后面浅、深肌群之间下行，经内踝后方转至足底，分为足底内侧动脉和足底外侧动脉二终支（图 6-10、图 16-8）。

1. **腓动脉**（peroneal artery）　起于胫后动脉起始部，沿腓骨内侧下行，分支分布于邻近的肌和胫、腓骨。

2. **足底内侧动脉**　沿足底内侧前行，分布于足底内侧。

3. **足底外侧动脉**　为胫后动脉的终支，在足底向前外行至第 5 跖骨底，转向内侧至第 1 跖骨间隙，与足背动脉的足底深支吻合，构成**足底弓**。由弓发出分支到足趾。

（四）胫前动脉

胫前动脉（anterior tibial artery）于腘肌下缘发自腘动脉，穿小腿骨间膜至小腿前面，上 1/3 段在胫骨前肌和趾长伸肌之间，下 2/3 段在胫骨前肌和蹞长伸肌之间下行，至伸肌上支持带下缘处移行为足背动脉。胫前动脉沿途分支分布于小腿前群肌及胫骨、腓骨和骨间膜，并有分支汇入膝关节动脉网。

（五）足背动脉

足背动脉（dorsal artery of foot）是胫前动脉的直接延续，经姆长伸肌腱和趾长伸肌腱之间前行，至第1跖骨间隙附近分为两终末支：足底深支和第1跖背动脉，前者穿第1跖骨间至足底与足底外侧动脉吻合。在踝关节前方，内、外踝连线中点至第1、2跖骨底之间的连线，足背动脉位置表浅，体表易摸到其搏动。

此外，髂内动脉的分支**闭孔动脉**穿闭膜管至大腿内侧，分为前、后二终支。前支营养大腿内侧群肌，后支经过股骨头韧带分布于股骨头。

二、 静脉

下肢的静脉分浅静脉和深静脉两种。由于受重力的影响，下肢静脉回流较困难，因而下肢静脉瓣膜丰富，浅、深静脉间交通支较多。

（一）下肢浅静脉

下肢浅静脉位于皮下浅筋膜内不与动脉伴行，起于各趾皮下，在跖骨远端皮下相吻合形成足背静脉弓，其两端沿足内、外侧缘上行，分别汇成大隐静脉和小隐静脉。

1. **大隐静脉**（great saphenous vein） 是全身最长的浅静脉，起自足背静脉弓内侧端，经内踝前方，沿小腿内侧与隐神经相伴上行，经膝关节内后方，至股内侧逐渐斜向上前方，于耻骨结节下外方3～4cm处，穿过隐静脉裂孔注入股静脉（图16-9）。在注入股静脉前，大隐静脉收集**股内侧浅静脉**、**股外侧浅静脉**、**阴部外静脉**、**腹壁浅静脉**和**旋髂浅静脉**等5条属支。大隐静脉除收纳足和小腿内侧、股前内侧部浅层结构的静脉血外，还收集股外侧、脐以下的腹前壁和外阴部浅层的静脉血。在内踝前方1cm处，大隐静脉位置表浅而恒定，是静脉输液或切开的常用部位。大隐静脉属支的数目、位置和汇入形式个体差异较大；大隐静脉还借许多穿静脉与下肢深静脉交通，穿静脉的静脉瓣开口均朝向深静脉，只允许浅静脉的血液流入深静脉。此外，还有交通支与小隐静脉吻合。

2. **小隐静脉**（small saphenous vein） 起自足背静脉弓外侧部，经外踝后方，沿小腿后面上行至腘窝，穿过深筋膜注入腘静脉（图16-9）。小隐静脉沿途收集足外侧部及小腿后部的浅静脉。

（二）下肢深静脉

深静脉位于深筋膜深面，与下肢的动脉同名并伴行，收纳同名动脉分布区的静脉血。从足底起始至小腿，一条动脉有两条深静脉伴行。胫前静脉和胫后静脉在腘窝下缘汇成一条腘静脉，该静脉上行穿经收肌腱裂孔移行为股静脉。

股静脉（femoral vein）位于股三角内（图16-7），伴随股动脉上行，在腹股沟韧带深面延续为髂外静脉。股静脉属支主要有大隐静脉及与股动脉分支所伴行的诸静脉，即股深静脉、旋股内、外侧静脉。股静脉收集下肢、腹前壁下部、外阴部等处的静脉血。股静脉在腹股沟韧带下方位于股动脉内侧，位置恒定而且可借股动脉搏动而定位，常作为穿刺或插管的部位。

（三）下肢静脉瓣

静脉瓣呈二瓣型袋状，两瓣相对，袋口朝向心脏，血液向心回流时，瓣膜贴附于静脉壁上，静脉通畅无阻。当血液逆流时，两瓣叶张开，游离缘靠拢，阻止血液逆流，以保证静脉血向心流动。

大隐静脉内有较多静脉瓣，有4～15个，平均8个，近侧端有两对较为重要且较为恒定，一对位于

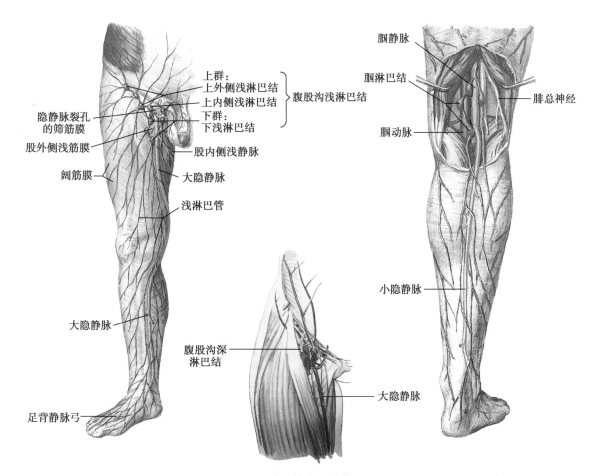

图 16-9　下肢浅静脉和浅淋巴的引流

穿筛筋膜之前，另一对位于注入股静脉处，若关闭不全可致大隐静脉曲张。大隐静脉与深静脉之间有许多交通支，以大腿下 1/3 和小腿上、中 1/3 处最为多见。这些交通支皆具有瓣膜，引导浅静脉血流入深部静脉。当大隐静脉因某种原因引起静脉瓣膜闭锁不全或交通静脉瓣膜功能不全时，下肢静脉血回流发生困难，在站立时血液由上向下、由深向浅逆流而引起大隐静脉曲张。

下肢深静脉亦有较多静脉瓣，股静脉瓣为 2～6 个，腘静脉内多为 2 个。

三、淋巴

下肢的浅淋巴管丰富，伴浅静脉行于皮下组织中，引流皮肤和皮下组织的淋巴。深淋巴管与深血管伴行。浅、深淋巴管都直接或间接注入腹股沟淋巴结（图 16-9）。

（一）腘淋巴结

腘淋巴结分浅、深两群，分别沿小隐静脉末端和腘动、静脉两侧排列，常有 4～5 个，引流足外侧缘和小腿后外侧部的浅淋巴管，以及小腿的深淋巴管，其输出管与股血管伴行，向上注入腹股沟深淋巴结。足外侧和小腿后外侧感染时，该组淋巴结肿大易触及。

（二）腹股沟淋巴结

1. 腹股沟浅淋巴结　位于腹股沟韧带下方及大隐静脉近侧段周围的浅筋膜内。有 8～10 个，呈 T

形排列,分上、下两群:上群沿腹股沟韧带下方平行排列,分外侧和内侧主要收纳腹前壁下部、外生殖器和会阴等处的浅淋巴,在女性还接受子宫底部的淋巴;下群即下浅淋巴结,沿大隐静脉近侧段两侧纵行排列,主要收纳除足外侧缘和小腿外侧部以外的整个下肢浅层结构的淋巴。腹股沟浅淋巴结的输出管穿筛筋膜注入腹股沟深淋巴结或髂外淋巴结。

2. 腹股沟深淋巴结 位于股血管周围,有3~4个,收纳下肢的深淋巴管和腹股沟浅淋巴结的输出管。其输出管注入髂外淋巴结。

下肢淋巴水肿:淋巴水肿是淋巴液回流障碍致淋巴液在皮下组织积聚,继而引起纤维增生,脂肪硬化,后期肢体肿胀,而且皮肤增厚、粗糙,坚如象皮,故又称象皮肿。临床主要表现为一侧肢体肿胀,开始于足踝部,以后延及整个下肢。早期皮肤尚正常,晚期皮肤增厚、干燥、粗糙、色素沉着,出现疣或棘状物。其非手术治疗包括抬高患肢、穿弹力袜、限制水盐摄入、使用利尿剂、预防感染以及烘绑疗法(电辐射热治疗和烘炉法)。

第四节 下肢的神经

下肢的神经来源于腰丛与骶丛。

一、腰丛的分支

(一)股神经

股神经(femoral nerve)($L_2 \sim L_4$)在腹后壁发自腰丛(图16-7),在腰大肌和髂肌之间下行,经腹股沟韧带中点深面,股动脉的外侧进入股部,并立即发出分支。肌支支配耻骨肌、股四头肌和缝匠肌;皮支有股神经前皮支,分数支,分布于股前、内侧区及膝关节前面的皮肤。股神经最长的分支是**隐神经**(saphenous nerve),该神经伴股动、静脉下降,入收肌管,穿过收肌管前壁在缝匠肌与股薄肌之间浅出至膝关节内侧的浅筋膜内,伴大隐静脉沿小腿内侧面下行,直至足内侧缘,分布于膝、小腿内侧面和足内侧缘的皮肤。

股神经损伤: 外伤、骨盆骨折、股骨骨折、盆腔肿瘤或炎症可致股神经及分支损伤。其损伤表现的特殊步态表现为:行走步伐细小,先伸出健足,再病足拖曳前行;患者屈髋无力,坐位时不能伸膝,膝腱反射消失,大腿前部和小腿内侧感觉障碍。

下肢及下肢神经在遭受外界因素打击(如切割、牵拉、挤压)及内部因素(如炎症、肿瘤等)伤害时,其功能可能丧失。表现为:①主动运动消失:受损神经所支配肌的主动运动消失,呈弛缓性瘫痪,肌张力消失,反射消失;②感觉障碍:受损神经所支配的皮肤感觉消失;③自主神经功能障碍:受损神经支配区的皮肤早期由于血管扩张而湿度增加、潮红;后期因血管收缩而温度减低、苍白,皮肤萎缩发亮、变薄,汗腺停止分泌而干燥等。下肢神经损伤后除进行病因治疗外,辅以局部封闭、针灸和理疗等对症治疗也有较好效果。

(二)闭孔神经

闭孔神经(obturator nerve)($L_2 \sim L_4$)发自腰丛,在腰大肌内侧缘下行并进入盆腔,伴闭孔动、静脉一起穿闭膜管至股内侧部,分为前、后两支分别在短收肌的前后方下行,分支支配股内侧肌群(图16-7)。闭孔神经的皮支分布于股内侧区的皮肤和膝关节。闭孔神经前支发出支配股薄肌的分支先进入长收肌,穿出后再进入股薄肌。在用股薄肌代替肛门外括约肌的手术中,应注意保留此神经。

股神经和闭孔神经及其分支均有感觉纤维分布到髋关节和膝关节,故临床上常有髋关节疾病表现为膝关节疼痛的病例。

老年妇女,当发生急性肠梗阻时,少数病例有闭孔神经压痛,因而引起内收肌群压痛,并伴有大腿内侧皮肤区的感应痛,应想到有闭孔疝的可能。

二、骶丛的分支

(一)臀上神经和臀下神经

臀上神经(superior gluteal nerve)(L_4~L_5、S_1)和臀下神经(inferior gluteal nerve)(L_5,S_1~S_2)均起自骶丛(图16-10),分别经梨状肌上孔和下孔伴臀上、下血管至臀部。前者主要分支支配臀中肌、臀小肌和阔筋膜张肌;后者主要支配臀大肌。

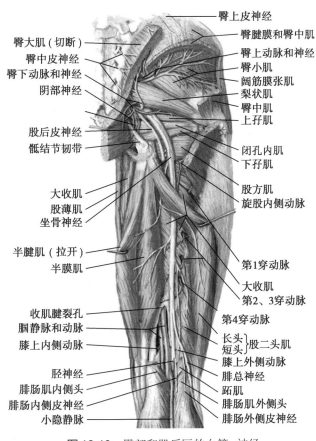

图16-10 臀部和股后区的血管、神经

(二)坐骨神经

坐骨神经(sciatic nerve)(L_4~L_5、S_1~S_3)是全身最粗、行程最长的神经,起自骶丛(图16-10),经梨状肌下孔出盆,转向下行,在臀大肌深面,股方肌浅面,经股骨大转子与坐骨结节连线中点稍内侧(临床上常用此点作为检查坐骨神经的压痛点。)至股后部,在股二头肌深面下降,至腘窝上角分为胫神经

和腓总神经二终支。坐骨神经在股后区沿途发出肌支至半腱肌、半膜肌、股二头肌长头和大收肌。股二头肌短头受来自腓总神经的肌支支配。

坐骨神经大多数经梨状肌下孔出盆至臀部(60.5%)。在少数情况下，坐骨神经分成2股，其中1股穿梨状肌，1股穿出梨状肌下孔；或1股穿出梨状肌上孔，另1股穿出梨状肌下孔；也有分成多股穿出骨盆者，各种变异类型共占(39.5%)。由于坐骨神经或其中一部分穿过梨状肌，受梨状肌收缩压迫的影响，有时出现梨状肌综合征(图16-11)。

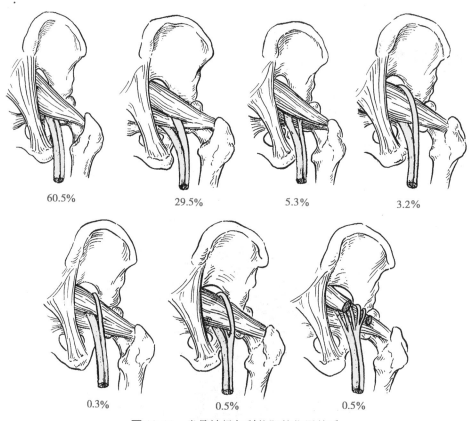

图16-11 坐骨神经与梨状肌的位置关系

坐骨神经损伤 根据坐骨神经走行特点，若椎间盘突出、外伤、骨盆骨折、股骨骨折、股骨头后脱位或臀部注射药物等可致其损伤。坐骨神经损伤后沿坐骨神经径路的局部有压痛，对下肢功能影响的范围和程度，取决于神经损伤的部位。如坐骨神经于梨状肌下孔处损伤，则股后群肌、小腿肌和足部肌全部麻痹，不能屈膝、屈足和足趾的运动完全丧失。小腿外侧及足部感觉障碍。如坐骨神经于股中、下部损伤，则屈膝功能仍可保存。

（三）胫神经

胫神经(tibial nerve)(L_4～L_5，S_1～S_3)是坐骨神经较大的终支(见图16-8)，伴腘动、静脉行经腘窝至小腿，与胫后动、静脉一起下行于小腿后群肌浅、深两层之间，经内踝后方转至足底，分为**足底内侧神经**和**足底外侧神经**(图16-12)。胫神经在小腿后部发出肌支支配小腿肌后群；在腘窝处发出腓肠内侧皮神经，伴小隐静脉下行，在小腿下部与腓肠神经(发自腓总神经)的交通支吻合成腓肠神经，其经外踝后方弓形向前，分布于足背外侧缘和小趾外侧缘的皮肤。足底内侧神经分布于足底肌内侧群及足底内侧半和内侧三个半趾跖面皮肤；足底外侧神经分布于足底肌中间群和外侧群，以及足底外侧半和外侧一个半趾跖面皮肤。

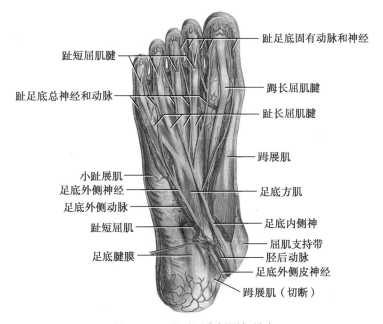

图 16-12　踝后区内侧面与足底

胫神经损伤　单纯胫神经损伤多见于膝部周围有移位的股骨髁上骨折、小腿骨折或小腿骨 - 筋膜鞘综合征的缺血性神经损伤。胫神经损伤后对小腿与足部功能的影响取决于其损伤的部位：①胫神经于腘窝部损伤，因小腿屈肌和足部屈肌麻痹，临床表现为足和足趾不能跖屈，足趾不能内收和外展，不能用足趾站立。足尖行走困难，内翻力弱，由于小腿前外侧肌群过度牵拉，致使足呈背屈及外翻位，出现"钩状足"畸形（图 16-13）。由于腓肠肌及腘肌麻痹可使屈膝力量减弱。小腿后区及足背外侧缘的皮肤感觉障碍；②胫神经损伤如发生于小腿下部，则只发生足部运动障碍，足底面皮肤感觉障碍。

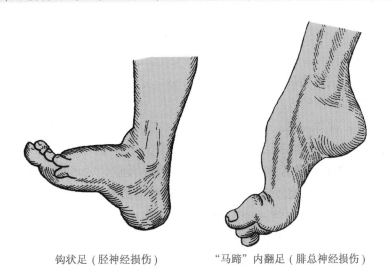

钩状足（胫神经损伤）　　"马蹄"内翻足（腓总神经损伤）

图 16-13　胫神经和腓总神经损伤后的足畸形

（四）腓总神经

腓总神经（common peroneal nerve）（$L_4 \sim L_5$，$S_1 \sim S_2$）自坐骨神经发出后沿腘窝上外侧缘下降（见图 16-9），在此处发出腓肠外侧皮神经，神经主干绕过腓骨颈外侧向前，穿腓骨长肌分为**腓浅神经**（superficial peroneal nerve）和**腓深神经**（deep peroneal nerve）。腓深神经向前下，与胫前动、静脉伴行，在胫骨前肌和趾长伸肌之间的深面下行，分支支配小腿前群肌，终支经踝关节前面进入足背，支配足背肌及第 1、2 趾背面的相对缘皮肤。腓浅神经下行于腓骨长肌和短肌之间，支配此二肌。终支在小腿中、下 1/3 交界处浅出至浅筋膜下行，分布于小腿下外侧、足背和第 2～5 趾背侧皮肤。

腓总神经损伤 单纯腓总神经损伤多见于有移位的腓骨颈骨折、受压或牵拉等。腓总神经损伤后，因小腿部的伸肌，胫骨前肌和趾长、短伸肌麻痹，有足外翻作用的腓骨长、短肌麻痹，故表现为足不能背屈，趾不能伸，行走时足内翻下垂，走路时高举足，足尖先落地，呈跨阈步态和"马蹄"内翻足畸形（图 16-13），小腿前外侧和足背部感觉障碍。单纯腓浅神经损伤，足不能外翻，呈现内翻足畸形。单纯腓深神经损伤，因胫骨前肌，趾长、短伸肌和姆长、短伸肌麻痹，患足不能背屈及内翻，呈现下垂、稍外翻；足趾不能伸直，呈屈曲畸形。

坐骨神经受卡压的常见部位 坐骨神经可在梨状肌处（梨状肌综合征）、股骨大转子与坐骨结节之间、股二头肌与大收肌之间受到卡压。坐骨神经受卡压时，臀中肌、臀小肌和阔筋膜张肌通常不受累（臀上神经支配）。此外坐骨神经还可因肿瘤、骨盆骨折、盆腔感染、妊娠子宫压迫、穿通伤、手术或肌内注射等致伤。

胫神经受卡压的常见部位 常发生于踝部屈肌支持带下或内踝后方，称为**踝管综合征**（tarsal tunnel syndrome），可因腱鞘炎、静脉淤滞、水肿、外伤、扁平足、距骨下关节炎等引起。大的囊肿，如腘窝内 Baker 囊肿，可卡压胫神经。屈肌支持带远端的损伤可卡压胫神经的分支足底内侧神经和足底外侧神经。

三、 下肢皮神经的节段性分布

来自单根脊神经的皮支所支配的皮肤区域作为一个节段，从 L_1～L_5，像一连串的带状从躯干后面中间伸展到下肢，先在后面向外下到下肢，再斜行绕到下肢前内；S_1～S_2 节段则沿下肢后面直接向下，接近踝关节处分开，分别转至足的外侧缘和内侧缘。相邻的节段之间有一定的重叠区域（图 16-14）。

除下肢近侧端外，支配下肢的皮神经来自腰丛和骶丛。一个节段可来自不同的神经分布，同样，一条皮神经可分布多个节段（图 16-14）。

（一）股部的皮神经

①**髂腹股沟神经**（L_1、T_{12}）：自皮下环浅出后，部分分支分布于股前内侧区上份的皮肤。②**生殖股神经的股支**（L_2、L_3）：经腹股沟韧带深至股部，分布于腹股沟韧带中部下方一小区域的皮肤。③**股外侧皮神经**（L_2、L_3）：为纯感觉神经，在髂前上棘的稍内侧，经腹股沟韧带深面进入股部，分前、后二支。前支在距腹股沟韧带下方约 10cm 处穿出深筋膜下行至膝关节外侧，分布于股前区外侧部皮肤；后支走向后下方，分布于股后区外侧部从股骨大转子到膝关节区域的皮肤。④**股中间皮神经**（L_2、L_4）在股三角近侧部，分为内侧及外侧二支，在腹股沟韧带下 7～10cm 处穿过缝匠肌及阔筋膜至浅筋膜内，分布于股部前面下 1/3 部皮肤，其终末支直达膝关节前面。⑤**股内侧皮神经**（L_2、L_4）分前、后二支，在股内侧下 1/3 处穿出深筋膜，沿大隐静脉前方下行，分布于股内侧下 1/3 的皮肤。⑥**闭孔神经的皮支**（L_2、L_4）：由闭孔神经分出，分布于股内侧区下部的皮肤。⑦**股后皮神经**（S_2～S_3）：自臀大肌下缘向下浅出至腘窝上部，分布于股后区及腘窝上部。

（二）臀部的皮神经

①**髂腹下神经**（T_{12}、L_1）的外侧皮支自上外方越过髂嵴入臀部，分布于该部上外侧皮肤；②**臀下皮神经**来自股后皮神经发出的分支，经臀大肌下缘返折向上，分布于臀部下部皮肤；③**臀上皮神经**来自第 1～3 腰神经的后支，越过髂嵴至臀部上半部皮肤；④**臀中皮神经**来自第 1～3 骶神经后支，穿出骶后孔分布于臀中部内侧的皮肤。

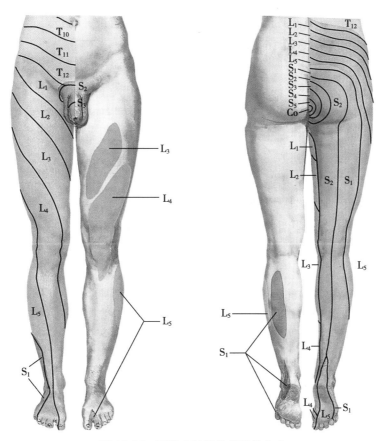

图 16-14 下肢皮神经及节段性分布

（三）小腿及足部的皮神经

①**隐神经**（见股神经）；②**腓肠内侧皮神经**在腘窝内由胫神经发出，于小腿中份穿出深筋膜，分布于小腿后区皮肤，下端与腓肠神经交通支吻合成腓肠神经；③**腓肠外侧皮神经**发自腓总神经，于腘窝外侧角穿深筋膜浅出下行，分布于小腿后外上部的皮肤，并发出一条交通支（腓肠神经交通支，起自腓总神经，常与腓肠外侧皮神经共干）和腓肠内侧皮神经吻合；④**腓肠神经**由腓肠内侧皮神经和腓肠神经交通支吻合形成，经外踝后方至足背外侧缘，其终支为足背外侧皮神经。腓肠神经分布于小腿后区下部及足背外侧缘的皮肤；⑤**腓浅神经**在小腿中、下 1/3 交界处浅出至浅筋膜下行，分布于小腿下外侧、足背和第 2～5 趾背侧皮肤。

第五节　下肢的重要局部结构

一、臀部

臀部主要局部结构有梨状肌上孔、梨状肌下孔和坐骨小孔（见图 16-10）。臀部是髋骨后外侧面的区域，在臀大肌的深面有坐骨大孔和坐骨小孔两大通道，其中梨状肌又将坐骨大孔分为梨状肌上孔和梨状肌下孔。梨状肌上孔、梨状肌下孔和坐骨小孔有重要的血管神经通过,而梨状肌及此3个孔道是确定和查找该区血管神经的标志(图16-10)。

(一)梨状肌上孔

是梨状肌上缘的缝隙。通过梨状肌上孔的血管神经,由外侧向内侧依次为:臀上神经、臀上动脉和臀上静脉。

(二)梨状肌下孔

是梨状肌下缘的缝隙。通过梨状肌下孔的血管神经,由外侧向内侧依次为坐骨神经、股后皮神经、臀下神经、臀下动脉、臀下静脉、阴部内动脉、阴部内静脉和阴部神经。

(三)坐骨小孔

是骶结节韧带与骶棘韧带间的缝隙。通过坐骨小孔的血管神经,由外侧向内侧依次为阴部内动脉、阴部内静脉和阴部神经。闭孔内肌腱位于血管和神经的深面。

二、 股部

(一)肌腔隙和血管腔隙

在腹股沟韧带与髋骨之间有一间隙,腹部进入股前区的血管神经由此间隙通过。由髂筋膜增厚形成的髂耻弓自腹股沟韧带中份向后内连至髂耻隆起,将该间隙分为外侧的肌腔隙和内侧的血管腔隙(图16-15)。

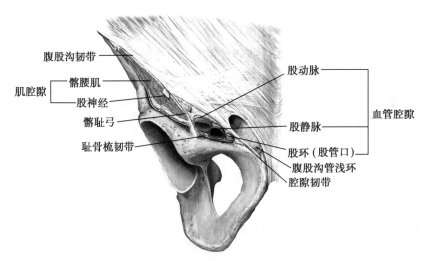

图16-15 肌腔隙和血管腔隙

肌腔隙前界为腹股沟韧带外侧部,内侧界为髂耻弓,后外侧界为髂骨,内有髂腰肌及其浅面内侧的股神经和其浅面外侧的股外侧皮神经通过。**血管腔隙**前界为腹股沟韧带内侧部,外侧界为髂耻弓,内侧界为腔隙韧带,后界为耻骨梳韧带,内有股鞘及其包绕的股动脉、股静脉和股管通过。

(二)股三角

股三角(femoral triangle)在股前内侧的上部(图16-7)。由肌肉形成的三角形区域。股三角的上界为腹股沟韧带，内侧界为长收肌内侧缘，外侧界为缝匠肌内侧缘。股三角底自外侧向内侧依次为髂腰肌、耻骨肌和长收肌及其筋膜，顶为阔筋膜所覆盖。股三角的尖位于缝匠肌与长收肌相交处，向下与收肌管的上口相连接。股三角的内容物从外向内依次有股神经、股动脉、股静脉、股管以及淋巴结。

隐静脉裂孔（saphenous hiatus）又称卵圆窝，为腹股沟韧带中、内 1/3 交点下约 1 横指处阔筋膜形成的卵圆形薄弱区。阔筋膜在此处变薄并有很多小孔，称筛筋膜。有大隐静脉淋巴管通过，血管周围有腹股沟浅淋巴结，大隐静脉的五条属支并不通过此裂孔。

股鞘（femoral sheath）为腹横筋膜与髂筋膜向下延续包绕于股动、静脉上部形成的筋膜鞘（图 16-16），呈漏斗形，长 3～4cm。股鞘内腔被两条纵行的纤维隔分为三部分：外侧部容纳股动脉，中间部容纳股静脉，内侧部为股管。**股管**（femoral canal）是底向上的锥形筋膜管，长 1.3～1.5cm，内含疏松结缔组织和淋巴结，上口为股环，下为盲端。股环的腹腔面为腹膜壁层所覆盖，其前界为腹股沟韧带，后界为耻骨梳韧带，内侧为腔隙韧带，外侧为股静脉内侧的纤维隔。腹压增高时，腹腔内容物经股环、股管下移而突出隐静脉裂孔称为**股疝**。股疝的发生常见于中年以上的妇女。因为妇女骨盆较宽阔，联合腱和腔隙韧带发育薄弱，以至股管上口宽大松弛，为形成股疝的主要因素。由于股环的前、内、后三面均为韧带性结构，不易伸展，因此股疝易发生绞窄。

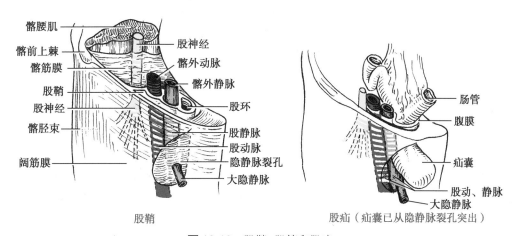

图 16-16　股鞘、股管和股疝

股鞘　　　　　　　　　　　　　股疝（疝囊已从隐静脉裂孔突出）

（三）收肌管

收肌管（adductor canal）（Hunter 管）为位于股前区中 1/3 段前内侧缝匠肌深面的一个呈三棱形间隙（见图 16-7），长约 15cm。其前壁为缝匠肌及张于股内侧肌与大收肌之间的大收肌腱板，后壁为大收肌及长收肌，外侧壁为股内侧肌。收肌管的上口接股三角尖，下口为收肌腱裂孔，通腘窝。管内结构自前向后有隐神经和股神经至股内侧肌的肌支、股动脉、股静脉通过；股动脉在该管下端发出**膝降动脉**，参与组成膝关节动脉网。

三、 腘窝

腘窝（popliteal fossa）位于膝关节后方，是由肌围成的菱形窝（图 16-17）。腘窝的境界：腘窝的上外侧界为股二头肌；上内侧界为半腱肌和半膜肌；下外侧界为腓肠肌外侧头；下内侧界为腓肠肌内侧头；顶部覆以腘筋膜；底部自上而下为股骨的腘面、膝关节囊的后壁、腘斜韧带和腘肌。

　　腘窝的内容：腘窝内由浅入深依次为胫神经、腘静脉和腘动脉以及腘血管周围的腘深淋巴结，沿窝外上界走行的腓总神经以及窝内主要结构之间的脂肪组织。

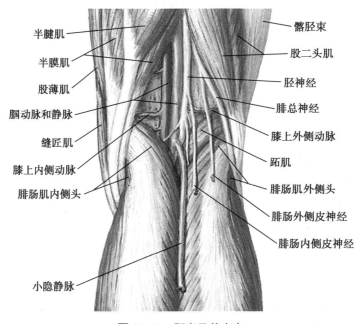

半腱肌
半膜肌
股薄肌
腘动脉和静脉
缝匠肌
膝上内侧动脉
腓肠肌内侧头
小隐静脉

髂胫束
股二头肌
胫神经
腓总神经
膝上外侧动脉
跖肌
腓肠肌外侧头
腓肠外侧皮神经
腓肠内侧皮神经

图 16-17　腘窝及其内容

四、踝管

　　踝后区的深筋膜在内踝和跟骨结节之间增厚，形成**屈肌支持带**，又称分裂韧带，此韧带与内踝、跟骨内侧面之间共同构成**踝管**（malleolar canal）（图 16-18）。屈肌支持带向深面发出 3 个纤维隔，将踝管分隔成 4 个骨纤维管。通过骨纤维管的结构由前向后依次为胫骨后肌腱及其腱鞘、趾长屈肌腱及其腱鞘、胫后动、静脉和胫神经、踇长屈肌腱及其腱鞘。

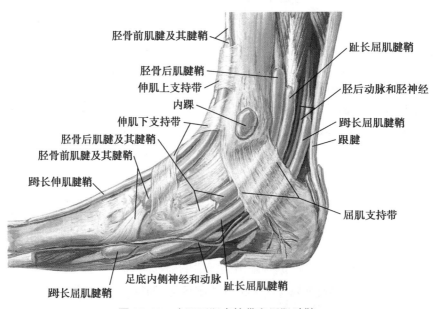

胫骨前肌腱及其腱鞘
胫骨后肌腱鞘
伸肌上支持带
内踝
伸肌下支持带
胫骨后肌腱及其腱鞘
胫骨前肌腱及其腱鞘
踇长伸肌腱鞘
踇长屈肌腱鞘
足底内侧神经和动脉
趾长屈肌腱鞘

趾长屈肌腱鞘
胫后动脉和胫神经
踇长屈肌腱鞘
跟腱
屈肌支持带

图 16-18　小腿屈肌支持带和屈肌腱鞘

　　踝管是小腿后区通向足底间的一个重要通道,小腿后区或足底感染时可通过踝管互相蔓延。外伤出血等因素可使踝管内容物受压,形成"踝管综合征"。

五、 足部反射区的有关解剖

　　足部对人体的健康关系很大。祖国医学的临床实践证明,足部存在着与人体各器官相对应的反射区。当某一脏器发生病变时,可在足部相应的反射区有表现,根据其变化有助于对该器官的疾病诊断;按摩相应足部反射区可通过反射原理,改善血液循环,加强内分泌调节作用,增强整体的免疫功能,使有病器官得到适应治疗。此外,足部反射区地按摩还有自我保健,延缓衰老的良好作用。

　　足部反射区的分布有一定的规律性,将双足并拢从足底观看,像是一个屈脚盘坐的投影人形。各器官的反射区按其实际位置进行安排(图16-19),由前向后,各趾相当于头面部,内有脑、眼、耳、口、鼻等的反射区。足底前部相当于颈、胸部,内有气管、肺和心的反射区;足底中部相当于上腹部,内有胃、肝、胆、胰、脾和肾等反射区。足底后部相当于下腹部和盆部,内有大小肠、膀胱和生殖器的反射区。此外,足的内侧相当于脊柱,足的外侧相当于四肢,各有相应器官的反射区。

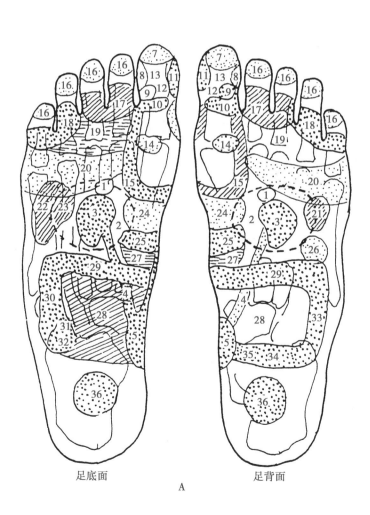

足底面　　　A　　　足背面

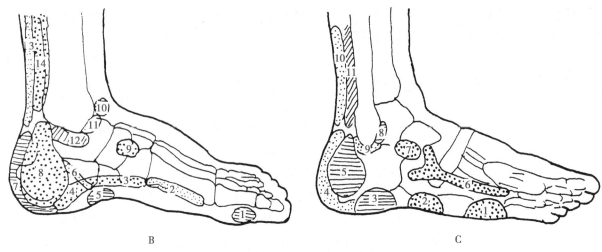

图 16-19 足部反射区示意图

A.足底反射区 1.肾上腺；2.太阳丛；3.肾脏；4.输尿管；5.膀胱；6.尿道（足内侧）；7.额窦；8.三叉神经；9.小脑、延髓；10.颈；11.鼻；12.大脑；13.脑垂体；14.甲状旁腺；15.甲状腺；16.2～5趾，额窦；17.眼；18.耳；19.斜方肌；20.肺和支气管；21.心；22.肝脏；23.胆；24.胃；25.胰；26.脾；27.十二指肠；28.小肠；29.横结肠；30.升结肠；31.回盲肠；32.阑尾和盲肠；33.降结肠；34.直肠；35.肛门；36.生殖腺

B.足内侧反射区 1.颈椎；2.胸椎；3.腰椎；4.骶骨；5.膀胱；6.尿道；7.尾骨；8.子宫或前列腺；9.肋骨；10.腹股沟；11.下身淋巴；12.髋关节；13.直肠、肛门；14.坐骨神经

C.足外侧反射区 1.肩；2.肘；3.膝；4.尾骨；5.生殖腺（卵巢或睾丸）；6.肩胛骨；7.肋骨；8.上身淋巴；9.髋关节；10.下腹部；11.坐骨神经

附表 作用于下肢各主要关节的肌及其神经支配

关节	作用	主作用肌（神经支配）	辅作用肌（神经支配）
髋关节	屈	髂腰肌（腰丛分支）	股直肌（股神经） 阔筋膜张肌（臀上神经） 缝匠肌（股神经）
	伸	臀大肌（臀下神经） 半腱肌（坐骨神经） 半膜肌（坐骨神经） 股二头肌长头（坐骨神经）	大收肌后部（坐骨神经）
	外展	臀中肌（臀上神经） 臀小肌（臀上神经）	阔筋膜张肌（臀上神经）
	内收	耻骨肌（股神经） 长收肌（闭孔神经） 短收肌（闭孔神经） 大收肌前部（闭孔神经）	股薄肌（闭孔神经）
	旋内	臀中肌前部（臀上神经） 臀小肌前部（臀上神经）	
	旋外	臀大肌（臀下神经） 臀中、小肌后部（臀上神经）	梨状肌（骶丛分支） 闭孔内肌（骶丛分支） 股方肌（骶丛分支） 闭孔外肌（闭孔神经，骶丛分支）

续表

关节	作用	主作用肌(神经支配)	辅作用肌(神经支配)
膝关节	屈	半腱肌(坐骨神经) 半膜肌(坐骨神经) 股二头肌(坐骨神经) 缝匠肌(股神经)	腘肌(胫神经) 股薄肌(闭孔神经) 腓肠肌(胫神经)
	伸	股四头肌(股神经)	
	旋内	半腱肌(坐骨神经) 半膜肌(坐骨神经) 缝匠肌(股神经)	腘肌(胫神经) 股薄肌(闭孔神经)
	旋外	股二头肌(坐骨神经)	
踝关节	背屈	胫骨前肌(腓深神经) 第3腓骨肌(腓深神经)	跨长伸肌(腓深神经) 趾长伸肌(腓深神经)
	跖屈	腓肠肌(胫神经) 比目鱼肌(胫神经)	趾长屈肌(胫神经) 跨长屈肌(胫神经) 胫骨后肌(胫神经) 腓骨长肌(腓浅神经) 腓骨短肌(腓浅神经)
跗骨间关节	外翻	腓骨长肌(腓浅神经) 腓骨短肌(腓浅神经)	第3腓骨肌(腓深神经)
	内翻	胫骨前肌(腓深神经) 胫骨后肌(胫神经)	跨长屈肌(胫神经) 趾长屈肌(胫神经)

想 一 想

1. 下肢关节的运动障碍　下肢的主要功能是支持体重、维持直立姿势和运动。而这些动能地实施与下肢关节和肌肉的正常运转密切相关。因此，下肢康复治疗主要围绕下肢关节的运动障碍来进行，而造成关节运动障碍的原因和康复治疗的应用要点为：①骨折后肌肉功能的康复。骨折后因关节的运动长期受限并且处于某种固定的位置，可造成运动关节的肌肉废用性萎缩，部分肌肉痉挛。因此，必须掌握运动各关节的肌肉配布，才能指导患者进行功能锻炼，尽早康复。②肌肉拉伤和肌腱炎。掌握肌的位置、形态和起止点，才能进行正确诊断，并针对性地采用按摩、热敷等措施进行康复治疗。③神经损伤和神经压迫综合征。掌握神经的行程和容易受损伤的部位，如股神经穿腹股沟韧带深面进入股三角处、坐骨神经穿梨状肌下孔处、胫神经经过踝管处、腓总神经绕过腓骨颈处等这些重要的部位。④上运动神经元损伤引起的下肢肌肉瘫痪。脑出血、脑栓塞、脑外伤、脑炎、脑肿瘤、脊髓外伤和脊髓压迫等上运动神经元损伤引起的下肢肌肉痉挛性瘫痪，早期进行康复治疗对改善患者的运动能力极为重要。

康复治疗包括：①保持正确的姿势和体位变换；②肢体弛缓状态时进行被动运动，诱发运动，或对拮抗肌进行辅助电刺激；③进行运动再学习，翻身、起坐、站、步行等；④缓解拮抗肌的痉挛，如关节、肌腱的拉伸等。这些治疗的实施必须掌握运动各关节的肌肉配布、肌的起止点和肌的神经支配。

2. 坐骨神经痛　坐骨神经分布至大腿、小腿以至足部，坐骨神经痛是指坐骨神经(包括其起源的腰骶神经丛)受到激惹后，沿坐骨神经及其分支的分布表现出臀部、大腿后侧、小腿后外侧、足背外侧为主的放射性疼痛。分原发性和继发性坐骨神经痛，前者由坐骨神经炎引起；后者由根性病变(与腰椎及椎间盘病变有关)和干性病变(与骶髂关节及盆腔疾患等有关)引起。患病率占总人数 2%～3%。

病因及危险因素：①炎症性：局部受寒、邻近组织炎性病变影响、免疫功能低下；②压迫性或其他机械性刺激：腰椎间盘突出，腰椎不稳，盆腔组织病变激惹（如梨状肌综合征）。

原发性坐骨神经痛的诊断主要根据以下条件：①疼痛在臀部坐骨结节旁，并沿大腿-小腿后外侧放射；②沿坐骨神经走行方向有压痛点（附图16-1），多在臀部以下，如坐骨孔点、腘窝中央、腓骨小头下方、外踝后；③直腿抬起试验及 Lasegue 试验阳性，疼痛沿神经根牵涉区分布，屈膝后疼痛消失；④排除继发性坐骨神经痛有关的各种基本病变。原发性坐骨神经痛的康复治疗。运动治疗：早期只作高抬腿踏步、踏固定自行车；后期为巩固总体疗效，可作前弓箭步、侧弓箭步等伸展性练习。

继发性坐骨神经痛的治疗应针对基础病变（腰椎间盘突出症、腰椎滑脱、梨状肌综合征等疾患）进行治疗。

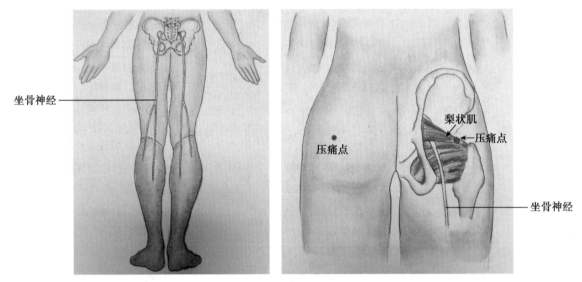

附图 16-1　坐骨神经行程臀部压痛点

3. 梨状肌综合征　又称梨状肌损伤综合征、梨状肌综合征。梨状肌是位于臀大肌下的一块肌，其内、中 1/3 段分界处恰好在坐骨大孔出口处，上有臀上神经，下有坐骨神经、臀下神经。当梨状肌受到周围的骶髂关节、腰骶椎病变地刺激，以致出现肌痉挛、肥大、挛缩时，会压迫坐骨神经，引起坐骨神经痛、间歇性跛行等症状，称为梨状肌综合征。在下腰痛患者中，6%～8% 由梨状肌综合征引起。

该症分为原发性梨状肌综合征（由解剖变异，致梨状肌与坐骨神经关系异常，坐骨神经受嵌压而引起）和继发性梨状肌综合征（此型占大多数）。局部压痛发生在臀部坐骨神经与梨状肌相交处，疼痛感为深部隐痛。

病因及危险因素：①解剖变异：梨状肌有两肌腹、坐骨神经在二肌腹间穿行而过，受到压迫；②骶髂关节炎；③腰骶椎及椎间盘病变；④坐骨神经粘连；⑤盆腔炎；⑥梨状肌损伤：在运动中因髋关节强力外旋、外展、后伸而动作不协调时致伤。

4. 臀中肌综合征　臀中肌起于髂骨翼的外面，呈扇形，向外下汇聚，至大转子上形成短腱止于大转子的外面及其后上角，为主要的髋关节外展肌，前部肌束可内旋髋关节，后部肌束可外旋髋关节。该肌在人体站立时可稳定骨盆，从而稳定躯干。在步行中的单足着地期，如左足着地，右足离地，左侧臀中肌收缩牵拉骨盆，使骨盆不向右侧倾斜，反之亦然。此肌能保证骨盆在水平方面的稳定。如臀中肌损伤或麻痹，当麻痹的对侧提起下肢迈步时，骨盆就向对侧倾斜，使足部离地困难。患者步行时显示出的这一种特征称臀中肌跛行。

（1）病因：臀中肌损伤是临床常见的病因之一。在日常生活中，身体的活动如行走、下蹲、弯腰等动作，臀中肌都起着重要的作用，因而易产生劳损，尤其是以髋部为顶点的躯干侧方摆动（如足内翻扭伤时，因重力和惯性的作用，同侧髋部往侧方扭摆）和以髋部为轴心的腰臀部扭转（如投掷动作），常导致此肌牵拉伤。臀部肌注时，药物和机械刺激造成的臀中肌损伤也不容忽视。

（2）检查：臀中肌损伤常出现局部肌挛缩、结瘢和粘连，使活动受限。

（3）症状：①臀上神经受损，臀中肌麻痹。患者步行时出现臀中肌跛行。当麻痹的对侧提起下肢迈步时，骨盆就倾向对侧；②由于臀大肌和阔筋膜张肌地强有力代偿，臀中肌损伤引起的部分功能障碍可不产生明显的局部症状，此病易被忽略。然而损伤是客观存在的，臀中肌损伤所产生的疼痛和不适经臀上神经（L_4、L_5、S_1）传入脊髓，脊髓神经节段反射引起同侧膝关节和小腿疼痛或麻、胀等症状。步行较长距离时出现间歇跛行症状。严重者小腿有触摸痛但用力按压反而感到短暂的舒适。

5. 人工髋关节置换术康复治疗和训练计划 随着人工髋关节置换术的广泛应用和迅速发展，其围术期的康复日益受到重视。术前的准备、精湛的手术技术加上完善的术后康复治疗，才能获得最理想的效果。

（1）术前要适当进行肌力训练，尤其髋外展肌、股四头肌。

（2）术后防关节脱位：术后患足放在抬高的泡沫橡胶夹板内，保持15°外展和中立位；术后3周，绝对避免患髋进行屈曲、内收和内旋的复合动作。防深静脉血栓形成和静脉炎：术后患肢穿弹力袜，麻醉消失后即可作踝关节主动背屈、跖屈运动。

（3）出院前的康复训练。术后第1、2天：①呼吸练习；②患肢肌肉等长收缩练习（在仰卧伸膝位下进行）：轮流绷紧腓肠肌、股四头肌、股二头肌、臀大肌4组肌肉，每组绷紧保持5秒，再放松5秒，重复多次；③患髋小范围屈曲运动3～4次（由治疗师托住患肢减重下进行）；④持续被动运动（continuous passive motion，CPM）机活动：术后第2天开始膝关节被动活动，开始时膝最大活动度为40°，相应地髋关节为25°～45°，以后每天增5°～10°。术后第3天：患髋（伸直位）内收、外展运动（一般主动运动及抗阻运动）。术后第4天：可坐在床边，但髋关节不宜屈曲到90°。术后第5天：允许开始练习站立和行走（在助行器支持下）。术后第6天：进行卧—坐—立转移训练。注意坐位保持膝关节低于或与髋关节等高；不要交叉两腿及踝；躯干不要向前弯超过90°。术后第7天（骨水泥固定者）：上下楼梯练习。跑台步行：改善步态。

（4）出院后（术后3周）康复训练：①穿鞋袜练习：健侧下肢伸直，患肢放在健肢膝上，练习穿鞋；②功率自行车练习；③体育活动：可进行仰泳、远足（平地步行）、保健体操。不宜进行爬山、跑跳、球类运动。

（5）终身随诊：复查时要注意观察了解患肢肌力是否已恢复；能否独立行走，行走距离；有无跛行；关节活动范围能否适应日常生活活动需要。远期随诊注意观察了解关节有无疼痛发生；功能活动水平有无下降；体有无移位，假体周围有无溶骨现象等。

6. 跟腱炎 又称跟腱周围炎、跟腱旁组织炎、跟骨跟腱止点末端病。本病为跟腱及其腱鞘、腓肠肌和比目鱼肌附着于跟骨的纤维末端与附属结构的一种慢性、疼痛性炎症。多见于运动员（体操、篮球、舞蹈、跑步、登山），其中跑项运动员占6%～11%。

有75%的患者起因于运动训练慢性劳损（尤其在踝过伸位起跳过多）；鞋窄小对跟腱摩擦损伤（占10%）。诊断根据为跟腱及腱围疼痛及肿胀，疼痛只在跑跳时或被动伸屈踝关节时出现；局部压痛，在腱止点处及其上3～5cm处以及在腱旁滑囊可有压痛；运动后症状加剧，休息后缓解。

运动训练地调整：早期或急性期停止跑跳及其他踝部练习项目。必要时可用粘膏支持带或踝足矫形器将踝关节固定在背伸10°位7～10天，以防其过度背伸、拉伤腱止点及过伸牵伸跟腱。可继续进行一些不需要踝关节过度背伸或要作提踵后蹬的练习,如游泳、自行车等。

矫形鞋治疗:垫高鞋跟使跟腱放松减少牵拉;穿着宽软鞋子,减少对跟腱的压迫或摩擦。如长期(6个月)非手术疗法无效,症状明显,严重影响日常生活及训练,可转诊至骨外科考虑作手术治疗(切除粘连的腱围、滑囊及变性的腱组织)。

7. 足跟痛 又称足底跖筋膜炎、跟骨骨膜炎。本病指由多种原因所致的后足跟疼痛,渐进性发展,早晨起床后或久坐后起立而开始步行时,疼痛较明显,但在行走过程中疼痛可渐减轻,而久行则增加疼痛。常见于20~40岁的成年人。扁平足、跑步训练不适当、风湿性多关节炎、体弱(久病后或分娩后)为危险因素。原因:①慢性劳损或炎症:跖筋膜在足跟内侧粗隆附着处反复受到牵拉,筋膜出现劳损或慢性炎症;②神经卡压:支配屈小趾肌的神经受到卡压而引起疼痛;③滑囊炎:跟骨下滑囊炎引起肿痛;④退行性变:如足底脂肪垫萎缩,承重缓冲力减弱;至于跟骨刺,约50%跖筋膜炎患者有跟骨刺,但与疼痛无直接关系。

根据自觉疼痛及客观检查压痛的部位,可推知其病变性质。足跟跖部痛:多为跖筋膜炎;足跟内侧痛:多为足跟内侧神经卡压或神经炎;足跟外侧痛:多为足跟外侧神经炎;足跟后面痛:可为跟腱后滑囊炎、跟骨骨赘;两足足跟痛:应考虑是否一些全身病在跟骨或踝关节的反映,如强直性脊柱炎、风湿性多关节炎、痛风。

运动治疗:跟腱牵伸练习,轻度伸展跟腱的运动(足保持背屈)或站斜板。牵伸跖筋膜练习,足趾被动背伸(轻度),坚持10秒,重复多次。

着矫形鞋:鞋内加用足跟垫,穿较宽软的鞋子,以免压迫或频繁摩擦足跟。如有扁平足应选择适当鞋子,必要时晚间可穿戴软性踝足矫形器,以保持踝关节在轻度背伸位。

本病对非手术治疗反应良好,一般不须作手术治疗,个别病例经久不愈,疼痛难忍,可转科考虑手术治疗(跖筋膜切开或神经减压)。

8. 扁平足 扁平足是指足弓和足底的一种异常形态,即足着地时,内侧纵弓消失,伴有中足下坠,后足外翻,前足外展、外旋,严重的甚至引起足痛、活动障碍等症状。成人为15%~20%,儿童患病率更高。家族体格遗传、胫骨后肌肌腱滑膜炎、跟腱挛缩和骨关节及神经系统疾患是其危险因素。

分类:①按先天后天分先天性扁平足、获得性(后天性)扁平足。②按性质分:松弛性扁平足:足保持柔软性,仅在足承重时,足弓消失。由于足骨形态的特殊及韧带松弛引起;僵硬性扁平足:由于跟距关节僵硬,在任何情况下,足弓都消失,多数由于基因突变而致跗骨融合。

查出形态上是否扁平足,用普通足印检查法或电脑足印检查仪自动分析,可确定足弓消失的程度和伴发的足底形态异常。对查出形态上属扁平足者,评估其有无功能障碍及相关症状,常见者为:①长时间站立后出现疲劳和(或)疼痛;②足内侧纵压痛、肿胀;③跟腱挛缩;④步行、跑跳、上下楼梯能力下降,易摔倒。

运动治疗包括预防性和矫正性运动治疗。前者适用于无症状的扁平足,用足尖练习步行。赤脚或穿薄底布鞋,在鹅卵石、沙滩或凹凸不平的地上行走。后者适用于有轻至中度症状,但无并发其他足部严重畸形的扁平足(重点训练胫骨前肌、胫骨后肌、趾长屈肌)。①坐位。以一足的足趾夹起铅笔,玻璃珠、布块等小物,夹起后同时作足踝背屈。②坐位。两足掌弯曲并夹起乒乓球、小橡皮球等。③坐位。足跟不离地、踝背屈位作足趾屈伸运动。④立位。用足外侧缘步行。⑤立位。在三角形斜板上步行。⑥立位。足尖步行。⑦在屈趾状态下用足外侧缘步行。⑧离墙30cm站立,两手扶墙。体前倾向墙作牵拉跟腱的练习。

康复工程治疗:穿着矫形鞋,用楔形鞋跟及鞋底。

9. 截肢 截肢是截除没有生机和(或)功能、或因其局部疾病严重威胁生命的肢体。截肢部位越靠近肢体近端，其功能丧失的程度越严重。截肢康复是指从截肢手术到术后处理、康复训练、临时与正式假肢地安装和使用，直到重返家庭与社会的全过程。截肢年龄高峰为 18～24 岁。截肢者的性别分布是男性多于女性。

外伤性截肢在我国仍为截肢主要原因，其他原因有血管病性截肢（如因糖尿病足截肢）、肿瘤截肢、严重先天性畸形肢体无功能截肢、肢体严重感染为挽救患者生命截肢、神经性疾病截肢等。

安装假肢前，要对残肢检查和评定：残肢外形、有无畸形，关节活动度，残肢长度。肌力：如上肢截肢测臂、前臂、肩周等的残留肌力；下肢截肢测臀大肌、臀中肌、股四头肌和腘绳肌。要根据残肢情况开出适合残肢的假肢类型以及康复训练的处方。

运动治疗：使用假肢前的运动治疗：①体能训练：如引体向上；②残肢 ROM、肌力训练；③增强残肢皮肤强度的练习；④站立与步行训练：利用残序端垫上进行。

穿戴假肢的运动治疗：①站立位平衡训练：要求假肢侧单腿站立能保持一定的时间，一次以站 5 秒为标准；②迈步训练：开始在平衡杠上进行，首先是假肢的迈步训练再过渡到健肢的迈步训练；③步行训练：如在平衡杠内交替迈步，以及步态矫正练习。

作业治疗：单侧上肢截肢者，首先要进行利手交换的训练，而假手主要是起到辅助手的作用。对双侧上肢截肢，要选用各种工具型手部装置进行日常生活活动能力训练练习。

（黄绍明）

第十七章
解剖结构的影像学表现

人体解剖结构的影像学表现是指利用各种成像技术显示人体正常解剖结构的形态、位置、结构和毗邻关系。常用的影像学技术包括 X 线解剖学，CT 解剖学，MRI 解剖学，超声解剖学等，人体解剖结构的影像学表现能够指导如何按照解剖结构分析影像，是临床影像诊断的基础。本章主要针对康复专业的特点概括性介绍阅读与分析影像片必备的基础知识，为临床康复医生进行更好的康复诊断与治疗奠定基础。

第一节 影像解剖学常用成像技术

一、X 线成像技术

1895 年威廉·康拉德·伦琴发现 X 线后不久，X 线就被广泛应用于医学领域。X 线穿过人体时，由于人体组织存在密度和厚度的差异，不同密度和厚度的组织对 X 线吸收不同，从而形成黑白对比度不同的影像。对于密度近似的组织、器官则通过人为地引入相应的高密度造影剂（碘或钡剂）或低密度造影剂（气体），从而形成人工对比，称为造影检查。目前，X 线成像技术主要涉及**透视**（fluoroscopy）、**X 线摄影**（radiography）、**造影**、**计算机 X 线成像**（computed radiography，CR）、**数字 X 线摄影**（digital radiography，DR）、**数字减影血管造影**（digital subtraction angiography，DSA）等。

二、计算机体层摄影技术

计算机体层摄影（computed tomography，CT）技术是利用 X 线束对人体指定检查部位进行断层扫描，由探测器接收透过该层面的 X 射线，通过计算机的处理和转换，以黑白不同的灰度等级在荧光屏上显示出来，它是近代飞速发展的计算机技术和 X 线检查技术相结合的产物，是目前最重要的医学影像检查技术。CT 是人体某个层面的组织器官密度分布图像，密度分辨率高，解剖结构清晰。CT 值代表 X 线穿过组织被吸收后的衰减值，是测定人体某一局部组织或器官密度大小的一种计量单位，通常称亨氏单位（Hounsfield Unit，HU）。CT 的检查方法包括不注射对比剂的平扫、血管内注射对比剂的增强扫描和其他特殊扫描等。

三、磁共振成像技术

磁共振成像（magnetic resonance imaging，MRI）技术是通过对静磁场中的人体施加特定频率的射频脉冲,使人体中氢质子发生共振。射频脉冲终止后,氢质子发出射频信号,经过对 MR 信号的接收、转换、编码和图像重建等处理而产生,它是将图像重建和计算机技术结合应用于医学成像的技术。MRI 可对人体各部位多角度、多平面成像,其分辨力高,能更客观更具体地显示人体内的解剖组织及毗邻关系,对病灶能更好地进行定位、定性。MRI 的检查方法分为 MRI 平扫、MRI 增强扫描、磁共振血管成像、磁共振水成像、磁共振波谱、磁共振弥散加权成像、磁共振灌注加权成像、磁敏感加权成像等。

在 MRI 检查时,主要用于反映组织间纵向弛豫特征参数的成像技术,称 **T₁ 加权像**(T_1WI)。体内组织或结构 T_1 弛豫时间较短时,在 T_1 加权像上呈白色,即高信号;反之,在 T_1 加权像上呈黑色,即低信号。主要用于反映组织间横向弛豫特征参数的成像技术,称 **T₂ 加权像**(T_2WI)。体内组织或结构 T_2 弛豫时间较短时,在 T_2 加权像上呈黑色,即低信号;反之,在 T_2 加权像上呈白色,即高信号。T_1 加权像利于观察解剖结构,T_2 加权像则对病变组织显示较佳。

四、 超声成像技术

超声成像(ultrasonography,USG)检查技术是利用人体对超声波的反射进行观察的,即通过超声仪器发射到人体内的超声波遇到不同组织或器官分界面时发生反射或散射,将组织的反射波进行图像化处理最终形成声像图。超声分为 B 型超声、M 型超声、D 型超声。

针对康复专业的特点,在本章编写的人体解剖结构的影像学表现主要简介正常人体的某一局部的典型层面的 X 线摄影、CT 平扫及 MRI 平扫图像的分析。

五、 人体解剖结构的影像学表现观察方法

人体的面包括横断面(即水平面)、矢状面、冠状面,在基础解剖学和应用解剖学部分所观察到的是标本的断面,而临床上 CT、MRI 等所获得的是断层的重叠影像。断层的厚度越薄,与断面越接近。对于横断面断层标本和 CT、MRI 等图像常从其下表面进行观察,与基础解剖学和应用解剖学部分观察标本的上表面结构有所不同;对于矢状面断层标本和 MRI 图像等常观察其左表面,但超声观察其右侧面;对于冠状面断层标本和 MRI 图像等常观察其前表面。

第二节　人体各部解剖结构的主要影像学表现

一、 头部解剖结构的主要影像学表现

(一)头部解剖结构的配布特点

头部的表面是皮肤,其下方为浅筋膜、深筋膜及头部肌肉,再下方为颅骨。颅骨分为外板、板障和内板。颅骨按照部位不同分为脑颅骨和面颅骨,脑颅骨形成颅腔,面颅骨形成面部的骨性支架。颅腔内有脑膜和蛛网膜下隙,深方为脑及其相连的脑神经。脑的表面为灰质,内部为白质,在白质内为含有脑脊液的脑室系统及神经核团。

（二）头部的X线表现

成人颅骨内、外板为致密骨，呈现高密度影像，板障为松质骨，呈现低密度影像。冠状缝、矢状缝及人字缝呈锯齿状低密度影像。骨性眶腔呈软组织密度影像，骨性鼻腔和鼻旁窦呈气体密度影像（图17-1、图17-2）。

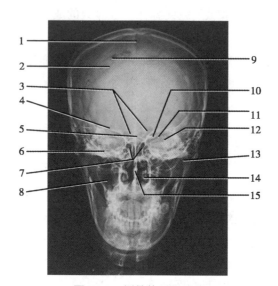

图 17-1 颅骨前后位平片

1. 矢状缝 2. 人字缝 3. 额窦 4. 眶上缘 5. 蝶轭 6. 岩骨嵴
7. 筛窦 8. 上颌窦 9. 颗粒小凹 10. 蝶骨小翼 11. 眶上裂
12. 无名线 13. 下颌头 14. 下鼻甲 15. 鼻中隔

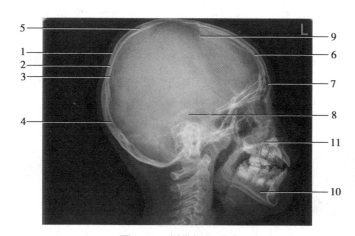

图 17-2 颅骨侧位平片

1. 颅骨外板 2. 板障 3. 颅骨内板 4. 枕骨 5. 顶骨 6. 额骨
7. 额窦 8. 颞骨 9. 冠状缝 10. 下颌骨 11. 上颌骨

（三）头部的CT表现

1. 头皮和头皮下软组织 头皮呈线状高密度影像，皮下浅筋膜主要是脂肪组织，呈低密度影像，颞肌、枕额肌等肌组织在浅筋膜及颅骨的衬托下呈软组织密度影像。

2. 颅骨 颅骨外板和颅骨内板呈线状高密度影像，板障为骨松质，呈低密度影像。额窦、上颌窦、筛窦、蝶窦及乳突小房等结构，因腔内含气，平扫呈低密度的气体影像。

3. **脑池、脑室、脑沟裂** 因脑室、脑池、脑沟裂内含脑脊液而呈现低密度的液体密度影像，其CT值为0～20 HU。由于上述结构的位置不同，各自在CT层面上的显示亦不相同（图17-3～图17-5）。

4. **脑实质** 正常脑灰质和白质的CT值近似，灰质略高于白质，脑灰质的CT值为32～40HU，脑白质的CT值为28～32HU。

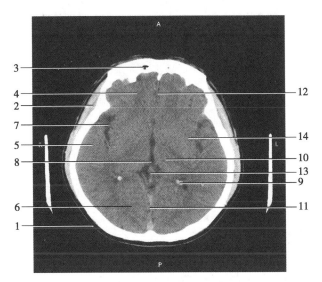

图17-3 头部CT经第三脑室层面

1. 头皮　2. 颞肌　3. 额窦　4. 额叶　5. 颞叶　6. 枕叶
7. 外侧裂池　8. 第三脑室　　9. 侧脑室后脚　10. 背侧丘脑
11. 大脑镰　12. 前纵裂池　13. 大脑大静脉池　14. 岛叶

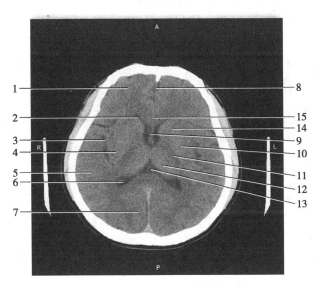

图17-4 头部CT经基底节层面

1. 额叶　2. 侧脑室前脚　3. 外侧裂池　4. 岛叶　5. 颞叶
6. 侧脑室后脚　7. 枕叶　8. 大脑镰　9. 透明隔
10. 豆状核　11. 内囊　12. 背侧丘脑　13. 第三脑室
14. 尾状核头部　15. 胼胝体膝部

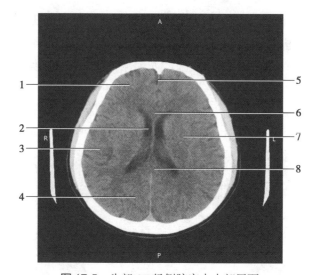

图 17-5 头部 CT 经侧脑室中央部层面
1. 额叶　2. 侧脑室中央部　3. 顶叶　4. 枕叶　5. 大脑镰
6. 胼胝体膝部　7. 放射冠区　8. 胼胝体压部

（四）头部的 MRI 表现

1. **颅骨及头部软组织**　颅骨的 T_1WI 和 T_2WI 均为低信号；头皮及肌肉的 T_1WI 为等信号，T_2WI 为低信号；皮下脂肪的 T_1WI、T_2WI 均为高信号；鼻旁窦及乳突蜂房等含气结构无信号。

2. **脑室、脑池及脑沟裂**　脑室、脑池和脑沟裂内含有脑脊液，T_1WI 为低信号，T_2WI 为高信号。

3. **脑实质**　脑实质 T_1WI、T_2WI 均为等信号，脑白质比脑灰质氢质子数目少，故 T_1WI 脑白质信号高于脑灰质，而 T_2WI 则低于脑灰质（图 17-6、图 17-7、图 17-8）。

4. **脑血管**　心血管内的血液由于流动迅速，使发射 MR 信号的氢原子核离开接受范围，所以测不到 MR 信号，在 T_1WI 或 T_2WI 中均呈黑影，即**流空效应**（flowing avoid effect），这一效应是 MRI 显示心脏和大血管解剖结构的基础。由于流空效应，脑血管结构可以直接显示，其 T_1WI、T_2WI 均为低信号。

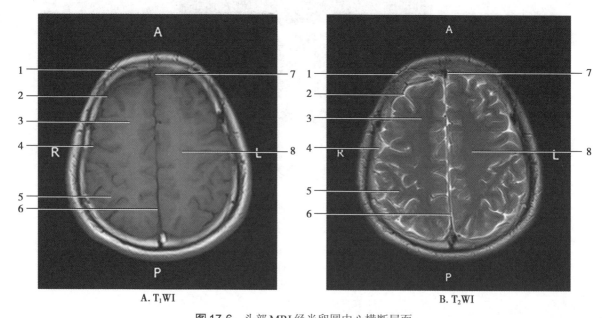

A. T_1WI　　　　　　　　　　　　　　　　B. T_2WI

图 17-6 头部 MRI 经半卵圆中心横断层面
1. 头皮　2. 蛛网膜下隙　3. 额叶　4. 中央沟　5. 顶叶　6. 大脑纵裂池　7. 上矢状窦　8. 半卵圆中心

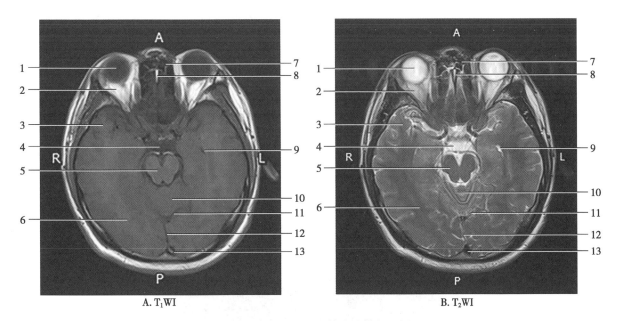

A. T₁WI   **B. T₂WI**

图 17-7 头部 MRI 经鞍上池横断层面

1. 眼球　2. 眶脂体　3. 颞叶　4. 鞍上池　5. 脑干　6. 枕叶　7. 筛窦　8. 鼻中隔
9. 侧脑室下脚　10. 小脑　11. 小脑幕　12. 大脑镰　13. 枕大池

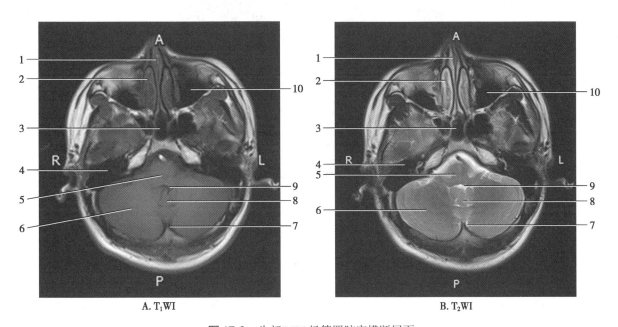

A. T₁WI   **B. T₂WI**

图 17-8 头部 MRI 经第四脑室横断层面

1. 鼻中隔　2. 下鼻甲　3. 蝶窦　4. 颞骨岩部　5. 脑干　6. 小脑半球
7. 枕大池　8. 小脑蚓　9. 第四脑室　10. 上颌窦

二、 颈部解剖结构的主要影像学表现

（一）颈部解剖结构的配布特点

　　颈部结构由浅入深为皮肤、浅筋膜及其内的皮肌、深筋膜、颈前肌及颈深肌群，颈部肌群的深方由前向后为喉和气管、咽和食管，其两侧为大血管、神经以及淋巴组织，再向后为颈部的支持性结构包括

颈椎及其周围的肌组织。

（二）颈部的X线表现

颈部的X线平片通常检查颈部的正位及侧位影像，主要显示颈椎的骨质结构。颈部的内脏结构、大血管、神经、肌肉和淋巴组织等都是软组织结构，相互之间缺乏自然对比，X线平片显示不佳。颈椎的X线影像表现将在脊柱区进行介绍。

（三）颈部的CT表现

颈部的支持性结构将在脊柱区进行介绍。颈部的软组织主要包括咽部和喉部，正常颈部CT平扫可以清楚地显示咽、喉、甲状腺、颈部的淋巴结、血管和颈部的肌肉结构。颈部的软组织结构呈中等密度影像，在脂肪组织衬托下，能够清楚地区分各结构（图17-9）。

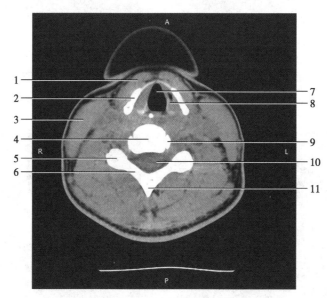

图17-9　颈部CT经甲状软骨中份横断层面
1. 舌骨下肌群　2. 甲状软骨　3. 胸锁乳突肌　4. 椎骨　5. 关节突关节
6. 椎弓板　7. 声门裂　8. 声襞　9. 椎体钩　10. 硬膜囊脊髓　11. 棘突

（四）颈部的MRI表现

颈部的肌肉和喉软骨在T_1WI和T_2WI上呈现中等偏低密度影像。颈部的血管由于流空效应表现为低信号或无信号影像。颈部淋巴结在T_1WI上表现为等信号影像，在T_2WI上表现为稍高信号影像。甲状腺在T_1WI上呈等信号影像，在T_2WI上呈高信号影像（图17-10）。

三、　胸部解剖结构的主要影像学表现

（一）胸部解剖结构的配布特点

胸部主要是由胸壁和胸腔脏器构成。胸壁结构由浅至深由皮肤、浅筋膜、胸背部及腹部肌肉、肋骨、胸骨及胸椎、肋间肌、壁胸膜等结构组成。胸腔脏器主要包括肺和纵隔，纵隔结构由心脏和大血管、气管、支气管、食管、胸腺及神经和淋巴组织等组成。胸部的结构都能利用影像形式充分显示。

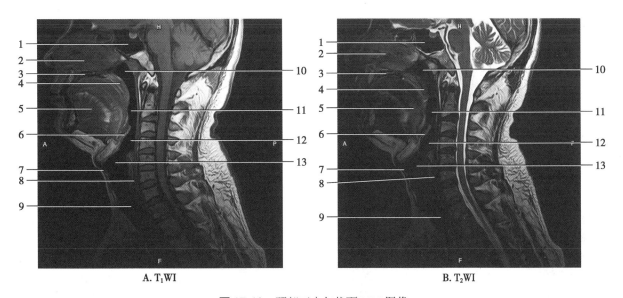

图 17-10 颈部正中矢状面 MRI 图像

1. 蝶窦　2. 鼻中隔　3. 硬腭　4. 软腭　5. 舌　6. 会厌　7. 甲状软骨
8. 食管　9. 气管　10. 鼻咽　11. 口咽　12. 喉咽　13. 喉腔

（二）胸部的 X 线表现

1. 胸廓　主要包括软组织和骨骼。

（1）**软组织**：皮肤及皮下脂肪在胸部正位片上呈半透明的条状阴影，胸大肌于两侧肺中野中外带呈均匀一致的扇形密度增高影。成年女性乳房在正位胸片上两肺下野显示为半圆形的密度增高影。

（2）**骨骼**：肋骨在胸片中呈横行的条状骨性密度影像，胸椎及胸骨由于纵隔结构的阻挡显示不是很清楚。

2. 气管、支气管　在胸部后前位像上气管表现为纵隔内的柱状低密度影像，并于胸骨角平面向左、右发出柱状低密度的主支气管影像。

3. 纵隔及肺　肺位于胸腔内纵隔两侧，由于肺内含气，所以两肺在后前位胸片上表现为纵隔两侧的均匀一致的透亮区，称为**肺野**。肺野内可见由肺门向肺野内发出的干树枝状高密度影像，称为**肺纹理**。肺纹理是由肺动脉、肺静脉、支气管及淋巴组织构成，其主要结构是肺动脉。纵隔由于两侧含气肺组织的衬托，在后前位胸片上呈两肺之间的致密影像。纵隔内结构之间由于缺乏自然对比，相互之间不易辨识清楚。

4. 膈　膈呈圆形拱顶状高密度影像，位于胸腔和腹腔之间，横膈外侧端逐渐向外下倾斜并于胸壁形成锐角，称**肋膈角**（图 17-11）。

（三）胸部的 CT 表现

1. 胸壁　胸壁软组织位于胸廓外围，呈不同密度的软组织影像。CT 扫描可以清楚的显示肋骨、锁骨、胸骨、肩胛骨及胸椎，骨骼均呈现高密度影像。

2. 纵隔　气管位于胸椎前方，呈中等密度、圆形或卵圆形环影，气管腔内呈气体密度影像。自胸骨角平面，气管分为左、右主支气管，可见左、右主支气管的断面影像。食管位于气管后方、胸椎前方，呈软组织密度影像，多数食管内可见气体密度影像。在中纵隔 CT 横断面显示心脏及各个心腔的影像，增强扫描显示明显。纵隔内的大血管主要是主动脉及其分支、上腔静脉、下腔静脉以及肺动脉、肺静脉。CT 图像上呈中等密度圆形或椭圆形影像，边缘清楚，密度均匀。胸腔淋巴结在低密度脂肪的衬托下呈中等密度的圆形或椭圆形影像,其大小在1.0cm以下。

3. **肺实质** 肺为含气脏器,CT图像上呈低密度影像。在肺野内可见肺纹理的中等密度影像,表现为以肺门为中心呈放射状分布并逐渐变细,近胸壁及叶间裂处消失。叶间裂表现为条形无纹理区,并以此来区分肺叶(图17-12~图17-15)。

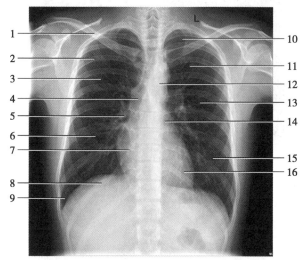

图 17-11 胸部后前位平片
1. 锁骨 2. 肋骨 3. 肋间隙 4. 上腔静脉
5. 右肺门 6. 肺纹理 7. 右心房 8. 膈
9. 肋膈角 10. 左肺尖 11. 左肺上野
12. 主动脉弓 13. 左肺中野 14. 肺动脉段
15. 左肺下野 16. 左心室段

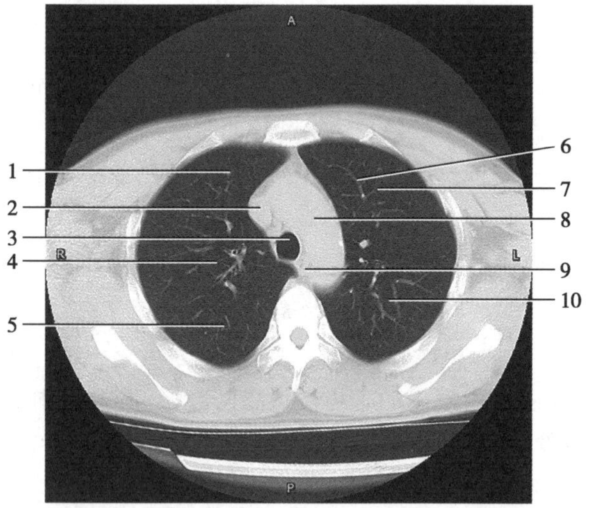

图 17-12 胸部CT经主动脉弓横断层面
1. 右肺上叶前段 2. 上腔静脉 3. 气管
4. 右肺上叶尖段 5. 右肺上叶后段 6. 肺纹理
7. 左肺上叶前段 8. 主动脉弓 9. 食管
10. 左肺上叶尖后段

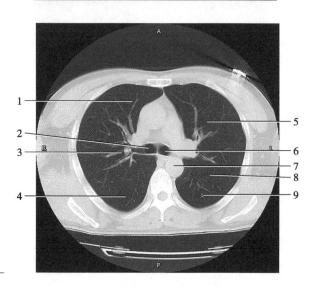

图 17-13 胸部CT经气管分叉横断层面
1. 右肺中叶内侧段 2. 右主支气管
3. 右肺中叶外侧段 4. 右肺中叶下段
5. 左肺上叶上舌段 6. 左主支气管 7. 降主动脉
8. 左肺斜裂 9. 左肺下叶上段

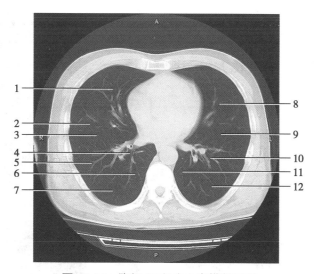

图 17-14 胸部 CT 经右心室横断层面

1. 右肺中叶内侧段　2. 右肺中叶外侧段　3. 右肺斜裂　4. 右肺下叶内基底段

5. 右肺下叶前基底段　6. 右肺下叶后基底段　7. 右肺下叶外基底段

8. 左肺上叶下舌段　9. 左肺斜裂　10. 右肺下叶内前基底段　11. 左肺下叶后基底段

12. 左肺下叶外基底段

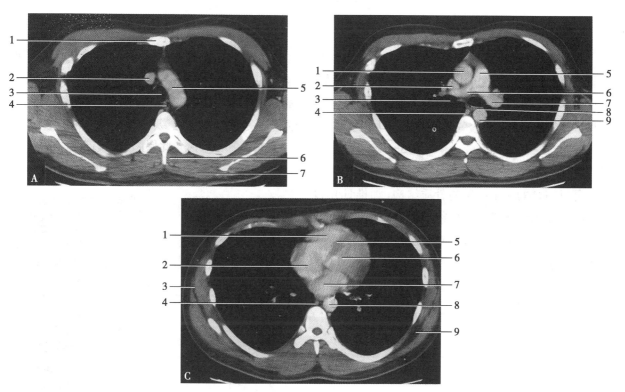

图 17-15 胸部 CT 纵隔窗

A. 经主动脉弓横断面　1. 胸骨　2. 上腔静脉　3. 气管　4. 食管　5. 主动脉弓　6. 竖脊肌　7. 斜方肌

B. 经膈动脉杈的横断面　1. 升主动脉　2. 上腔静脉　3. 右主支气管　4. 奇静脉　5. 肺动脉干　6. 右肺动脉

7. 左肺动脉　8. 食管　9. 降主动脉

C. 经回腔心的横断面　1. 右心室　2. 右心房　3. 前锯肌　4. 奇静脉　5. 室间隔　6. 左心室　7. 左心房

8. 胸主动脉　9. 背阔肌

（四）胸部的 MRI 表现

肺实质为含气结构，氢质子密度低，MRI 基本呈无信号影像。因此，MRI 对肺实质成像尚不理想，而对于胸部的 MRI 检查主要用于纵隔结构观察。气管和主支气管管壁在 T_1WI 上呈中等信号影像，管腔内呈无信号影像。肺门及纵隔淋巴结呈圆形或卵圆形中等信号影像，边缘光滑、整齐。成年人胸腺的主要成分是脂肪，MRI 呈高信号影像。由于血液的"流空效应"，使得心腔及大血管管腔呈无信号的黑色影像，心壁及大血管管壁呈中等信号影像。食管呈圆形的中等信号影像，食管黏膜在 T_2WI 上呈高信号影像（图 17-16）。

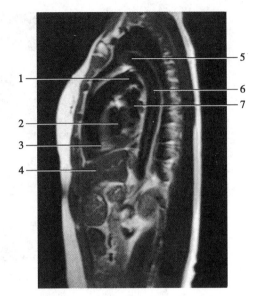

图 17-16　纵隔 MRI 矢状断面
1. 左肺动脉　2. 升主动脉　3. 右心室　4. 肝
5. 主动脉弓　6. 胸主动脉　7. 左心房

四、腹部解剖结构的主要影像学表现

（一）腹部解剖结构的配布特点

腹部是由腹壁、腹腔和腹腔脏器组成。腹壁结构由浅入深分别是皮肤、浅筋膜、肋骨和肋间肌、腹壁肌、椎骨及椎骨周围肌组织、壁腹膜等结构。腹腔脏器包括实质性器官和空腔性器官两部分，实质性器官包括肝、胰、脾、肾和肾上腺。空腔器官包括食管腹段、胃、十二指肠、空肠、回肠、结肠、盲肠、阑尾和输尿管。此外，在腹膜后间隙还有大血管、神经及淋巴结等。

（二）腹部 X 线表现

可以清楚的显示腹壁的骨质结构，如椎骨和肋骨。由于腹部结构都属于软组织器官，缺乏自然对比，所以腹部 X 线平片显示腹部呈软组织密度，并可见胃及肠管等含气结构的气体密度影像，不能清楚显示腹腔脏器的位置和结构。因此，腹部平片对腹部的诊断意义比较局限，主要用于急腹症的诊断（图 17-17）。

（三）消化道造影表现

由于腹部结构缺乏自然对比，所以对于消化道的检查一般采用人工对比的形式进行消化道造影检查。常用的造影检查方式为消化道钡餐造影。

1. 食管　食管少量充钡时可见食管管腔内有 2～5 条纵行的黏膜皱襞，通过食管全长达贲门，与胃

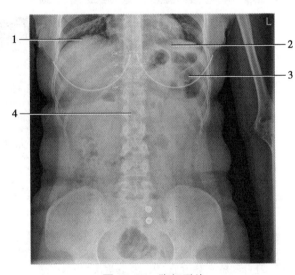

图 17-17　腹部平片
1. 右侧膈　2. 左侧膈　3. 肠管内气体　4. 腰椎

小弯的黏膜相延续;当食管大量充盈钡剂时,可见食管管壁柔软(图 17-18)。食管管壁肌层的平滑肌收缩,形成蠕动波,蠕动波由上向下逐渐推进。食管的蠕动有 3 种:①原发性蠕动,是由吞咽动作引起的;②继发性蠕动,是由食物对食管壁的刺激引起的;③食管的第三蠕动,原因尚不明确,主要发生在食管下段。

2. 胃　胃充钡后可以清楚的显示胃的位置和形态(图 17-19)。胃大部分位于左季肋区,小部分位于腹上区。胃呈囊袋状,胃壁柔软、光滑。少量充钡时可以显示胃的黏膜皱襞,胃各个部分的黏膜皱襞各不相同,大弯侧的黏膜皱襞是沿胃的长轴呈纵行的,小弯侧是横行或斜行的黏膜皱襞,胃底的黏膜皱襞是杂乱而不规则的。胃大量充钡时,可清楚显示胃的蠕动,胃的蠕动是由胃壁环行肌有节律的收缩引起的,它是胃壁的动态表现。蠕动一般由胃的上部开始,逐渐向幽门推进,并逐渐增大,有时可以同时出现 2～3 个蠕动波先后分别推进,并可见钡剂由胃逐渐排空到十二指肠。胃的排空时间是 4～6 小时。

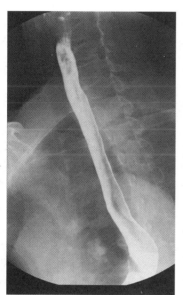
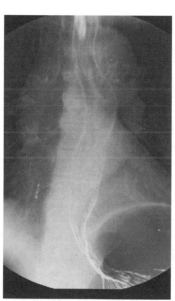

A. 食管黏膜像　　　　　　B. 食管充盈像

图 17-18　食管造影平片

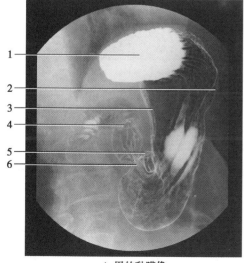
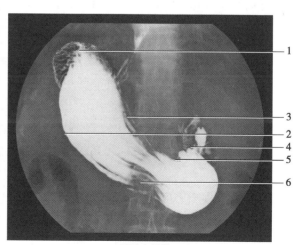

A. 胃的黏膜像　　　　　　B. 胃的充盈像

图 17-19　胃的造影平片

1. 胃底　2. 胃大弯　3. 胃小弯　4. 幽门　5. 角切迹　6. 蠕动波

3. **十二指肠** 十二指肠上部在钡剂充盈后可显示十二指肠球部呈"三角形",边缘光滑整齐,肠壁柔软,钡剂流过后可见3～4条纵行的黏膜皱襞影。十二指肠降部、水平部和升部充盈钡剂后与上部共显C形,肠管的两侧边缘呈锯齿状。排钡后可显示黏膜皱襞影像,十二指肠的黏膜皱襞常呈羽毛状,有时也呈环形。

4. **空肠和回肠** 钡餐造影时,空、回肠的黏膜皱襞呈羽毛状或雪花状,并可清楚显示空、回肠的蠕动及分节运动。

5. **结肠** 结肠的造影检查主要是下消化道钡剂灌肠(图17-20)。当钡剂充盈时,由于结肠袋暂时消失,故呈现表面光滑、外形粗大的管状。随着钡剂的扩散,出现结肠袋的影像,通常在肠管的两侧缘出现,呈一列突出的袋状阴影。当钡剂排出后,结肠收缩,可显示结肠的黏膜皱襞,结肠的黏膜皱襞有横行、纵行和斜行3种。

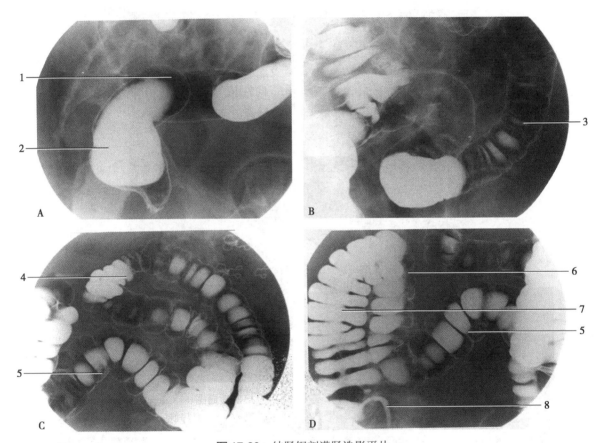

图 17-20 结肠钡剂灌肠造影平片
1. 乙状结肠 2. 直肠 3. 降结肠 4. 结肠脾曲 5. 横结肠 6. 结肠肝曲 7. 升结肠 8. 阑尾

(四)腹部实质性脏器的CT表现

由于CT具有良好的密度分辨率,所以可以清楚的显示腹部实质性脏器的位置、形态、结构和相互毗邻关系(图17-21)。

1. **肝** 平扫肝实质密度均匀,呈软组织密度影像,CT值为40～70HU,高于本人的脾、胰和肾的密度,胆囊壁呈线状软组织密度影像,胆囊内呈液体密度影像。肝内管道系统包括动脉、静脉、肝内胆管,呈现为类圆形或管状低密度影像。肝门和肝韧带裂内有较多的脂肪,表现为低密度影像。从各个层面的CT影像观察,肝的表面均呈一光滑、整齐、连续的弧线。增强CT扫描显示,肝实质呈现均匀一致的强化影像。

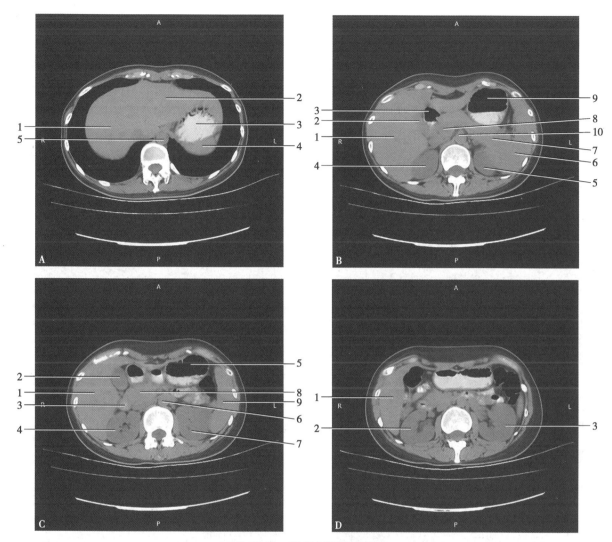

图 17-21 腹部典型横断面 CT

A. 经第二肝门层面　1. 肝右叶　2. 肝左叶　3. 胃　4. 脾　5. 降主动脉
B. 经肾上极层面　1. 肝右叶　2. 胆囊　3. 结肠　4. 右肾　5. 左肾　6. 脾　7. 胰尾　8. 胰头　9. 胃　10. 降主动脉
C. 经胆囊体层面　1. 肝右叶　2. 胆囊　3. 十二指肠降部　4. 右肾　5. 胃　6. 降主动脉　7. 左肾　8. 胰头　9. 脾
D. 经肾门层面　1. 肝右叶　2. 右肾　3. 左肾

2. 胰　正常的胰实质密度均匀，CT 值低于肝脏，为 40～50HU。胰形态呈带状，或自胰头至胰尾逐渐变细，呈变薄的蝌蚪状，边缘光滑、规整。有时可呈轻度的分叶，脂肪多者胰实质呈羽毛状改变。

3. 脾　脾位于左上腹的后方，内侧缘多呈轻微的波状或分叶状，外侧缘呈光滑的弧形。脾的密度与肝相仿，或比肝稍低，其横断面多呈弯月形。正常脾脏的大小不超过 5 个肋单元。

4. 肾及肾上腺　肾位于肾筋膜囊内，周围有肾周脂肪的承托，肾 CT 呈现为轮廓清晰、边缘光滑的圆形或椭圆形的软组织密度影像，密度均匀一致，皮质和髓质不能区分。肾实质的 CT 值为 30～50HU。肾盏、肾盂呈液体密度影像。肾上腺由于被肾周间隙的脂肪组织包围，CT 图像上容易辨认。正常肾上腺形态呈倒 V、Y 形、三角形等，边缘光滑整齐，呈软组织密度影像。

（五）腹部实质性脏器的 MRI 表现

1. 肝　在横断面上，肝的形态结构与 CT 相对应。肝实质表现为均匀信号。T_1WI 为中等信号，T_2WI

为低信号。肝内较大的血管由于流空效应表现为无信号的黑影。肝内胆管在 T_1WI 上呈现为低信号，在 T_2WI 上呈现为高信号。矢状位 MRI 可显示肝中静脉的全长。冠状位可以较好的观察肝门静脉。

2. **胰**　正常胰在 T_1WI 上呈高信号，在 T_2WI 上表现为均匀的中等信号。胰管位于胰中央呈线状，在 T_1WI 上表现为等信号，在 T_2WI 上表现为高信号。胰的形态、大小及周围毗邻结构与 CT 表现相同。

3. **脾**　脾实质在 T_1WI 上表现为中低信号，信号强度低于肝；在 T_2WI 上表现为中等信号，信号强度高于肝及周围的其他器官。脾的大小、形态及其与周围结构的毗邻关系与 CT 表现相同。

4. **肾和肾上腺**　肾脏实质在 T_1WI 上呈中等信号，皮质高于髓质，在 T_2WI 上呈高信号，皮质和髓质不能区分。肾脏和肾上腺的形态、结构及其与周围结构的毗邻关系与 CT 表现相同。肾上腺在冠状断面上呈"人"字形或者是倒 V 字形。肾上腺实质在 T_1WI 上呈较低信号，在 T_2WI 上呈较高信号（图 17-22）。

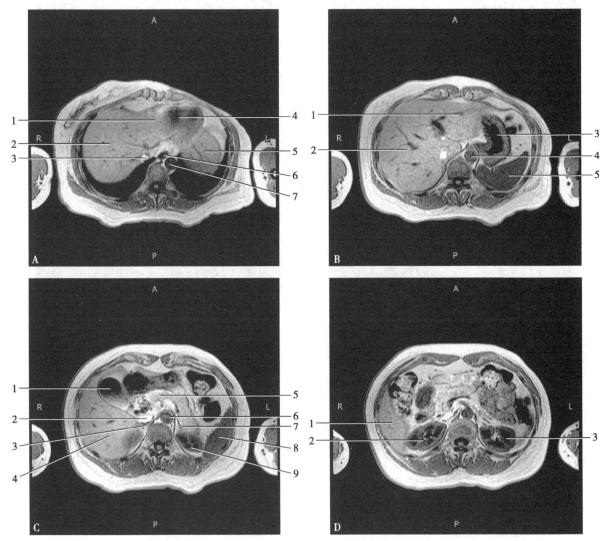

图 17-22　腹部 MRI（T_1WI）

A. 经第二肝门层面　1. 肝左叶　2. 肝右叶　3. 下腔静脉　4. 心脏　5. 胃　6. 食管　7. 降主动脉

B. 经第一肝门上部层面　1. 肝左叶　2. 肝右叶　3. 胃　4. 降主动脉　5. 脾

C. 经胆囊体层面　1. 胆囊　2. 下腔静脉　3. 右肾上腺　4. 肝右叶　5. 胰腺　6. 左肾　7. 左肾上腺　8. 脾　9. 降主动脉

D. 经肾门层面　1. 肝右叶　2. 右肾　3. 左肾

五、 盆部与会阴解剖结构的主要影像学表现

（一）盆部解剖结构的配布特点

盆部结构包括盆壁和盆腔内结构,盆壁是以骨盆的骨质结构为基础,包括髋骨和骶骨,其内覆以盆壁肌及其筋膜、血管和神经等软组织结构,表面是皮肤和浅筋膜。骨盆下口被盆底肌、筋膜及筋膜间隙封闭。男性和女性盆腔内结构不同,但由前向后都分为三列,男性盆腔由前向后是膀胱、前列腺、外生殖器,中列是输精管和精囊腺,后列是直肠和肛管。女性盆腔前列是膀胱和尿道,中列是子宫和阴道,子宫两侧有输卵管和卵巢,后列是直肠和肛管。

（二）盆部的 X 线表现

由于盆腔内结构都是软组织结构,相互之间缺乏自然对比,故盆部 X 线平片只显示盆壁骨质结构,如髋骨、骶骨、尾骨、骶髂关节、耻骨联合及髋关节等(图 17-23)。

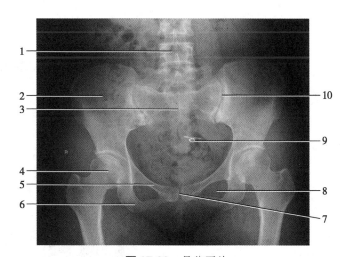

图 17-23 骨盆平片

1. 腰椎　2. 髋骨　3. 骶骨　4. 股骨头　5. 耻骨上支　6. 坐骨支
7. 耻骨联合　8. 闭孔　9. 宫内节育器　10. 骶髂关节

（三）盆部的 CT 和 MRI 表现

1. 盆壁　由外向内依次是皮肤、浅筋膜、肌组织及盆壁骨质,并可以显示髋关节和股骨头的骨质影像。

2. 盆腔内结构　如图 17-24、图 17-25。

（1）**膀胱**:膀胱的 CT 检查需要膀胱很好的充盈,这样可以清楚的观察膀胱壁的情况,膀胱呈圆形或椭圆形的囊状影像,膀胱壁呈软组织密度影像,厚度均匀。膀胱 MRI 在 T_1WI 上其信号高于尿液,在 T_2WI 上其信号低于尿液。膀胱内呈液体密度影像。

（2）**前列腺及精囊**:前列腺在 CT 横断面上呈卵圆形软组织密度影像,边缘光滑、整齐。精囊位于膀胱的后方,呈两侧对称的椭圆形软组织密度影像。精囊的外侧部与膀胱后壁之间有脂肪填充的低密度三角形间隙称为**膀胱三角**。膀胱癌时膀胱三角会消失。

前列腺 MRI 在 T_1WI 上呈均匀的低信号影像,在 T_2WI 上其各部呈不同的信号强度,前列腺移行带及中央带呈低信号,周围带呈高信号。精囊在 T_1WI 上呈均匀的低信号,在 T_2WI 上呈高信号。

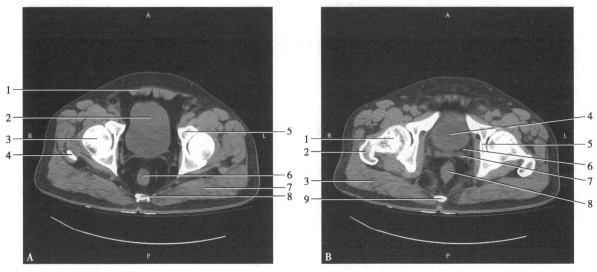

图 17-24 男性盆部 CT

A. 经股骨头中份横断面　1. 腹直肌　2. 膀胱　3. 股骨头　4. 股骨大转子　5. 髋臼　6. 直肠　7. 臀大肌　8. 尾骨

B. 经股骨头大转子中份横断面　1. 股骨头　2. 股骨大转子　3. 臀大肌　4. 膀胱　5. 髋臼　6. 膀胱精囊三角

7. 精囊　8. 直肠　9. 尾骨

　　（3）**睾丸和附睾**：睾丸在 CT 上呈椭圆形软组织密度影像，边缘光滑、密度均匀。附睾位于睾丸后上方，表现为条状的中等密度影像。

　　阴囊 MRI 在 T_1WI 上呈高信号影像，睾丸在 T_2WI 上呈等信号或稍低信号影像，在 T_2WI 上呈高信号影像。附睾呈"逗点状"，在 T_1WI 上表现为低信号，在 T_2WI 上表现为高信号。

　　（4）**子宫及附件**：子宫位于盆腔中央，前方是膀胱，后方是直肠，CT 呈圆形或纺锤形软组织密度影像，边缘光滑、整齐，密度均匀，CT 值为 40～80HU，中央呈现的小的低密度影像为子宫腔。

　　子宫及附件的 MRI 在 T_1WI 上子宫肌层呈中等或偏低信号影像，子宫内膜呈稍低信号影像，在 T_2WI 上子宫肌层呈中等强度信号影像，子宫内膜呈高信号影

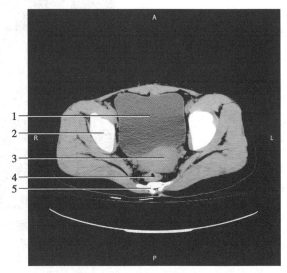

图 17-25 女性盆部 CT（经子宫体中份横断面）
1. 膀胱　2. 髋骨　3. 子宫　4. 直肠　5. 骶骨

像。卵巢位于子宫两侧，呈卵圆形软组织密度影像，密度可不均匀、两侧大小可不对称。卵巢在 T_1WI 上呈均匀的稍低信号影像，在 T_2WI 上亦呈稍低信号影像，卵泡呈高信号影像。

六、 四肢解剖结构的主要影像学表现

（一）四肢解剖结构的配布特点

　　四肢包括上肢和下肢，左、右侧对称，可做对比观察。人类的上肢不支持体重，为了能够更加灵活，上肢的骨骼和肌肉数目比较多，形态较小且细长。下肢由于支持体重，骨骼数目较少且粗壮，肌肉发达，稳定性较强。四肢结构由浅入深为皮肤、浅筋膜、肌肉和骨质。骨质包括位于骨表面的骨密质和位

于内部的骨松质,长骨内为骨髓腔,其内含有骨髓。骨的表面为骨膜。骨和骨的连接处称为骨连结。

(二)四肢的 X 线表现

四肢结构主要是骨质及其周围的软组织,骨和软组织之间存在着很好的自然对比,故四肢的 X 线平片是四肢部位重要的影像学检查手段(图 17-26、图 17-27)。

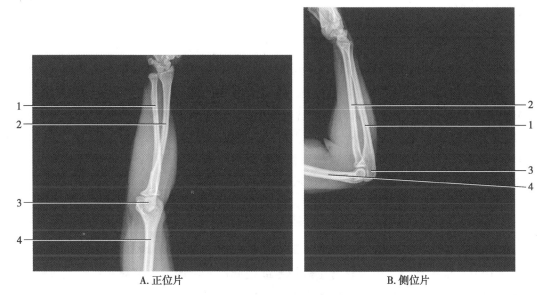

A.正位片　　　　　　　　　　B.侧位片

图 17-26　肘关节正侧位平片
1.尺骨　2.桡骨　3.尺骨鹰嘴　4.肱骨

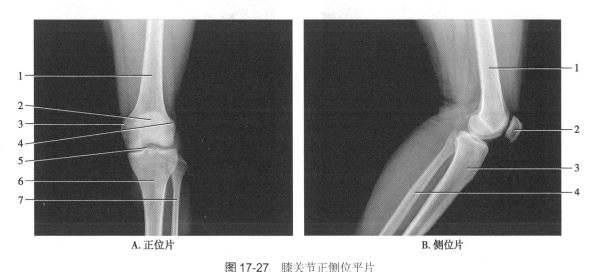

A.正位片　　　　　　　　　　B.侧位片

图 17-27　膝关节正侧位平片
A:1.股骨　2.髌骨　3.股骨内上髁　4.股骨外上髁　5.髁间隆起　6.胫骨　7.腓骨
B:1.股骨　2.髌骨　3.胫骨　4.腓骨

骨的 X 线表现:骨密质在 X 线片上显示为密度均匀的致密影像,骨松质由骨小梁相互交织成网状,表现为网状的高密度影像,骨小梁的走行方向与受力方向相一致。四肢骨包括长骨、短骨和不规则骨。长骨分为骨干和骨骺,骨干由骨密质构成,表现为密度均匀一致的致密影像,外缘清楚,骨干的中部是骨髓腔,表现为半透明的管状区(图 17-26、图 17-27);骨的两端膨大称为骨骺,骨骺表面的骨密质呈致密的线状影像,其内的骨松质呈网状。小儿长骨在骨干和骨骺之间有一横行线状低密度影像,是骺软骨的影像。正常骨膜和周围软组织的密度相似,故不显影。短骨的表面是骨密质,内部是骨松质。扁骨的内板和外板呈线状高密度影,中间为板障呈骨松质密度。不规则骨表现各异。

滑膜关节的X线表现:包括关节间隙、关节面、滑膜和韧带。关节间隙是指两个相对骨端的骨性关节面之间的半透明间隙,X线所见的关节间隙包括关节软骨、关节间软骨(关节盘)以及真正的微小的关节腔和少量滑液,呈现为距离匀称、清晰、宽度均匀的低密度影像。由于关节面的关节软骨不显影,故X线平片的关节面为关节骨骺端的骨密质,呈线状高密度影像。滑膜和韧带一般不显影(图17-27)。

(三)四肢的CT表现

四肢的CT检查可以显示横断面解剖和空间关系,骨和软组织可以同时得到清楚显示,且可以双侧显示以利于对比,还能提供图像操作和重建,避免解剖结构的重叠,从而能够确定骨和软组织病变的存在。CT可以分辨密度不同的脂肪、肌肉和血管等软组织,由于肌肉之间有脂肪性低密度的间隔存在,因此各肌肉的解剖位置和相互关系易于辨认。关节囊和韧带亦可显示。骨质在CT上呈极高密度影像,CT值约1000HU。骨小梁呈网状高密度影像。骨髓腔呈低密度影像。关节腔显示为低密度间隙。关节面为高密度影像。关节软骨在CT上不显示。

(四)四肢的MRI表现

四肢的软组织呈中等信号影像(图17-28),骨密质在T_1WI和T_2WI上均呈低信号影像。骨髓在T_1WI上和T_2WI上均为高信号影像。关节软骨呈等信号或稍低信号影像。关节囊和韧带呈较低信号影像。关节腔内的液体在T_1WI上为低信号影像,在T_2WI上为高信号影像。

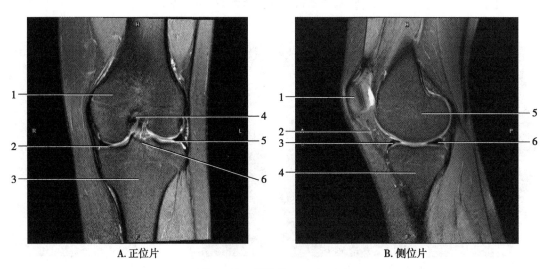

A. 正位片　　　　　　　　　　　　B. 侧位片

图17-28　膝关节MRI(T_1WI)

A:1. 股骨　2. 内侧半月板　3. 胫骨　4. 后交叉韧带　5. 外侧半月板　6. 髁间隆起

B:1. 髌骨　2. 髌韧带　3. 内侧半月板前脚　4. 胫骨　5. 股骨　6. 内侧半月板后脚

七、 脊柱区解剖结构的主要影像学表现

(一)脊柱区解剖结构的配布特点

脊柱区是由脊柱及其后方和两侧的软组织共同构成。椎骨靠椎体间连结和椎弓间连结共同形成

脊柱。椎体间的连结结构包括前纵韧带、后纵韧带、椎间盘，椎间盘主要包括呈同心圆排列的纤维环和胶冻样的髓核构成。椎弓间的连结包括棘上韧带、棘间韧带、黄韧带和关节突关节。椎体和椎弓围成椎孔，全部的椎孔连接在一起形成椎管。椎管内容纳脊髓、脊髓的被膜、脊神经根、血管、神经、淋巴管等。脊柱周围软组织包括皮肤、浅筋膜和脊柱周围的肌肉。脊柱区根据部位不同分为颈段、胸段、腰段和骶尾段四段。

（二）脊柱区的 X 线表现

在正位片上，各椎体呈方形，从上向下依次增大，呈直线状排列。椎体表面的骨密质密度均匀、轮廓光滑，中间的海绵状骨松质呈均匀的颗粒状影像。椎体的两侧有横突影。在横突内侧可见椭圆形环状致密影，为椎弓根横断面影像，称**椎弓环**，与椎体影像相重合。胸腰段椎弓根则呈椭圆形或圆形，内缘稍凸。在椎弓根的上、下方主要为上、下关节突的影像。棘突投影位于椎体中央的偏下方，呈尖端向上的类三角形的线状致密影。相邻的两个椎体之间的横形透亮间隙为椎间隙。在第 12 胸椎以下，腰椎两旁各有一向外斜行的软组织影像，为腰大肌阴影。椎弓居椎体后方。位于椎体后面的椎管显示为纵行的半透明区。椎弓板位于椎弓根与棘突之间。上、下关节突分别起于椎弓根与椎弓板连接处的上、下方。两个椎体之间宽度匀称的横行透明阴影为椎间隙。椎间孔居相邻椎弓、椎体、关节突及椎间盘之间，为类圆形半透明影（图 17-29）。在脊柱的侧位片上，可显示出脊柱的四个生理性弯曲。

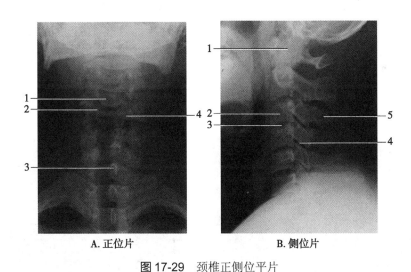

A. 正位片　　　　B. 侧位片

图 17-29 颈椎正侧位平片

A：1. 椎体　2. 椎体钩　3. 棘突　4. 横突
B：1. 寰椎　2. 椎体　3. 椎间隙　4. 关节突关节　5. 棘突

（三）脊柱区的 CT 表现

椎体的 CT 显示为由薄层骨密质包绕着海绵状骨松质的结构，骨密质呈线状高密度影像（图 17-30）。椎弓呈骨性密度影像。椎体和椎弓围成椎孔，椎孔中部可见呈软组织密度的脊髓断面。脊髓周围是呈液体样低密度的蛛网膜下腔影像。在相邻椎板之间，可见黄韧带的断面影像，呈条形的软组织密度影像。在椎间孔内可见神经根呈现为椭圆形或条状的软组织密度影像。椎间盘位于相邻椎体之间，密度低于椎体，表现为均匀的软组织密度影像。椎间盘的形状与相邻椎体形状相同，CT 值为 50～110HU。

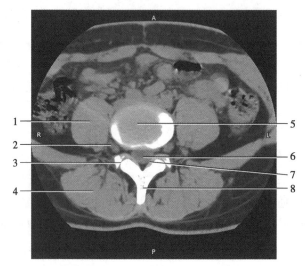

图 17-30 经 L_4～L_5 椎间盘横断面 CT
1. 腰大肌 2. 脊神经 3. 关节突关节 4. 竖脊肌
5. L_4～L_5 椎间盘 6. 脊髓 7. 黄韧带 8. 棘突

（四）脊柱区的 MRI 表现

椎体在 T_1WI 上呈较高信号影像，在 T_2WI 上呈中等或低信号影像。正常椎体内信号均匀，骨小梁显示不明显。骨密质在 T_1WI 和 T_2WI 上均呈低信号影像。椎间盘在 MRI 上可以清楚的显示髓核和纤维环结构。在 T_1WI 和 T_2WI 上均呈低信号影像。在椎管内可以显示呈中等信号强度的脊髓条状影像。周围的脑脊液在 T_1WI 上呈低信号影像，在 T_2WI 上呈高信号影像（图 17-31）。

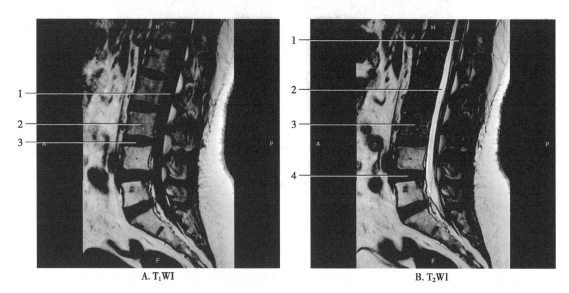

A. T_1WI B. T_2WI

图 17-31 经正中矢状面腰椎 MRI
A：1. 脊髓 2. 椎体 3. 椎间盘
B：1. 脊髓 2. 蛛网膜下隙 3. 腰椎 4. 椎间盘

想 一 想

　　中央沟是端脑额叶与顶叶的分界线,从头部横断层标本和 CT、MRI 影像上寻找中央沟在横断层面上的识别方法:在颅脑部的横断层面上可根据以下特征辨认中央沟:①沟的深度,中央沟较深,自外侧向内侧延伸,并可有 1 条(中央后沟)或 2 条沟(中央前、后沟)与之伴行;②中央前、后回的厚度,中央前回较中央后回宽厚,两者之间的沟即为中央沟;③沟的位置,以眦耳线为基线的横断层面上,中央沟均位于大脑半球上外侧面的前 2/5 与后 3/5 交界处。

（倪秀芹）

推荐阅读

[1] [美]凯尔. 功能解剖—肌与骨骼的解剖、功能及触诊. 汪华侨, 译. 天津: 天津科技翻译出版有限公司, 2013

[2] [美]克鲁逊. 克氏康复医学. 南登昆, 译. 长沙: 科学技术出版社, 1990

[3] [美]Andrew Biel. 推拿按摩的解剖学基础. 丁自海, 汪华侨, 译. 济南: 山东科学技术出版社, 2014

[4] 崔慧先. 系统解剖学. 第6版. 北京: 人民卫生出版社, 2017

[5] 初国良, 汪华侨. 医用解剖学标本彩色图谱. 北京: 北京科学技术出版社, 2004

[6] 窦祖林, 吞咽障碍评估与治疗. 北京: 人民卫生出版社, 2009

[7] 关骅. 临床康复学. 北京: 华夏出版社, 2006

[8] 靳安民, 汪华侨. 骨科临床解剖学(钟世镇现代临床解剖学全集). 济南: 山东科学技术出版社, 2010

[9] 李云庆. 神经科学基础. 3版. 北京: 高教出版社, 2017

[10] 李振平, 刘树伟. 临床中枢神经解剖学. 第2版. 北京: 科学出版社, 2009

[11] 刘树伟. 人体断层解剖学图谱. 济南: 山东科学技术出版社, 2003

[12] 刘树伟. 断层解剖学. 北京: 高教出版社, 2011

[13] 南登昆. 康复医学. 6版. 北京: 人民卫生出版社, 2005

[14] 丘树华. 常用穴位层次解剖与针刺要点. 北京: 人民卫生出版社, 1997

[15] 人体解剖学和组织胚胎学名词审定委员会. 人体解剖学名词. 2版. 北京: 科学出版社, 2014

[16] 汪华侨, 初国良. 人体解剖学现代学习基础. 北京: 人民军医出版社, 2005

[17] 汪华侨, 初国良. 基础解剖学标本彩色图谱(双语版). 北京: 北京科学技术出版社, 2008

[18] 汪华侨. 功能解剖学. 2版. 北京: 人民卫生出版社, 2013

[19] 刘利兵, 朱大年, 汪华侨, 等. 基础医学概论. 北京: 高等教育出版社, 2007

[20] 王根本, 洛树东, 崔慧先, 等. 医用局部解剖学. 5版. 北京: 人民卫生出版社, 2002

[21] 张绍祥, 张雅芳. 局部解剖学. 3版. 北京: 人民卫生出版社, 2015

[22] 倪秀芹. 功能解剖学实训指导. 北京: 人民卫生出版社, 2013

[23] 汪华侨, 金昌洙. 局部解剖学. 北京: 北京大学医学出版社, 2013

[24] Henry Gray. 格氏解剖学. 丁自海, 刘树伟, 译. 41版, 济南: 山东科学技术出版社, 2017

[25] 姚志彬. 临床神经解剖学. 北京: 世界图书出版公司, 2001

[26] 姚志彬. 医用解剖学. 2版. 北京: 人民卫生出版社, 2016

[27] 张朝佑. 人体解剖学. 2版. 北京: 人民卫生出版社, 1998

[28] 中国解剖学会体质调查委员会编. 中国人解剖学数值. 北京: 人民卫生出版社, 2002

[29] 钟世镇. 临床应用解剖学. 北京: 人民军医出版社, 1997

[30] 卓大宏. 康复治疗处方手册. 北京: 人民卫生出版社, 2007

[31] 邹锦慧, 刘树元. 人体解剖学. 2版. 北京: 科学出版社, 2006

[32] Drake RL, Vogl W, Adam WM, et al. Mitchell Gray's Anatomy for Students. Singapore: Elsevier (Singapore) Pte Ltd, 2005

[33] Mac Kinnon PCB, Morris JF. Oxford Textbook of Functional Anatomy. Revised Edition, Oxford: Oxford University Press, 1994

[34] Agur AMR, Dalley AF. Grant's Atlas of Anatomy. Philadelphia: Wolters Kluwer, 2017

[35] Snell RS. Clinical Anatomy. 6th ed. Philadelphia: Lippincott Williams & Wilkins, 2001

T

W

X

Y